实用神经内科治疗学

主 编 吴宝水 金 晶 张 丹 施海法 刘迎梅

SHIYONG SHENJING NEIKE
ZHILIAOXUE

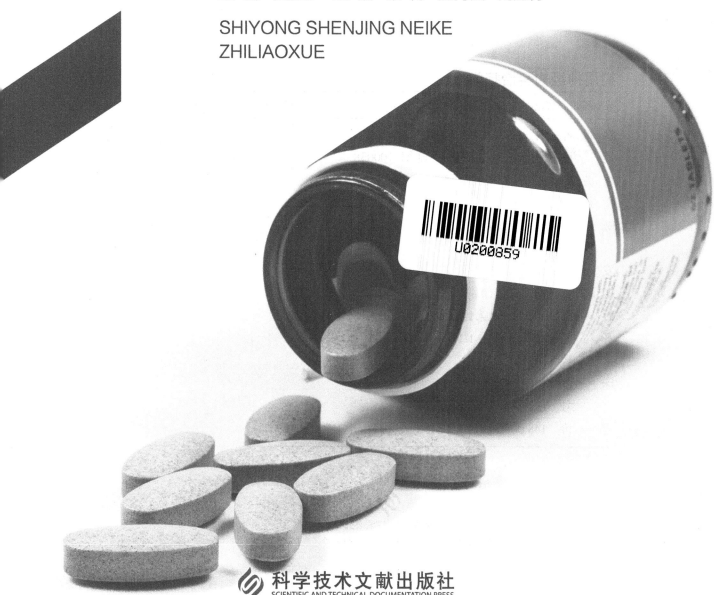

科学技术文献出版社
SCIENTIFIC AND TECHNICAL DOCUMENTATION PRESS

·北京·

图书在版编目（CIP）数据

实用神经内科治疗学 / 吴宝水等主编. — 北京：科学技术文献出版社，2017.9
ISBN 978-7-5189-3394-5

Ⅰ. ①实… Ⅱ. ①吴… Ⅲ. ①神经系统疾病—治疗 Ⅳ. ①R741.05

中国版本图书馆 CIP 数据核字(2017)第 235264 号

实用神经内科治疗学

策划编辑：曹沧晔　　　责任编辑：曹沧晔　　　责任校对：赵　瑷　　　责任出版：张志平

出 版 者　科学技术文献出版社
地　　 址　北京市复兴路15号　邮编 100038
编 务 部　(010) 58882938，58882087（传真）
发 行 部　(010) 58882868，58882874（传真）
邮 购 部　(010) 58882873
官方网址　www.stdp.com.cn
发 行 者　科学技术文献出版社发行
印 刷 者　南京金陵印刷有限公司
版　　 次　2017年9月第1版　2017年9月第1次印刷
开　　 本　880×1230　1/16
字　　 数　541千
印　　 张　17
书　　 号　ISBN 978-7-5189-3394-5
定　　 价　148.00元

前　言

　　神经内科疾病是内科疾病常见的疑难病症之一，给患者带来很大痛苦与生活不便，是医学工作者应重点关注的。随着医学科学的发展，各种诊疗手段越来越丰富，治疗药物不断更新和治疗技术逐步改善，使神经内科疾病的治疗得到极大的改进。

　　本书首先阐述了神经系统疾病诊断方法、检查方法及治疗新技术，然后阐述了神经系统常见疾病的病因、发病机制、临床表现、辅助检查、诊断治疗等内容，针对神经科急症治疗技术也做了相关介绍，内容丰富，科学实用，可供神经科医师及相关科室同人参考使用。

　　在本书编写过程中，编者们付出了巨大的心血，在此表示真挚的感谢！由于本书系多人执笔，风格不尽相同；又加之编写时间和篇幅有限，书中疏漏和不妥之处在所难免，敬请广大读者予以批评指正，谢谢！

编　者
2017 年 9 月

目 录

第一章

神经内科常见病的诊断方法

第一节　采集病史

一、意义和要求

（一）意义

诊断疾病的基础是准确而完整的采集病史。起病情况、首发症状、病程经过和目前患者的临床状况等全面、完整的病情资料配合神经系统检查，基本上能初步判定病变性质和部位。进一步结合相关的辅助检查，运用学习的神经内科学知识能做出正确的诊断，并制订出有效的治疗方案。

（二）要求

遵循实事求是的原则，不能主观臆断，妄自揣度。要耐心和蔼，避免暗示，注重启发。医生善于描述某些症状，分析其真正含义，如疼痛是否有麻木等，患者如有精神症状、意识障碍等不能叙述病史，需知情者客观地提供详尽的病史。

二、现病史及重点询问内容

现病史是病史中最重要的部分，是对疾病进行临床分析和诊断的最重要途径。

（一）现病史

1. 发病情况　如发病时间、起病急缓、病前明显致病因素和诱发因素。
2. 疾病过程　即疾病进展和演变情况，如各种症状自出现到加重、恶化、复发或缓解甚至消失的经过。症状加重或缓解的原因，症状出现的时间顺序、方式、性质，既往的诊治经过及疗效。
3. 起病急缓　为病因诊断提供基本的信息，是定性诊断的重要线索，如急骤起病常提示血液循环障碍、急性中毒、急性炎症和外伤等；缓慢起病多为慢性炎症变性、肿瘤和发育异常性疾病等。
4. 疾病首发症状　常提示病变的主要部位，为定位诊断提供了依据。
5. 疾病进展和演变情况　提供正确治疗依据和判断预后。

（二）重点加以询问

1. 头痛　头痛是指额部、顶部、颞部和枕部的疼痛，询问病史应注意。
（1）部位：全头痛或局部头痛。
（2）性质：如胀痛、隐痛、刺痛、跳痛、紧箍痛和割裂痛等。
（3）规律：发作性或持续性。
（4）持续时间及发作频率。
（5）发作诱因及缓解因素：与季节、气候、头位、体位、情绪、饮食、睡眠、疲劳及脑脊液压力暂时性增高（咳嗽、喷嚏、用力、排便、屏气）等的关系。
（6）有无先兆：恶心、呕吐等。
（7）有无伴发症状：如头晕、恶心、呕吐、面色潮红、苍白、视物不清、闪光、复视、畏光、耳鸣、失语、嗜睡、瘫痪、晕厥和昏迷等。

2. 疼痛　问询与头痛类似内容，注意疼痛与神经系统定位的关系，如放射性疼痛（如根痛）、局部性疼痛，或扩散性疼痛（如牵涉痛）等。

3. 抽搐　问询患者的全部病程或询问了解抽搐发作全过程的目睹发作者。

（1）先兆或首发症状：发作前是否有如感觉异常、躯体麻木、视物模糊、闪光幻觉、耳鸣和怪味等，目击者是否确证患者有失神、瞪视、无意识言语或动作等。

（2）发作过程：局部性或全身性，阵挛性、强直性或不规则性，意识有无丧失、舌咬伤、口吐白沫及尿失禁等。

（3）发作后症状：有无睡眠、头痛、情感变化、精神异常、全身酸痛和肢体瘫痪等，发作经过能否回忆。

（4）病程经过：如发病年龄，有无颅脑损伤、脑炎、脑膜炎、高热惊厥和寄生虫等病史；发作频率如何，发作前有无明显诱因，与饮食、情绪、疲劳、睡眠和月经等的关系；既往治疗经过及疗效等。

4. 瘫痪　如下所述。

（1）发生的急缓。

（2）瘫痪部位（单瘫、偏瘫、截瘫、四肢瘫或某些肌群）。

（3）性质（痉挛性或弛缓性）。

（4）进展情况（是否进展、速度及过程）。

（5）伴发症状（发热、疼痛、失语、感觉障碍、肌萎缩、抽搐或不自主运动）等。

5. 感觉障碍　如下所述。

（1）性质：痛觉、温度觉、触觉或深感觉缺失，完全性或分离性感觉缺失，感觉过敏，感觉过度等。

（2）范围：末梢性、后根性、脊髓横贯性、脊髓半离断性。

（3）发作过程。

（4）感觉异常：麻木、痒感、沉重感、针刺感、冷或热感、蚁走感、肿胀感、电击感和束带感等，其范围具有定位诊断价值。

6. 视力障碍　如下所述。

（1）视力减退程度或失明。

（2）视物不清是否有视野缺损、复视或眼球震颤；应询问复视的方向、实像与虚像的位置关系和距离。

7. 语言障碍　如发音障碍，言语表达、听理解、阅读和书写能力降低或丧失等。

8. 睡眠障碍　如嗜睡、失眠（入睡困难、早醒、睡眠不实）和梦游等。

9. 脑神经障碍　如口眼歪斜、耳鸣、耳聋、眼震、眩晕、饮水呛咳、构音障碍等。

10. 精神障碍　如焦虑、抑郁、惊恐、紧张等神经症，偏执及其他精神异常等。

三、既往史

指患者既往的健康状况和曾患过的疾病、外伤、手术、预防接种及过敏史等，神经系统疾病着重询问如下内容。

（一）感染

是否患过流行病、地方病或传染病，如脑膜炎、脑脓肿、脑炎、寄生虫病和上呼吸道感染、麻疹、腮腺炎或水痘等。

（二）外伤及手术

头部或脊柱有无外伤、手术史，有无骨折、抽搐、昏迷或瘫痪、有无后遗症状等。

（三）过敏及中毒

有无食物、药物过敏及中毒史，金属或化学毒物如汞、苯、砷、锰、有机磷等接触和中毒史，有无放射性物质、工业粉尘接触和中毒史。

（四）内科疾病

有无高血压、糖尿病、动脉硬化、血液病、癌症、心脏病、心肌梗死、心律不齐、大动脉炎和周围血管栓塞等病史。

四、个人史

详细了解患者的社会经历、职业及工作性质，个人的生长发育、母亲妊娠时健康状况，生活习惯与嗜好（烟酒嗜好及用量，毒麻药的滥用情况等）、婚姻史及治疗史，饮食、睡眠的规律和质量，右利、左利或双利手等；妇女需询问月经史和生育史。

五、家族史

询问家族成员中有无患同样疾病，如进行性肌营养不良症、癫痫、橄榄核脑桥小脑萎缩、遗传性共济失调症、周期性瘫痪、肿瘤、偏头痛等。

（吴宝水）

第二节　神经系统检查

神经系统检查所获得的体征是诊断疾病的重要临床依据。

一、一般检查

检查和评估患者的一般状况如意识、精神状态、脑膜刺激征、头部、颈部、躯干和四肢等。

（一）意识状态

通常将意识障碍的清醒程度分为 5 级。

1. 嗜睡　如下所述。

（1）意识障碍：早期表现，较轻。

（2）临床特征：精神萎靡，表情淡漠，动作减少，持续地处于睡眠状态；能被大声唤醒、能正确回答简单问题及配合身体检查，但刺激停止后又进入睡眠。

2. 昏睡　如下所述。

（1）意识障碍：较嗜睡严重。

（2）临床特征：需较强烈疼痛刺激或高声喊叫方能唤醒，醒后表情茫然，虽能简单含混地回答问话，但不能配合身体检查，刺激一旦停止，旋即进入熟睡。

3. 浅昏迷　如下所述。

（1）意识障碍：抑制水平达到皮层，较昏睡严重。

（2）临床特征：患者意识丧失，对强烈疼痛刺激如压眶可有反应，但高声喊叫不能唤醒；无意识的自发动作较少；腹壁反射消失，但角膜反射、光反射、咳嗽反射、吞咽反射、腱反射存在，生命体征无明显改变。

4. 中度昏迷　如下所述。

（1）意识障碍：抑制达到皮层下，较浅昏迷严重。

（2）临床特征：对强烈疼痛刺激无反应，四肢完全瘫痪，病理反射阳性，腱反射减弱；角膜反射、光反射、咳嗽反射和吞咽反射减弱，呼吸和循环功能尚稳定。

5. 深昏迷　如下所述。

（1）意识障碍：抑制达到脑干，意识障碍程度最严重。

（2）临床特征：四肢弛缓性瘫痪；腱反射、病理反射均消失；眼球固定，瞳孔散大，角膜反射、光反射、咳嗽反射和吞咽反射均消失；呼吸、循环和体温调节功能障碍。

（二）特殊意识障碍

（1）谵妄状态。

（2）模糊状态。

（三）精神状态

检查认知、意识、情感、行为等方面，如错觉、幻觉、妄想、情感淡漠和情绪不稳等；通过检查理解力、定向力、记忆力、判断力、计算力等，判定是否有智能障碍。

（四）脑膜刺激征

检查颈强、克匿格（Kernig）征、布鲁津斯基（Brudzinski）征等，脑膜刺激征常见于脑膜炎、脑炎、蛛网膜下隙出血、脑水肿及颅内压增高等情况，深昏迷时脑膜刺激征可消失。

检查方法包括以下几种。

1. 屈颈试验　不同程度的颈强表现、被动屈颈受限，应排除颈椎疾病方可确认为脑膜刺激征。

2. 克匿格（Kernig）征　仰卧位，检查者先将大腿与膝关节屈曲成直角，然后检查者由膝关节处试行伸直其小腿，若出现疼痛而伸直受限，大、小腿间夹角＜135°，称为 Kernig 征阳性。

颈强 - Kernig 征分离，即颈强阳性而 Kernig 征阴性，见于后颅窝占位性病变如小脑扁桃体疝。

3. 布鲁津斯基（Brudzinski）试验　仰卧位，屈颈时出现双侧髋、膝部屈曲（颈部征）；叩击耻骨联合时双侧下肢屈曲和内收（耻骨联合征）；一侧下肢膝关节屈曲，检查者使该侧下肢向腹部屈曲，对侧下肢亦发生屈曲（下肢征），皆为 Brudzinski 征阳性。

（五）头部

1. 头颅部　如下所述。

（1）视诊：观察头颅大头、小头畸形；外形是否对称，有无尖头、舟状头畸形，有无凹陷、肿块、手术切口、瘢痕等；透光试验对儿童脑积水常有诊断价值。

（2）触诊：头部有无压痛、触痛、隆起、凹陷，婴儿囟门是否饱满，颅缝有无分离等。

（3）叩诊：有无叩击痛，脑积水患儿弹击颅骨可有空瓮音（Macewen 征）。

（4）听诊：颅内血管畸形、血管瘤、大动脉部分阻塞时，在病灶上方闻及血管杂音。

2. 面部　面部有无畸形、面肌萎缩或抽动、色素脱失或沉着，脑 - 面血管瘤病的面部可见血管色素斑痣，结节硬化症的面部可见皮脂腺瘤。

3. 五官　眼部眼睑有无下垂，眼球外凸或内陷，角膜有无溃疡，角膜缘有无黄绿色或棕黄色的色素沉积环（见于肝豆状核变性）等；口部有无唇裂、疱疹等，鼻部畸形、鼻窦区压痛。

（六）颈部

双侧是否对称，有无颈强、疼痛、活动受限、姿态异常（如强迫头位、痉挛性斜颈）等；后颅窝肿瘤、颈椎病变可见强迫头位及颈部活动受限；颈项粗短，后发际低。颈部活动受限可见颅底凹陷症和颈椎融合症；双侧颈动脉搏动是否对称。

（七）躯干和四肢

检查脊柱、骨骼、四肢有无叩痛、压痛、畸形、强直等；肌肉有无萎缩、疼痛、握痛等；肌营养不良见于肌肉萎缩、翼状肩胛及腰椎前凸等；脊髓型共济失调和脊髓空洞症可见脊柱侧凸。

二、脑神经检查

（一）嗅神经（Ⅰ）

1. 有无主观嗅觉障碍　如嗅幻觉等。

2. 检查嗅觉障碍　患者闭目，闭塞一侧鼻孔，用牙膏或香烟等置于受检者的鼻孔，令其说出是何气味。醋酸、酒精和甲醛等刺激三叉神经末梢，不能用于嗅觉检查；鼻腔如有炎症或阻塞时不做此检查。

3. 嗅觉减退或消失 嗅神经和鼻本身病变时出现。幻嗅见于嗅中枢病变。

（二）视神经（Ⅱ）

主要检查视力、视野和眼底。

1. 视力 分远视力和近视力，分别用国际远视力表或近视力表（读字片）进行检查。视力极其严重减退时，可用电筒检查光感，光感消失则为完全失明。

2. 视野 眼睛正视前方并固定不动时看到的空间范围称为视野。

检查时分别测试双眼，正常人均可看到向内约60°，向外90°～100°，向上50°～60°，向下60°～75°，外下方视野最大。

视野检查法：常用的手动法和较为精确的视野计法。临床上常粗略地用手动法（对向法）加以测试，患者背光于检查者对面而坐，相距60～100cm。测试左眼时，患者以右手遮其右眼，以左眼注视检查者的右眼，检查者以食指或其他试标在两人中间位置分别从上内、下内、上外和下外的周围向中央移动，直至患者看见为止，并与检查者本人的正常视野比较。

3. 眼底检查 无须散瞳，否则将影响瞳孔反射的观察。患者背光而坐，眼球正视前方。正常眼底的视神经乳头呈圆形或椭圆形、边缘清楚、颜色淡红。生理凹陷清晰；动脉色鲜红，静脉色暗红，动静脉管径比例正常为2∶3。注意视乳头的形态、大小、色泽、边缘等，视网膜血管有无动脉硬化、充血、狭窄、出血等，视网膜有无出血、渗出、色素沉着和剥离等。

（三）动眼、滑车和外展神经（Ⅱ、Ⅳ、Ⅵ）

由于共同支配眼球运动，故可同时检查。

1. 外观 上眼睑是否下垂，睑裂是否对称，眼球是否前突或内陷、斜视、同向偏斜，以及有无眼球震颤。

2. 眼球运动 手动检查是最简便的复视检查法，患者头面部不动，眼球随检查者的手指向各个方向移动；检查集合动作，注意眼球运动是否受限及受限的方向和程度，观察是否存在复视和眼球震颤。

3. 瞳孔 注意瞳孔的大小、形状、位置及是否对称，正常人瞳孔呈圆形、边缘整齐、位置居中，直径3～4mm，直径<2mm为瞳孔缩小，>5mm为瞳孔扩大。

4. 瞳孔反射 如下所述。

（1）瞳孔光反射光线刺激瞳孔引起瞳孔收缩。直接光反射是指光线刺激一侧瞳孔引起该侧瞳孔收缩；间接光反射是指光线刺激一侧瞳孔引起该侧瞳孔收缩的同时，对侧瞳孔亦收缩。如受检侧视神经损害，则直接及间接光反射均迟钝或消失。

（2）调节反射：两眼注视远处物体时，突然注视近处物体引起两眼会聚、瞳孔缩小的反射。

（四）三叉神经（Ⅴ）

属于混合神经。

1. 感觉功能 分别采用圆头针（痛觉）、棉签（触觉）及盛有冷热水（温觉）的试管检测面部三叉神经分布区域的皮肤，进行内外侧和左右两侧对比。若面部呈葱皮样分离性感觉障碍为中枢性（节段性）病变：若病变区各种感觉均缺失为周围性感觉障碍。

2. 运动功能 患者用力做咀嚼动作时，检查者以双手压紧颞肌，咬肌，感知其紧张程度，观察是否肌无力、萎缩及是否对称等。然后嘱患者张口，以上下门齿中缝为标准判定其有无偏斜，如一侧翼肌瘫痪时，下颌则偏向病侧。

3. 反射 如下所述。

（1）角膜反射：将棉絮捻成细束，轻触角膜外缘，正常表现为双侧的瞬目动作。直接角膜反射是指受试侧的瞬目动作发生；间接角膜反射为受试对侧发生瞬目动作。

（2）角膜反射径路：角膜 - 三叉神经眼支 - 三叉神经感觉主核 - 双侧面神经核 - 面神经 - 眼轮匝肌；如受试侧三叉神经麻痹，则双侧角膜反射消失，健侧受试仍可引起双侧角膜反射。

— 5 —

（3）下颌反射：患者略张口，叩诊锤轻轻叩击放在其下颌中央的检查者的拇指，引起下颌上提现象，脑干的上运动神经元病变时呈增强表现。

（五）面神经（Ⅶ）

属于混合神经，主要支配面部表情肌的运动和舌前2/3的味觉。

1. 运动功能　注意额纹、眼裂、鼻唇沟和口角是否对称及有无瘫痪，嘱患者做皱额、皱眉、瞬目、示齿、鼓腮和吹哨等动作。一侧中枢性面神经瘫痪时引起对侧下半面部表情肌瘫痪；一侧周围性面神经麻痹则引起同侧面部的所有表情肌瘫痪。

2. 味觉检查　以棉签蘸取少量食盐、食糖等溶液，嘱患者伸舌，涂于舌前部的一侧，识别后用手指出事先写在纸上的甜、咸等字之一，其间不能讲话、不能缩舌、不能吞咽。每次试过一种溶液后，需用温水漱口，并分别检查舌的两侧以对照。

（六）位听神经（Ⅷ）

包括蜗神经和前庭神经。

1. 蜗神经　是传导听觉的神经，损害时出现耳鸣和耳聋。使用表声或音叉进行检查，声音由远及近，测量患者单耳时（另侧塞住），辨别能够听到声音的距离。再同另一侧耳相比较，并和检查者比较。如使用电测听计进行检测可获得准确的资料。

传导性耳聋：主要是低频音的气导被损害；感音性耳聋：主要是高频音的气导和骨导均下降；通过音叉测试 Rinne 试验和 Weber 试验鉴别传导性耳聋和感音性耳聋。

（1）Rinne 试验（骨导气导比较试验）：将震动音叉（128Hz）置于患者一侧后乳突上，当骨导（BC）不能听到声音后，将音叉置于该侧耳旁，直至患者的气导（AC）听不到声音为止，再测另一侧；正常时气导约为骨导2倍；Rinne 试验阳性即感音性耳聋时，气导长于骨导；Rinne 试验阴性即传导性耳聋时，骨导长于气导。

（2）Weber 试验（双侧骨导比较试验）：放置震动的音叉于患者的颅顶正中，正常时感觉音位于正中。Weber 试验阳性即传导性耳聋时声响偏于病侧；Weber 试验阴性即感音性耳聋时声响偏于健侧。传导性耳聋与感音性耳聋的鉴别见表1-1。

表1-1　传导性耳聋与感音性耳聋的音叉试验结果

音叉试验	正常耳	传导性耳聋	感音性耳聋
Rinne	AC > BC	BC > AC	AC > BC（两者均缩短或消失）
Weber	居中	偏患侧	偏健侧

2. 前庭神经　损害时眩晕、眼震、平衡障碍、呕吐等出现。

注意观察有无自发性症状，前庭功能还可通过诱发实验观察诱发的眼震加以判定，常用的诱发实验有。

（1）温度刺激（Baranuy）试验：用热水或冷水灌注外耳道，引起两侧前庭神经核接受冲动的不平衡即产生眼震。测试时患者仰卧，头部抬起30°，灌注冷水时快相向对侧，热水时眼震的快相向同侧；正常时眼震持续 1.5～2s，前庭受损时该反应减弱或消失。

（2）转椅试验（加速刺激试验）：患者坐在旋转椅上，闭目，头前屈80°，快速向一侧旋转后突然停止，然后让患者睁眼注视远处。正常时快相与旋转方向一致的眼震，持续大约30s，<15s 时提示有前庭功能障碍。

（七）舌咽神经、迷走神经（Ⅸ、Ⅹ）

二者的解剖和功能关系密切，常同时受累，故常同时检查。

1. 运动功能检查　观察说话有无鼻音，或声音嘶哑，或失声，询问有无吞咽困难、饮水发呛等，观察悬雍垂是否居中，双侧腭咽弓是否对称；嘱患者发"啊"音，观察双侧软腭抬举是否一致，悬雍垂是否偏斜等。

一侧麻痹时，病侧腭咽弓低垂，软腭不能上提，悬雍垂偏向健侧；双侧麻痹时，悬雍垂仍居中，但双侧软腭抬举受限甚至完全不能。

2. 感觉功能检查　用压舌板或棉签轻触两侧软腭或咽后壁，观察感觉情况。

3. 味觉检查　舌后1/3味觉由舌咽神经支配，检查方法同面神经味觉。

4. 反射检查　如下所述。

（1）咽反射：张口，用压舌板分别轻触两侧咽后壁，正常时咽部肌肉收缩和舌后缩出现，伴有恶心等反应。

（2）眼心反射：该反射由三叉神经眼支传入，迷走神经心神经支传出，迷走神经功能亢进者此反射加强（脉搏减少12次以上），迷走神经麻痹者此反射减退或缺失，交感神经亢进者脉搏不减慢甚至加快（称倒错反应）。检查方法：检查者使用食指和中指对双侧眼球逐渐施加压力，20～30s，正常人脉搏减少10～12次/min。

（3）颈动脉窦反射：一侧颈总动脉分叉处被检查者以食指和中指按压可使心率减慢，此反射由舌咽神经传入，由迷走神经传出；按压部分患者如颈动脉窦过敏者时引起心率过缓、血压降低、晕厥甚至昏迷，须谨慎行之。

（八）副神经（Ⅺ）

检查方法：检查者加以阻力让患者向两侧分别做转颈动作，比较两侧胸锁乳突肌收缩时的坚实程度和轮廓。斜方肌的功能是将枕部向同侧倾斜，抬肩和旋肩并协助臂部的上抬，双侧收缩时导致头部后仰。检查时在耸肩或头部向一侧后仰时加以阻力。

损害一侧副神经时同侧胸锁乳突肌及斜方肌萎缩、垂肩和斜颈，无力或不能耸肩（病侧）及转颈（向对侧）。

（九）舌下神经（Ⅻ）

观察舌在口腔内的位置及形态，嘱伸舌，有无歪斜、舌肌萎缩和舌肌颤动。

一侧舌下神经麻痹时，伸舌向病侧偏斜；核下性损害时，病侧舌肌萎缩，核性损害见明显的肌束颤动，核上性损害则伸舌向病灶对侧偏斜；双侧舌下神经麻痹时，伸舌受限或不能。

三、运动系统检查

包括肌营养、肌力、肌张力、不自主运动、共济运动、姿势及步态等。

（一）肌营养

观察和比较双侧对称部位的肌肉外形及体积，及时发现肌萎缩及假性肥大。下运动神经元损害及肌肉疾病时发生肌萎缩，进行性肌营养不良症的假肥大型时，腓肠肌和三角肌多见假性肥大即肌肉外观肥大，触之坚硬，力量减弱。

（二）肌张力

1. 肌张力　在肌肉松弛状态下，做被动运动时检查者所遇到的阻力。

静止肌张力指患者静止状态下的肌肉力量。用手握其肌肉观察其紧张程度，肌肉柔软弛缓为肌张力低，肌肉较硬为肌张力高。用叩诊锤轻敲受检肌肉听其声音，声调低沉则肌张力低，声调高而脆则肌张力高。手持患者的肢体做被动屈伸运动并感受其阻力，阻力减低或消失、关节活动范围较大为肌张力降低；阻力增加、关节活动范围缩小则为肌张力增高。

轻微的肌张力改变可用辅助方法如头部下坠试验、肢体下坠试验和下肢摆动试验等。

2. 肌张力减低　见于下运动神经元病变、小脑病变及肌原性病变。

3. 肌张力增高　见于锥体束病变和锥体外系病变。

锥体束病变表现为痉挛性肌张力增高，即上肢屈肌及下肢的伸肌肌张力增高明显，开始做被动运动时阻力较大，然后迅速减小，称折刀样肌张力增高。锥体外系病变表现为强直性肌张力增高，即伸肌和屈肌的肌张力均增高，做被动运动时向各个方向的阻力呈均匀一致，称铅管样肌张力增高（不伴震颤），如伴有震颤则出现规律而断续的停顿，称齿轮样肌张力增高。

（三）肌力

指肢体随意运动时肌肉收缩的力量。

1. 上运动神经元病变及多发性周围神经损害　瘫痪呈肌群性分布，可对肌群进行检查，以关节为中心检查肌群的屈、伸、外展、内收、旋前、旋后等。

2. 周围神经损害和脊髓前角病变　瘫痪呈节段性分布，分别检查单块肌肉。检查者施予阻力，肌肉作相应的收缩运动，患者用力维持某一姿势，检查者用力使其改变，以判断肌力。

3. 肌力分级　神经内科学采用0～5级的6级记录法。

0级：完全瘫痪。

1级：肢体肌肉可收缩，但不能产生动作。

2级：肢体能在床面上移动，但不能抬起，即不能抵抗自身重力。

3级：肢体能离开床面，能抵抗重力。但不能抵抗阻力。

4级：肢体能做抗阻力的动作，但未达到正常。

5级：正常肌力。

4. 检查肌群的肌力　指关节、腕关节、肘关节、膝关节的屈、伸功能；肩关节的内收、外展功能；髋关节的屈、伸、内收、外展功能；趾关节、踝关节的背屈、跖屈功能；颈部的后仰、前屈功能；检查躯干的肌肉可嘱患者仰卧位抬头并抵抗检查者的阻力，查其腹肌收缩力；或俯卧位抬头查其脊旁肌收缩力。

5. 主要肌肉的肌力检查　方法见表1-2。

表1-2　主要肌肉的肌力检查方法

肌肉	节段	神经	功能	检查方法
三角肌	$C_{5\sim6}$	腋	上臂外展	上臂水平外展位，检查者将肘部向下压
肱二头肌	$C_{5\sim6}$	肌皮	前臂屈曲、旋后	屈肘并使旋后，检查者加阻力
肱桡肌	$C_{5\sim6}$	桡	前臂屈曲、旋前	前臂旋前，之后屈肘，检查者加阻力
肱三头肌	$C_{7\sim8}$	桡	前臂伸直	肘部作伸直动作，检查者加阻力
腕伸肌	$C_{6\sim8}$	桡	腕背屈、外展、内收	检查者自手背桡侧或尺侧加阻力
腕屈肌	$C_7\sim T_1$	正中、尺	屈腕、外展、内收	检查者自掌部桡侧或尺侧加阻力
指总伸肌	$C_{6\sim8}$	桡	2～5指掌指关节伸直	屈曲末指节和中指后，检查者在近端指节处加压
拇伸肌	$C_{7\sim8}$	桡	拇指关节伸直	伸拇指，检查者加阻力
拇屈肌	$C_7\sim T_1$	正中、尺	拇指关节屈曲	屈拇指，检查者加阻力
指屈肌	$C_7\sim T_1$	正中、尺	指关节伸直	屈指，检查者于指节处上抬
桡侧腕屈肌	$C_{6\sim7}$	正中	腕骨屈曲和外展	指部松弛，腕部屈曲，检查者在手掌桡侧加压
尺侧腕屈肌	$C_7\sim T_1$	尺	腕骨屈曲和内收	指部松弛，腕部屈曲，检查者在手掌尺侧加压
髂腰肌	$L_{2\sim4}$	腰丛、股	髋关节屈曲	屈髋屈膝，检查者加阻力
股四头肌	$L_{2\sim4}$	股	膝部伸直	伸膝，检查者加阻力
股收肌	$L_{2\sim5}$	闭孔、坐骨	股部内收	仰卧、下肢伸直，两膝并拢，检查者分开之
股展肌	$L_4\sim S_1$	臀上	股部外展并内旋	仰卧、下肢伸直，两膝外展，检查者加阻力
股二头肌	$L_4\sim S_2$	坐骨	膝部屈曲	俯卧，维持膝部屈曲，检查者加阻力
臀大肌	$L_5\sim S_2$	臀下	髋部伸直并外旋	仰卧，膝部屈曲90°，将膝部抬起，检查者加阻力
胫前肌	$L_{4\sim5}$	腓深	足部背屈	足部背屈，检查者加阻力
腓肠肌	$L_5\sim S_2$	胫	足部跖屈	膝部伸直，跖屈足部，检查者加阻力
踇伸肌	$L_4\sim S_1$	腓深	踇趾伸直和足部背屈	踇趾背屈，检查者加阻力
踇屈肌	$L_5\sim S_2$	胫	踇趾跖屈	踇趾跖屈，检查者加阻力

肌肉	节段	神经	功能	检查方法
趾伸肌	$L_4 \sim S_1$	腓深	足 2~5 趾背屈	伸直足趾，检查者加阻力
趾屈肌	$L_5 \sim S_2$	胫	足趾跖屈	跖屈足趾，检查者加阻力

6. 常用的轻瘫检查法　如下所述。

（1）上肢平伸试验：患者手心向下，平伸上肢，数分钟后轻瘫侧上肢逐渐下垂而低于健侧，同时轻瘫侧自然旋前，掌心向外，故亦称手旋前试验。

（2）Barre 分指试验：患者两手相对，伸直五指并分开，数秒钟后轻瘫侧手指逐渐并拢和屈曲。

（3）轻偏瘫侧小指征：手心向下，双上肢平举，轻瘫侧小指轻度外展。

（4）Jackson 征：患者仰卧，两腿伸直，轻瘫侧下肢呈外展外旋位。

（5）下肢轻瘫试验：患者仰卧，将两下肢膝、髋关节均屈曲成直角，数秒钟后轻瘫侧下肢逐渐下落。

（四）不自主运动

是否存在不自主的异常动作，如震颤（静止性、姿势性、动作性）、舞蹈样动作、肌束颤动、肌阵挛、颤搐、手足徐动等，注意出现的部位、范围、规律、程度，其与情绪、动作、饮酒、寒冷等的关系，注意询问家族史和遗传史。

（五）共济运动

观察日常活动，如吃饭、取物、书写、穿衣、系扣、讲话、站立及步态等，因瘫痪、不自主动作和肌张力增高也可导致随意动作障碍，故应先予排除然后检查。

1. 指鼻试验　患者上肢伸直，用食指指尖以不同速度和方向反复触及自己的鼻尖，比较睁眼闭眼，比较左右两侧，共济运动障碍时，动作笨拙，越接近目标时，动作越迟缓及/或手指出现动作性震颤（意向性震颤），指鼻不准，常超过目标或未及目标即停止（辨距不良）。感觉性共济失调者睁眼做此试验时正常或仅有轻微障碍，闭眼时则明显异常。

2. 对指试验　患者上肢向前伸直，用食指指尖指向检查者伸出的食指，进行睁眼、闭眼对比，左右两侧对比。正常人睁眼、闭眼相差不超过 2~5cm，小脑性共济失调者病侧上肢常向病侧偏斜；感觉性共济失调者睁眼时尚可，闭眼时偏斜较大，但无固定的偏斜方向；前庭性共济失调者两侧上肢均向病侧偏斜。

3. 快复轮替试验　嘱患者反复做快速的重复性动作，如前臂的内旋和外旋，或足趾反复叩击地面，或一侧手掌、手背快速交替连续拍打对侧手掌等。共济失调者动作不协调、笨拙、快慢不一，称快复轮替运动不能。

4. 跟-膝-胫试验　分 3 个步骤完成该试验：仰卧，伸直抬起一侧下肢；然后将足跟置于对侧下肢的膝盖下方；接着足跟沿胫骨前缘直线下移。小脑性共济失调者抬腿触膝时出现辨距不良（意向性震颤），向下移时常摇晃不稳；感觉性共济失调者闭眼时常难以寻到膝盖。

5. 反跳试验　患者用力屈肘，检查者用力握其腕部使其伸直，然后突然松手。小脑性共济失调者因不能正常控制拮抗肌和主动肌的收缩时限和幅度，使拮抗肌的拮抗作用减弱，在突然松手时，屈曲的前臂可反击到自己的身体，称反跳试验阳性。

6. 闭目难立（Romberg）征　平衡性共济失调的检查方法，患者双足并拢站立，双手向前平伸，然后闭目。共济失调者摇摆不稳或倾斜。有临床意义。

（1）后索病变：睁眼站立较稳，闭眼时不稳，即通常的 Romberg 征阳性。

（2）小脑病变：睁眼闭眼均不稳，闭眼更明显，蚓部病变时易向后倾倒，小脑半球病变向病侧倾倒。

（3）前庭迷路病变：闭眼后身体不立即摇晃或倾倒，经过一段时间后出现身体摇晃，身体多两侧倾倒，摇晃的程度逐渐加强。

7. 无撑坐起试验　仰卧，不用手臂支撑而试行坐起时，正常人躯干屈曲同时下肢下压；小脑性共济失调者髋部和躯干同时屈曲，双下肢抬离床面，坐起困难，称联合屈曲征。

（六）姿势及步态

1. 痉挛性偏瘫步态　如下所述。

（1）特征：病侧上肢旋前、内收，肘、腕、指关节屈曲，下肢伸直、外旋，足尖着地，行走时病侧上肢的协同摆动动作消失，病侧骨盆抬高，呈向外的划圈样步态。

（2）常见疾病：急性脑血管病后遗症。

2. 痉挛性截瘫步态　如下所述。

（1）特征：肌张力增高，引起双下肢强直内收，行走时呈交叉到对侧的剪刀样步态。

（2）常见疾病：双侧锥体束损害和脑性瘫痪等。

3. 慌张步态　如下所述。

（1）特征：行走时起步及止步困难，步伐细小，双足擦地而行，碎步前冲，躯干僵硬前倾，双上肢协同摆动动作消失。

（2）常见疾病：帕金森综合征或帕金森病。

4. 醉酒步态　如下所述。

（1）特征：步态蹒跚、前后倾斜、摇晃，似乎随时失去平衡而跌倒。

（2）常见疾病：酒精中毒或巴比妥类中毒。醉酒步态与小脑性步态的区别：醉酒严重者行走时向许多不同方向摇晃，极少或根本不能通过视觉来纠正其蹒跚步态，小脑性或感觉性共济失调者可通过视觉来纠正其步态。醉酒者可在短距离的狭窄基底平面上行走并保持平衡。

5. 小脑性步态　如下所述。

（1）特征：行走时双腿分开较宽，走直线困难，左右摇晃，常向病侧方倾斜，状如醉汉，易与醉酒步态混淆，但绝非醉酒步态。

（2）常见疾病：小脑性共济失调如多发性硬化、小脑肿瘤（如成神经管细胞瘤累及蚓部的病变）、脑卒中及遗传性小脑性共济失调、橄榄－脑桥－小脑萎缩、迟发性小脑皮质萎缩症等。

6. 感觉性共济失调步态　如下所述。

（1）特征：表现为踵步即下肢动作粗大沉重，高抬足而后突然抛出，足踵坚实地打在地面上，可听到踏地声，长短高低不规则的步伐，闭目时或黑夜里行走更明显，甚至依靠拐杖支撑着体重。

（2）常见疾病：见于累及脊髓后索的疾病，如脊髓亚急性联合变性、脊髓结核、多发性硬化、Friedreich 共济失调、脊髓压迫症（如脑脊膜瘤和强直性椎关节炎等）。

7. 跨阈步态　如下所述。

（1）特征：足下垂，行走时高抬患肢，如跨越门槛样，患者平衡不失调，但常被脚下的小物体绊倒。

（2）常见疾病：腓总神经麻痹、腓骨肌萎缩症、慢性获得性轴索神经病、进行性脊肌萎缩症和脊髓灰质炎等。

8. 肌病步态　如下所述。

（1）特征：行走时臀部左右摇摆，故称摇摆步态或鸭步。

（2）常见疾病：进行性肌营养不良因盆带肌无力而致脊柱前凸。

9. 癔症步态　如下所述。

（1）特征：奇形怪状的步态，下肢肌力正常，但步态蹒跚，或摇摆步态，似欲跌倒而罕有跌倒自伤者。

（2）常见疾病：心因性疾病如癔症等。

四、感觉系统检查

（一）浅感觉检查

1. 痛觉　使用叩诊锤的针尖或大头针轻刺皮肤，询问有无疼痛感觉。

2. 温度觉　使用玻璃试管分别装热水（40～50℃）和冷水（0～10℃），交替接触患者皮肤，让其辨出冷、热感觉。

3. 触觉　使用软纸片或棉签轻触皮肤，询问有无感觉。

（二）深感觉检查

1. 运动觉　嘱患者闭目，检查者的手指夹住患者手指或足趾两侧，上下活动，让患者辨别出移动的方向。

2. 位置觉　嘱患者闭目，检查者将其肢体摆成某一姿势，请患者描述该姿势或用对侧肢体模仿。

3. 振动觉　将振动的128Hz音叉柄置于骨隆起处如手指、尺骨茎突、鹰嘴、锁骨、脊椎棘突、髂前上棘、内外踝、胫骨等处，询问并两侧对比有无振动感和持续时间。

（三）复合感觉（皮质感觉）检查

1. 定位觉　患者闭目，用手指或棉签轻触患者皮肤后，请患者指出受触的部位，正常误差手部 <3.5mm，躯干部 <1cm。

2. 两点辨别觉　患者闭目，使用分开一定距离的叩诊锤的两尖端或钝角双角规接触其皮肤，如感觉为两点，则缩小其间距，直至感觉为一点为止、两点须用力相等，同时刺激；正常时指尖为2～8mm，手背为2～3cm，躯干为6～7cm。

3. 图形觉　患者闭目，用钝针在患者皮肤上画出圆形或三角形，或写出1、2、3等数字，请患者辨出，亦应双侧对照进行。

4. 实体觉　患者闭目，令其用单手触摸常用物品如钥匙、钢笔、纽扣、硬币等，说出物品形状和名称，亦需两手比较。

五、反射检查

反射检查包括深反射、浅反射、阵挛和病理反射等。

（一）深反射

1. 肱二头肌反射　如下所述。

神经支配：反射中心为 $C_{5\sim6}$，经肌皮神经传导。

检查方法：患者肘部屈曲约成直角，检查者右手持叩诊锤叩击置于肘部肱二头肌腱上的左拇指甲或左中指指甲，出现因肱二头肌收缩引起的屈肘动作。

2. 肱三头肌反射　如下所述。

（1）神经支配：反射中心为 $C_{6\sim7}$，经桡神经传导。

（2）检查方法：患者上臂外展，肘部半屈，检查者用左手托持患者前臂，右手持叩诊锤叩击鹰嘴上方的肱三头肌腱，反射为肱三头肌收缩而致前臂伸直。

3. 桡反射　如下所述。

（1）神经支配：反射中心为 $C_{5\sim6}$，经桡神经传导。

（2）检查方法：患者肘部半屈，前臂半旋前，检查者持叩诊锤叩击其桡骨下端，反射为肱桡肌收缩引起肘部屈曲、前臂旋前。

4. 膝反射　如下所述。

（1）神经支配：反射中心为 $L_{2\sim4}$，经股神经传导。

（2）检查方法：患者坐位，小腿自然放松下垂与大腿呈90°；卧位检查时，检查者左手托起两膝关节使小腿与大腿呈120°，用叩诊锤叩击髌骨上的股四头肌腱，表现为股四头肌收缩引起膝关节伸直、小腿突然前伸。

5. 踝反射　如下所述。

（1）神经支配：反射中心为 $S_{1\sim2}$，经胫神经传导。

（2）检查方法：患者仰卧位或俯卧位时，膝部屈曲约 90°，检查者用左手使其足部背屈约 90°，叩击跟健；或让患者跪于床边，使足悬于床外，叩击跟健，反射为腓肠肌和比目鱼肌收缩而致足跖屈。

6. 阵挛　腱反射极度亢进时出现。

（1）髌阵挛：检查方法：仰卧，下肢伸直，检查者用手指捏住患者髌骨上缘，突然和持续向下推动，引起髌骨连续交替性上下颤动。

（2）踝阵挛：检查方法：检查者用左手托住患者腘窝，以右手握其足前部，突然使足背屈并维持此状态，引起足跟腱发生节律性收缩，足部呈现交替性屈伸动作。

7. 霍夫曼征　如下所述。

（1）神经支配：反射中心为 $C_7 \sim T_1$，经正中神经传导。

（2）检查方法：患者手指微屈，检查者左手握患者腕部，右手食指和中指夹住其中指，以拇指快速地向下拨动其中指甲，阳性反应为踇指屈曲内收，其他指屈曲。

该征与 Rossolimo 征过去认为是病理反射，目前亦可认为是牵张反射，是腱反射亢进的表现，腱反射活跃的正常人可出现。

8. 罗索利毛征　如下所述。

（1）神经支配：反射中心为 $C_7 \sim T_1$，经正中神经传导。

（2）检查方法：患者手指微屈，检查者左手握患者腕部，用右手指快速向上弹拨其中间 3 个手指的指尖，阳性反应同 Hoffmann 征。

（二）浅反射

为刺激黏膜、皮肤、角膜引起肌肉快速收缩反应。咽反射、软腭反射和角膜反射参见脑神经检查。

1. 腹壁反射　如下所述。

（1）神经支配：反射中心为 $T_{7\sim12}$。传导神经是肋间神经。

（2）检查方法：患者仰卧，屈曲双下肢使腹肌松弛，使用竹签、钝针或叩诊锤尖端分别由外向内轻划两侧腹壁皮肤，引起一侧腹肌收缩，脐孔向该侧偏移，上腹壁反射（$T_{11\sim12}$）沿肋弓下缘、中腹壁反射（$T_{9\sim10}$）系沿脐孔水平、下腹壁反射（$T_{11\sim12}$）沿腹股沟上的平行方向轻划。肥胖患者或经产妇可引不出。

2. 提睾反射　如下所述。

（1）神经支配：反射中心为 $L_{1\sim2}$，传导神经是生殖股神经。

（2）检查方法：使用钝针自上向下轻划大腿内侧皮肤，正常时该侧提睾肌收缩，睾丸上提。年老或体衰者可消失。

3. 跖反射　如下所述。

（1）神经支配：反射中心为 $S_{1\sim2}$，传导神经是胫神经。

（2）检查方法：患者下肢伸直，检查者用钝器轻划足底外侧，由足跟向前至小趾根部足掌时转向内侧，此时各足跖屈。

4. 肛门反射　如下所述。

（1）神经支配：反射中心为 $S_{4\sim5}$，传导神经是肛尾神经。

（2）检查方法：用钝器轻划肛门附近皮肤，引起肛门外括约肌收缩。

（三）病理反射

1. 巴彬斯基（Babinski）征　如下所述。

（1）检查方法：同跖反射，阳性反应为踇趾背屈，有时可见其他足趾呈扇形展开。它是最经典的病理反射。

（2）临床意义：锥体束损害。

2. Babinski 等位征　阳性反应均为跨趾背屈，包括以下。

（1）Haddock 征：由外踝下方向前划至足背外侧。

（2）Oppenheim 征：用拇指和食指自上而下用力沿胫骨前缘下滑。

（3）Gordon 征：用手挤压腓肠肌。

（4）Schaeffer 征：用手挤压跟腱。

（5）Gonda 征：向下紧压第 4、第 5 足趾，数分钟后突然放松。

（6）Pussep 征：轻划足背外侧缘。

3. 强握反射　如下所述。

（1）检查方法：检查者用手指触摸患者手掌时，患者立即强直性地握住检查者的手指。

（2）临床意义：新生儿为正常反射，成人为对侧额叶运动前区病变。

4. 脊髓自主反射　包括三短反射、总体反射。

（1）三短反射：当脊髓横贯性病变时，针刺病变平面以下的皮肤导致单侧或双侧髋、膝、踝部屈曲称三短反射。

（2）总体反射：脊髓横贯性病变时，针刺病变平面以下的皮肤引起双侧下肢屈曲并伴有腹肌收缩、膀胱和直肠排空，以及病变以下竖毛、出汗、皮肤发红等称为总体反射。

六、自主神经功能检查

（一）一般观察

1. 皮肤黏膜　色泽如潮红、苍白、发绀、有无色素沉着、红斑等，质地如脱屑、光滑、变硬、变薄、增厚、潮湿、干燥等，温度如发凉、发热，有无溃疡、水肿和褥疮等。

2. 毛发和指甲　少毛、多毛、局部脱毛、指或趾甲变形松脆等。

3. 出汗　局部或全身出汗过少、过多和无汗等。

（二）内脏及括约肌功能

注意有无胃下垂，胃肠功能如便秘、腹胀等；排尿、排便障碍及其性质如排尿困难、尿急、尿频、尿失禁、尿潴留等，下腹部膀胱区膨胀程度。

（三）自主神经反射

（1）竖毛试验：搔划或寒冷刺激皮肤，引起交感神经支配的竖毛肌收缩，局部出现毛囊处隆起，状如鸡皮的竖毛反应，并向周围逐渐扩散，至脊髓横贯性损害平面处停止，刺激后 7~10s 反射最明显，以后逐渐消失。

（2）皮肤划纹试验：在胸腹壁两侧皮肤上使用竹签适度加压划一条线，数秒钟后出现白线条，稍后变为红条纹，为正常反应；交感神经兴奋性增高则划线后白线条持续较久；副交感神经兴奋性增高或交感神经麻痹则红条纹持续较久且明显增宽，甚至隆起。

（3）卧立位实验：分别数直立位和平卧位的 1min 脉搏，如平卧至直立位每分钟脉率加快超过 10~12 次，或直立变为卧位每分钟脉率减少超过 10~12 次，提示自主神经兴奋性增高。

（4）发汗试验（碘淀粉法）：少用。

（吴宝水）

第三节　常用辅助检查方法

一、脑脊液检查

脑脊液（CSF）是无色透明液体，存在于脑室和蛛网膜下隙内，主要由侧脑室脉络丛分泌，经室间孔进入第三脑室、中脑导水管、第四脑室，最后经第四脑室的中间孔和两个侧孔，流到脑和脊髓表面的蛛网膜下隙和脑池。大部分 CSF 经脑穹隆面的蛛网膜颗粒吸收至上矢状窦，小部分经脊神经根间隙吸收。

成人 CSF 总量为 110~200mL，平均 130mL，生成速度为 0.35mL/min，每天约生成 500mL。即人体的 CSF 每天可更新 3~4 次。在急性或慢性炎症、脑水肿和脉络丛乳头瘤时，CSF 分泌明显增多，可达到 5 000~6 000mL/d。正常情况下血液中的各种化学成分有选择性地进入 CSF 中，此功能称为血脑屏障（BBB）。在病理情况下，BBB 破坏和其通透性增高可使 CSF 成分发生改变。通常经腰椎穿刺取 CSF 了解病变情况；特殊情况下也可行小脑延髓池穿刺或侧脑室穿刺；诊断性穿刺还可注入显影剂和空气等进行造影，以观察脊髓蛛网膜下隙、脑蛛网膜下隙和脑室系统的结构情况；治疗性穿刺主要是注入药物等。在神经系统疾病诊断、鉴别诊断及治疗中具有重要意义。

（一）腰椎穿刺

1. 适应证　如下所述。

（1）中枢神经系统炎症：①脑膜炎、脑炎、脱髓鞘疾病、脑膜癌、中枢神经系统血管炎及颅内转移瘤的诊断和鉴别诊断。②脑血管疾病：如脑出血、脑栓塞、蛛网膜下隙出血，特别是怀疑蛛网膜下隙出血而头颅 CT 尚不能证实时，以观察 CSF 鉴别病变为出血性或缺血性。③颅耻损伤：经腰穿做脊髓液动力学检查了解颅压，便于对脊髓病变和多发忆神经根病变做出诊断及鉴别诊断。④了解蛛网膜下隙有无阻塞。

（2）还用于脊髓造影或气脑造影、腰椎麻醉或鞘内注射药物及减压引流治疗等。

2. 禁忌证　如下所述。

（1）颅内压升高并有明显的视神经盘水肿者。

（2）怀疑后颅窝有占位性病变者（如肿瘤），有脑干症状或已有早期脑疝迹象者，腰椎穿刺易促使或加重脑疝形成，引起呼吸骤停甚至死亡。

（3）穿刺部位有化脓性感染或脊椎结核者，穿刺易将感染带入中枢神经系统。

（4）脊髓压迫症的脊髓功能已处于即将丧失的临界状态者，病情危重、衰竭或处于休克、濒于休克期者，开放性颅脑损伤或有 CSF 漏者。

（5）血液系统疾病出血倾向者、使用肝素等药物导致的出血倾向者，以及血小板 $<5 \times 10^4$ 个/mm^3 者。

3. 操作方法　如下所述。

（1）腰椎穿刺除作气脑或脊髓空气造影时采取坐位外，一般均采用侧卧位。

（2）患者侧卧在平坦的硬板床上或检查台上，背部与床板垂直，头向前胸屈曲，两手抱膝，使其紧贴腹部或由助手在术者对面一手挽住患者的头部；另一手挽住两下肢腘窝处并抱紧使脊柱尽量后突以增宽脊柱间隙，便于进针。

（3）确定穿刺点，两髂后上棘的连线与后正中线的交会处为最适宜（约为第 3~4 腰椎棘突间隙，有时还可以在上一或下一腰椎间隙进行）。

（4）用 3% 碘酊或 75% 酒精常规消毒局部皮肤，戴手套、铺消毒洞巾，用 1%~2% 普鲁卡因自皮下到椎间韧带作局部麻醉；待麻醉生效后，用左手固定穿刺点皮肤，右手持穿刺针，于穿刺点刺入皮下，使针体垂直于脊柱或略向头端倾斜，慢慢刺入（进针深度成年人为 4~5cm，儿童为 2~3cm），当针头穿过韧带与硬脑膜时感到阻力突然降低或消失（落空感），转动针尾缓慢抽出针芯，可见 CSF 流出。若无 CSF 流出可缓慢将针退出少许，略加调节深度即可见 CSF 流出。个别患者因压力过低需用针筒轻轻抽吸一下才有 CSF 流出。

（5）穿刺成功后，要求患者双下肢半屈曲，头略伸、全身放松、平静呼吸，抽出针芯，接上测压玻璃管即可看到液面慢慢上升，到一定平面后液面不再上升且随呼吸，脉搏有微小波动，此时玻璃刻度读数即为 CSF 压力数。正常侧卧位 CSF 压力为 0.79~1.77kPa（80~180mmH$_2$O）或每分钟为 40~50 滴。测压后如压力不高可移去测压管慢慢放出并收集 CSF 标本 2~5mL 分别装入两试管中送检。如需作培养时应用无菌操作法留标本，若要了解蛛网膜下隙有无阻塞，可做动力试验。

（6）术毕将针芯插入，拔出穿刺针。局部用拇指稍加按压防止出血，覆盖消毒纱布并用胶布固定。

（7）术后要求患者去枕平卧4~6h以免引起术后头痛。

4. 注意事项 如下所述。

（1）针头刺入皮下组织后进针要缓慢，以免用力过猛时刺伤马尾神经或血管，以致产生下肢疼痛或使CSF混入血液影响结果的判断。如系外伤出血，须待5~7d后才能重复检查（过早CSF中仍可有陈旧性血液成分）。

（2）穿刺时如患者出现呼吸、脉搏、面色异常等症状应立即停止手术，并做相应处理。

（3）鞘内给药时，应先放出同量CSF，然后再注入药物。做气脑检查时先缓慢放液10mL，并注入滤过空气10mL，如此反复进行达所需要量时再行摄片。

5. 并发症 最常见为腰穿后低颅压头痛，可持续2~8d。头痛以额、枕部为著，可伴有颈部、后背及腰部痛，咳嗽、喷嚏或站立时症状加重，严重者还可伴有恶心、呕吐和耳鸣，平卧位可使头痛减轻，应大量饮水，必要时可静脉输入生理盐水。

（二）常规检查

1. 压力 如下所述。

（1）常规压力测定：通常用测压管进行检查。侧卧位的正常压力为0.79~1.77kPa（80~180mmH$_2$O），坐位为3.43~4.41kPa（350~450mmH$_2$O）。每次放出CSF 0.5~1mL，压力降低约0.98kPa（10mmH$_2$O）。侧卧位>1.96kPa（200mmH$_2$O）提示颅内压增高［极度肥胖者压力>2.16kPa（220mmH$_2$O）为增高］。CSF压力测定应包括初压（取CSF之前）和终压（取CSF之后）。

（2）压颈试验：试验前应先做压腹试验，用手掌深压腹部，CSF压力迅速上升，解除压迫后，压力迅速下降，说明穿刺针头确实在椎管内。压颈试验可分指压法和压力计法，指压法是用手指压迫颈静脉然后迅速放松，观察其压力的变化。压力汁法是将血压计气带轻缚于患者的颈部，测定初压后，可迅速充气至2.7kPa（20mmHg），5.3kPa（40mmHg）和8.0kPa（60mmHg），记录CSF压力变化直至压力不再上升为止，然后迅速放气，记录CSF压力至不再下降为止。正常情况下，在测定初压后，助手压迫一侧颈静脉约10秒钟GSF压力即可迅速上升1倍左右（0.98~1.96kPa）。解除压颈后10~20s压力迅速下降至初压水平。如在穿刺部位以上有椎管梗阻，压颈时压力不上升（完全梗阻）或上升、下降缓慢（部分梗阻）称为履颈试验阳性。如压迫一侧颈静脉，CSF压力不上升，但压迫对侧上升正常，表示压迫试验阴性，常提示该梗阻侧的横窦闭塞。如横窦内血栓形成或脑出血，有颅内压升高或怀疑后颅窝肿瘤者，禁止行压颈试验，也不应再放CSF，以免发生脑疝。

（3）临床意义：压力高可见于脑水肿、颅内占位性病变、感染、急性脑卒中、静脉窦血栓形成、良性颅内压增高，也可见于心力衰竭、肺功能不全及肝昏迷等。压力低主要见于低颅压、脱水、脊髓蛛网膜下隙梗阻、CSF漏等。

2. 性状 正常CSF是无色透明的液体，如CSF为血性或粉红色，可用三管试验法鉴别，用三管连续接取CSF，前后各管为均匀一致的血色为新鲜出血，可见于蛛网膜下隙出血、脑室及其附近出血、肿瘤出血、外伤等。前后各管的颜色依次变淡可能为穿刺损伤出血；血性CSF离心后颜色变为无色，可能为新鲜出血或副损伤；如液体为黄色提示为陈旧性出血CSF如云雾状，通常是由于细菌感染引起细胞数增多所致，见于各种化脓性脑膜炎，严重可如米汤样；CSF放置后有纤维蛋白膜形成，见于结核性脑膜炎，此现象称为蛛网膜样凝固。CSF呈黄色，离体后不久自动凝固如胶样称为弗洛因综合征；CSF同时具有黄变症、胶样凝固及蛋白细胞分离现象3种特征时称为Froin-Nome综合征，是因CSF蛋白质过多所致，常见于椎管梗阻、脊髓肿瘤等。

3. 显微镜检查 正常CSF白细胞数为0~5个/mm^3，多位单核细胞。白细胞增多见于脑脊髓膜和脑实质的炎性病生，结核性、真菌性及病毒性脑膜炎等以单核细胞增加为上，化脓性脑膜炎则以多核细胞增多为主，中枢神经系寄生虫病以嗜酸细胞为主。涂片检查如发现致病的细菌、真菌及脱落的瘤细胞等，有助于病原的诊断。

4. Pandy试验 CSF定性试验方法：利用CSF中球蛋白能与饱和苯酚结合形成不溶性蛋白盐的原

理，球蛋白含量越高、阳性反应越明显，通常作为蛋白定性的参考试验，正常情况下（Pandy）蛋白定性试验阴性，偶可出现假阳性反应。

（三）生化检查

1. 蛋白质 正常人 CSF 蛋白质含量为 0.15 ~ 0.45g/L（15 ~ 45mg/dl），脑池液为 0.1 ~ 0.25g/L（10 ~ 25mg/dl），脑室液为 0.05 ~ 0.15g/L（5 ~ 15mg/dl）。蛋白质包含清蛋白及球蛋白，蛋白质增高见于中枢神经系统感染、脑肿瘤、脑出血、脊髓压迫症、吉兰 - 巴雷综合征、听神经瘤、糖尿病性神经根神经病、黏液性水肿和全身性感染等。蛋白质降低（< 0.15g/L）见于腰穿或硬膜损伤引起 CSF 丢失，身体极度虚弱和营养不良者。

2. 糖 CSF 糖含量取决于血糖的水平、血脑屏障的渗透性和 CSF 中糖的酵解程度。正常价为 2.5 ~ 4.4mmol/L（50 ~ 75mg/dl），为血糖的 50% ~ 70%。糖增高可见于糖尿病、糖尿病昏迷、脊髓前角灰质炎，癫痫时也有增高。通常 CSF 中糖 < 2.25mmol/L（45mg/dl）为异常。糖明显减少见于化脓性脑膜炎，轻至中度减少见于结核性脑膜炎、真菌性脑膜炎（特别是隐球菌性脑膜炎）、脑膜癌病。

3. 氯化物 CSF 中氯化物的含量取决于血氯浓度、血液酸碱度和 pH 值；正常 CSF 含氯化物 120 ~ 130mmol/L（700 ~ 750mg/dl），较血氯水平高。细菌性和真菌性脑膜炎均可使氯化物含量减低，尤以结核性脑膜炎最为明显。还可见于全身性疾病引起的电解质紊乱、低氯血症、肾上腺皮质功能不足等。氯化物增高见于病毒性脑炎、脑脊髓炎、高氯血症和尿毒症。

（四）特殊检查

1. 细胞学检查 通常采用玻片离心法。取 1 ~ 2mL 的 CSF，经细胞离心沉淀仪使细胞沉淀在带滤纸孔的玻片上，干燥后以 Wright - Giemsa（瑞 - 姬）染色镜检。该法克服了 CSF 细胞数少和易破坏等困难，可进行细胞分类和发现肿瘤细胞、细菌和真菌等。CNS 化脓性感染可见中性粒细胞增多；病毒性感染可见淋巴细胞增多；结核性脑膜炎呈混合性细胞反应。蛛网膜下隙出血早无菌性炎性反应和红细胞引起的单核吞噬细胞反应，4 ~ 5d 后出现含有含铁血黄素的巨噬细胞，后者在出血后数周甚至数月仍可能查到，可推算出血时间和有无内出血。

2. 蛋白电泳 CSF 蛋白电泳的正常值（滤纸法）：前清蛋白 2% ~ 6%，清蛋白 44% ~ 62%，球蛋白 48%（α_1 球蛋白 4% ~ 8%，α_2 球蛋白 5% ~ 11%，β 球蛋白 8% ~ 13%，γ 球蛋白 7% ~ 18%），电泳带的质和量分析对神经系统疾病的诊断有一定帮助。前清蛋白在神经系统炎症时降低，在脑萎缩及中枢神经变性性疾病时升高。清蛋白减少多见于 γ 球蛋白增高，α 球蛋白升高主要见于中枢神经系统感染早期及急性炎症。α_1 与 α_2 球蛋白的比例倒置对严重的动脉硬化有诊断意义，也可见于脑干及颈髓部的胶质瘤。β 球蛋白增高见于肌萎缩侧索硬化和退行性病变，β 球蛋白降低见于脑与脊髓脑膜瘤等；γ 球蛋白增高见于脱髓鞘疾病和中枢神经系统感染、多发性硬化、麻痹性痴呆、白质脑炎等。

3. 免疫球蛋白（Ig） 正常 CSF - Ig 含量极少，来源于血中通过血脑屏障透过和神经本身合成。IgG 为 10 ~ 40mg/L，IgA 为 1 ~ 6mg/L，IgM 含量极微。CSF - IgG 增高见于中枢神经系统炎性反应（细菌、病毒，螺旋体及真菌等感染），对多发性硬化、其他原因所致的脱髓鞘病变和中枢神经系统血管炎等诊断有所帮助；结核性脑膜炎和化脓性脑膜炎时 IgG 和 IgA 均上升，前者更明显，结核性脑膜炎时 IgM 也升高。乙型脑炎急性期 IgG 基本正常，恢复期 IgG、IgA、IgM 均轻度增高。CSF - IgG 指数及中枢神经细胞 24h 合成率的测定（正常值 3 ~ 9mg/24h）以及 CSF 寡克隆 IgG 带（OB）检测，作为中枢神经系统内自身合成的免疫球蛋白标志，在多发性硬化患者中 IgG 合成率增高，是多发性硬化重要的辅助诊断指标。

4. 酶 正常 CSF 中谷草转氨酶（GOT）、谷丙转氨酶（GPT）、乳酸脱氢酶（LDH）和肌酸磷酸激酶（CPK）明显低于血清中含量。谷草转氨酶（GOT）的正常值为 0 ~ 9U，乳酸脱氢酶（LDH）含量为 8 ~ 32U。在中枢神经系统疾病中，急性颅脑损伤、脑梗死、癫痫大发作、颅内肿瘤等 CSF 酶含量可升高，其活力相应增大。但酶的检查尚缺乏诊断的特异性，有待进一步研究。

二、神经影像学检查

（一）头颅平片和脊柱平片

1. 头颅平片　检查简便安全，患者无痛苦和任何不适。头颅平片包括正位和侧位、颅底、内听道、视神经孔、舌下神经孔及蝶鞍像等。头颅平片主要观察颅骨的厚度、密度及各部位结构，颅底的裂和孔，蝶鞍及颅内钙化斑等。目前很多适应头颅平片的检查已被 CT 和 MRI 等检查手段取代。

2. 脊柱平片　包括前后位、侧位和斜位。可观察脊柱的生理弯曲度，椎体结构有无发育异常，骨质有无破坏，骨折、脱位、变形和骨质增生等，以及椎弓根的形态、椎间孔和椎间隙的改变，椎板和脊突有无破坏或脊柱裂，椎旁有无软组织阴影和钙化等。

（二）脊髓造影和脊髓血管造影

1. 脊髓造影　将造影利碘苯酯或甲泛葡胺经腰穿注入蛛网膜下隙后，改变体位在 X 射线下观察其流动有无受阻，以及受阻的部位和形态，然后在病变部位摄片。脊髓碘水造影后也可行 CT 扫描，有助于诊断。

脊髓造影的适应证为脊髓压迫症，如脊髓肿瘤、椎间盘脱出、椎管狭窄、慢性粘连性蛛网膜炎等。但有炎症、出血者应延迟手术，椎管无阻塞者应慎重。

2. 脊髓血管造影　是将含碘的水溶性造影剂注入脊髓的动脉系统，显示脑血管形态、分布、位置的情况，了解颅内病变的位置、性质称为动脉造影，有助于诊断脊髓血管畸形、动脉瘤、血管闭塞和脊髓动静脉瘘等。

（三）数字减影血管造影

脑血管造影是应用含碘显影剂如泛影葡胺注入颈动脉或椎动脉内，然后在动脉期、毛细血管期和静脉期分别摄片。使其血管系统显影，借以了解血管本身及血管位置改变的情况作为颅内占位性病变的定位。目前脑血管造影已被数字减影血管造影（DSA）所取代，该技术是应用电子计算机程序将组织图像转变成数字信号输入并储存，然后经动脉或静脉注入造影剂，将所获得的第 2 次图像也输入计算机，然后进行减影处理，使充盈造影剂的血管图像保留下来，而骨骼、脑组织等影像均被减影除去，保留下的血管图像经过洱处理后转送到监视器上，得到清晰的血管影像。优点为简便快捷，血管影像清晰，并可作选择性拍片。

脑血管造影的方法通常采用股动脉或肱动脉插管法，可做全脑血管造影，观察脑血管的走行、有无移位、闭塞和血管畸形等。主要适应证是头颈部血管病变，如动脉瘤和血管畸形、闭塞，脑供血不足等，而且是其他检查方法所不能取代的。

（四）电子计算机体层扫描

1. CT 扫描及临床应用　电子计算机体层扫描（CT）是由英国设计成功，首先用于颅脑疾病的诊断，使神经影像学诊断进入了一个崭新的时期。CT 诊断的原理是利用各种组织对 X 射线的不同吸收系数，通过电子计算机处理，可显示不同平面的脑实质、脑室和脑池的形态及位置等图像；对 X 射线吸收高于脑实质则表现为增白的高密度阴影，如钙化和脑出血等；对 X 射线吸收低于脑实质则表现为灰黑色的低密度阴影，如坏死、水肿、囊肿及脓肿等。由于 CT 无创伤、无痛苦，简便迅速、分辨率高、图像清晰、解剖关系清楚、定位准确、敏感性较常规 X 射线检查提高 100 倍以上，可较确切地显示病变，已被广泛地用于各种神经疾病的诊断。

目前常规 CT 主要用于颅内血肿、脑外伤、脑出血、蛛网膜下隙出血、脑梗死、脑肿瘤、脑积水、脑萎缩、脑炎症性疾病及脑寄生虫病（如脑囊虫）等的诊断，还可以用于脊髓和脊柱的检查，了解脊髓和脊柱的病变。有些病变可通过静脉注射造影剂（甲泛葡胺或泛影葡胺）增强组织的密度，提高诊断的阳性率。

造影前应注意下列情况：

（1）造影前必须做碘过敏试验。

（2）造影后30min密切观察患者的反应，随时做好抢救。

（3）对有过敏史、肝肾损害、甲状腺病、急性胰腺炎、急性血栓性静脉炎、多发性骨质瘤、恶病质等病应注意。

（4）对高血压、动脉硬化、过敏体质者应慎重。

2. CT血管造影　CT血管造影（CTA）指静脉注射含碘造影剂后，利用螺旋CT或电子束CT，在造影剂充盈受检血管的高峰期进行连续薄层体积扫描，然后经计算机对图像进行处理后，重建血管的立体影像。CTA可清楚显示Willis动脉环，以及大脑前、中、后动脉及其主要分支，对闭塞性血管病变可提供重要的诊断依据。

（五）磁共振成像

磁共振成像（MRI）是临床的一项新的影像学检查技术，是诊断颅内和脊髓病变最重要的检查手段。

1. MRI的基本原理　MRI是利用人体内H质子在主磁场和射频场中被激发产生的共振信号经计算机放大、图像处理和重建后得到MRI。MRI检查时，患者被置于磁场中，接受一序列的脉冲后，打乱组织内的质子运动。脉冲停止后，质子的能级和相位恢复到激发前状态，这个过程称为弛豫、弛豫分为纵向弛豫（简称T_1）和横向弛豫（简称T_2）。CT影像的黑白对比度足以人体组织密度对X射线的衰减系数为基础，而MRI的黑白对比度则来源于体内各种组织MR信号的差异。以T_1参数成像时，T_1短的组织（如脂肪）产生强信号呈白色，而T_1长的组织（如体液）为低信号呈黑色；反之，T_2参数成像时，T_1长的组织（如体液）信号强呈白色，而T_2短的组织（脑白质）信号较弱呈灰黑色。空气和骨皮质无论在T_1或T_2加权图像上均为黑色。T_1图像可清晰显示解剖细节，T_2图像有利于显示病变。液体、肿瘤、梗死病灶和炎症在T_1加权像上呈低信号，在T_2加权像上则为极易识别的高信号；而心腔和大血管由于血流极快，使发出脉冲至接收信号时，被激发的血液已从原部位流走，信号不复存在，因此，心腔及大血管在T_1和T_2加权图像上均呈黑色，此现象称流空效应。

2. MRI的优势及临床应用　如下所述。

（1）与CT比较，MRI能提供多方位和多层面的解剖学信息，图像清晰度高，对人体无放射性损害；且不出现颅骨的伪影，可清楚地显示脑干及后颅窝病变。MRI通过显示冠状、矢状和横轴三位像，可清晰地观察病变的形态、位置、大小及其与周围组织结构的关系；尤其在神经系统更为突出。对脑灰质与脑白质可以产生更明显的对比度，因此常用于诊断脱髓鞘疾病、脑变性疾病和脑白质病变等；通过波谱分析还可提供病变组织的代谢功能及生化方面的信息。

（2）在神经系统疾病的诊断方面，MRI主要应用于脑血管疾病、脱髓鞘疾病、脑白质病变、脑肿瘤、脑萎缩、颅脑先天发育畸形、颅脑外伤、各种原因所致的颅内感染及脑变性病等；MRI显示脊髓病变更为优越，对脊髓病变的诊断的诊断具有明显优势，如用于脊髓肿瘤、脊髓空洞症、椎间盘脱出、脊椎转移瘤和脓肿等的诊断。

（3）顺磁性造影剂钆（DTPA）通过改变氢质子的磁性作用，改变其弛豫时间而获得高MR信号，产生有效的对比作用，以此增加对肿瘤和炎症诊断的敏感性，为肿瘤的手术和放射治疗范围的确定提供重要信息；DTPA剂量一般为0.1mmol/kg，静脉注射后即刻至1h内可见明显的增强效果。

（4）必须注意：体内有金属置入物如义齿、脑动脉瘤手术放置银夹以及安装心脏起搏器的患者均不能使用MRI检查。对于急性颅脑损伤、颅骨骨折、钙化病灶、出血性病变急性期等MRI检查不如CT。

3. 磁共振成像血管造影　磁共振成像血管造影（MRA）是利用血液中运动质子为内在流动的标志物，使血管与周围组织形成对比，经计算机处理后显示血管形态及血流特征的一种磁共振成像技术。

MRA优点：不需插管、方便省时、无放射损伤及无创性，可显示成像范围内所有血管，也可显示侧支血管。

MRA缺点：其分辨率不适宜大范围检查，信号变化复杂，易产生伪影。临床主要用于颅内动脉瘤、脑血管畸形、大血管闭塞性疾病和静脉窦闭塞等。

三、神经电生理检查

（一）脑电图

脑电图（EEG）是脑生物电活动的检查技术，所记录的节律性脑电活动是大脑皮质锥体细胞及其顶树突突触后电位同步综合而成，并且由丘脑中线部位的非特异性核（中央内侧核、中央中核等）起调节起前作用。通过测定自发的有节律的生物电活动以了解脑功能状态。

1. 检测方法　电极安放采用国际 10～20 系统，参考电极通常置于双耳垂；电极可采用单极和双极的连接方法。开颅手术时电极可直接置于暴露的大脑皮质表面，也可将电极插入颞叶内侧的海马及杏仁核等较深部位。进行脑电图检查时，还可以通过一些特殊的手段诱发不明显的异常电活动，最常用的方法如睁闭眼、过度换气、闪光刺激，睡眠诱发等，还有戊四氮或贝美格静脉注射等。

2. 正常脑电图　如下所述。

（1）正常成人脑电图：正常人大脑发放的基本节律为 α 波及 β 波，其波幅、波形及频率两侧均对称，频率恒定不变。在清醒、安静和闭眼放松状态下，脑电的 α 节律为 8～12Hz，波幅 20～100μV，主要分布在枕部和顶部；β 节律为 13～25Hz，波幅为 5～20μV，主要分布在额叶和颞叶；部分正常人在两半球前部可见少量 4～7Hz 的 θ 波；频率 4Hz 以下为 δ 波，清醒状态下几乎没有，但入睡可出现，而且由浅入深逐渐增多、时间延长、两侧对称；8Hz 以下的波均为慢波。

正常成人脑电图可分为以下 4 型：①α 型脑电图：除两半球前部外，脑电活动以。节律为主，频率两侧对称。②β 型脑电图：以 β 波为主，两半球后部有 β 节律，睁眼时变为不明显，闭眼后又恢复出现时为快 α 节律。③低电压脑电图：脑电活动的波幅偏低似乎呈低平的曲线；在睁闭眼后或深呼吸时可出现短程的 α 节律。④不规则脑电图：脑电活动的 α 波频率不规则，调幅不明显，前部可有 θ 波。

（2）儿童脑电图：与成人不同，儿童的脑电图以慢波为主，随着年龄增加，慢波逐渐减少，而 θ 波逐渐增多，但节律仍然很不稳定。14～18 岁时枕部 α 节律的波幅变得低，而调幅更好，额部的 θ 波变低，且有 β 波出现。

（3）睡眠脑电图：根据眼球运动可分为：①非快速眼动相或慢波相：第 1 期困倦期，α 节律消失，被低波幅慢波取代；在顶部可出现短暂的高波幅、双侧对称的负相波称为"V"波。往往不规则地反复出现，但很少超过 2Hz。第 2 期浅睡期，出现睡眠纺锤波（12～14Hz），两半球同步出现，中央区最明显，极相也相同，时程较长。第 3、4 期深睡期，广泛分布的高波幅 75μV 以上；慢波 2Hz 以下。②快速眼动相：出现低电压、去同步、快波型脑电，快速眼球活动、肌电活动减少及混合频率的电活动。

3. 常见的异常脑电图　如下所述。

（1）弥漫性慢波：背景活动为弥漫性慢波，是最常见的异常表现，无特异性。可见于各种原因所致的弥漫性脑病、缺氧性脑病、中枢神经系统变性病及脱髓鞘性脑病等。

（2）局灶性慢波：是局灶性脑实质功能障碍所致。见于局灶性癫痫、脑脓肿，局灶性硬膜下或硬膜外血肿等。

（3）三相波：一般为中至高波幅、频率为 1.3～2.6Hz 的负 - 正 - 负波或正 - 负 - 正波。主要见于肝性脑病和其他中毒代谢性脑病。

（4）癫痫样放电：包括棘波、尖波、棘 - 慢波综合、多棘波、尖 - 慢波综合及多棘 - 慢波综合等。棘波指从开始到结束的时程或波宽为 20～70ms 的一种放电，可单、双或三相，以双相为多，主要为负相。尖波是指时程为 70～200ms 可达 300ms，电位相以双相负相，上升相较陡、下降相较缓慢。50% 以上患者发作期间也可见到有异常的电活动统称癫痫样放电，特点是基本电活动的背景上突然发生的高波幅的电活动或突然发生的易于与基本电活动相区别的高幅放电。放电的不同类型通常提示不同的癫痫综合征，如多棘波和多棘慢波综合通常伴有肌阵挛，见于全身性癫痫和光敏感性癫痫等。高波幅双侧同步对称，每秒 3 次重复出现的棘慢波综合提示失神小发作。

（5）弥漫性、周期性尖波：通常指在弥漫性慢活动的基础上出现周期性尖波，可见于脑缺氧和 Cretzfeldt - Jakob 病。

4. 脑电图的临床应用 脑电图检查对区别脑部器质性或功能性病变、弥漫性或局限性损害，对于癫痫的诊断及病灶定位、脑炎的诊断、中毒性和代谢性等各种原因引起脑病等的诊断均有辅助诊断价值，特别癫痫的诊断意义更大。

5. 脑电地形图（BEAM） 是脑电图输入电子计算机进行处理后，将脑电信号转换成一种能够定位和定量分析，并用不同颜色的图像进行显示的一项较新的检查技术。包括自发和诱发，其优点是能将脑的功能变化与形态定位结合起来，图像直观、形象、定位较准确，但不能反映脑电波形及各种波形出现的方式等，因此不能将脑电图取而代之，两者结合更有意义。BEAM 最主要的临床应用价值在于脑血管病的早期诊断、疗效及预后评价，也可用于癫痫、痴呆、偏头痛、脑肿瘤等。

（二）脑诱发电位

诱发电位（EPs）是中枢神经系统在感受体内外各种特异性刺激所产生的生物电活动，该项检查也是脑的电活动测定技术，用以了解脑的功能状态。

1. 躯体感觉诱发电位（SEPs） 指刺激肢体末端粗大感觉纤维，在躯体感觉上行通路不同部位记录的电位，主要反映周围神经、脊髓后束和有关神经核、脑干、丘脑、丘脑放射及皮层感觉区的功能。

（1）检测方法：表面电极置于周围神经干，刺激部位是正中神经、尺神经、胫后神经或腓总神经等。上肢记录部位是锁骨上 Erb 点，即 N_9 系臂丛感觉神经动作电位，C_7 棘突及头部相应的感觉区；下肢记录部位通常是臀点、胸$_{12}$、颈部棘突及头部相应的感觉区。

（2）波形的命名：极性＋潜伏期（波峰向下为 P，向上为 N）。正中神经刺激对侧顶点记录（头参考）的主要电位是 $P_{14}N_2O$、P_{25} 和 N_{36}；周围电位是 Erb 点（N_9）和 C_7（N_{11}，N_{13}）。胫后神经刺激顶点（Cz）记录的主要电位是 N_{31}、P_{40}、N_{50} 和 P_{50}；周围电位是臀点（N_{16}）和 T_{12}（N_{24}）。异常的判断标准是潜伏期延长和波形消失等。

（3）SEP 各波的起源：N_9 为臂丛电位，N_{11} 可能来源于颈髓后索，N_{13}。可能为颈髓后角突触后电位，N_{14}/P_{14} 可能来自高颈髓或延髓，N_{20}。来自顶叶后中央回（S）等，P_{40} 可能来自同侧头皮中央后回，Nso 可能来自顶叶 S_1 后方，P_{60} 可能来自顶叶偏后凸面。

（4）SEP 的临床应用：用于检测周围神经、神经根、脊髓、脑下、丘脑及大脑的功能状态。主要应用于吉兰－巴雷综合征（GBS）、颈椎病、腰骶神经根病变、脊髓空洞症、肿瘤、后侧索硬化综合征、多发性硬化（MS）及脑血管病等。还可用于外伤后脊髓损伤程度、范围及预后，脑死亡的判断和脊髓手术的监护等。

2. 视觉诱发电位（VEP） 是视觉冲动经外侧膝状体投射到枕叶距状裂与枕后极头皮记录的枕叶皮层对视觉刺激产生的电活动。

（1）检测方法：通常在光线较暗的条件下进行，检测前应粗测视力并行矫正。临床上最常用黑 C 棋盘格翻转刺激 VEP（PRVEP），其优点是波形简单易于分析、阳性率高和重复性好。记录电极置于枕骨粗隆上（左 01、中 0、右 02），参考电极通常置于前额 Fz。

（2）波形命名及正常值：PRVEP 是一个由 NPN 组成的三相复合波，分别按各自的平均潜伏期命名为 N75、P100、N145。正常情况下 P100 潜伏期最稳定而且波幅高，是很可靠的成分。异常的判断标准是潜伏期延长、波幅降低或消失。

（3）VEP 的临床应用：视通路病变，脱髓鞘病变、肿瘤、视神经炎，特别对 MS 患者可提供早期视神经损害的客观依据。

3. 脑干听觉诱发电位（BAEP） 指经耳机传出的声音刺激外周听觉器经听神经传到通路、脑干、中央核团区在头顶记录的电位。检测时通常不需要患者的合作，婴幼儿和昏迷患者均可进行测定。

（1）检测方法：多采用短声刺激，刺激强度 50～80dB，刺激频率 10～15Hz，持续时间 10～20ms，叠加 1 000～2 000 次。记录电极通常置于 Cz，参考电极置于耳垂或乳突，接地电极置于 FPZ。

（2）波形命名：正常 BAEP 通常由 5 个波组成，依次以罗马数字命名为Ⅰ、Ⅱ、Ⅲ、Ⅳ和Ⅴ。特别是Ⅰ、Ⅲ和Ⅴ波更有价值。

（3）BAEP 各波的起源：Ⅰ波起于听神经；Ⅱ波耳蜗核，部分为听神经颅内段；Ⅲ波上橄榄核；Ⅳ

波外侧丘系及其核团（脑桥中、上部分）；Ⅴ波中脑、下丘的中央核团区。

BAEP异常的主要表现为：①各波潜伏期延长；②波间期延长；③波形消失；④波幅Ⅰ/Ⅴ值＞200%。

（4）BAEP的临床应用：可客观评价听觉检查不合作者、婴幼儿和歇斯底里患者有无听觉功能障碍；有助于多发性硬化的诊断，特别是发现临床下病灶或脑干隐匿病灶；动态观察脑干血管病时脑干受累的情况，帮助判断疗效和预后；桥小脑角肿瘤手术的术中监护；监测耳毒性药物对听力的影响；脑死亡诊断和意识障碍患者转归的判断等。

4. 运动诱发电位（MEP）　指电流或磁场经颅或椎骨磁刺激人大脑皮质运动细胞、脊髓及周围神经运动通路，在相应的肌肉上记录的复合肌肉动作电位。该技术是 Barker 等建立的，克服了以往电刺激所致剧痛等缺点，近年来被广泛应用于临床。为运动通路中枢传导时间的测定提供了客观依据。上肢磁刺激的部位通常是大脑皮质相应运动区、C_7 棘突和 Erb 点等，记录部位是上肢肌肉；下肢刺激部位为大脑皮质运动区、胸$_{12}$和 L_1 及腘窝等，记录部位多为屈趾短肌和胫前肌等。磁刺激 MEP 的主要检测指标为各段潜伏期和中枢运动传导时间均延长，可见 MEP 波幅降低及波形离散或消失。临床应用于运动通路病变，如多发性硬化、运动神经元病、脑血管病等疾病的诊断。

5. 事件相关电位（ERP）　也称内源性事件相关电位，是人对外界或环境刺激的心理反应，潜伏期在100ms以上，因此为长潜伏期电位，目前对其起源和确切的解剖定位尚不完全清楚。ERP主要研究认知过程中大脑的神经电生理改变，亦即探讨大脑思维的轨迹。ERP包括P1、N1和P2（外源性成分）及N2和P3（内源性成分）。ERP中应用最广泛的是P3（P300）电位。ERP可通过听觉、视觉、体感刺激，从头皮上记录到一组神经元所发出的电活动，但与SEP、BAEP及VEP有着本质的不同。要求受试者对刺激进行主动反应，受心理状态的影响明显，主要反应大脑皮质认知功能状况，用于各种大脑疾病引起的认知功能障碍的评价，目前还有学者将P300电位用于测谎等研究。

（三）肌电图

狭义肌电图（EMG）指同心圆针电极插入肌肉后，记录的肌肉安静状态下和不同程度收缩状态下的电活动。广义 EMG 指记录肌肉在安静状态、随意收缩及周围神经受刺激时判定神经和肌肉功能状态的各种电生理特性的技术，包括神经传导速度，重复神经电刺激、单纤维肌电图及巨肌电图等。

常规 EMG 检查的适应证：①脊髓前角细胞及其以下病变部位的定位诊断和鉴别诊断；②确定病变性质、损伤程度、范围及再生恢复情况；③选择神经再植、端-端吻合和神经松解术；④了解神经传导速度。

1. EMG 检测步骤及正常所见　如下所述。

（1）肌肉静息状态：包括插入电位和自发电位。插入电位指针电极插入时引起的电活动，正常人变异较大，时程为 1～25ms，持续约1s后消失。自发电位指终板噪声和终板电位，后者波幅较高，时程为 0.5～2.0ms，振幅≤100μV 的高频负相电位，通常伴有疼痛，动针后疼痛消失。

（2）肌肉小力自主收缩状态：测定运动单位动作电位的时限、波幅、波形及多相波百分比，不同肌肉有其不同的正常值范围。一般以大于或小于正常值20%为异常，时限增宽为神经源性损害，缩短为肌源性损害。波幅大于或小于40%为异常，神经源性增高，肌源性降低。

（3）肌肉大力收缩状态：观察募集现象，指肌肉在大力收缩时运动单位的多少及其发放频率的快慢。肌肉在轻收缩时只有阈值较低的Ⅰ型纤维运动单位发放，其频率为 5～15Hz；在大力收缩时，原来已经发放的运动单位频率加快，同时阈值高的Ⅱ型纤维参与发放，肌电图上呈密集的相互重叠的难以分辨基线的许多运动单位电位，即为干扰相。

2. 异常 EMG 所见及其意义　如下所述。

（1）插入电位的改变：插入电位减少或消失见于严重的肌肉萎缩、肌肉纤维化和脂肪组织浸润以及肌纤维兴奋性降低等；插入电位增多或延长见于神经源性和肌源性损害。

（2）异常自发电位：①纤颤电位：是由于失神经支配肌纤维运动终板对血中乙酰肌碱的敏感性升高引起的去极化，或失神经支配的肌纤维静息电位降低所致的自动去极化产生的动作电位；波形多为双相或三相，起始为正相，随之为负相，波幅较低，时限 1～5ms，波幅一般为 20～200μV，但不规则，失神经病变愈重，纤颤电位振幅愈小，频率愈大，见于神经源性损害和肌源性损害。②正锐波：其产生机制及临床意义同纤颤电位；但出现较纤颤电位早。波形特点为双相，起始为正相，时限较宽、波幅较低的负向波，形状似"V"字形，时限为 10~100ms。③束颤电位：指一个或部分运动单位支配的肌纤维自发放电，在肌松弛状态下出现的束颤电位有 2 种：a. 单纯束颤电位，呈单、双或三相，时限 2~10ms、振幅 100~200μV 见于低钙血症、甲状腺功能亢进等神经肌肉兴奋性增高状态；b. 复合束颤电位，呈多相波，时限 5~20ms、振幅 100~500μv，见于神经源性损害。

（3）肌强直放电：肌肉自主收缩或受机械刺激后出现的节律性放电。有较大的棘波和正相波，波幅通常为 10μV~1mV，频率为 25~100Hz。特点：波幅忽大忽小、频率忽快忽慢。放电过程中波幅和频率反复发生、逐渐衰减，扩音器可传出类似"飞机俯冲或摩托车减速"的声音。见于萎缩性肌强直、先天性肌强直，副肌强直及高钾型周期性瘫痪等。

（4）异常运动单位动作电位：①神经源性损害：表现为动作电位时限增宽，波幅增高及多相波百分比增高，见于脊髓前角细胞病变、神经根病变和周围神经病等。②肌源性损害：表现为 MUAPs 时限缩短，波幅降低及多相波百分比增高，见于进行性肌营养不良，炎性肌病和其他原因所致的肌病。

（5）大力收缩募集电位的异常改变：①单纯相和混合相：前者指肌肉大力收缩时，参加发放的运动单位数量明显减少，肌电图上表现为单个独立的电位，后者是运动单位数量部分减少，表现为单个独立的电位和部分难以分辨的电位同时存在，见于神经源性损害。②病理干扰相：肌纤维变性坏死使运动单位变小，在大力收缩时参与的募集运动单位数虽明显增加，表现为低波幅干扰相，又被称为病理干扰相。

3. EMG 测定的临床意义　主要是诊断及鉴别诊断神经源性损害、肌源性损害和神经肌肉接头病变；发现临床下病灶或容易被忽略的病灶，如早期运动神经元病、深部肌肉萎缩、肥胖儿童的肌肉萎缩，以及对病变节段进行定位诊断。

（四）神经传导速度和重复神经电刺激

1. 神经传导速度（NCV）　神经纤维具有高度的兴奋性和传导性，外刺激产生兴奋，神经冲动从一个部位传播到整个神经发生反应，效应器兴奋收缩。NCV 测定是用于评定周围运动神经和感觉神经传导功能的一项诊断技术。通常包括运动神经传导速度（MCV）、感觉神经传导速度（scv）和 F 波的测定。

（1）测定方法：①MCV 测定。电极放置：阴极置于神经远端，阳极置于神经近端，两者相隔 2~3cm；记录电极置于肌腹，参考电极置于肌腱，地线置于刺激电极和记录电极之间。测定方法及 MCV 的计算超强刺激神经干远端和近端，在该神经支配的肌肉上记录复合肌肉动作电位（CMAPs），测定其不同的潜伏期，用刺激电极远端和记录电极近端之间的距离除以两点间潜伏期差，即为神经的传导速度。计算公式为：神经传导速度（m/s）=两点间距离（cm）×10/两点间潜伏期差（ms），波幅的测定通常取峰–峰值。②SCV 测定。电极放置：刺激电极置于表面或套在手指或脚趾末端，阴极在阳极的近端；记录电极置于神经干的远端（靠近刺激端），参考电极置于神经干的近端（远离刺激部位），地线固定于刺激电极和记录电极之间。测定方法及计算：顺行测定法是将刺激电极置于感觉神经远端，记录电极置于神经干的近端，然后测定其潜伏期和记录感觉神经动作电位（SNAPs）；刺激电极与记录电极之间的距离除以潜伏期为 SCV。③F 波测定。原理：F 波是超强电刺激神经干在 M 波后的一个晚成分，由运动神经回返放电引起，因首先在足部小肌肉上记录而得名，F 波的特点是其波幅不随刺激量变化而改变，重复刺激时 F 波的波形和潜伏期变异较大；电极放置：同 MCV 测定，不同的是阴极放在近端；潜伏期的测定：通常连续测定 10~20 个 F 波，然后计算其平均值，F 波的出现率为 80%~100%。

（2）异常 NCV 及临床意义：MCV 和 SCV 的主要异常所见是传导速度减慢和波幅降低，前者主要反映髓鞘损害，后者为轴索损害，严重的髓鞘脱失也可继发轴索损害。NCV 的测定主要用于周围神经病的诊断，结合 EMC 可鉴别前角细胞、神经根、周围神经及肌源性疾病等。F 波的异常表现为出现率低、潜伏期延长或传导速度减慢及无反复等；通常提示周围神经近端病变，补充 MCV 的不足。

2. 重复神经电刺激 如下所述。

（1）原理：重复神经电刺激（RNS）指超强重复刺激神经干在相应肌肉记录复合肌肉动作电位，是检测神经肌肉接头功能的重要手段。正常情况下，神经干连续受刺激，CMAPs 的波幅可有轻微的波动，而降低或升高均提示神经肌肉接头病变。RNS 可根据刺激的频率分为低频 RNS（5Hz）和高频 RNS（10～30Hz）。

（2）方法：①电极放置：刺激电极置于神经干，记录电极置于该神经所支配的肌肉，地线置于两者之间。②测定方法：通常选择面神经支配的眼轮匝肌、腋神经支配的三角肌、尺神经支配的小指展肌及副神经支配的斜方肌等；近端肌肉阳性率高，但不易固定；远端肌肉灵敏度低，但结果稳定，伪差小；高频刺激患者疼痛较明显，通常选用尺神经。③正常值的计算：确定波幅递减是计算第 4 或第 5 波比第 1 波波幅下降的百分比；而波幅递增是计算最高波幅比第 1 波波幅上升的百分比；正常人低频波幅递减在 10%～15%，高频刺激波幅递减在 30% 以下，而波幅递增在 50% 以下。

（3）异常 RNS 及临床意义：低频波幅递减 >15% 和高频刺激波幅递减 >30% 为异常，见于突触后膜病变如重症肌无力；高频刺激波幅递增 > 57% 为可疑异常；>100% 为异常波幅递增，见于 Lambert - Eaton 综合征。

四、经颅超声血流图检查

超声诊断是多普勒超声技术对脑血管疾病的诊断，有颅外段血管的血流速度、方向和状态，进而对颅内血管的血流动力学观察检测。

（一）检测方法和检测指标

1. 检测方法 超声多普勒（TCD）检查部位是颞、枕和眶 3 个窗口。

（1）颞窗位于颧弓上方的眼眶外缘和耳屏之间，经颞窗可检测大脑中动脉、颈内动脉终末端，大脑前动脉、大脑后动脉及前交通动脉。

（2）枕窗可检测椎动脉颅内段、小脑后下动脉和基底动脉。

（3）眶窗可检测眼动脉和颈内动脉虹吸段。TCD 检查中对各个有关血管的识别主要是通过探头的位置、超声束的角度、血流方向的变化、血流速度、信号的音频特点、波形变化及压颈试验等。也可将探头直接置于两侧颈内动脉处描记波形。

2. TCD 检测指标、正常范围和异常所见 如下所述。

（1）血流速度参数：包括收缩期峰流速（Vs），舒张期末峰流速（Vd）和平均流速（Vm）；Vm 代表搏动性血液的供应强度，很少受心率、心肌收缩力、外周阻力和主动脉顺应性等心血管因素的影响，生理意义最大。

（2）动脉参数：包括收缩/舒张比值（SD）、阻力指数（RI）：收缩峰速度－舒张期末速度/收缩峰速度（是衡量脑血管舒缩状况指标）、动脉指数（PI）＝收缩峰速度－舒张期末速度/平均速度（是评价动脉顺应性和弹性的指标）和动脉传递指数（PTI）。血流速度和 PI 是 TCD 检测中最常用和最有意义的参数。

（3）大脑血管血液速度正常范围：大脑中动脉（MCA）60～115cm/s，大脑前动脉（ACA）80～105cm/s，大脑后动脉（PCA）30～60cm/s，基底动脉（ICA）40～80cm/s，椎动脉（VA）40～70cm/s。

（4）异常 TCD 所见：①血流信号消失，表现为脑底动脉发育不全、血管变异和脑血管闭塞等；②血流速度增高或降低，增高提示脑血管痉挛、动静脉畸形，降低示脑动脉狭窄或闭塞；③两侧血流不对称，左右两侧相应动脉的血流速度不对称，血流方向、频谱形态异常；④PI 增高或降低；⑤杂音；⑥血流方向异常提示病理性改变和侧支循环的存在；⑦频谱异常等。

（二）临床应用

在临床上，TCD 主要用于下列疾病的辅助诊断、监护、评价血管机制和预防保健。

1. 颅内外段脑动脉狭窄或闭塞　　主要表现为血流速度增高和频谱形态增宽、湍流、涡流的改变。颈内动脉颅外段闭塞或 50% 以上狭窄的确诊率可达 95% 以上，和血管造影比较，符合率达 96%。

2. 脑血管畸形　　有助于深部脑动静脉畸形（AVM）的定位、供养血管和引流静脉的确定。也可用于术中或术后监测，避免损伤供血动脉，判断有无畸形血管的残留。表现为供血动脉血流速度增高，搏动指数降低。

3. 脑动脉瘤　　TCD 诊断 <1cm 的动脉瘤比较困难，其检测的意义在于观察和研究动脉瘤破裂出血后脑血管痉挛的发生、发展和转归。表现为低血流速度，周围阻力增加的频波，并出现多峰收缩期频波。

4. 脑血管痉挛及蛛网膜下隙出血　　是导致脑血管痉挛最常见的原因。TCD 可代替脑血管造影通过血流速度的变化，动脉参数的变化及血流杂音等检测是否存在脑血管痉挛。TCD 的随访观察对评价蛛网膜下隙出血的预后很有意义。

5. 锁骨下动脉盗血综合征　　锁骨下动脉起始部有阻塞时，此方法可观察到对侧椎动脉血流速度增高、同侧椎动脉血流逆转、基底动脉血流降低等，甚全血流方向也逆转，以上发现有助于该综合征的明确诊断。

6. 脑动脉血流中微栓子的监测　　可通过多通道 TCD 微栓子检测仪对颅内外及以侧脑底动脉进行连续和同步检测，以确定栓子的数量、性质及来源。

五、放射性同位素检查

（一）单光子发射计算机断层脑显像

单光子发射计算机断层（SPECT）脑显像与正电子发射断层扫描（PET）均为放射性同位素断层显像技术。将常用的 ^{99m}Tc 标记的放射性药物如 ^{99m}Tc – 六甲基丙烯胺肟（^{99m}Tc – HM – PAO）注入血液循环，通过正常的血脑屏障，快速进入脑组织，在脑内的分布与局部脑血流量成正比，因此聚集在血流丰富的脑组织中发射单光子，利用断层扫描和影像重建，获得与 PET 类似的结果。用于 SPECT 检测的放射性示踪剂有碘、铊和锝，最常用的是 ^{99m}Tc – HM – PAO，其优点是放射剂量低、价格便宜及物理性能理想等。

SPECT 临床意义如下：

（1）检查脑血流不足、脑梗死灶和脑代谢情况，弥补了脑动脉造影和 CT 所显示不出的病灶，而 SPECT 能显示病灶。

（2）颅内占位性病变诊断的阳性率为 80% 左右，脑膜瘤及血管丰富的或恶性度高的脑瘤阳性率在 90% 以上。原因主要表现为肿瘤区和周围的水肿区放射性聚集低下。

（3）对急性脑血管病、癫痫、帕金森病、痴呆分型及脑生理功能的研究均有重要的价值。

（二）正电子发射断层扫描

正电子发射断层扫描（PET）是应用于临床的一种无创性的探索人脑生化过程的技术，是局部放射性活性浓度的体层图像。可客观地描绘出人脑生理和病理代谢活动：其原理是用回旋或线型加速器产生正电子发射同位素（^{12}C、^{13}N、^{15}O、^{18}F – 脱氧葡萄糖和 ^{18}F – 多巴），经吸入和静脉注射能顺利通过血脑屏障进入脑组织，具有生物学活性，参与脑的代谢并发出放射线。用体外探测仪可测定脑不同部位示踪剂的浓度，经与 CT 和 MRI 相似的显像技术处理后获得脑切面组织的图像，并可计算出脑血流、氧摄取、葡萄糖利用和 ^{18}F – 多巴的分布情况，也可在彩色图像上显示不同部位示踪剂量的差别。

PET 在神经系统中用于正常人脑部活动的功能检查，也可在疾病中用于脑肿瘤的分级、肿瘤组织与放射性坏死组织的鉴别、癫痫病灶的定位，以及各种痴呆的鉴别及帕金森病与帕金森综合征的鉴别诊断等。在癫痫发作期表现癫痫灶的代谢增加，而在癫痫发作间歇期表现为代谢降低。多巴胺受体及转运蛋白的 PET 研究，对帕金森病的诊断具有较高的敏感性和特异性，即使对于症状较轻的帕金森患者，在黑质 – 纹状体系统也可有一些异常发现。目前 PET 还用于缺血性脑血管病的病理生理研究及治疗中脑血流，脑代谢的检测以及脑功能的研究，如脑内受体、递质、生化改变及临床药理学研究等。

（三）脊髓腔和脑池显像神

脊髓腔和脑池显像也称 CSF 显像，方法是将某些放射性药物经 CSF 缓稀释后注入蛛网膜下隙，它将沿 CSF 循环路径运，约 1h 进入颈部蛛网膜下隙，3～4h 显示大部分脑池轮廓，最后到达大脑凸面时被蛛网膜颗粒吸收而进入血液循环中。通常在患者注药后 1h、3h、6h、24h 做头部后位、前位和侧位扫描（γ 照相机），必要时加作 48h、72h 显像观察扫描图像中有无缺损或局部不正常的放射性聚集，以了解 CSF 循环有无梗阻等病理性改变。临床主要用于显示交通性脑积水、梗阻性脑积水、CSF 漏、脑穿通畸形、蛛网膜囊肿及脊髓压迫症所致的椎管阻塞等。

（四）局部脑血流量测定

以往采用的颈内动脉注入，^{133}Xe 测定局部脑血流量（rCBF）的方法，近年已被吸入或静脉注入 ^{133}Xe 的方法所取代。注入药物后可用探头测定皮层 rCBF，该检查可在床旁、手术室或 ICU 进行，操作简单。但图像远不如 PET 和 SPECT 清晰，而且不能反映皮层下的血流灌注情况。该检查主要用于高碳酸血症或低血压时阻力血管自主调节能力的测定。

六、脑、神经和肌肉活组织检查

脑、神经和肌肉活组织检查是对神经系统疾病的活组织进行光镜、电镜、生化、组织化学和病毒检查，主要目的是为了明确病因，得出特异性的诊断。也可以通过病理检查的结果进一步解释临床和神经电生理的改变。随着病理诊断技术的不断发展，如组织化学、免疫组化及 DNA 等技术的应用，病理诊断的阳性率不断提高。但活组织检查也有一定的局限性，如受取材的部位和大小的限制，散在病变的病理结果可以是阴性的，但并不能排除诊断。部分病变较轻以至于与正常组织鉴别有困难时，应慎下结论。

（一）脑活组织检查

脑活组织检查远不如肌肉或神经活检应用得广泛。适应证为疑诊为亚急性硬化性全脑炎，遗传代谢性脑病如脂质沉积病、黏多糖沉积病和脑白质营养不良等，Alzheimer 型老年性痴呆，Creutzfeld–Jakob 病、Canavan 病和 Alexander 病，以及经 CT 或 MRI 检查证实的占位性病变，但性质不能肯定者等。

脑活检取材在大脑"静区"（额叶、枕叶）或病变部位。①较浅的、靠近皮层的病变采用颅骨环钻钻孔后切开脑膜，锥形切取脑组织；或小颅钻钻孔，穿刺采取脑标本。②脑深部病变由神经外科开颅手术切取标本或在 CT 下行立体定向穿刺活检。③在 MRI 定向引导下行脑组织穿刺活检。

脑活检标本根据需要进行特殊处理，可制成冷冻切片和石蜡切片等，经过不同的染色技术显不病变；还可从脑活检组织中分离病毒或检测病毒抗原，应用聚合酶链反应（PCR）检测病毒特异性 DNA，是病变早期可靠的诊断方法。但脑活检毕竟是一种创伤性检查，有可能造成严重的后果，因此必须权衡利弊后再做决定，特别是脑功能区更应慎重。

（二）神经活组织检查

神经活组织检查有助于周围神经病的定性诊断和病变程度的判断。主要适应证是各种原因所致的周围神经病，如慢性周围神经炎、糖尿病神经病等，儿童的适应证包括异染性白质营养不良、肾上腺脑白质营养不良和 Krabbe 病等。

神经活检应取走行表浅、易于寻找、后遗症轻微（仅为足背外侧皮肤麻木或感觉丧失）的神经，如腓肠神经，腓浅神经的分支等。

神经活检的临床意义如下：

（1）发现一些特异性改变，是目前其他检查所不能取代的。

（2）帮助诊断血管炎，如结节性多动脉炎，原发性淀粉样变性、麻风性神经炎、多葡聚糖体病、蜡样脂褐质沉积病感觉性神经束膜炎、恶性血管内淋巴瘤及一些遗传代谢性周围神经病。

（3）帮助鉴别以髓鞘脱失为主的周围神经病（如吉兰–巴雷综合征）和以轴索损害为主的周围神

经病（如糖尿病性周围神经病和酒精中毒性周围神经病）等。

（三）肌肉活组织检查

肌肉活组织检查有助于进一步明确病变的性质，并可鉴别神经源性和肌源性肌萎缩损害。主要适用于多发性肌炎、皮肌炎、包涵体肌炎、进行性肌营养不良、先天性肌病、脊髓性肌萎缩、代谢性肌病、内分泌肌病和癌性肌病等。肌肉活检的最后结论应参考病史，特别是家族遗传史、临床特点、血清肌酶谱的测定和肌电图检查结果。

肌肉活检部位为肱二头肌、三角肌、股四头肌和腓肠肌等。通常选择临床和神经电生理均受累的肌肉，但应避免在肌电图部位附近取材、慢性进行性病变时应选择轻，中度受累的肌肉；而急性病变时应选择受累较重甚至伴有疼痛的肌肉；切忌选择严重萎缩的肌肉。

肌肉活检标本可根据需要进行标本的处理和染色，可制成冷冻切片和石蜡切片等，经过不同的染色技术，组织学、组织化学、生物化学及免疫组化等染色体显示病变。

（四）临床意义

（1）组织学帮助鉴别神经源性损害和肌源性损害，提供肌纤维坏死，再生，肌浆糖原聚集、结缔组织淋巴细胞浸润等。

（2）有助于皮肌炎、多发性肌炎和包涵体肌炎的诊断。

（3）组织化学染色，可测定肌肉中各种酶的含量，有助于糖原沉积病等诊断。

（4）免疫组化染色，可发现 Duchenne 型肌营养不良患者中 Dystrophin 缺乏及线粒体肌脑病中线粒体 DNA 的异常等。

七、基因诊断

基因诊断是用分子生物学和分子遗传学方法检测基因结构及其表达功能，直接或间接判断致病基因的存在，从而对遗传病进行诊断。它标志着遗传病的诊断从表型（蛋白质）水平进入 DNA（基因）水平。

传统的神经系统遗传病的诊断主要依据临床表现、生化和血清学的改变，有些疾病通过生化或酶活性的测定即可确诊。随着分子生物学技术的发展和对基因异质性的认识，发现相同的生化改变或酶的异常可伴有不同的临床表现；而 DNA 分析发现，不同的点突变又可引起相同的生化异常，例如肌肉磷酸化酶基因目前已有 16 个点突变。基因诊断可以弥补临床（表型）诊断的不足，为遗传病的治疗寻求新的出路，并可能对遗传病的分类提供新的方法和依据。目前基因诊断不仅应用于遗传性疾病，而且还广泛应用于感染性疾病（如病毒性脑炎）和肿瘤等。

基因诊断的途径主要包括基因突变的检测、基因连锁分析和 mRNA 检测。基因诊断的基本原理是应用分子生物学和分子遗传学的方法检测基因的结构和表达功能是否异常。较早期应用 DNA 分子杂交的技术原理，建立了 DNA 探针技术，随后发展了 DNA 体外扩增技术（即聚合酶链反应 PCR），使基因诊断的方法学提高到了一个新的阶段。

神经系统遗传病常用的基因诊断方法和技术包括核酸分子杂交技术、PCR 扩增和 DNA 测序等。核酸杂交技术包括 Soudlern 印迹杂交、Noahem 印迹杂交、点杂交、原位杂交及等位基因特异性寡核苷酸探针杂交等。基因诊断是直接以病理基因为对象，属病因学诊断，针对性强，对于神经系统的遗传性疾病，不仅能对有表型出现的疾病做出明确的诊断，而且可用于产前的早期诊断，还可检测出携带者和纯合子等。

（吴宝水）

第四节　神经内科疾病的诊断原则

一、定位诊断

定位诊断主要是依据神经解剖学知识，以及生理学和病理学知识，对疾病损害的部位做出诊断。由于不同部位的损害有其自身的特点，一般情况下，依据患者的症状、体征及必要的有关辅助检查资料所提供的线索，是能够做出病变的定位诊断的。

（一）神经系统疾病定位诊断的原则

（1）在定位诊断的过程中，首先应明确神经系统病损的水平，即中枢性（脑部或脊髓）还是周围性（周围神经或肌肉），是否为其他系统疾病的并发症等。

（2）要明确病变的分布为局灶性、多灶性、播散性还是系统性。①局灶性是指中枢或周围神经系统某一局限部位的损害，如面神经麻痹、横贯性脊髓炎等；②多灶性是指病变分布于神经系统的 2 个或 2 个以上部位，如视神经脊髓炎的视神经和脊髓同时受累，多发性脑梗死的多数梗死灶等，多灶性病变通常具有不对称性；③播散性病变是指脑、脊髓、周围神经或肌肉等两侧对称的结构弥漫性损害，如缺氧性脑病、多发性神经病、周期性瘫痪等；④系统性是指病变选择性地损害某些功能系统或传导束，如运动神经元病。

（3）定位诊断时通常要遵循一元论的原则，尽量用一个局限性的病灶来解释患者的全部临床表现，其次才考虑多灶性或播散性病变的可能。

（4）在定位诊断中要特别重视疾病的首发症状，它常可提示病变的首发部位和主要部位，有时也可提示病变可能的性质。定位诊断还应注意以下的问题：①临床上有些定位体征并一定指示有相应的病灶存在，如颅内压增高时可出现一侧或两侧的外展神经麻痹，这可能是一个假性定位症状，并不具有定位意义。②亚临床病灶并无定位体征，需通过一些辅助检查，如 CT、MRI、诱发电位等来发现。③在病程之初，某些体征往往不能代表真正的病灶所在，如脊髓颈段压迫性病变可先出现胸段脊髓受损的症状和体征，感觉障碍平面可能还没有达到病灶的水平。④某些体征可能是先天性异常或既往病变遗留下来的，与本次疾病并无关联。

因此，对收集到的临床资料，必须认真地进行综合分析，加以去粗取精、去伪存真，明确疾病的定位诊断。

（二）不同部位神经病损的临床特点

1. 肌肉病变　肌肉病变可出现在肌肉或神经肌肉接头处。常见的症状和体征有：肌无力、肌萎缩、肌痛、假性肥大、肌强直等。腱反射改变可不明显，常无感觉障碍，往往近端重于远端，如为重症肌无力，还可有疲劳试验阳性。

2. 周围神经病变　周围神经多为混合神经，受损后常出现相应支配区的感觉、运动和自主神经障碍，表现为各种感觉减退、消失，下运动神经元瘫痪，腱反射减弱或消失，肌肉萎缩。由于不同部位的周围神经所含的 3 种神经纤维的比例不等、受损部位及严重程度不同，出现的症状和体征亦不尽相同，有的以运动症状为主，有的以感觉症状为主。多发性神经病则出现四肢远端对称性的感觉、运动和自主神经功能障碍，但运动重感觉轻。

3. 脊髓病变　一侧脊髓损害，可出现 Brown - Sequard 综合征；横贯性脊髓损害可出现受损平面以下运动、感觉及自主神经功能障碍，表现为完全或不完全性截瘫或四肢瘫、传导束型感觉障碍和大小便功能障碍。脊髓的选择性损害可仅有锥体束或（和）前角受损的症状和体征，如肌萎缩侧束硬化或原发性侧束硬化；亚急性联合变性常选择性损害脊髓的锥体束和后索；脊髓空洞症因后角或前连合受损可出现一侧或双侧节段性痛、温觉障碍；根据感觉障碍的最高平面、运动障碍、深浅反射改变和自主神经功能障碍可以大致确定脊髓损害平面。脊髓受损后出现的症状、体征和演进过程与病变的部位、性质及发病缓急等因素有关。

4. 脑干病变　一侧脑干损害，常出现病变侧的脑神经受损症状，表现为脑神经支配区的肌肉无力或（和）感觉障碍，病变对侧肢体瘫痪或感觉障碍（交叉性运动 - 感觉障碍）。双侧脑干损害，则表现为两侧脑神经、锥体束和感觉传导束受损的症状。

5. 小脑病变　小脑损害常有共济失调、眼球震颤、构音障碍和肌张力减低等。小脑蚓部病变主要引起躯干的共济失调，小脑半球病变引起同侧肢体的共济失调；急性小脑病变（血管性及炎性病变）

较慢性病变（变性病及肿瘤）的临床症状明显，因后者可发挥代偿机制。

6. 大脑半球病变　大脑半球的刺激性病损可出现痫性发作，破坏性病损易出现缺损性神经症状和体征。一侧病变可出现病灶对侧偏瘫（中枢性面、舌瘫及肢体瘫）及偏身感觉障碍等，额叶病变可出现强握反射、运动性失语、失写、精神症状和癫痫发作等症状；顶叶病变可出现中枢性感觉障碍、失读、失用等；颞叶病变可出现象限性盲、感觉性失语和钩回发作等；枕叶病变可出现视野缺损、皮层盲及有视觉先兆的癫痫发作等。大脑半球弥散性损害常表现为意识障碍、精神症状、肢体瘫痪和感觉障碍等。

7. 大脑半球深部基底节损害　主要表现为肌张力改变（增高或减低）、运动异常（增多或减少）和震颤等。旧纹状体（苍白球）病变可引起肌张力增高、运动减少和静止性震颤等；新纹状体（壳核、尾状核）病变可导致肌张力减低、运动增多综合征，如舞蹈、手足徐动和扭转痉挛等。

二、定性诊断

定性诊断是结合起病方式、疾病进展演变过程、个人史、家族史及临床检查资料，经过综合分析，筛选出可能的病因，即病因诊断或定性诊断，目的是确定疾病的病因和性质。由于不同类型的疾病有其各自不同的演变规律，依据患者主要症状的发展变化，结合神经系统检查和辅助检查结果，通常是能够对疾病的性质做出正确判断的。

（一）神经系统疾病的病因学分类

神经系统疾病从病因学上可分为以下几类：

1. 感染性疾病　多呈急性或亚急性起病，常于发病后数日至数周内发展到高峰，少数病例可呈暴发性起病，数小时至数十小时内发展到高峰。常有畏寒、发热、外周血白细胞增加或血沉增快等全身感染的症状和体征。神经系统症状较弥散，可同时出现脑、脑膜或脊髓损害，表现为头痛、呕吐、精神症状和颈项强直等。血液和脑脊液检查，可找到病原学证据如病毒、细菌、寄生虫和螺旋体等。Prion 病起病缓慢、隐性，有海绵样脑病的病理改变。

2. 外伤　多有明确的外伤史，神经系统症状和体征的出现与外伤有密切关系，X 线、CT、MBI 检查可发现颅骨骨折、脊柱损伤或内脏损伤的证据。部分老年人和酗酒者可无明确的外伤史或外伤轻微，较长时间才出现神经症状，例如外伤性癫痫、慢性硬膜下血肿等，在这种情况下很容易误诊。

3. 血管性疾病　脑和脊髓血管性疾病起病急剧，发病后数分钟至数天内神经缺损症状达到高峰。老年人多见，常有头痛、呕吐、意识障碍、肢体瘫痪和失语等症状和体征，多有高血压、糖尿病、心脏病、动脉炎、高脂血症和吸烟等卒中危险因素。颅内动脉瘤和动-静脉畸形患者多较年轻，未破裂前可无任何神经系统症状和体征，CT/MRI 或 DSA 有助于确定诊断。

4. 肿瘤　大多起病缓慢，早期可无明显症状体征，病情逐渐加重后出现有头痛、呕吐、视盘水肿等颅内压增高等症状和体征，如癫痫发作、肢体麻木和瘫痪（单瘫、偏瘫或截瘫）。脑脊液检查可有蛋白含量增加，脑脊液细胞学检查可发现肿瘤细胞，及时进行颅脑 CT 及 MRI 检查可明确诊断。肿瘤卒中起病者临床易误诊为脑卒中。

5. 遗传性疾病　多在儿童和青春期起病，部分病例可在成年期起病，常呈缓慢进行性发展。可有家族遗传史，常染色体显性遗传病较易诊断，隐性遗传病或散发病例不易诊断，未发病的携带者或症状轻微者更不易发现，基因分析有助于诊断。

6. 营养和代谢障碍　常有引起营养及代谢障碍的原因，如胃肠切除术后，长期经静脉补充营养、饥饿、偏食、呕吐、腹泻和酗酒等，或者患有糖、脂肪、蛋白质、氨基酸和重金属代谢障碍性疾病。通常发病缓慢，病程较长，除神经系统损害外，常有其他脏器如肝、脾、视网膜、血液和皮肤等受损的证据。

7. 中毒及与环境有关的疾病　患者常有药物滥用或长期大量服用苯妥英钠、减肥药物史，有杀虫剂、灭鼠药、重金属（砷、铅、汞、铊等）接触史，以及癌症放疗和（或）化疗、一氧化碳中毒、毒虫叮咬、甲醇摄入、进食蕈类和海产品（贝类、毒鱼）史等。神经症状可表现为急性或慢性脑病、周围神经病、帕金森综合征、共济失调或维生素 B_{12} 缺乏性脊髓病等。急性中毒起病急或急骤，慢性中毒起病均较缓慢隐袭。神经系统功能缺失症状及病理改变均与药物或毒物的不良反应符合，多有全身其他脏器受损的证据。环境和体内的毒物或药物分析有助诊断。

8. 脱髓鞘性疾病　常呈急性或亚急性起病，病灶分布较弥散、对称，病程中多表现有缓解与复发的倾向。部分病例慢性起病，进行性加重。常见病为多发性硬化、急性播散性脑脊髓炎。

9. 神经变性病　也是神经系统的常见疾病，起病及进展缓慢，常主要侵犯某一系统，如肌萎缩侧索硬化主要累及上、下运动神经元，老年痴呆症、Pick 病主要侵犯大脑皮质，Lewy 体痴呆主要累及 lewy 体，帕金森病主要损伤锥体外系等。

10. 产伤与发育异常　围产期损伤临床常见颅内出血、缺血及缺氧性脑病等。轻症病例可无任何症状；中 – 重度病例常于出生后即表现嗜睡、激惹、呼吸困难、心律失常、抽搐、姿势异常、角弓反张、瞳孔固定和无反应状态等。如果缺血、缺氧性损害发生于出生前数周或数月，出生时或出生后不久即出现慢性脑病的表现。许多发育异常或先天性神经疾病是引起脑瘫、智力发育迟滞的重要原因；先天性神经肌肉疾病，如婴儿型脊肌萎缩症、先天性强直性肌营养不良症、先天性或代谢性肌病和脑病等可出现松软婴儿综合征。

11. 系统性疾病伴发的神经损害　许多内分泌疾病，如甲状腺功能亢进或低下，甲状旁腺功能低下和糖尿病等；以及血液系统疾病、心血管系统疾病、肝脏和肾脏疾病、结缔组织疾病、呼吸系统疾病和恶性肿瘤等；某些疾病的外科治疗，如心、肺外科，脏器移植外科等都可并发神经系统损害。可呈急性、亚急性或慢性起病，神经系统症状分布广泛，演变过程与系统疾病有密切关系。可同时有脑、脊髓、周围神经、肌肉、关节和皮肤损害，出现不同的症状组合。

（二）定性诊断应注意的问题

（1）要重视疾病的起病方式：是急骤、急性起病，还是亚急性、慢性或隐匿性起病。脑血管疾病起病急或急骤，变性病和遗传病呈隐匿性或慢性起病。

（2）要高度重视疾病的演进过程：是进行性加重、逐渐好转、还是缓解 – 复发、周期性发病。如周期性麻痹、癫痫常周期性发病，肿瘤性疾病进行性加重，多发性硬化的特点是缓解 – 复发。

（3）要全面、客观地总结患者的临床特点，为证实临床初步诊断的正确性，排除其他疾病，还可选择某些必要的辅助检查。

（4）要注意询问可能与该病有关的基础疾病（如高血压、糖尿病、高脂血症等）、既往病史，发病的诱因、家族史、不良嗜好有时对疾病的定性诊断有重要的意义。

（5）如疾病暂时无法确诊，应按诊断可能性的大小进行排列，并进行动态追踪或门诊随诊，观察疾病的进展和变化，必要时对原有诊断进行修正。神经疾病的诊断是一个疾病认识的过程，在疾病的诊断和治疗的全过程中，要充分地重视并取得患者良好的配合，必须认真对待每一个患者，全面、认真、客观地分析各种临床及检查资料，始终遵循严谨、科学的原则，耐心细致的作风。

（吴宝水）

第二章

神经系统特殊检查方法

第一节 失语症检查法

失语症（aphasia）是指大脑言语功能区、补充区及其联系纤维的局部损伤，导致出现口语和（或）书面语的理解、表达过程的信号处理受损的一类言语障碍。临床上表现为获得性言语功能减退甚至丧失。95%以上的右利手及多数左利手其大脑优势半球位于左侧。优势半球外侧裂周围病变通常会引起言语（speech）及语言（language）障碍。远离该半球言语中枢的病变引起言语、语言障碍的可能性不大。因此，左侧外侧裂周围动脉分支血供障碍引起的脑盖及脑岛区损伤所致的语言功能（包括发音、阅读及书写）失常称为失语（aphasia）。失语诊断需与精神病、意识障碍、注意力减退及记忆障碍引起的言语障碍及非失语性言语障碍，如构音不良、先天性言语障碍、发音性失用及痴呆性言语不能相鉴别。

一、失语的分类

根据大脑白质往皮质的传入及传出系统病变将失语分为运动性失语（motor aphasia，MA，与额叶病变有关）、感觉性失语（sensory aphasia，SA，与外侧裂后部病变有关）、传导性失语（conductive aphasia，CA，介于额叶与外侧裂后部之间的病变）。

除了病变部位以外，失语的分类还与患者的言语表达、理解及复述功能有关。以下为国际上病变部位和临床特点的分类：

（1）外侧裂周围失语综合征：包括运动性失语、感觉性失语、传导性失语。

（2）经皮质性失语（或称分水岭带失语综合征）：包括经皮质运动性失语、经皮质感觉性失语、经皮质混合性失语。

（3）皮质下失语综合征：包括丘脑性失语、基底核性失语、Merie 四方空间失语。

（4）命名性失语。

（5）完全性失语。

（6）失读。

（7）失写。

二、失语的检查

失语检查的目的是通过系统、全面的语言评定来发现患者是否具有失语症并评定其程度，对区分失语类型、判断失语转归，进一步确定失语治疗方案意义重大。在临床上，需耐心反复练习方能熟练，在作失语诊断时需慎重，因与检查技巧等诸因素有关。失语检查时应注意以下方面：

（一）评定注意事项

（1）安静的环境，避免干扰。

（2）保持谈话主题，避免话题转换。

（3）言语简练、准确，避免表达含糊、简单。

（4）容许患者停顿、思考（给其充分的时间）；当患者出现理解困难时，应该：①换一种表达方式。②改变回答形式（如将回答问题改为仅以"是"或"不是"回答）。③交谈中经常辅以非言语方式，如表情、手势。④给自己时间，以正确理解患者言语及非言语信息。⑤检查者出现理解不清时，重复问患者。⑥当患者出现与话题完全无关的表达（奇语、自语、自动）时打断患者。

（二）评定内容

各类失语症的测查主要针对听、说、读、写4个方面做出评价，包括表达、理解、复述、命名、阅读及书写6项基本内容。口语表达和听理解是语言最重要的两个方面，应视为评定的重点。

1. 表达　传统的失语检查法应该均从谈话开始，如要求患者讲发病经过，在谈话过程中，注意患者说话是否费力，音调和构音是否正常，说话句子长短，说出的话是多还是少，能否表达其意。这对失语诊断十分重要。因此，要求对其做录音记录。需描述的内容有：

（1）音韵障碍：如语调、发音速度、重音改变等，仔细描述音韵，将有助于错语的判断。

（2）语句重复：如赘语（perseveration）、回声现象（echolalia），对特定内容语句重复的描述将有助于失语诊断及预后的判断。

（3）错语：需说明患者的错语形式，语音性错语（"桥"－"聊"）或语义性错语（"桌子"－"椅子"），是否存在新语或奇语。

（4）找词困难：为失语患者最常出现的症状，其结果是患者出现语义性错语（semantic paraphasia），如以近义词替代目标词（桌子－椅子），称为近义性语义错语；或以不相干性词代替目标词（桌子－花），称为远义性语义错语；其他找词困难的表现为语句中断、语句转换（如"您知道我说的意思……"）、语句重复或持续现象；过多错语的后果为"奇语"（jargon）。

（5）失文法现象：在语句层面出现的语法错误称为失文法（agrammatism），如"电报性言语"（患者省略功能词——副词、助词等，而仅以名词、动词表达，如"头痛，医生……"）；或文法错用（paragrammatism），即语句中功能词过多或错用。

2. 理解　理解包括对词、句朗读的理解，典型的检查方法是患者对口头指令的反应，让患者从图中选择检查者发音的意思，可从简单地指一物开始，继而指不相关的几件物，还可说某一物的功能让患者指出该物。行动无困难者还可让患者做一系列动作。也可采用是（否）问题。在床上检查失语时，需注意避免常用命令词"将眼睛闭上"、"将口张开"或"将舌头伸出来"，因患者可以完成指令的正确性因检查者无意识的暗示动作而具偶然性。

检验患者对句子的句法结构的理解程度需通过专项测试（Achener Aphasie－Test）。

3. 复述　检查复述能力对于急性期语量减少的患者特别重要，因为复述能力保留较好者一般其预后较好。复述可在床边检查，且容易判断其功能是否正常。检查者可从简单词开始，如数字、常用名词，逐渐不常用名词、一串词、简单句、复杂句等，无关系的几个词和文法结构复杂的句子。很多患者准确重复有困难，甚至单个词也不能重复。不能重复可能因患者说话有困难，或者是对口语理解有困难。但有些患者的复述困难比其口语表达或理解困难要严重得多。复述困难提示病变在优势半球外侧裂周围，如 Broca 区、Wemicke 区及二区之间的联系纤维。有些患者尽管自发谈话或口语理解有困难，但复述非常好。一种强制性的重复检查者说的话称模仿语言。完全的模仿语言包括多个短语、全句，以至检查者说出的不正确句子、无意义的字、汉语均可模仿。模仿语言可以是患者只能说的话，有些患者在模仿语言后又随着一串难以理解的话。显然，患者自己也不知自己在说什么。大多数模仿语言患者有完成现象，如检查者说一个未完成的短语或句子，患者可继续完成，或一首诗、儿歌由检查者开始后，患者可自动接续完成。有些患者重复检查者说的词或短语时变成问话的调，表明他不懂这个词或短语。模仿语言最常见于听理解有困难的患者。以复述好为特点的失语提示病变在优势半球边缘带区。

4. 命名　命名检查包括8个方面。

（1）听患者谈话，从谈话中看有无命名问题。

（2）判断患者对看见的物品命名的能力，以现有环境中患者熟悉的物品为主要对象，如表、窗户、被子等。

（3）判断患者摸物品命名的能力，患者存在视觉失认时可给予语句选择，如"草是什么颜色"，"用什么点烟"。

（4）检查通过听刺激命名的能力，如用钥匙撞击出现的响声。

（5）判断患者对躯体部位的命名能力，如大拇指、肩、手腕等。

（6）检查者口头描述物品功能让患者说出其名称；患者出现命名困难时可给予提示如命名"手表"，将口形做成"手"的发音状，如"这是sh……"，也可将音头拼出如"这是手……"。

（7）列出某一类别的名称的能力（列名）。

（8）检查命名能力注意除常用名称外，还应查不常说的物品一部分或身体一部分。如表带、肘、耳垂等命名。单纯命名性失语定位困难，必须结合其他语言功能检查及神经系统体征。

命名不能有三种情况及不同病灶部位：

（1）表达性命名不能：患者知道应叫什么名称，但不能说出正确词，可接受语音提示。病灶大多在优势半球前部，即Broca区，引起启动发音困难，或累及Broca区纤维，产生过多语音代替。

（2）选字性命名不能：患者忘记了名称，但可描述该物功能，语音提示无帮助。但可从检查者提供名称中选出正确者，此种命名不能的病变可能在优势半球颞中回后部或颞枕结合区。

（3）词义性命名不能：命名不能且不接受提示，亦不能从检查者列出名称中选出正确者。实际上患者失去词的符号意义，词不再代表事物，其病变部位不精确。但最常提出的部位为优势半球角回，角回与产生选字性命名不能的皮质区接近，临床上两种命名不可能混合出现，但纯粹型亦分别可见。

5. 阅读 阅读障碍称失读，由于脑损害导致对文字（书写语言）的理解能力丧失或有障碍，要注意读出声与理解文字是不同的功能。失读指对文字的理解力受损害或丧失。有说话障碍者不能读出声，但能理解。阅读检查较容易，让患者读卡片上的字或句，并指出其物或照句子做，如此水平可完成则让患者读一段落，并解释。不完全阅读障碍可表现为常用字保留较好，名词保留较好，不常用字不能理解。临床上鉴别失语较为简单的方法为Token – Test。

6. 书写 书写检查为专项检查，对患者做听写检查时主要会出现4方面的表现。

（1）患者对字空间结构失认，故此为结构性失用，而非失语。

（2）音韵障碍：患者将音韵写错。

（3）词错写：患者将词写错。

（4）严重病例常会出现书写中断或音节持续书写或自动症的表现。

（三）评定工具

失语症的评估国内外有很多不同的工具，主要分为床边筛选测查和综合性成套测查。此外，还有一些评定交流功能的测查及针对性的失语测查，如针对听理解的Token测查，针对双语患者的双语失语测验等。以下介绍几种国内外常用的失语评定方法：

1. 波士顿诊断性失语检查（Bosten diagnostic aphasia examination，BDAE） 此检查是由美国波士顿退伍军人管理局医院、波士顿大学失语症研究中心、波士顿大学医学院的Harold Gooldglass和Edith Kaplan在1972年编制发表的，是目前英语国家普遍采用的标准失语症检查法，许多国家都据此修改应用或作为蓝本制定本国的诊断试验。此检查由27个分测验组成，分为对话和自发言语、听觉理解、言语表达、书面语理解、书写五大项。还附加一组评价顶叶功能的非言语分测验，包括计算、手指辨认、左右辨认、时间辨认和三维木块图测查等。

2. 汉语标准失语症测查（China rehabilitation research center aphasia examination，CRRCAE） 是中国康复研究中心以日本的标准失语症检查为基础，按照汉语的语言特点和中国人的文化习惯编制而成。检查法于1990年编制完成。检查内容包括两部分，第一部分是通过患者回答12个问题以了解其言语的一般情况；第二部分由30个分测验组成，分为9个大项，包括听理解、复述、说、出声、阅读理解、抄写、描写、听写和计算。

3. 汉语失语症成套测验（aphasia battery of China，ABC） 是由北京大学医学部神经心理教研室参考波士顿诊断性失语检查和西方失语症成套测验，结合我国国情及临床修改编制而成。1988年开始用于临床，已进行了信度和效度检验。

4. Token 测验 由 Renzi 及 Vignolo 在 1962 年提出，DeRenzi 和 Faglioni 于 1978 年将原始检查缩减一半，设立了 36 个条目的短版 Token 测验，是一项专门针对失语症患者理解障碍的较为常用及有效的评定方法。

（吴宝水）

第二节　智能、失认、失用检查法

（一）智能检查

智能是人们运用以往的知识和经验进行智慧活动，解决实际问题的能力。智能的高低与年龄、文化水平及生活经历有关。对患者智能的检查需从患者的理解、记忆、逻辑思维以及对日常生活常识的掌握上来评价，常需要家属提供病史和描述患者的活动，并结合神经系统检查和选择性特殊检查等结果。智能检查一般包括以下几项：

1. 一般常识 应根据受教育情况和生活经历及工作性质进行提问。例如：现在我们国家主席和总理是谁？国庆节和劳动节是哪一天？和我们最近的东邻和北邻是哪个国家？一年有几季、有几个月、有多少天？农民种麦割麦是什么时间？苹果熟了为什么掉在地上？等等。

2. 理解判断能力 通过提问的方式了解患者的理解、判断、分析、综合和抽象概括能力。如问：愚公移山是什么意思？黄鼠狼给鸡拜年是什么意思？花香鸟语是什么意思？牛和羊有何相同和不同？轮船为何能在江海里行驶？等等。

3. 计算力 计算力的检查可用笔算，但主要是心算，心算不但可以测定其计算力，还能较好地反映其思维的灵活性、记忆的保存能力和注意力是否集中。可用"100 − 7"的方法递减下去，直到剩 2 为止。也可用其他方法测定计算力，如 15 + 17 = ？1 元 2 角 5 分买一尺布，10 元钱能买几尺布？等等。检测时应注意计算的速度和错误。

4. 记忆力 如下所述。

（1）即刻回忆：在短时间内完全准确地保存少量信息的能力称即刻回忆，常以测数字广度来评定。

（2）记住新材料的能力：亦称近事记忆或短时记忆。一个简单的方法是将自己的名字告诉患者，几分钟后让患者回忆此名字，亦可提出三或四个不相关的词，如"紫红色、大白菜、图书馆、足球场"，让患者复述出来，然后在进行其他检查 5~10 分钟后，要求患者回忆这些词。

（3）回忆过去记住过的知识的能力：即远事记忆或长期记忆，此功能对于不同文化层次的患者难以判断，因为检查者不知道患者过去已熟悉的知识有哪些。可以问一些常识性的问题，如涉及政治、个人历史等。

（4）名称。

（5）虚构：患者对普通问题给予古怪的或不正确的回答称虚构。对星期几或日期回答不正确，对方向问题回答错，或说出最近并未发生过的个人活动。

（6）健忘：是启动回忆的问题，而不是记住新知识的问题，每个人都有健忘趋势，且随正常年龄增长而加重。

通过以上检查发现患者有智力缺陷时，有条件的单位还可以利用各种智力测验，如 Wechsler 成人智力量表（WAIS）等，具体测定患者的智力水平。

智能检测同时应注意以下事项：

1. 意识状态 智能检查首先需判断患者的精神状态，第一步就是要仔细检查患者在被检查时的意识水平，这包括与脑干网状激动系统有关的醒觉状态和大脑皮质功能有关的意识内容两部分，其次是记录检查时患者意识水平的状态及其波动。一般观察通常就能够确定醒觉异常，但对醒觉意识错乱状态定量则需要正规测验。数字广度是最常用的检查方法：检查者按每秒钟一个字的速度说出几个数字，立即让患者重复，如能复述数字达（7±2）个则认为正常，不能重复 5 个或 5 个以下数字的患者即有明显注意力问题。另一个方法是"A测验",这是一种简单的持续进行的试验。检查者慢慢地无规律地说英文字母,要求患者在每说到"A"时作表示。30秒内有一个以上的遗漏即表明有注意力不集中。

2. 精神状况与情绪 描述当时患者的精神状况及情绪情况有助于对智能评定结果的判定,常需要通过直接与患者接触和询问家属及护理人员,来了解患者如何度过一天,以及吃和睡的情况,患者的一般行动和精神状态如何(如患者是整洁的还是很肮脏的,对待他人的行为如何,患者对周围事情的反应是否正常,有无大小便失禁等)。情绪状况包括患者内在情感和主观情感,也可反映患者的人格特点。可以问患者"你内心感受如何",或者"你现在感觉怎么样"。提问包括患者现在或过去产生过的自杀念头及实施的行为方式,抑郁是常见的心境障碍,可用"症状自评量表(SCL-90)"来检测。

3. 言语功能 见失语检查部分。

4. 视空间功能 此为脑的非口语功能之一。最基本的测验是临摹图画的能力,平面图和立体图都要画,也可让患者画较复杂的图画,判断患者是否存在"疏忽"(neglect)。

(二)失认检查

失认症是患者不能认识物体的本质,主要包括视觉失认、听觉失认、触觉失认、空间失认及体象障碍等。

1. 视觉失认 如下所述。

(1)对常用物件的失认:让患者辨认室内常用物件,看能否讲出这类常用物件的名称、性质和用途。

(2)对各种符号的失认:患者能否认出标点符号、英文字母、数字符号、音乐符号等。

(3)颜色的失认:患者能否说出室内各种物件的颜色,可让患者将各种颜色进行同色归类。亦可展示连续排列的各种颜色,让其指名并写出各种颜色的名称。

(4)对人的失认:让患者辨认家人或医护人员,也可让患者从照片中认出他所熟悉的人。

(5)对情景的失认:给患者看一段幻灯或连环画,让其讲出某些内容和情景。

2. 听觉失认 如下所述。

(1)对一般声音的失认:让患者闭目,观察患者能否分辨各种非语言性声音,如茶杯的碰撞声、铃声、敲桌声、脚步声等。

(2)对音乐的失认:对有一定音乐知识的患者,唱一支歌或放一段音乐,让患者说出是什么音乐或歌曲,是什么乐器的声音等。

3. 触觉失认 检查触觉失认时,让患者闭目,然后将一些常用的物品,如钢笔、钥匙、手表、硬币等,分别置于患者手中,让患者辨别手中物品的名称。

4. 空间失认 又称视觉性空间定向障碍,主要表现为患者不能正确认识他与环境中其他事物在空间的位置关系。不能正确估计两物之间的距离。如在不同位置放两个茶杯,让患者估计何者离其近。可以让患者绘出住室内家具摆设的方位是否正确,也可让患者讲述住室方位定向与邻居住房之间的位置关系。通过观察患者对病室、床铺、厕所等定向情况检查其有无空间失认。

5. 体象障碍 体象障碍是指患者对身体的认识,对身体各个部位及在一定时间内对各部位置之间关系的认知发生障碍。

(1)身体空间的失认:检查时让患者指出自己身体的部位或医生相应的部位,以观察是否有自体部位的失认症。亦可令患者画一人像或将画有人体的硬纸片肢解开后拼凑成一个完整的人形,了解他对身体各部位的概念。

(2)左-右定向的失认:检查时患者可指出身体的左右部分,如让患者伸出右手、用左手摸其右耳。观察患者能否指出医生的左右手,或指出位于其身体左右的物体等,以了解有无左右定向障碍。

(3)手指失认症:检查时让患者指出并称呼自己或他人伸出的手指的名称。

(4)半侧身体失认症和一侧躯体忽略症:通过观察梳头、穿衣、脱鞋或洗澡等日常生活动作,观察患者是否忽略了其身体的一半,了解患者是否否认一侧肢体是自己的。

(5)病感缺失:询问偏盲或偏瘫的患者是否有偏盲或偏瘫,以了解患者是否有偏瘫否认症或病感缺失。截肢患者是否有幻肢症状的出现。

（三）失用检查

失用（apraxia）为患者在运动、感觉及反射正常时出现不能完成病前能完成的熟悉动作的表现。

1. 结构性失用检查　优势半球顶、枕交界处病变时，患者不能描绘或拼搭简单的图形，常用 Benton 三维检查。

2. 运动性失用　发生于优势半球顶、枕交界处病变时，常用 Goodglass 失用评定法。

（1）面颊：吹火柴、用吸管吸饮料。

（2）上肢：刷牙、锤钉子。

（3）下肢：踢球。

（4）全身：正步走、拳击姿势。

评定：正常——不用实物也能完成；阳性——必须有实物方能完成大部分动作；严重——给予实物也不能完成动作。

3. 意念性失用　优势半球缘上回、顶下回病变时，患者对精细动作的逻辑顺序失去正确判断。检查时让患者按顺序操作，如"将信纸叠好，放入信封，封上"，患者表现为不知将信与信封如何处置。

4. 穿衣失用　右顶叶病变时，患者对衣服各部位辨认不清楚，不能穿衣，或穿衣困难。必须确定患者是否有过分的穿衣或脱衣困难，特别是要注意患者有无趋向身体一侧穿衣和修饰，而忽视另一侧（一侧忽视）；在穿衣时完全弄乱，胳膊或腿伸错地方，不能正确确定衣服方位（视空间定向障碍）；或者有次序问题，为视空间失认的一种表现。

5. 意念运动性失用　因缘上回、运动前区及胼胝体病变所致，患者不能执行口头指令，但能下意识做一些熟悉的动作，检查时可让患者做模仿动作，如检查者做刷牙动作，让患者模仿，或让患者"将手放在背后，并握拳"。不能完成者为阳性。

6. 额叶功能　如下所述。

（1）连续动作：当额叶病变时，运动失去有效的抑制，患者用手做连续动作的能力下降，不能顺利、流畅地完成"拍、握拳、切"的动作。亦可让患者敲简单节律，看患者重复的能力，完成做－不做测验（当检查者敲一下时，患者敲二下；检查者敲二下时，患者不敲）。

（2）一笔画曲线：当额叶病变时，运动失去有效的抑制，患者一笔画会出现偏差。

（四）临床上常用的痴呆评定量表

痴呆是一个复杂的综合征，是获得性的大脑皮质高级功能的全面障碍。早期痴呆患者，标准的智力测验和记忆测验仍是首选。而在中重度痴呆患者评定时，由于病情的进展无法完成复杂的成套测验，或在初步筛选时为了减少临床工作的压力，应考虑选用短小、简便的测验。以下介绍几个国内外最广泛应用的测验。

1. 简易精神状况检查法（MMSE）　1975 年，由 Folstein 等编制，有良好的信度和效度，简单易行，主要使用对象为老年人，国外已广泛采用。测验包括 20 题、30 项，答对 1 项计 1 分，不答或答错计 0 分。修订后内容如下：

（1）定向力：共 10 项。

现在是哪一年？

现在是什么季节？

现在是几月份？

今天是几号？

今天是星期几？

你能告诉我现在我们在哪个省、市？

你住在什么区（县）？

你住在什么街道？

这儿是什么地方？

这里是几层楼？

（2）记忆力：包括3项。现在我要说三样东西的名称，在我讲完之后，请你好好记住这三样东西，因为等一下我要再问你的：皮球、国旗、树木，请你把这三样东西说一遍（检查者只说一遍，受试者无须按顺序回忆，回答出一个算一项）。

（3）注意力和计算力：包括5项。现在请你从100减去7，然后从所得的数目再减去7，如此一直计算下去，把每一个答案都告诉我，直到我说"停"为止（连减5次，每减一次算一项，上一答案错误，而下一答案正确，算正确）。

（4）回忆：包括3项。请你说出刚才告诉你的三样东西，每样计1分。

（5）语言：包括9项。

（出示手表）请问这是什么？

（出示铅笔）请问这是什么？

现在我要说一句话，请你清楚地重复一遍，这句是"四十四只石狮子"（检查者只说一遍，受试者需正确复述，吐字准确才算对）。请你照着这张卡片所写的去做（出示写了"闭上你的眼睛"的纸）。

我给你一张纸，请你按我说的去做，"用你的右手拿这张纸，用双手把纸对折起来，放在你的左腿上"（每个动作算一项，共3项）。

请你说一句完整的句子（要求有意义、有主语和谓语）。

（出示两个等边五角形交叉的图案）这是一张图，请你在同一张纸上照样把它画出来。

本测验的划界分原作者提出为≤24分。我国张明园等发现，测验成绩与文化程度密切相关，提出根据文化水平来划分：文盲≤17分；小学≤20分；初中及以上≤24分。

2. 修订的长谷川痴呆量表（HDS－R） 1974年，由日本学者长谷川（HASECAWA）编制。该量表评分简单，不受文化程度影响，有较高的敏感性和特异性，是筛选老年性痴呆较理想的工具。总分30分，划界分为22分，见表2-1。

表2-1 HDS－R项目及评分

项目内容	评分
（1）您多大年龄？（±2岁）	0 1
（2）现在是哪年？	0 1
哪月？	0 1
哪日？	0 1
星期几？	0 1
（3）这是什么地方？（5秒内回答正确给2分）	0 2
"医院？"、"办公室"正确选择给1分	0 1
（4）即刻回忆3个单词，每个1分	
A. a 樱花 b. 猫 c. 无轨电车	0 1 2 3
B. a 梅花 b. 狗 c. 汽车	
（每次测验用上述一种形式）	
（5）100减7等于多少？	0 1
再减7等于？	0 1
（6）倒说数字6-8-2，3-5-2-9（各1分）	0 1 2
（7）回忆问题（4）中的3个单词	a. 0 1 2
每一个正确回答给2分	b. 0 1 2
提示后正确回答给1分	c. 0 1 2
（8）出示5种物品（烟、火柴、钥匙、手表、钢笔）	

项目内容	评分
然后收起，要求患者回忆，每个 1 分	0 1 2 3 4 5
(9) 说出尽可能多的蔬菜品种，如超过 10 秒钟	
不能说出下一个，即终止	
在说出 5 种后，每说一种给 1 分	0 1 2 3 4 5

3. 日常生活活动能力（ADL） 日常生活活动能力是国外常用评定躯体功能状况的指标，特别在老年医学中应用广泛，具有实际意义和可行性，反映病变的严重程度，可以作为诊断及疗效观察的指标之一。评定条目包括基本生活能力（吃饭、穿衣、洗漱、上下床、室内走动、上厕所、大小便控制及洗澡等）和操作性能力（如购物、做饭、一般轻家务、较重家务、洗衣剪脚趾甲、服药、管理个人钱财、使用电话、乘公共汽车、在住地附近活动、独自在家等）。评定方法是每项活动完全自理为 0 分、有困难需帮助为 1 分和需人完全照顾为 2 分。

4. Hachinski 缺血指数量表 血管性痴呆起病迅速，呈阶梯性变化，并有明显的局灶性神经系统体征，常与 Alzhrimer 病混合发生。两者有时鉴别十分困难。临床上常用 Hachinski 缺血指数量表作鉴别筛查。

（五）神经心理学评定的影响因素

1. 来自被试者的各种心理干扰 大脑损害的患者除有高级心理功能障碍外，往往还有瘫痪、头痛等躯体症状。患者通常情绪低沉，容易疲乏。由于体力和心理上的原因，一般不能承受复杂的测验作业，这时必须根据患者的具体情况，选用其能胜任的较简单的测验，或分段进行。被试者对测验有顾虑时，要做好解释工作，操作过程中要调动和保持其积极性，避免因情绪影响测验成绩。

2. 来自外界的影响 测验时，主试者和在场人员无意中流露的面部表情、语调变化和言语暗示，都会影响被试者的操作，应尽量避免。在场无关人员（如病友、工作人员和家属）最好回避。主试者对测验的程序、步骤、指导语以及评分标准不统一，也会影响测验结果。

（吴宝水）

第三节 前庭功能检查法

前庭功能检查是根据前庭系统病变时所产生的一系列症状，或以某些方法刺激前庭系统，观察其诱发的眼震、倾倒、眩晕和自主神经系统反应，以查明病变性质、程度和部位，亦用以协助诊断颅内的病变，也用于特殊从业者的选择或锻炼前的参考。常用检查方法如下：

（一）自发现象检查

1. 自发性眼球震颤（spontaneous nystagmus） 在无诱发因素的情况下眼球出现的一种持续的、不随意的、节律性的往返运动，称自发性眼震，简称眼震，是前庭功能紊乱的主要体征之一。一般属病理性，可出现于前庭系周围性病变、中枢性病变以及某些眼病。前庭性眼震由慢相和快相组成。慢相为前庭受刺激引起的转向一侧的较慢的眼球运动。快相为继慢相之后发生的中枢矫正性眼球运动，使眼球迅速返回其原始位置。由于快相便于观察，故以其快相作为眼震方向。

Frenzel - 眼镜试验：为诊断自发性眼球震颤的方法。在双颞部置一个光源，将双侧眼球置于光源下，通过放大镜使得自发性震颤能被观察到，检查在暗室中进行。

2. 误指试验（Bárany 示指试验） 患者被要求用手指指向固定的目标（如将检查者手指置于患者肩胛骨高度，让其睁眼指准后，闭眼重复）。检查可在站立时进行，也可在平卧时进行；单臂及手臂均可。

3. 自发性偏倒 如下所述。

(1) 闭目直立试验：又称昂白试验（Romberg's test）。受检者直立，两脚并拢，双上肢下垂，闭目直立，维持 30 秒，亦可两手于胸前互扣，并向两侧牵拉，观察受检者有无站立不稳或倾倒。前庭周围性病变时，躯干倾倒方向朝向前庭破坏的一侧，与眼震慢相方向一致；中枢性病变时，躯干倾倒方向与眼震慢相不一致。

（2）Unterberger – Tret 试验：将患者置于暗室中，嘱其闭眼。双臂平举，原地踏步。杂音及一侧的光线可影响试验。下肢应尽量抬高（大腿约抬至水平），试验持续时间不应少于半分钟。患者旋转走动，无位置偏移。

（3）手臂固定试验：嘱患者闭眼，将双臂前伸站立，异常时患者的手臂均向同一侧偏向。

（二）诱发现象检查

1. 旋转试验（rotatory test） 如下所述。

（1）机制：使半规管的内淋巴液发生流动以刺激壶腹嵴诱发前庭反应，这是半规管功能检查的基本原理。一般以诱发性眼震的特点作为判断的标准。

（2）方法：患者坐于旋转椅上，头固定于前倾30°位，使外半规管呈水平位置，以每2秒一圈的速度做向右（顺时针）或向左（逆时针）方向旋转10圈后突然停止，嘱患者两眼向前凝视，观察眼震。在顺时针方向旋转后，发生向左的眼震，而逆时针旋转后则为向右的眼震，两次检查至少间隔5分钟。正常者眼震持续时间平均为30秒（15～45秒），两侧相差不超过5秒。由于上（后）半规管检查后可引起严重反应，故临床少用。

2. 冷热水试验（变温试验，caloric test） 是通过温度刺激半规管来诱发和观察前庭反应的检查方法。

（1）微量冰水法：方法简便易行。受检者仰卧，头倾向一侧，受试耳向上。向外耳道内注水0.2mL，20秒后将冰水倾出，头恢复正中位，并抬起30°，使外半规管位于垂直位，观察眼震，出现反应后，休息3～5分钟后以同样方法检查对侧。如无眼震则用0.4mL，仍无眼震用0.8mL，再无眼震可用冰水2mL。正常人70%对0.2mL冰水即有反应，0.4mL冰水则全部正常人都可引出向对侧的水平性眼震。如果需要0.8mL或2mL才能引出眼震，则提示前庭功能减退。2mL以上无反应，则为前庭功能丧失。

（2）交替冷热试验（alternate bithermal caloric test，Hallpikecaloric test）：此法反应小，无痛苦，较准确，并能指出眼震的优势偏向。仰卧，头抬高30°，吊桶悬挂于患者头部上60cm处，内盛30℃冷水，桶下接皮管和特制橄榄头。橄榄头内径为4mm，其外壳有回水槽，将橄榄头放入外耳道，并将冷水灌注外耳道后40秒即停止（注水量为250～500mL），同时嘱患者注视正前上方，观察眼震方向和反应时间。反应时间计算为自灌注开始起到眼震停止为止。休息5～10分钟再检查对侧。然后用44℃热水如上法测试两耳。

1）正常反应：冷水和热水试验，两侧外半规管，其每侧的眼震持续时间相等。方向相同的眼震（如右耳热水试验与左耳冷水试验均为向右的眼震），其持续时间相等。正常眼震持续时间冷水试验约2分钟，热水约1分40秒。

2）半规管轻瘫（canal paresis，CP），即一侧冷、热水两种试验的眼震持续时间之和低于另一侧，表示半规管功能低下甚或消失。其相差值须在20%以上（大于40秒）始有诊断价值。

3. 眼震电图描记 利用皮肤电极和电子技术记录眼球运动的描记称眼震电图描记（electronystag-mography，ENC）。所得的图形称眼震电图。它是目前研究眼球运动的一种比较精确的方法，利用它可对前庭功能检查方法（如位置性眼震试验、旋转试验和冷热试验等）进行记录和分析，以鉴别受检者前庭功能正常或异常，确定病变的部位。它的原理是利用角膜（正电位）与视网膜（负电位）之间存在的电位差在眼球周围形成的电场。眼球运动时周围的电场随之发生变化，置于眼球周围的皮肤电极就能导出这种电场的变化，通过放大器传给记录装置，即可记录到眼震电图。分析眼震电图的主要参数是眼震的慢相角速度和持续时间。

（三）各种检查的意义

1. 周围性眩晕表现 如下所述。

（1）眼震出现时常限于一种头位，且多患耳向下，持续时间短（一般10秒左右），眼震多为水平性，伴有的眩晕和眼震强度相一致 Romberg 重。

（2）Romberg 征倾倒，行走偏向病灶侧。

（3）Unterberg－Tret 试验偏向病灶侧（50 步后至少偏向 45°）。

（4）手臂固定试验偏向病灶侧。

（5）Barany 示指试验手臂偏向病灶侧（手臂高的一侧指向目标，在闭眼时自上而下缓慢垂直指向目标）。

（6）Caloric 试验反应性减低或消失。

2. 中枢性眩晕　与周围性眩晕表现不同，其症状常常分离，如双臂向相反方向偏向，或快速眼球震颤成分伴旋转性眼球震颤。诊断标准如下：

（1）多种头位均可出现眼震，持续时间较长（30 秒以上）。

（2）特殊情况下可见垂直性眼球震颤。

（3）特殊情况下可见旋转性眼球震颤。

（4）特殊情况下可见分离性眼球震颤。

（5）反向性前庭综合征，即表现与迷路综合征相悖的症状。

（6）可以发现脑干病变的症状，如眼肌麻痹。

一般冷热水试验或旋转试验是由耳鼻喉科医师进行检查，若神经科医师欲做快速检查，可以将患者平卧，躯体（包括头部）抬高 30°；让患者取直立坐位，头部向后仰 60°。将室温 100～200mL 的水或 5～10mL 冰水灌注左右耳，通常可诱发慢相向左、快相向有的水平性眼球震颤。患者向左倾倒，并出现恶心和眩晕。若此反应阙如，则说明前庭反应性差，脑干与迷路间的通路中断。

（吴宝水）

第四节　昏迷患者神经系统检查法

昏迷患者由于意识丧失，不能合作，因而不能进行满意的体格检查，包括神经系统检查，对诊断和处理增加了困难，下面我们介绍昏迷患者特殊的检查方法和临床意义。

一、眼部体征

（一）眼睑

昏迷患者肌肉松弛，常呈半睁半闭状，与癔症性假性昏迷患者的双眼睑紧闭有本质上的区别，后者是一种有意识的随意肌活动。

（二）眼球位置和运动

（1）两眼球向上或向下凝视，常提示中脑四叠体附近的病变，如丘脑出血。

（2）分离性眼球运动，一侧眼球向上而另一侧眼球向下，常见于小脑病变引起的昏迷。

（3）双眼球固定偏向一侧，常提示该侧额中回后端或另一侧脑桥有破坏性病变。

（4）双眼球呈钟摆样活动，常由脑干病变所致，如脑桥肿瘤或出血。

（5）两眼球浮动，当浅昏迷时可见眼球水平或垂直性自发性浮动，以水平浮动多见，说明昏迷尚未达到中脑功能受抑制的深度，少数情况下见于脑桥病变。

（6）一侧眼球固定、瞳孔扩大，又伴球结膜水肿、高热者，则为海绵窦血栓静脉炎。

（7）反射性眼球运动，昏迷患者由于眼球自发性侧向运动消失或受限时，可利用反射性眼球运动的检查来测定侧视及垂直运动的范围。转头试验：将昏迷患者的头水平地分别向两侧转动，注意观察两眼球运动，可见两眼球很快地协同转向对侧。此反射由迷路、前庭、侧视中枢、内侧纵束、眼球运动神经与眼肌参与。正常人此反射受大脑皮质的适应性抑制而无反应或反应不明显；当皮质功能低下（昏迷）、两侧额叶或弥漫性大脑半球病变时可出现，随着昏迷的加重此反射又消失。头仰试验：正常人在头屈向前时眼球向上仰视，头向后仰时眼球向下，这一反射由颈肌本体感觉、前庭系统及脑干的垂直凝视中枢（丘脑底部的后连合）来完成。此反应障碍主要病损见于丘脑及丘脑底部，如出血、肿瘤。

（三）瞳孔

观察昏迷患者的瞳孔大小、形态和位置的两侧对称性及对光反射都是很重要的，这些对确定神经系统损害的部位、程度及性质很有帮助。

（四）角膜反射

角膜反射是判断昏迷深浅的重要标志之一，如果角膜反射消失，那么说明昏迷较深。

二、脑膜刺激征

昏迷患者都必须检查脑膜刺激征，这有助于昏迷病因的诊断。

（1）脑膜刺激征阳性，包括颈项强直：Kernig 征和 Brudzinski 征阳性，见于脑膜炎、蛛网膜下隙出血和脑出血。

（2）颈项强直明显，而 Kernig 征和 Brudzinski 征不明显或为阴性，提示有枕骨大孔疝的可能性。

（3）急性脑血管意外的患者，偏瘫侧 Kernig 征可不明显。

（4）婴幼儿患者的脑膜刺激征判断困难，前囟膨出可资参考。

（5）深度昏迷时，脑膜刺激征往往可以消失。

三、面瘫

一侧面瘫时，可见面瘫侧鼻唇沟变浅，口角低垂，眼列增宽，在呼气时面颊鼓起，吸气时面颊陷塌。如果压迫眼眶，正常侧出现面肌收缩，则体征更为明确。检查者欲掰开患者眼睑时，麻痹侧无阻力，正常侧可有阻力。根据上述检查，属周围性面神经麻痹，则要考虑小脑脑桥角或脑桥病变，中枢性面神经麻痹则为脑桥以上的锥体束损害，可见于脑血管病变和颅内占位性病变。

四、肢体瘫痪

昏迷患者运动功能的检查方法：

（1）压迫患者的眶上切迹若发现有面神经麻痹，则可能有偏瘫，并观察患者能否以手来反抗，瘫痪上肢则无此反应。

（2）用针或棉签刺激患者的足心或手心，瘫痪肢体不能躲避。

（3）瘫痪的肢体在病变的早期肌张力减低，随后肌张力增高。

（4）瘫痪的下肢呈外旋位。

（5）抬高肢体后瘫痪的肢体呈软鞭样下落。

（6）将肢体放于不自然位置，正常肢体可逐渐移至自然位置，瘫痪肢体则无此反应。

（7）将两下肢被动屈膝呈90°竖立位，放手后瘫侧下肢很快落下，且倒向外侧。

（8）偏瘫侧肢体早期腱反射减低，随后腱反射增高，而深昏迷时腱反射都消失。

（9）偏瘫侧肢体可能引出病理反射，随着昏迷加深，健侧也可引出，而深昏迷时双侧均不能引出病理反射。昏迷患者的肢体瘫痪，如果为偏瘫，多系急性脑血管病，如内囊出血。交叉性瘫痪，即一侧脑神经麻痹和对侧肢体偏瘫，为脑干病，变如脑干肿瘤等。四肢痉挛性瘫痪，见于高颈段脊髓病和颅脊部病变。双下肢截瘫见于急性播散性脑脊髓炎、上矢状窦血栓形成和恶性肿瘤向脑与脊髓转移。

（吴宝水）

第五节 神经心理学评定

神经心理学是近半个世纪逐渐发展起来的一门独立的学科。它是从神经学的角度来研究心理学的问题，即把脑当作心理活动的物质本体来研究脑和心理或脑和行为的关系。神经心理学评定的主要目的是在一定的刺激反应情景下，评价个体的行为，以推论有关人脑结构和功能的关系，是研究神经心理学的重要途径之一。在临床上主要应用于高级神经功能的诊断、药物或外科手术的疗效评定、心理功能的康复、预后的预测及研究等方面。

一、神经心理学评定的选择原则

神经心理学评定方法种类繁多。临床上常用的有两大类：一类是成套测验，另一类是单项测验。成套测验全面检查脑损害患者的心理功能；单项测验专为测查某一种或几种心理功能而设计，可根据病变的性质和部位来选择适当的测验。两种测验各有优缺点。可以根据病史、神经病学检查和神经心理学知识来选择适当的测验方法。

（一）一般检查

主要目的是获得对大脑功能状态的总的了解，如智力、记忆力、理解力等。可考虑选择的测验有韦氏成人（或儿童）智力量表、韦氏记忆量表、临床记忆量表、Halstead – Reian 神经心理学成套测验、Luria – Nebraska 成套神经心理学测验等。

（二）可提供定侧和定位信息的测验

1. 定侧测验　如下所述。

（1）测定左半球功能的测验：各种类型的言语测验和语文作业，以及测定抽象思维的一些测验如各种失语症和言语检查、语文记忆、算术运算、威斯康星卡片分类测验、范畴测验等。

（2）测定右半球功能的测验：各种与空间知觉和定向有关的测验，以及与非言语材料的感知和记忆有关的测验等，如触摸操作测验、无意义图形再认、面容认知测验等。

2. 定位测验　如下所述。

（1）额叶

1）抽象、概念的转移：颜色 – 形状分类测验、威斯康星卡片的分类测验。

2）行为的计划性、调整能力：Porteus 迷津测验、伦敦塔测验、算术问题解答。

3）言语行为的测定：言语表达能力测验、词语流畅性测验。

（2）颞叶

1）视觉记忆：Rey 复杂图形测验、本顿视觉保持测验、面容再认测验。

2）一般记忆：成套记忆测验或单项记忆测验。

3）遗忘综合征测验：空间记忆作业、逻辑记忆作业、编码学习作业。

4）听知觉测验：节律测验、语声知觉测验。

5）失语症检查：优势半球病变时。

（3）顶叶

1）结构运用：本顿视觉保留测验、Rey 复杂图形测验、韦氏成人智力量表中的木块图和图形拼凑测验、HRB 中的触摸操作测验。

2）准空间综合：逻辑 – 语法测验、数学测验。

（4）枕叶：颜色命名、面容认知测验、重叠图片认知测验。

（三）根据病变性质选择测验

（1）癫痫：一般认为癫痫患者的神经心理学异常主要表现为记忆障碍、注意障碍以及知觉 – 运动等心理过程的速度有障碍，故可以根据这挑选有关的测验。

（2）帕金森病：帕金森病患者的神经心理异常主要表现为视空间知觉障碍、记忆和智力障碍等，近年又发现与额叶有关的功能也有改变。可选用相应的量表测验。

二、临床常用的检查方法

下面简要介绍一些目前国内外常用的神经心理学测验。

（一）成套神经心理学测验

1. Halstead - Reitan 神经心理学成套测验（HRB） 可测查多种心理功能，包括感知觉、运动、注意力、记忆力、抽象思维能力和言语功能。成人 HRB 由 10 个分测验组成：

（1）范畴测验：要求被试者发现在一系列图片（156 张）中隐含的数字规律，并在反应仪上做出应答。

（2）触摸操作测验：被试者在蒙着双眼的情况下，按利手、非利手、双手的顺序，凭感知觉将不同形状的木块放入相应的木槽中，然后回忆这些木块的形状和位置。

（3）节律测验：听 30 对音乐节律录音，辨别每对节律是否相同。

（4）手指敲击测验：用左右手食指快速敲击计算器的按键。

（5）失语甄别测验：被试者回答问题、复述、临摹图形和执行简单命令。

（6）语声知觉测验：被试者听到 1 个单词或 1 对单词的录音后，从 4 个备选词中找出相应的词。

（7）侧性优势检查：对被试者写字、投球、拿东西动作的询问和观察，判断其利手或利侧。

（8）握力测验：用握力计比较左右握力，反映左右半球功能和运动功能的差异。

（9）连线测验：按顺序将阿拉伯数字、英文字母连接起来。

（10）感知觉障碍检查：包括听觉检查、视野检查、脸手触觉辨认、手指符号辨认和形状辨认、指尖认字能力 6 个方面。

通过损伤指数来进行评定分析，分为正常、边缘状态、轻度脑损伤、中度脑损伤和重度脑损伤。该测验由于较全面，加之已标准化，故已成为比较被广泛接受和使用的神经心理学量表。

2. Luria - Nebraska 成套神经心理学测验（LNNB） 成人版由 11 个量表共 269 个项目组成。每个项目都是针对特定的神经功能，包括运动量表、节律量表、触觉量表、视觉量表、言语感知量表、表达性言语量表、书写量表、阅读量表、算术量表、记忆量表、智力量表。从以上 11 个量表中有挑选出其中某些项目组成附加量表：①定性量表，鉴别有无脑器质性病变。②定侧量表，包括左右半球两个量表，鉴别左或右半球病损。各量表得分累加得量表总分，得分越多，表明脑损害越重。

（二）单项神经心理学测验

1. 智力测验 如下所述。

（1）韦氏成人智力量表（WAIS）：是目前国际心理学界公认的比较好的智力测验工具。包括 11 个分测验，分文字部分和非文字部分。文字部分称为言语测验，包括知识、领悟、算术、相似性、数字广度和词汇 6 个分测验；非文字部分称为操作测验，有数字符号、图画填充、木块图、图片排列和图形拼凑 5 个分测验。将所得粗分换算成量表总分，然后在等智商表上查出等值的智商（IQ）。IQ 平均成绩为 100，标准差为 15。IQ 为 100 时表示属中等智力；115 以上时，高于一般人智力；85 以下，低于一般人智力。

（2）瑞文标准推理测验：是一个非文字智力测验，分 A、B、C、D、E 5 组，每组 12 题。每个题目都有一定的主题图，但每张主题图中都缺少一部分，被试者要从每题下面所给的 6~8 张小图片中找出合适于主题图的 1 张，使整个图案合理与完整。将所得分换算成标准分，即可对被试者智力水平做出评价。

2. 记忆测验 如下所述。

（1）临床记忆量表：是中国科学院编制的一套记忆量表，包括指向记忆、联想学习、图像自由回忆、无意义图形再认和人像特点联系回忆 5 项分测验。前两项为听觉记忆，中间两项为视觉记忆，最后一项为听觉和视觉结合的记忆。最后按所得记忆商（MQ）衡量被试者的记忆水平。

（2）韦氏记忆量表（WMS）：是国外较广泛应用的成套记忆量表，包括7个分测验，即个人的和日常的知识、定向力、计数、逻辑记忆、数字广度、视觉记忆和成对联想学习。

综合上述7个项目的积分，得出记忆商。我国修订的WMS增加了3个分测验，即记图、再认和触摸记忆。连同WMS原有的7项，合计10项分测验。

（3）语文记忆测验：有数字广度的记忆，包括顺背数字和倒背数字；词的记忆和故事的记忆。

（4）非语文记忆：有本顿视觉保持测验、Bender Cestalt测验、Rey复杂图形测验、Lhermitte Signoret测验等。

3. 知觉测验　如下所述。

（1）视知觉和视结构能力测验：有线的两等分测验、线的方向判断测验、Hooper视觉组织测验、WAIS木块图测验、WAIS图形拼凑测验等。

（2）听知觉测验：HRB中的音韵节律测验，常用于测查颞叶病变；HRB中的语声知觉测验可测查持久注意、听与视觉相联系的能力。

4. 注意测验　常用的有划消测验、数字符号模式测验等。

5. 概括能力测验　包括颜色－形状分类测验、威斯康星卡片分类测验和范畴测验等。

6. 执行功能和运动操作的测验　有Porteus迷津测验、流畅性测验、钉板测验和失用症检查等。

（三）失语症及其检查法

见本章第一节。

（四）智能、失认、失用检查法

见本章第二节。

三、神经心理学评定的影响因素

（一）来自被试者的各种心理干扰

大脑损害的患者除有高级心理功能障碍外，往往还有瘫痪、头痛等躯体症状。患者通常情绪低沉，容易疲乏。由于体力和心理上的原因，一般不能承受复杂的测验作业，这时必须根据患者的具体情况，选用其能胜任的较简单的测验，或分段进行。被试者对测验有顾虑时，要做好解释工作，操作过程中要调动和保持其积极性，避免因情绪影响测验成绩。

（二）来自外界的影响

测验时，主试者和在场人员无意中流露的面部表情、语调变化和言语暗示，都会影响被试者的操作，应尽量避免。在场无关人员（如病友、工作人员和家属）最好回避。主试者对测验的程序、步骤、指导语及评分标准不统一，也会影响测验结果。

（吴宝水）

第三章

神经电生理学

第一节 脑电生理检查

一、概述

（一）定义

脑电图（electroencephalography，EEG）是关于脑生物电活动的检查技术，该检查应用电子放大技术将脑部自发的有节律的生物电流放大100万倍，通过头皮上两点间电位差，或头皮和无关电极或特殊电极之间的电位差，描记出脑电波图形，以了解脑功能状态。脑电图的检查可以客观反映大脑皮质功能，对区别脑部器质性或功能性病变、弥漫性或局限性损害，对于癫痫的诊断及病灶定位、脑炎的诊断、中毒性和代谢性等各种原因引起的脑病等的诊断均具有辅助价值，为多种疾病的病情及预后的判断提供依据。

（二）脑电图描记的基本技术

记录脑电图（EEG）需要：①电极：收集脑电活动，并通过电极线与脑电图机相连。②放大器：因为脑电节律的波幅仅属微伏级。③滤波器：因为很慢或很快的（伪迹）节律需要从脑电图描记中滤出。④描记单位：将脑电节律描记在记录纸上，走纸速度通常为30mm/s（也可为15mm/s或60mm/s）。

二、脑电图的基本内容

脑电图是通过头皮上的2个电极间脑细胞群电位差的综合记录。一个电位差称之为"波"，接连2个同样的电波谓之"活动"，3个电波以上、形状一样的称为"节律"。在1s内重复出现的次数称频率。以纵坐标反映其波幅（电压）的高度，横坐标反映其电位活动时间的长短，电位活动间的关系称之为位相。这些时间、波幅和位相等构成脑波的基本要素。

1. 周期 一个波从它离开基线到返回基线所需要的时间（从波底到下一个波底），称为周期，其单位通常用毫秒（ms）来表示。

2. 频率 每秒出现的周期数。常见的有下列几种频率带：δ波：$0.5 \sim 3Hz$，θ波：$4 \sim 7Hz$，α波：$8 \sim 13Hz$，β波：$14 \sim 30Hz$（图3-1）。

3. 波幅 波幅代表脑电活动的大小，系指波顶到波底间垂直高度，用微伏（μV）表示之。按波幅的高度，将脑波分4类：低波幅：$< 25\mu V$，中等波幅：$25 \sim 75\mu V$，高波幅：$75 \sim 100\mu V$，极高波幅：$> 150\mu V$。

4. 位相 位相是指同一部位在同一导程中不同时间里，或不同部位在同一时间（某一瞬间）里，所导出的脑波的位置关系，即时间关系。脑波以基线为标准，波顶朝上的波称为负相波（阴性波），波顶朝下的波称为正相波（阳性波）。观察同一半球不同部位和双侧半球对称部位在同一纸速下，其波顶之间有时可有时间性错位，称位相差。当两个波的位相差为180°时称为位相倒置，当位相差为0时，则两个波的极性（波顶的方向）和周期长短完全一致时，称同位相。

5. 正常背景节律 不同年龄的患者以及不同的情况之下有不同的脑电节律。一般来说，每次记录均有一个优势频率，就是在记录中最为突出和明显的节律，这就叫"背景节律"。

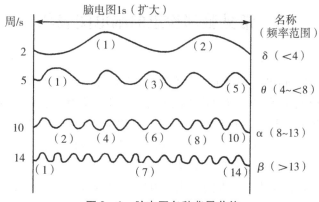

图 3-1　脑电图各种背景节律

背景节律可以认为是中枢神经系统兴奋性的总体指标，其频率随年龄增大（至成人期）而加快，睡眠时，尤其是深睡时减慢。

（1）清醒时的背景节律：婴儿 = 4 ~ 5 周/s（δ 和 θ 波）；儿童 = 5 ~ 8 周/s（θ 波）；成人 = 8 ~ 10 周/s（α 波）。

（2）睡眠时的背景节律：浅睡 = 5 ~ 6 周/s（θ 波）；深睡 = 2 ~ 3 周/s（δ 波）。

6. 异常波形　也称病理波，是指在生理条件下不应出现的波。可表现为频率、波幅、波形、时相、出现方式与出现部位等方面的异常。

（1）棘波：是一种典型的突发性异常波。波的上升支及下降支均极陡峭，周期为 20 ~ 70ms。棘波是由于大脑皮质神经元超同步放电的结果，是癫痫的一种特异性放电，尤以颞叶癫痫多见。多棘波出现常与肌阵挛直接有关，有规律的棘节律常见于癫痫大发作。14Hz 及 6Hz 正相棘节律见于间脑癫痫，也可见于其他神经精神病患者和正常人。

（2）尖波：外形似棘波，但周期较长，为 70 ~ 200ms，波幅常在 200μV 以上，波顶较钝，上升支较陡直，下降支较缓慢。尖波出现的临床意义与棘波大致相同，是神经元癫痫性同步放电结果。其发生原理可能与神经元放电的同步化时间延长有关；另一方面可能因癫痫病灶较深（位于皮质下灰质团或位于对侧半球），其神经元放电传到相应皮质的时间有所延搁所致。

（3）棘 - 慢综合波：是由一个周期短于 70ms 的棘波之后跟随一个 200 ~ 500ms 的慢波或在慢波上升支上重有棘波，称为棘 - 慢综合波。一般认为棘波代表皮质兴奋，慢波代表皮质或皮质下的抑制过程。此波以 3Hz、对称、同步性有规律地反复出现者，为失神小发作的典型脑电图表现。

（4）多棘 - 慢综合波：是由 2 个以上的棘波之后跟随一个慢波组成的综合波。见于肌阵挛性小发作、肌阵挛性癫痫。

（5）尖 - 慢综合波：是由一个尖波和一个慢波组成的复合波，尖波的周期在 70 ~ 200ms，慢波的周期在 500 ~ 1 000ms，见于局限性癫痫和失神性小发作。

（6）三相波：一种在基线相反的方向偏转 3 次的慢波，周期第 3 个波最长，第 2 波波幅最高。在浅昏迷或中昏迷时出现，其背景脑波为慢活动，多见于肝昏迷等疾病。

（7）高度失律又称高幅节律异常：是以不规则的多发性高波幅慢波和棘波及或（尖）波混合组成的一种波形，有多发性特点，见于婴儿痉挛症。

（8）懒波：是指正常脑电图中应该出现的脑波被抑制或减弱，是脑功能降低的一种表现。如 α 波节律变慢（>13Hz）；α 波节律减弱（指数减少、波幅降低）或消失；β 波减弱或消失；睡眠纺锤波、K - 综合波减弱或消失；正常诱发反应减弱或消失。

（9）爆发性抑制活动：在平坦活动的背景上，突然出现高波幅慢活动，可合并尖波和伴随抽搐，是大脑皮质和皮质下广泛性损害的表现，见于婴儿痉挛、恶性胶质瘤、脑炎极期或麻醉过深者。

（10）平坦活动：又称电沉默现象，为各种频率电活动受到严重抑制，见于大脑严重损害或各种原因所致极度昏迷者以及表浅肿瘤。

三、常见脑部疾患的脑电图表现

（一）颅脑外伤

1. 脑震荡　受伤当时记录脑电图为没有节律的低幅平坦波，数分钟后患者仍在昏迷状态时则出现广泛性δ波和θ波，这可能与中脑网状结构功能低下有关。患者开始清醒后，δ波和θ波减少，α波逐渐恢复。24h 内记录有如下 4 种类型：①正常脑电图：占 70%，患者在伤后 3～7 天出现一侧或双侧散在性θ波或短暂性θ波，经 2～3 周消失，可能与脑水肿有关。②广泛性α波：占 15%，频率为 8～9Hz，无明显调幅，额颞导联α波明显增多、增高，伤后 3～7 天好转。③广泛性高幅快波：占 5%，表明大脑皮质兴奋性增高，3 天后好转。④去同步化脑电图：占 10%，脑电图呈广泛性低幅快波，混有少量低幅θ波或α波。患者因脑震荡致脑干功能低下，清醒后中脑网状结构处于兴奋状态，故呈广泛性低幅快波，称去同步化脑电图，过度换气不恢复α波节律为脑震荡特征。

2. 脑挫伤　因轻、中、重度脑挫伤不同，脑电图可有不同表现。

（1）轻度脑挫伤：若伤后立即进行脑电图描记，多呈现低幅的平坦波，α波显著减少或完全被抑制，随后转变为慢波。随着意识的恢复，慢波减少，α波节律逐渐恢复，一般在几小时或 1～2 天内恢复正常。有时遗有某些轻度的普遍性或局限性异常，如散在性低幅慢波、α波节律调节及（或）调幅不佳、两侧波幅不对称等，亦在 1～2 周内完全恢复。脑电图迅速恢复，表示伤情较轻，亦为预后良好之征象。

（2）中度脑挫伤：伤后记录到的脑电图有广泛性和局限性慢波 2 种。广泛性慢波常出现在伤后 1 个月内，经广泛性慢波过渡到正常脑电图。若临床上有好转而脑电图上异常波仍然存在，为预后不良征象。局限性慢波多数是一过性出现在伤后急性期，外伤后 1 周逐渐消退，1～2 个月内即恢复正常，如不恢复者应考虑有硬膜下血肿或脑软化灶存在的可能。

（3）重度脑挫伤：受伤初期通常处于严重抑制状态，为完全没有基本节律的平坦波；若伤情好转，则脑波波幅增高，脑挫伤急性期脑电图表现为广泛性慢波，基本节律慢至 2～4 次/s 以下，α波节律完全消失。其夜间脑电图若为较正常的睡眠波，则预后较好，反之则预后差。伤后 1 周左右有异常波增多，应考虑并发症的可能；恢复期则由广泛性异常过渡到局限性异常，一般要 6～12 个月才能恢复正常。若 3 个月还未出现仪波，则预后不良。若 6 个月后仍有局限性、阵发性高幅慢波或棘波、棘－慢综合波等病理波，提示有癫痫的可能。

3. 脑内血肿　在血肿部位出现高波幅局限性、多形性δ活动，α波节律减弱，与大脑半球肿瘤相似，但结合外伤史不难鉴别。

4. 硬膜下血肿　其脑电图改变有 3 种形式：①局限性高幅慢波（占 50%）单个或数个连续出现，病侧α波频率变慢或快波减慢。②局限性低波幅（25%）多见于急性期，血肿侧或血肿部位波幅均降低或成为平坦波。③以局限性双侧性中等波幅θ波和慢波为主（25%）。

（二）癫痫

癫痫是神经系统常见病，是多种病因引起的一组综合征，临床表现为发作性意识障碍及各种精神、运动、感觉、自主神经症状，呈反复性、周期性、突发性发作。脑电图表现为阵发性高波幅电活动，称痫样放电。其波形有散发性棘波、尖波、棘－慢波或尖－慢波或这些波的综合。但临床无癫痫症状，脑电图虽出现痫样放电并不能诊断为癫痫。

1. 与部位有关的（局灶性、部分性）癫痫　如下所述。

（1）良性儿童期中央－颞区棘波灶癫痫：中央－颞区呈钝性高幅棘波，经常继发出现慢波，这些异常可用睡眠激发，并有由一侧向另一侧扩展和偏移之倾向。

（2）儿童期枕叶阵发癫痫：发作间期在闭眼时，一侧或两侧枕区或后颞区，反复而有节律地出现阵发性高幅棘－慢波或尖波。发作时枕区放电可向中央区或颞区扩展。

（3）儿童期慢性进行性部分性癫痫持续状态：脑波在正常背景上出现局灶性阵发性棘波或慢波。

（4）颞叶癫痫：常有单侧或双侧之颞叶棘波，亦可见单侧或双侧背景活动中断，颞叶或多脑叶低幅快活动，节律性棘波或节律性慢波。

（5）额叶癫痫：脑波可呈背景不对称，前额区出现棘（尖）波或慢波。少数在临床发作前，在额叶或多脑叶（通常双侧性）出现低波幅快活动、混合的棘波、节律性棘波、节律性慢波，或者双侧高幅单个尖波，随后是弥漫性扁平波。

（6）枕叶癫痫：痫样放电于颞顶枕区连接部，可向其他部位扩展，诱发一侧后颞部、海马、杏仁核放电。

2. 全身癫痫综合征　如下所述。

（1）良性婴儿期肌阵挛癫痫：睡眠早期有短暂的广泛性棘-慢波爆发。

（2）儿童期失神癫痫（小发作）：脑电图在正常背景上出现双侧同步对称性 3Hz 棘-慢波，过度呼吸易被诱发出来。

（3）少年期失神癫痫：脑电图有小于 3Hz 之棘-慢波。

（4）少年期肌阵挛癫痫：脑电图有快速广泛但常是不规则的尖-慢波和多棘波，棘波与临床之抽动无关联。

（5）觉醒时全身性强直-阵挛发作性癫痫：即通常所说的大发作，分为 4 期：

先兆期：患者有奇异的感觉、情感、观念，历时数秒。脑电图出现基本节律波幅下降，出现低幅快波和散在性慢波、棘波及不规则棘-慢波。

强直期：患者突然尖叫一声，意识丧失而跌倒，全身肌肉强直，呼吸暂停，持续 10～20s。脑电图表现为额区、中央区呈广泛性高幅 20～50Hz 棘节律，随后棘波频率渐慢，波幅逐渐增高。

阵挛期：肌肉呈阵挛性抽搐，幅度由小逐渐增大，频率渐慢，伴心率增快、血压上升、瞳孔散大，历时 20～40s。脑电图表现为连续性棘节律消失，阵挛性肌肉收缩一次，随之出现一阵棘波，肌肉松弛又出现一阵节律性慢波或间歇性电静息。在最末一次阵挛后棘波也消失。

恢复期：强直痉挛逐渐停止，呼吸恢复正常，此时口吐白沫、肌肉松弛，持续约 3min。此时脑电图表现为电静息或低幅慢波。若进入睡眠，可出现睡眠波。随着患者的意识逐渐恢复，δ 波增高变快转为 θ、α 节律。直至清醒后才恢复到发病前的脑波水平。

70%～80% 发作间歇期患者可有不同程度的异常：①发作性异常波：棘（尖）波、棘（尖）-慢波综合或爆发性高幅慢波发作。②非发作性异常波：见于不同程度的基本节律的慢化和不规则化。原发性癫痫背景脑波多属正常，继发性癫痫脑电图背景多为异常或呈局限行性改变，两侧脑波不对称不同步。

（6）West 综合征（婴儿痉挛症）：呈高幅失律脑波。

（7）Lennox-Gastaut 综合征：脑电图有异常的背景活动，小于 3Hz 棘-慢波，常有很多灶性异常，睡眠时见快节律爆发。

3. 不能确定为局灶性或全身性的癫痫和综合征　①以新生儿发作：脑电图常出现抑制爆发活动。②婴儿期重度肌阵挛癫痫：脑电图呈广泛性棘-慢波和多棘-慢波，有光敏感性和局灶异常。③慢波睡眠相持续性棘-慢波癫痫：慢波睡眠时出现持续性弥漫性棘-慢波。④获得性癫痫失语症（Lanbau-Kleffner 综合征）：脑电图见多灶性棘波，以及棘波和慢波发放结合在一起。

四、脑电图在康复功能评定中的应用

脑电图检查是康复评定的其中一项评定方法，对患者的功能状况（包括性质、程度及其影响）及潜在能力作出评估和分析，应贯穿整个康复的始终。①能客观地反映大脑皮质功能，对病情及康复过程中的预后的判断提供依据。②有助于判断病变的部位、指示病变范围，从而使康复治疗措施更加准确、有效。③对癫痫的诊断，尤其是外伤后癫痫的判定有重要的价值。

（金　晶）

第二节 肌电生理检查

神经肌肉电诊断是应用先进的探测和记录肌肉、神经生物电活动的一种技术。它以定量的电流刺激来观察神经和肌肉的兴奋性或观察肌肉在松弛和收缩时生物电活动变化以及用特定的外界刺激（包括体感、视觉、听觉）来了解中枢神经系统应答过程中产生的生物电活动。它遵循神经系统的生理特性和解剖学原则，临床上利用它诊断中枢神经系统和周围神经系统的运动及感觉的功能障碍，进行定性、定位、定量的分析。是康复医学中重要的客观的功能检查和疗效评定的方法之一，在制定康复治疗措施时也是一重要客观依据。

一、肌电图

（一）概述

1. 定义　肌电图（electromyography，EMG）是一种探测和记录肌肉的生物电活动检查技术，通过这种检查技术取得的资料，有助于分析肌肉松弛和收缩时各种正常和异常的表现。临床上利用它诊断和鉴别诊断中枢性和周围性神经系统疾病和损害，包括运动终板疾病和肌肉疾病。

运动单位是肌肉功能的生物学单位，它由脊髓前角细胞及轴突、终板以及受其支配的肌纤维所组成。运动单位的大小因其所支配的肌纤维数目的多少和不同的肌肉而各异，其支配的肌纤维数目由几条至 2 000 条不等，范围直径 5～10mm，各运动单位支配的范围有重叠。一般来说，肌肉越大，运动单位也比较大和数目比较多（图 3-2）。

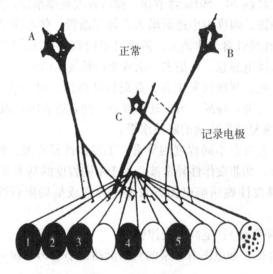

图 3-2　运动单位

肌电图主要反映运动单位的电活动，它的基础是一条条肌纤维的电活动。正常肌纤维在静止松弛状态下肌纤维外没有电活动，但在肌纤维内（膜内）与肌纤维（膜外）存在着一个电位差，称静息电位（膜电位）。当肌纤维兴奋时，由于极化膜的崩溃和电位的消失（即去极化）产生可传播的电活动，称为动作电位。

2. 肌电图检测内容　在临床肌电图检测中，所记录的不仅是一条肌纤维的电活动，而是数十条肌纤维的电活动。因此，肌电图检测技术从 4 个方面检测进行：①插入电活动：是针电极插入肌肉时，肌纤维被电极移动时的机械刺激的结果。②静息期：当肌肉完全松弛时无异常自发电位。③肌肉随意收缩时运动单位动作电位的特征性表现（如波幅、时限、波形、电位数等）。④肌肉最大用力收缩时募集电位的情况。

（二）正常肌电图

1. 肌肉松弛时肌电图的表现　肌肉在完全放松状态下所采集到的肌电信号。

（1）插入电活动（insertion activity）：插入电活动的产生是由于针电极插入肌肉时，正常会引起短暂的电位发放，每次移动针电极都会产生，持续一般在1 000ms内。但在失神经支配的肌肉及某些疾病（如肌强直、多发性肌炎等）容易激惹起插入电活动活跃和延长，其起始波常为负波。

（2）电静息（electrical silence）：当健康的肌肉完全松弛时，肌纤维没有收缩，因此肌肉电极记录不到电活动，这种征象叫作电静息。电静息是一种正常表现，荧光屏上表现为一条近似平直的基线。

（3）自发电活动（spontaneous activity）：在正常情况下，肌肉完全松弛时，如果针电极在终板区可录取出终板电位（end plate potentials），它是小的单相或双相电位，开始均为负相。

2. 随意收缩时肌电图的表现　肌肉在主动收缩时所采集到的肌电仪号。

（1）正常运动单位动作电位（normal motor unit actionpotential）：当正常肌肉随意收缩时，出现正常运动单位动作电位，它是由一个前角细胞所支配的一组肌纤维组成，几乎但非完全同步收缩所形成的综合电位。其解剖和生理特性基于其神经支配比例，肌纤维密度、传导速度以及神经接头传递功能的不同亦有差异。但在正常情况下，综合电位有其特征性表现。其基本参数如下（图3-3）。

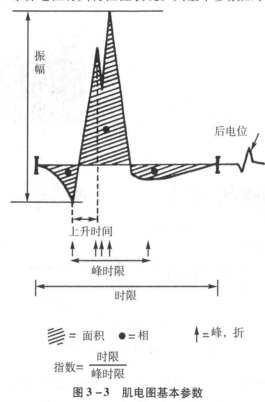

图3-3　肌电图基本参数

1）波幅：指电位的峰值，又称振幅。正常运动单位动作电位的波幅为300~2 000μV。

2）时限：指电位的变化从离开基线至回到基线的持续时间，是一个非常重要的数据，针电极的移动对它的影响较波幅小得多，其正常范围一般在5~12ms。

3）相位：是指一个运动单位动作电位的综合电位，从离开基线再回到基线的次数再加1而得。它可以是单相、双相或三相、四相。如果多于四相，称为多相电位。这是同步化不好或有肌纤维脱失的表现。正常肌肉的综合电位一般为双相或三相，多相电位<15%，>30%肯定存在异常。考虑多相波时应注意不同的肌肉。

（2）干扰相（interference pattern）：当肌肉轻用力随意收缩时，运动单位动作电位互相之间可清晰地分开，电位的时限和形状可被分辨。如果肌肉收缩的力量增加，更多的运动单位被动员参与，当肌肉最大用力收缩时，许多运动单位动作电位彼此相互重叠波形，叫作"干扰相"。干扰相是健康肌肉在最大用力收缩时的正常特征性表现。

（三）异常肌电图

肌电图学所研究的是细胞外的肌电活动。在肌源性和神经源性病损中会出现异常自发电位和运动单位动作电位的变化，它是临床检查的延伸，必须结合病史以及其他临床检查共同分析，才能更好地解决临床上的问题。

1. 肌肉松弛时肌电图的表现　常见异常表现主要有以下几种。

（1）纤颤电位（fibrillation potential）：纤颤电位是短时限低波幅的自发小电位，其时限范围是 0.5~2ms，波幅为 30~150μV，频率每秒 2~10 次。它的波形为双相，即开始为正相，后随一个负向（图 3-4B）。纤颤电位是由单个肌纤维自发收缩所引起。典型的纤颤电位是频率规则的发放，而频率不规则的纤颤电位，是多个肌纤维发放的结果。

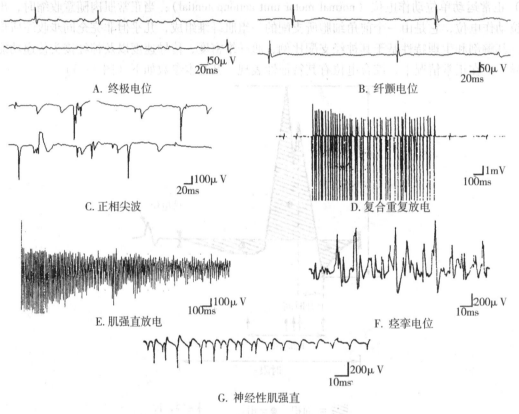

A. 终极电位　　　　B. 纤颤电位

C. 正相尖波　　　　D. 复合重复放电

E. 肌强直放电　　　　F. 痉挛电位

G. 神经性肌强直

图 3-4　部分异常肌电图波形

对下运动神经元疾病，纤颤电位是肌纤维失神经支配的有价值的指征，一般失神经支配 2~3 周后才出现。在肌肉疾病如肌营养不良、皮肌炎和多发性肌炎，也很常见。这可能是继发性神经纤维炎或退行性变和神经末梢逆行变性产生。

（2）正相尖波（positive sharp wave）：正相尖波是肌肉失神经支配时出现的另一种自发性电活动。正相尖波的时限比纤颤电位长，但波幅差不多。它的波形包括一个开始的正相尖峰，跟着一个缓慢低平的负相，总的持续时间可 >10ms（图 3-4C）。正相尖波的起因是单个肌纤维的放电。

（3）束颤（fasciculation）：束颤是一群肌纤维的自发性收缩，典型的束颤可在前角细胞病变时出现。但在神经根病、嵌压神经病以及肌肉 - 痛性束颤综合征中也可出现，可分为良性束颤和病理性束颤或称为复合性束颤（图 3-5）。

（4）肌纤维颤搐（myokymic discharges）：与束颤单个运动单元发放不同，肌纤维颤搐是一个复合的重复发放，呈规律性爆发发放（图 3-4D）。多见于面部肌肉病损、脑干胶质瘤和多发性硬化及周围性脱髓鞘病损。

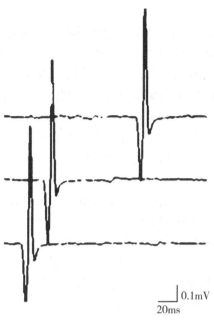

图3-5 束颤电位

（5）强直放电：肌强直与肌强直样电位，是插入电活动延长的一种特殊形式，代表一组肌纤维的同步放电，整个电位以一定的频率重复发放。肌强直电位其波幅和频率呈逐渐增大然后又逐渐减少，持续数秒或数分钟（图3-4E）。肌强直样电位又称怪异形高频放电，其特点是突发突止或突然变形，波幅和频率无渐增渐减变化。

肌强直电位见于先天性肌强直或紧张性肌营养不良。肌强直样电位见于肌营养不良、多发性肌炎和多种慢性失神经状态，如运动神经元病、神经根病和慢性多发性神经病。

（6）群放电位：是一种时现时消的群放电位，若是规则性的多见于帕金森病、舞蹈病、痉挛性斜颈。不规则的群放电位见于姿势性震颤、脑血管意外痉挛性瘫痪的肌肉（图3-6）。

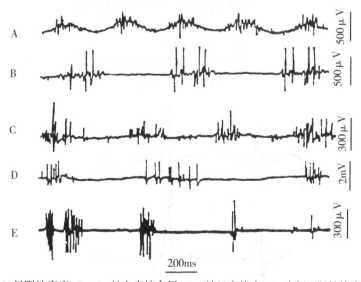

A.局限性癫痫；B、C.帕金森综合征；D.神经官能症；E.半侧面肌抽搐症

图3-6 群放电位

2. 随意收缩时肌电图表现　常见异常表现有以下几种。

（1）运动单位动作电位的变化：运动单位动作电位的相位超过四相以上，叫作多相电位。多相电位常在病理情况下出现，如神经变性、神经再生以及肌肉疾病时出现多相电位，分别称为群多相电位和短棘波多相电位（图 3-7）。

神经再生电位（regeneration potential）：在周围神经病损后常发生神经病变，并随后神经再生，神经纤维的传导功能、传导冲动的速度均较健康神经纤维慢，受损神经所支配的肌纤维一部分获得再生的神经轴突分支支配。而另一部分肌纤维尚未获得神经再支配，因此运动单位动作电位变为时限延长的多相电位，叫作"神经再生电位"。它是高波幅长时限的多相电位，又称作群多相电位（图 3-7A）。

巨大运动单位电位（giant motor unit potential）：多见脊髓前角细胞病变，其变化是一部分前角细胞完整无损，而一部分前角细胞受损变性。这时尚存的前角细胞的轴突发出分支去支配失去神经的肌纤维。这样肌肉内运动单位的总数减少，但剩下的运动单位的范围却扩大了。这些扩大了的运动单位动作电位，其时限延长超过 12ms，波幅升高超过 3 000μV 以上，甚至高达 1 000μV（10mV），但相位单纯，由于同步性加强，一般二相或三相，而且是同一相似的电位。这种电位称作"巨大运动单位电位"。

肌病电位（myopathy potential）：肌病时肌纤维受损，运动神经元是不减少的，只是组成运动单位的很多纤维却遭受变性，因此运动单位内包含的肌纤维数目减少，致使动作电位的平均时限缩短，电位的波幅也降低，收缩时由于变性程度不一，所以很不同步，而呈现多相电位。这种多相电位是低波幅短时限的多相电位，即肌病电位，又称棘状波多相电位（图 3-7B）。

同步电位：在同一肌肉上，用两根针电极在间距大于 20mm 沿肌纤维走行直角垂直插入同时引出动作电位时，如两者同时出现称为同步电位。如同步达 80% 以上称为完全同步电位（图 3-8）。同步电位是脊髓前角细胞病变的特征性电位，也是肌源性和周围神经疾病的鉴别指标。脊髓的其他疾病，神经根和神经丛的疾病，如果累及脊髓前角均可出现同步电位。

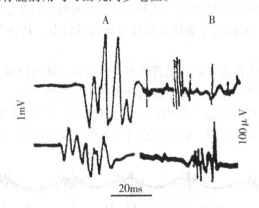

A. 群多相电位；B. 短棘波多相电位

图 3-7　多相电位

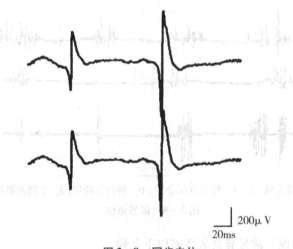

图 3-8　同步电位

（2）干扰相的变化　健康肌肉在最大用力随意收缩时，肌电图表现为干扰相。当由于各种病损影响到肌肉的神经支配时，肌肉最大用力随意收缩时没有足够的运动单位参与活动，因此运动单位动作电位减少，在肌电图上不出现干扰相，而表现干扰相减少称为干扰波减少。如周围神经病损时，其干扰波减少的程度取决于肌肉的失去神经支配的程度。完全失神经支配的肌肉，当试图用力收缩时，完全没有动作电位出现，这种现象叫作"病理性电静息"。如前角细胞病变时，某一肌肉所支配的前角细胞完全变性时，则该肌肉呈软瘫状态，少许前角细胞变性时，在用力收缩时呈现稀疏的巨大电位，则可称为单纯相。

通过对最大用力收缩时运动单位动作电位的数目来划分肌肉的肌力等级，这比徒手肌力测定更具客观性和准确性以及可比性。在肌肉疾病中，虽有程度不同的肌纤维变性缺失，但神经元没有变性，一般尚有足够的运动单位参与活动，因此当肌肉最大用力时仍呈干扰相，但这种干扰相由棘状波多相电位组成，它与正常肌肉的干扰相不同，叫作"病理性干扰相"。

（四）肌肉瘫痪时肌电图的评定价值

肌电图不论在中枢性瘫痪、周围性瘫痪及肌肉疾病所致的躯干与肢体功能障碍的诊断、评定上，还是在预后的分析上都具有非常客观的指标。

1. 中枢性瘫痪的肌电图评定 中枢性瘫痪的急性期，肢体功能障碍的早期多数呈软瘫状态。这时肌电图表现为患侧肢体的近端、远端的屈伸肌均呈现病理电静息，此时肌纤维不能有效地收缩，故不会产生动作电位。实则是脊髓处于一种失控状态，称为脊髓休克（但非本身病损所致），此期一个月左右。随后患侧肢体进入共同运动期，此时肌痉挛的肌电图表现为动作电位持续，意识支配痉挛肌松弛或在医护人员指导帮助下可以达到电静息状态。此时是康复治疗、功能训练的最佳时期。如果肌电图显示患侧肢体痉挛肌呈强烈持续状态，并且多个同一功能的肌肉均同样表现，任何指导和帮助均不能做到肌肉松弛。肌电不能显示电静息，则为进入强化共同运动期。这是康复治疗和训练最难度过的一期。如果患侧肢体的伸肌、屈肌也即痉挛肌和它的拮抗肌同时进行功能活动，肌电图同时显示动作电位，这时已达到分离运动期。通过肌电图检测客观地评定中枢性瘫痪处于哪一阶段，可作为初期、中期、后期的康复效果评定的指标。

2. 周围性瘫痪的肌电图表现 周围性神经损害，表现为迟缓性瘫痪，严重时表现为病理性电静息，通过运动单位动作电位的数量，肌电图可进行肌力的量化分级。这比徒手肌力测定更客观、更准确。也可依据异常自发电位、运动单位动作电位的表现，进行定性（是神经源性或是肌源性）、定位（神经受损水平是哪一节段的神经或是哪一水平的脊髓损害）、定量（严重程度）的评定。同时根据上述损害程度、范围可估计预后情况和指导制订康复治疗计划。

二、神经传导速度测定

（一）概述

神经传导速度（nerve conduction velocity）测定是测定周围神经功能的一种检查方法。它是利用电流刺激引起激发电位，从中计算兴奋冲动沿神经传导的速度。所以神经传导速度测定是电流刺激检查方法与肌电图记录检查方法的联合应用。神经传导速度测定，分为运动神经传导速度测定和感觉神经传导速度测定。

国内外常测定的神经，上肢是正中神经、尺神经、桡神经、肌皮神经和腋神经，下肢是股神经、腓神经、胫神经和坐骨神经，也可以测定的神经有副神经、隐神经及股外侧皮神经以及面神经和三叉神经等，也可通过 F 波测定 F 波传导速度、H 反射以及诱发电位来测定神经近端的损害。

（二）运动神经传导速度测定

1. 测定和计算方法 在一条神经的经路上，选定两个刺激点，一个远端一个近端。负极置于神经的远端，其刺激引起神经去极化，先经刺激找出最佳反应刺激点，然后加大刺激强度以至超强，引出最大肌肉动作电位，即 M 波。以 M 波始点不随刺激量增加为完全，记录电极均置于神经支配的远端肌肉，计算传导速度需要测定神经通道上的两个点。在远端点刺激所得的潜伏时，称末梢潜伏时。近端点刺激的传导时间为近端潜伏时，其减去末梢潜伏时，称为传导时间（即远端和近端刺激点之间的传导时间），两刺激点之间距离传导时间除以即为该神经的运动神经传导速度（图 3 - 9）。

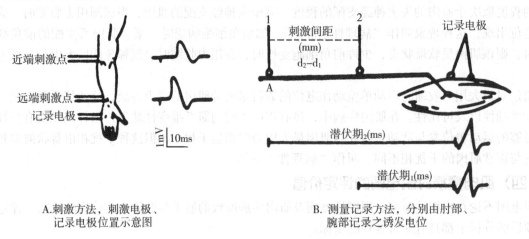

A.刺激方法，刺激电极、 B. 测量记录方法，分别由肘部、
　记录电极位置示意图 　腕部记录之诱发电位

图 3 - 9　运动神经传导速度测定

测定时避免引起误差，首先刺激反应肌肉动作电位应相似，刺激强度和放大倍数一致。

2. 异常情况　可见于以下两种情况。

（1）神经失用：跨病灶的肌肉动作较病灶远端的肌肉动作波幅低平。若是轴索断伤，则在病灶近端只能引出波幅明显低平的肌肉动作电位。

（2）髓鞘脱失：在病变部位近端刺激时，传导减慢而波幅相对正常，则提示节段性髓鞘脱失。若是轴索变性，潜伏期延长或传导速度减慢，但波幅明显低平。

（三）感觉神经传导速度测定

1. 测定和计算方法　测定感觉神经传导速度时，刺激和记录电极的位置与运动神经传导速度不同。即以电流刺激神经的远端，多数是手指或足趾的末梢神经，顺向地在近端两个点记录激发电位，再除两记录点之间的距离便得出感觉神经传导速度。

2. 异常所见　由于感觉动作电位微小，潜伏期是从伪差到动作电位正峰起始时间。其异常与运动神经传导相似。①明显的神经传导速度减慢有利于髓鞘脱失的诊断。②轴索断伤时波幅明显低平。

（四）F 波传导速度测定

F 波既可以作为运动神经传导速度的一个部分，也可以作为一个单独的测量项目。它弥补了近端神经传导功能检测的不足。F 波是经过运动纤维近端的传导又由前角细胞兴奋后返回的电位，这样便可以组成一份完整的报告，使周围神经病的定位诊断更为准确和全面。目前已在周围神经病损中被广泛应用，也被认为是有价值的测定方法。

1.F 波的生理基础　以超强刺激作用于某一神经，可以在其远端记录到一个晚期肌肉电位，这个兴奋首先逆向传导至脊髓前角细胞，前角细胞被刺激，兴奋再顺向引起相应肌肉的动作电位，其潜伏期和波形多变而且易缺失。其原因是回返放电只发生在一小部分的运动神经元，而非全部。另外也可因远端轴索在有髓鞘脱失的节段上被阻滞，而 F 波不能引出。

2.F 波的潜伏时和波幅　F 波由于组织电生理的原因，其出现很不规则、潜伏时有长短之差，其差值约为几个毫秒。波幅的变异也很明显，从相位、峰值和面积、形态都是多样的。它们是否存在一定的规律及临床意义，将有待进一步研讨。

3.F 波传导速度测定　F 波传导速度的测定也可分为远端和近端。上肢和下肢的测量稍有不同（图 3 - 10）；但原则都一样。即远段 F 波传导时间 F 腕（踝）减去运动神经传导速度测定时的 M 腕（踝）潜伏时，再减去在前角细胞转换时耽搁的 1.0ms，由于 F 波潜伏时是一个来回的传导时间，所以应除以 2，得出的结果才代表远段的 F 波潜伏时。距离的测量是上肢腕至肘，肘至颈，棘突的和。下肢是踝至腘，腘至大转子、大转子至腰₁棘突的和。因此 F 传导速度（FWCV）计算公式如下：

$$FWCV = \frac{距离相加的和（mm）}{肘-C_7（L_1）（F肘-，M肘-1）/2（ms）} = \cdots （m/s）$$

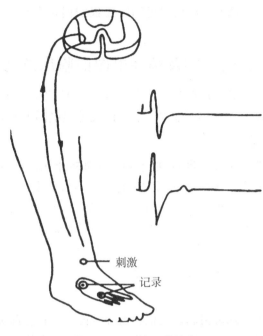

图 3-10 F 波及其检查

4. 临床应用 吉兰-巴雷综合征是较常见的多发性周围神经病，它的损害可以在根、神经近端和远端。如果急性期在根和近端有病灶，F 波就可以消失，而恢复期又复现。F 波的延长提示近端有脱髓鞘改变。其他如糖尿病性神经病、尿毒症性神经病、臂丛和根性神经病损、脊肌萎缩症等，F 波均有较明显的延长。

（五）H 反射

电刺激胫神经，在 M 波位置之后出现的激发电位称之为 H 反射。它在 1 岁以前的新生儿中可在许多神经中引出，但到了成人期，则只在胫神经出现。在进行胫神经运动神经传导速度检测时，当刺激量轻微或 M 波刚出现时，H 波即明显出现，随着刺激强度的加强，H 波减少，M 波逐渐加大，M 波最大时 H 波消失。H 反射原理如（图 3-11）。

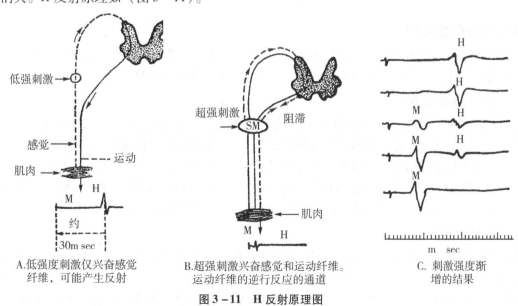

A.低强度刺激仅兴奋感觉　　B.超强刺激兴奋感觉和运动纤维。　　C. 刺激强度渐
纤维，可能产生反射　　　　运动纤维的逆行反应的通道　　　增的结果

图 3-11 H 反射原理图

1. H 波正常值　潜伏时 30 ~ 35ms，两侧之间差 < 1.4ms，波幅 H/M 比值 < 64%。

2. H 波临床意义　由于正常反射也由网状结构下行纤维所抑制，当上运动神经元病损害了这些纤维时，抑制减弱，出现了 H 反射亢进，表现为潜伏时短，波幅增高，波形多相，H/M 比值 > 64%。所以 H 反射的变化反映了上运动神经元病变。H 反射可因腰骶根的损害而有改变，如 S_1 根受损其表现多为 H 反射消失或者潜伏期延长。

三、肌电图及神经电图的临床意义

从脊髓前角细胞至肌纤维，即沿运动单位通道的 4 个解剖位置上（前角细胞、轴突、运动终板及肌纤维）任何一个部位发生病理改变，都可能引起肌电图及神经电图上的异常变化。

（一）脊髓前角细胞病变

脊髓前角细胞病变包括脊髓灰质炎、进行性变性的运动神经元疾病（包括进行性脊髓性萎缩症、进行性延髓麻痹、原发性侧索硬化、肌萎缩性侧索硬化、进行性脊肌萎缩症）、婴儿型脊髓性肌萎缩、脊髓压迫（指腰痛、椎间盘移位或脊椎骨质增生等压迫前角）、脊髓空洞（指病变侵犯至前角），另外还可以包括神经型肌萎缩。还有如帕金森病也可表现为失神经的肌电图异常，可检出典型的前角细胞损害的巨大电位。若病变累及周围神经，F 波传导速度、运动神经传导速度均会减慢。脊髓灰质炎后遗症的肌电图也将为手术评定及手术后功能训练提供指标。

（二）前根病变

任何引起神经根受压的原因，均可引起神经根压迫综合征。在临床此类病损不少见，它可以单独影响到运动或感觉纤维，也可同时累及，如肿瘤、血管异常、囊肿、脊椎骨折、脊髓周围脓肿、骨关节增生、椎间盘脱出等均可引起本病，可表现为肌无力、肌萎缩、腱反射低下或消失、痛性痉挛和肌肉束颤。肌电图检测运动单位动作电位在急性期减少，而更主要的是 2 ~ 3 周后将出现大量的纤颤电位和正相尖波。传导速度检测也很有意义。

肌电图可作为神经根受压的诊断及定位诊断的检查方法，按照不同肌肉的神经节段支配去判断受压的部位，肌电图对神经受压的诊断准确性可高达 90%。

（三）周围神经病

多发性周围神经病的发生不拘年龄和性别，一般呈慢性发展过程，如吉兰 - 巴雷综合征、糖尿病性周围神经病、砷中毒、尿毒症合并周围神经炎、非神经炎等。在肌电图上均表现为传导速度的减慢，F 波传导速度更敏感和全面。下运动神经元的病和肌肉疾病往往必须依赖肌电图和神经电图来进行鉴别诊断。

（四）周围神经损伤

神经损伤分 3 类，即神经失用、轴突断伤、神经离断。根据出现纤颤电位、正相电位的多少、随意收缩时干扰相的变化，可间接判断伤情，为临床是否行手术探查提供参数。

（五）运动终板疾病

临床上遇到肌无力的患者均应想到原发性的重症肌无力、肌无力综合征、肉毒中毒等，还应想到继发于运动神经元病以及某些神经病的神经肌肉接头障碍。典型的肌电图特征是当病变肌肉重复一系列同样动作时，运动单位电位出现"衰减现象"，即电位的振幅迅速地递减和电位刺激更简便易行，即低频刺激时呈现递减现象，递减最大不超过 15%，频率提高后开始可递减但继而递增。同时还可做腾喜龙试验，注射后，再进行重复电刺激或一系列动作，振幅可见升高及推迟了肌肉的疲劳出现。

（六）肌肉疾病

肌病是指原发于骨骼肌细胞的疾病，常见的是进行性肌营养不良、先天性肌营养不良和获得性肌病（多发性肌炎、甲亢性肌病、激素性肌病等）。

肌肉疾病其运动单位一般不减少，但由于肌纤维变性缺失，使运动单位的结构改变，其特征是低波幅、短时限的棘状波多相电位。

（七）肌肉兴奋性异常的神经肌肉疾病

这种疾病组造成肌肉兴奋性异常的病理生理可以是在肌膜，也可以在神经轴索末梢、周围神经干或中枢神经系统，它包括萎缩性肌强直、先天性肌强直和先天性副肌强直。肌电图呈高频重复放电并渐见减弱至平静。

四、诱发电位及其临床应用

诱发电位（evoked potential，EP）是神经电生理研究中的新发现。神经系统接受多次感觉刺激时生物电活动发生改变，通过平均叠加记录下来称为诱发电位。

（一）概述

1. 诱发电位的产生　诱发电位的结构基础是神经元，神经元是神经系统的基本组成核心，它能产生、扩布神经冲动并将神经冲动传递给其他神经元或效应细胞。但神经元种类繁多，形状各异，而其结构包含胞体、树突和轴突 3 个细胞区。树突在胞体附近反复分支，为神经元提供接受传入信号的网络。轴突从胞体向远处延伸，引导兴奋朝远处延伸，为神经冲动传导提供通路。

诱发电位的产生与神经瞬时电信号沿神经纤维的传导有关。无髓鞘轴突传导通过已兴奋区（活动区）和未兴奋区（静息区）之间的电紧张性扩散和局部电流实现。一旦未兴奋区的去极化达到阈值，该区即可产生自发再生，由被动去极化转为主动去极化，依次向邻近的区域发展产生兴奋冲动的传导。有髓鞘轴突的传导方式也是如此，不同的是传导的方式是从一个郎飞结跳到另一个郎飞结，故其传导兴奋的速度较无髓鞘快速。

2. 诱发电位的分类　诱发电位可分为周围神经系统诱发电位和中枢神经系统诱发电位，后者又可分为脊髓、脑干和皮层 3 种，以刺激性质的不同分听觉诱发电位、视觉诱发电位和体感诱发电位等，以神经传导的方向分为感觉性诱发电位和运动性诱发电位，也可按潜伏期长短等来分类。

3. 诱发电位命名法　按诱发电位出现的先后顺序与极性来命名。以 P 表示正向波，N 表示负向波，如 P_1N_1、P_2N_2 等表示，第一个出现的正相波即称 P_1 波，视觉诱发电位常以此命名（图 3-12）。

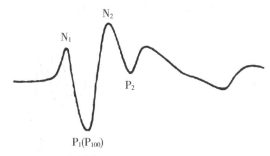

图 3-12　视觉诱发电位

按诱发电位的极性和平均潜伏时来命名。如 $N_9N_{20}P_{15}P_{40}$ 等，N_9 即是在平均潜伏时 9ms 出现的负向波，躯体感觉诱发电位常以此命名（图 3-13）。

按记录的部位命名如马尾电位、腰髓电位、颈髓电位等。按各诱发电位出现的先后以罗马字顺序命名即：Ⅰ、Ⅱ、Ⅲ、Ⅳ、Ⅴ等，脑干听觉诱发电位常以此命名。

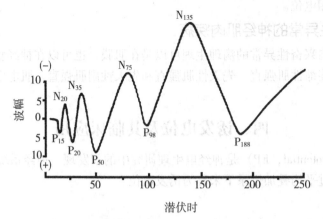

A.按诱发电位极性平均潜伏时命名

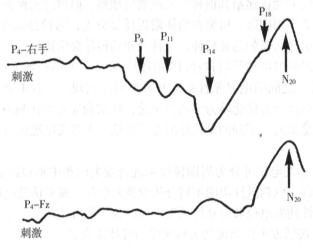

B.按记录部位命名

图 3 – 13　躯体感觉诱发电位

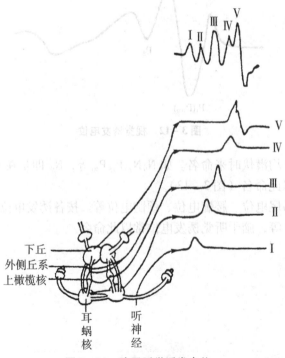

图 3 – 14　脑干听觉诱发电位

（二）诱发电位的神经发生源

人类诱发电位的神经发生源，更多的来自手术直接记录和临床病理或影像学相关研究。到目前为止，多数诱发电位的解剖学的发生源都尚未能肯定，只是短潜伏时诱发电位有些成分的主要解剖发生源相对明确。但需要记住，每一个成分可能由几个相邻解剖学结构所产生，而一个结构也可与几个波成分产生关系，尤其是头部记录的远场电位，决非单一的神经发生源。

1. 模式翻转诱发的视觉电位（PRVEP）　从后枕头皮记录到的模式翻转诱发的视觉电位（PRVEP）多数成分为枕叶皮层起源。它含有两种来源不同的成分。

（1）原始成分：即起自视觉感受器的视觉冲动，经外侧膝状体换元后直接达枕叶。

（2）辅助成分：亦称非特殊成分，起自视觉感受器的冲动，经网状结构和丘脑弥散性投射系统而达枕叶。

电极放置于枕叶外粗隆越远，所记录到的诱发电位含这种辅助成分就越多，所以准确安放电极可使这种辅助成分大为减少。

2. 脑干听觉诱发电位（BAEP）　各波的发生源主要在脑干同侧听系，由罗马数字标定 I～VII 波。

（1）I波：与听神经颅外段的电活动有关，是动作电位或突触后电位。

（2）II波：有两个发生源，一个是听神经颅内段，另一为耳蜗核的突触后电位。

（3）III波：与上橄榄核或耳蜗核的电活动有关。

（4）IV波：与外侧丘脑系神经核团的电活动有关。

（5）V波：除与外侧丘脑系有关，尚涉及下丘核的中央核团。

（6）VI波：为内侧膝状体突触后电位。

（7）VII波：涉及听放射和原始听皮层。

3. 短潜伏期体感诱发电位　体感诱发电位（SLSEP）是因反复刺激皮肤，多由中枢神经系统的体表投射部位记录而得，其成分分别代表脊髓、脑干和大脑皮质等部位，故可作为中枢神经系统主要诊断手段之一。它有上、下肢 SLSEP 之分。

（1）上肢 SLSEP：N_9 为臂丛，电位，用非头参考颈$_7$记录时，N_{11} 为颈髓后索远场电位，N_{20} 为体感皮层一级原发反应，是刺激对侧中央后回记录，在中央前回记的 P_{22} 和 N_{30} 可能起源于 4 区域、6 区域及 9 区域。

（2）下肢 SLSEP：马尾电位为周围神经监护电位，其作用与上肢 N_9 类同，腰髓电位则起源于腰髓后角突触后电位，刺激胫后神经时对侧中央后回记录为 P_{40}，是一级体感皮层的原发反应。

五、诱发电位在临床上的应用价值

诱发电位是继脑电图和肌电图之后临床电生理学的第三大进展。临床上，诱发电位可用来协助确定中枢神经系统可疑病变，帮助病损定位，监护感觉、运动系统的功能状态，为预后和康复治疗提供确切指标，因此它是神经内科、神经外科、康复科等的有力工具，能为临床医疗、科研提供有价值的资料。

（一）视觉诱发电位的临床应用

1. 视神经炎和球后视神经炎　PRVEP 对视神经的脱髓鞘疾病很敏感，约 90% 以上的患者都有 PRVEP 异常。

2. 多发性硬化　是中枢神经系统的脱髓鞘疾病，临床表现为四肢无力甚至瘫痪，智力意识均有不同程度下降迟钝，有学者提示 95% 以上的患者 PRVEP 异常，而且异常变化显著，P_{100} 延长达 30ms 以上。

3. 弥散性神经系统病变　包括：①脊髓小脑变性；②肾上腺白质营养不良；③进行性神经性腓骨肌萎缩症；④帕金森病；⑤慢性遗传性舞蹈病；⑥恶性贫血；⑦慢性肾病；⑧脊髓病，尤其是慢性病变患者；⑨脑肿瘤和脑梗死等。以往对这些疾病不了解其有视觉系统的损害，但经检测都发现有 PRVEP 异常，无疑给这些疾病提供了又一个临床客观指标，同时给治疗方案也提出了新的要求。

（二）听觉诱发电位的临床应用

脑干听觉诱发电位 BAEP 可以提供听力学和神经学两方面的资料，常用于下列神经系统疾病的检测。

1. 听神经痛　是 BAEP 最敏感的检测的病变。

2. 小脑脑桥脚肿瘤　如果已出现脑干和颅神经症状，这时不难诊断，如果肿瘤较小时，则 BAEP 便会帮助早期发现。

3. 脑干髓内肿瘤　BAEP 的阳性率很高。

4. 脑干血管病　脑干出血，脑干梗死，BAEP 异常率更高。另外，过性脑缺血发作或可逆性卒中发作，阳性表现文献报告不一致，但可提供异常变化指标。

5. 脑死亡　BAEP 各波均不能引出或 I 波可见，此时可判定脑死亡。

6. 其他　多发性硬化、脑桥中央髓鞘溶解症、白质营养不良。

（三）体感诱发电位的临床应用

体感诱发电位在临床上应用很广泛，亦即从皮层到末梢的神经功能均可通过调整记录电极，精确地检测不同节段部位的情况，给临床一个明确的指标和解释。

当周围神经、神经丛、神经根、脊髓前角和后索、脑干以及皮层受损时，从不同部位记录相应的改变。尤其是大脑皮质和皮层下神经元受损时，SEP 晚成分会有异常改变，它比脑电图更敏感，更易于比较和分析。因此，临床上对如下疾病均可进行 SEP 检测：①各种周围感觉、运动神经病损；②各种原因所致神经根和脊髓受损疾患；③各系统的脱髓鞘疾病；④颅脑疾病和损伤（包括脑血管意外疾病）；⑤各种中毒和中枢神经系统损害、癫痫、精神疾病及心理研究等；⑥昏迷及死亡等。

（金　晶）

第四章

神经系统疾病的治疗新技术和新方法

第一节 颈内动脉内膜剥脱术

颈内动脉内膜剥脱术（carotid endarterectomy，CEA）是通过外科手段在直观下将堵塞在颈动脉内的粥样硬化斑块去除，预防由于狭窄或斑块脱落引起脑卒中的一种方法。

1954年进行第一次的颈动脉内膜剥脱术（CEA），在随后的几十年里，大量的CEA手术得以开展，到1985年，手术的数量已经达到10万余例。但是，没有大规模的临床试验验证CEA是否优于内科非手术治疗。北美症状性颈内动脉狭窄内膜剥脱研究（North American Symptomatic Endarterectomy Trial，NASCET）和欧洲颈动脉外科研究（The European Carotid Surgery Trial，ECST）先后在20世纪进行了CEA与内科（主要使用阿司匹林）非手术治疗的疗效对比，两研究均证明对于狭窄程度在70%~99%的症状性颈内动脉狭窄的患者，CEA组严重卒中的危险和所有卒中的危险均明显下降，CEA明显优于内科非手术治疗。无症状性颈动脉粥样硬化研究（Asymptomatic Carotid Atherosclerosis Study，ACAS）入选1 662例颈动脉狭窄>60%的无症状患者，进行手术和药物治疗的对比，在平均随访2.7年后，同侧卒中、围术期卒中或死亡的风险在外科手术组患者为5.1%，药物治疗组患者为11.0%，提示对于无症状狭窄的患者CEA治疗可以使之获益。欧美的研究结论推动了CEA在治疗此类疾病中的应用，一度曾经为治疗此类疾病的标准术式。

随着颈内动脉支架手术（CAS）在颈内动脉狭窄患者治疗中的开展，特别是发明保护装置之后，使得CAS的安全性得以明显改善，CEA的地位受到了挑战，对于CAS与CEA孰优孰劣的争论已经进行了十余年，为证明两者的优劣，国际上也进行了大量研究。CREST研究国际多中心随机对照研究，比较了CEA与CAS的安全性与疗效，结果提示症状性患者主要终点事件（30d死亡、卒中、心肌梗死及4年的同侧卒中）发病率两种治疗方法没有区别，并且提示CEA、CAS分别更适合年龄>70岁和<70岁的患者；SAPPHIRE研究提示对于CEA高危患者CAS在有保护装置协助下其围术期的死亡、卒中、心肌梗死的总发病率低于CEA组（分别为4.4%和9.9%），主要终点事件（死亡、卒中、心肌梗死等）发生率明显低于CEA（分别为12.0%和20.1%）。

近些年由于药物治疗飞速发展，治疗更加的规范，有学者认为其疗效较CEA并不差，目前缺乏对CEA与最好的内科非手术治疗的比较。

1. 手术适应证 如下所述。

（1）在过去的6个月内症状性同侧严重颈动脉狭窄（70%~99%）的患者。

（2）在过去6个月内症状性同侧中度颈动脉狭窄（50%~69%）的患者，要根据患者的具体情况（年龄、性别、肥胖、伴发疾病）决定是否手术。

（3）无症状的颈动脉狭窄患者（脑血管造影>60%，多普勒超声造影>70%）。

2. 手术禁忌证 如下所述。

（1）难控制的高血压：血压高于24/15kPa（180/110mmHg）时不宜手术。

（2）6个月以内心肌梗死、心绞痛、允血性心力衰竭。

（3）慢性肾衰竭、严重肺功能不全、肝功能不全。

（4）特别肥胖、颈强直者。

（5）责任血管侧大面积脑梗死，对侧肢体严重残疾。

（6）恶性肿瘤晚期。

（7）对侧 ICA 闭塞。

3. CEA 手术并发症　如下所述。

（1）局部神经损伤：不常见，且多为持续数周至数月的可逆性短暂神经功能缺失，常见受损的神经有喉返神经、面神经、舌咽神经、迷走神经等。精细的外科技术以及丰富的解剖学知识，应用锐性剥离及常规使用双极电凝，将有助于预防大多数脑神经损伤的发生。

（2）高灌注综合征：一般出现在有严重狭窄和长期低灌注的患者，该类患者狭窄的颈内动脉自主调节功能减退，不能根据血压的波动而调节血管的收缩与舒张。表现为头痛、昏睡、癫痫、脑水肿、脑出血等。严格控制血压是最直接有效的方法。

（3）脑梗死或 TIA：表现为突发的中枢神经受损症状和体征，多为是栓塞，原因有术中斑块脱落及术后动脉闭塞。

（4）伤口局部血肿：是常见的并发症，因伤口血肿一般相对较小，几乎很少引起不适，大的血肿、明显的局部压迫症状或有扩散倾向的需要紧急处理。

（5）高血压：很重要的并发症，能够增加术后并发症的危险，如颈部血肿和高灌注综合征，可能由于手术影响了颈动脉窦压力感受器的敏感性。因此，除术前要积极控制高血压外，在分离颈总动脉时应仔细，避免损伤迷走神经和颈动脉窦压力感受器。

（6）低血压：通常都能在 24～48h 恢复。补液或输注升压药物效果较好，严重低血压者应排除心肌梗死的可能性。

（7）狭窄复发：颈动脉内膜剥脱术后可以再次出现有症状或无症状性狭窄，复发的原因可分为局部或全身性因素，而重要的局部决定性因素之一则是颈动脉内膜剥脱部位的残余病灶。因此，手术时应尽可能地将病变斑块剥除干净。

CEA 作为治疗颈内动脉开口部位狭窄最重要的外科治疗方法，已经被证明确实有效，但是由于存在手术风险，由 AHA 公布了 CEA 的质量标准：手术医生须年手术 25 台以上，围术期卒中发生率和病死率须控制在：症状性狭窄患者<6%、无症状性狭窄患者<3%。目前尚缺乏 CEA 与最好内科治疗的疗效观察对比。

（金　晶）

第二节　缺血性脑血管病的血管内治疗

脑供血动脉的狭窄近些年在缺血性脑血管病的重要位置日益受到重视，动脉的狭窄主要通过降低了脑灌注和脑供血量、栓塞、狭窄远端血栓清除能力的下降导致缺血性事件的发生，因此清除狭窄，改善不稳定的狭窄处的斑块，能够提高脑供血和灌注，减少栓塞事件的发生，从而起到预防缺血性脑血管病的发生。对于颈内动脉开口部位的狭窄，可以采用颈内动脉内膜剥脱术（CEA）进行治疗，而其他部位的狭窄到目前为止外科内膜剥脱术尚无法进行有效的干预。近些年来，已经被证明行之有效的治疗心血管病的方法开始在缺血性脑血管病中得到广泛尝试，主要包括血管成形术和动脉溶栓/取栓术。血管内治疗对设备的要求更高，且非有经验的团队不能为之。

（一）脑供血动脉的血管成形术

1979 年，球囊血管成形术首次应用于颈动脉狭窄的治疗。1989 年，首个球囊扩张支架在颈动脉中成功应用。脑供血动脉的血管成形术是通过机械（球囊扩张、球囊扩张联合支架置入等）的方法改善影响供血动脉的病变（动脉狭窄、动脉夹层、动脉闭塞等），目前主要采用的方法是球囊扩张联合支架置入术。

1. 血管成形术适应证　症状性颈内动脉狭窄（＞70%），不适合进行 CEA 治疗（主要是外科治疗的高危人群）；症状性颅内动脉狭窄（>70%）及症状性颅外椎动脉狭窄。

2. 血管成形术禁忌证　合并颅内外肿瘤或 AVM、目标血管侧大脑半球功能严重受损、4 周内发生过卒中、无合适的血管入路、患者或患者家属不配合。

3. 血管成形术的并发症及危险　死亡、心肌梗死、动脉损伤、短暂性脑缺血发作、脑梗死、脑出血和高灌注综合征等。

脑供血动脉的血管成形术近些年来随着器械的发展，其发展迅速，越来越显示了其优越性，对颈内动脉狭窄的甚至可以与 CEA 相媲美，但是其受手术者的综合医学水平和操作技巧的影响很大，所以在对脑供血动脉的血管成形术的术者进行严格有效的培训是很重要的。关于 CEA 与 CAS 的优劣争论可能会持续很长的时间，但是治疗的微创化是医学的发展方向，笔者相信随着 CAS 培训的系统化，术式的规范化，有可能会取代 CEA。大规模的临床试验多在与 CEA 进行比较，但是尚缺乏其与最好的内科治疗相比较的大规模临床试验证据。

（二）动脉内溶栓、动脉内器械取栓术/碎栓术

静脉 t-PA 溶栓是急性缺血性卒中的有效治疗方法，但其存在明显局限性，主要包括溶栓时间窗短（4.5h）、再通率低、用药量大等。鉴于以上缺点，一些研究人员开始关注动脉内溶栓药物的应用，包括尿激酶（UK）、t-PA 和 pro-UK 等。动脉溶栓开始于 1983 年，是近年研究的热点。目前多采用超选择性血管内溶栓，造影确定闭塞部位后，经微导管接在血栓内注药，使得血栓局部较高的药物浓度，提高血管再通率，溶栓过程中反复血管造影，可即时监测血管再通和再通后有无狭窄等。关于动脉内溶栓的典范是 PROACT I 和 PROACT II 研究，两者比较了动脉内 pro-UK+静脉内肝素与动脉内安慰剂+静脉内肝素的效果。与静脉溶栓相比，动脉溶栓有较高的血管再通率，且症状性 ICH 的比例与 NINDS t-PA 研究相似。还有一些关于动脉溶栓的研究结果提示，发病后 3~4h 开始治疗可获得较高的血管再通率及较好的预后。

动脉内器械碎栓/取栓术比血管内药物溶栓治疗更具优势。它操作更快，只需数 min 就能实现血管再通，而动脉溶栓治疗则需要时间较长。器械溶栓颅内和全身出血的发生率也更低，再通率更高，对于大血管采用机械方法更有效。取栓/碎栓术不仅能够直接取出血栓，而且还通过破碎血栓或通过血栓，增加溶栓药物与血栓的接触，从而增强纤溶药物的药理作用。血管内器械干预治疗可分为血管内器械取栓、器械碎栓及两者联合三方面，这方面器械有 Microsnare、Neuronet、Penumbra、Merci Retriever、AngioJet 等。脑缺血多种机械取栓研究（MERCI）为国际性、多中心、前瞻临床研究。该研究的对象是发病 8h 以内、存在大血管闭塞的急性卒中患者，且为不适宜接受静脉 rt-PA 溶栓或静脉溶栓治疗未成功的患者。研究结果提示静脉 rt-PA 溶栓后进行机械取栓和仅采用机械取栓是同样安全的，对于不适宜静脉 rt-PA 溶栓治疗以及静脉溶栓失败的急性缺血性卒中患者，采用第一代和第二代 MERCI 装置进行机械取栓，对于病变血管的开通是有效的。

1. 动脉内溶栓和动脉内器械取栓术/碎栓术的适应证　发病 8h 内由大脑中动脉闭塞导致的严重脑卒中不适宜静脉溶栓的患者；发病 24h 内后循环闭塞导致严重脑卒中的且不适合静脉溶栓的患者；没有使用溶栓药和动脉内治疗的禁忌证。

2. 动脉内溶栓和动脉内器械取栓术/碎栓术的禁忌证　超过时间窗的严重卒中患者；NIHSS 评分 >30 分，<4 分；6 周内有卒中发作史、卒中发生时有癫痫发作、临床提示蛛网膜下隙出血；颅内出血史或颅内肿瘤、难治性高血压、30d 内曾行外科手术或创伤、90d 内曾有头部外伤、14d 内有出血或活动性出血、口服抗凝 INR >1.5。

3. 动脉内溶栓和动脉内器械取栓术/碎栓术的并发症同血管成形术　动脉内溶栓和动脉内器械取栓术/碎栓术仍存在局限性，其中最主要的局限性在于自发病至开始治疗的时间差及治疗开始至出现血管再通的时间延误。如，在 PROACT II 研究中，自发病至开始治疗的时间差中位数 >5h；该技术对术者和其合作团队及仪器的要求更高，需要熟练的介入操作和丰富的脑血管病相关知识。另外，有些研究表明，血管再通并不意味着良好的临床结局，血管再通还不能替代临床终点作为疗效评价的指标。

（金　晶）

第三节 功能神经外科在神经内科的应用

采用手术的方法修正神经系统功能异常的医学分支是为功能神经外科学（Functional Neurosurgery），早期亦称生理神经外科学、应用神经生理学。功能神经外科是运用各种手术或技术对中枢神经系统的某些结构进行刺激、破坏或重建，实现新的各系统平衡，达到缓解症状、恢复神经功能的目的，改善中枢神经系统的功能失调。

最早开展功能性神经外科工作是 Horsley，但真正将功能神经外科工作用于临床是 1947 年 Spiegel 和 Wycis。20 世纪 60 年代中期开始，随着各种定向仪的研制成功，较以前更加准确，疗效明显提高。

1. 功能神经外科的适应证　药物治疗效果差的帕金森病、难治性癫痫、微血管减压术能够治疗的疾病（三叉神经痛、面肌痉挛、舌咽神经体痛）、癌性疼痛及顽固性疼痛、小儿脑瘫等。

2. 功能神经外科的禁忌证　尽管功能神经外科手术在帕金森病、癫痫和疼痛等功能性脑病的治疗上获得了巨大的成功，但尚有部分功能性脑病不能采用功能神经外科手术，如：

（1）患者不满 18 岁或超过 65 岁。

（2）合并有其他急慢性疾病，如酗酒、镇静药及违法药物的滥用。

（3）合并偏执型或边缘型、反社会型、表演型的个性异常是相对的手术禁忌证，逃避或强迫症型个性异常不是禁忌证，随焦虑症的治疗成功该组症状可以消除。

（4）合并有中枢神经系统病变，如脑萎缩、痴呆或肿瘤。

3. 功能神经外科的检测方法　如下所述。

（1）电生理技术的临床应用：神经电生理技术（肌电图、诱发电位及细胞内、外放电记录技术等）使手术的靶点更为精确，而且还应用于手术患者的选择和术后疗效的预测和评估，广泛应用于运动障碍病、癫痫、疼痛等疾病的手术靶点的选择和确认。应用微电极技术有助于靶点的最终确认。

（2）实时磁共振成像（interventional MR imaging，iMRI）技术：利用开放式磁共振仪进行磁共振成像（MRI）影像实时引导手术，使得操作台上即可以清晰地看到所要定位的手术靶点，三维重建技术为手术提供了良好的角度和方向，提高了手术的疗效。但是 iMRI 设备和检查费较昂贵，限制了它的普及和应用；对患者体动敏感，易产生伪影，不适于对急诊和危重患者进行检查。

（3）功能性磁成像（functional MR imaging，fMRI）技术：可以一次成像同时获得解剖与功能影像，被广泛地用于人脑正常生理功能、脑肿瘤和癫痫的术前评价，协助制订手术方案并最大程度保留神经功能。但其扫描时间长，空间分辨力不够理想；对体内有磁金属或起搏器的特殊患者不能使用。

（4）正电子发射扫描技术（PET）：PET 扫描技术通过扫描颅内各分区的代谢情况，来判定病变的范围和程度。目前已在癫痫的手术中广泛应用。但是其体层面有限，造价高，正电子核素大都由加速器产生，半衰期短，制作和标记条件要求高。

4. 功能神经外科植入材料　如下所述。

（1）脑深部电刺激电极：利用脑立体定向手术在脑内某一个特殊的位置植入电极，通过高频电刺激，抑制异常电活动的神经元，从而起到治病的作用，称为深部脑刺激技术（deep brain stimulation，DBS）。由于不破坏脑组织，为患者保留了今后接受其他新的治疗的机会。目前已经广泛应用于帕金森病、原发性震颤、癫痫、肌张力障碍等疾病的治疗。

（2）迷走神经刺激器（VNS）：VNS 类似于 DBS，主要用于各种类型的癫痫患者，控制癫痫发作，有效率在 60%~80%，刺激电极安装在颈部迷走神经上，延伸导线连接安装在胸前锁骨下的刺激器，刺激参数通过体外程控仪控制，可根据术后的病情调节刺激参数，满意控制癫痫。其特点为手术损伤小。

（3）微电脑泵（synchromed pump）：根据症状和病种差异，选择植入的部位和药物。可以在体外程控状态下，根据病情的需要，调节注射药物的速度。

（4）脊髓和周围神经电刺激：装置类似于 DBS，主要用于顽固性疼痛的治疗。避免了长期口服镇痛药的不良反应，难度不高，易开展。

（金　晶）

第四节　立体定向技术

一、立体定向技术的发展

立体定向技术是利用空间一点的立体定向原理，通过影像学定位和测算，确定脑内某一解剖结构或病变部位，即靶点在颅腔内的坐标；再采用立体定向仪，将立体定向治疗专用的特殊器械与装置，如微电极、穿刺针、射频针等置入脑内特定靶点，制造毁损灶、消除病变等，以达到进行生理研究、诊断或治疗脑部疾病的目的。其主要特点是定位精确、创伤性小。立体定向术是常用来治疗功能性疾病，如运动障碍性疾病、癫痫、顽固性疼痛、难治性精神病、顽固性三叉神经痛等。由于立体定向技术多是采用毁损靶点病灶，达到治疗的目的，因此一般是药物及针灸、射频等治疗无效的情况下才采用。

立体定向技术的完善需要建立与之配套的立体定向计划系统，实际上是一种先进的神经影像融合计划系统，通常以 CT 或 MRI 作为基础图像，并结合脑电图、脑磁图、解剖图谱、神经导航、神经示踪等图像，经过影像学上的融合处理后，设计出不同的治疗路径、对即时的视图反馈信息进行研究、提供脑内靶点体积和结构的治疗前演示，评估不同的治疗入路，利于医生选择最佳路径，提高临床效果。

脑立体定向技术由 Horsley 与 Clarke 创始，当时是为了研究脑的解剖生理。其机制是将颅腔视为一个空间，脑内某一个解剖结构作为靶点。根据几何学的原理，定出靶点的三维坐标。1908 年试制成原始的实验用脑立体定向仪，成功地将电极送到脑内靶点。1947 年，美国学者 Spiegel 与 Wycis 首先应用自制的立体定向仪完成首例人脑立体定向手术，治疗帕金森病取得了成功。这是脑立体定向术发展史上的里程碑。1949 年，瑞典神经外科学家 Leksell 教授首先提出立体定向放射外科的构想，发明了第一代立体定向放射装置，并于 1951 年成功地将多束射线集中聚焦在三叉神经半月节上，治疗三叉神经痛，开创了立体定向放射外科治疗的先河。1955 年，Hassler 报道了刺激和电凝患者丘脑的研究结果，为治疗各种运动障碍性疾病选择靶点奠定了基础。但此阶段确定颅内病变的靶点坐标需要脑室造影，X 线摄片间接定位，然后换算成立体定向仪三维坐标，整个过程烦琐、费时、误差较大。治疗范围主要是功能性疾病。

1972 年 CT 问世以后，现代医学影像学进一步发展，立体定向治疗的发展进入了一个崭新的阶段，具体体现在：①CT 和 MRI 等数字化医疗影像技术为立体定向治疗的发展奠定了基础，把 CT 或 MRI 等影像学资料传输到计算机工作站或治疗计划系统，进行三维重建，直观显示靶点解剖结构和坐标，设计手术的具体参数。②CT、MRI 扫描可以直接显示颅内病变及其靶点，避免了脑室造影间接定位不够精确、术后并发症多的缺点，先进的立体定向仪借助 CT、MRI 引导，实际治疗的精确度误差已降至 ±（0.3 ~ 0.5）mm。CT、MRI 引导的立体定向治疗，也称开放的 CT 或 MRI，利用先进影像技术，随时直接观察靶点或利用探针间接定位靶点。螺旋 CT 及体积扫描技术的广泛应用，使得扫描速度和分辨率提高；MRI 软件和脉冲序列的开发，使得高速成像进一步完善，空间分辨率正在接近 CT 水平。这些进步，为立体定向术创造了良好的发展前景。③伴随着影像学引导技术的发展，立体定向仪也在不断更新，先进的立体定向仪头部框架（或基环）常常能够达到 CT 和 MRI 兼容。今后立体定向仪将继续朝着通用、精确、轻巧方向发展，与之配套的附属设备也将更加完善。

二、脑立体定向技术的基本原理

确定脑内任意解剖结构或病变，即治疗靶点在颅腔内的位置，首先要在脑内找到一个解剖位置相对恒定的结构作为治疗靶点定位的参考点。Ta-lairach 发现第三脑室周边结构的前连合（AC）、后连合（PC）及通过 AC-PC 连线的平面可作为颅腔内的基准面，前连合与后连合可以在 CT 或 MRI 片上显示，并可测量出 AC – PC 线长度。AC – PC 线的位置变动很少，正好位于脑的中线矢状面。AC – PC 线之中点，通常便作为颅腔内三维坐标的原点（O）。通过此原点与 AC – PC 线作为基准，可构成三个相互垂直的平面：①水中面（X），即通过 AC – PC 线的脑水中切面；②冠状面（Y），即通过 AC – PC 线中点（O）并与水平面相垂直的脑冠状切面；③矢状面（Z），即通过大脑两半球的垂直面，此垂直面与 AC – PC 线重叠。上述三个相互垂直平面的交汇点即 AC – PC 线中点，亦即坐标原点（O）；交汇的线段成为 X、Y、Z 线轴。由此可测量出脑内任一目标在 X、Y、Z 平面与线轴上所处的位置数据。由此测出的三个坐标数值，通常以 mm 计算，靶点的位置便确定了。病灶位置可采用立体定向仪所建立的立体定向治疗系统坐标中准确地显示出来：首先对患者进行 CT 或 MRI 扫描，初步确定病灶。随后，在患者的头颅上安装立体定向框架，形成一个三维空间坐标体系，使脑部结构包括在这个坐标体系内，将框架和患者一起进行 CT 或 MRI 扫描，得到带有框架坐标参数标记的患者颅脑 CT 或 MRI 的图像，然后在计算机工作站上实现三维重建。患者颅脑内的各个解剖结构在坐标系内都会有一个相应的坐标值，然后通过脑立体定向仪定义的机械数据来达到该坐标点，从而实现脑立体定向。

多模态图像融合技术在立体定向治疗计划系统中非常重要，在实施治疗前，将脑部的解剖图像与功能图像进行融合。磁共振功能成像技术（functional magnetic resonance imaging，fMRI）目前已广泛应用于脑的基础研究和临床治疗，可以对脑功能激活区进行准确的定位。fMRI 与弥散张量成像（diffusion tensor imaging，DTI）、脑磁图（magnetoencephalography，MEG）、经颅磁刺激（transcranial magnetic stimulation，TMS）等技术相结合，可得到更多的脑功能活动信息。弥散张量成像可据白质张量性质计算出白质纤维束，在三维空间内定量分析组织内的弥散运动，利用各向异性的特征无创跟踪脑白质纤维束，fMRI 与弥散张量成像技术可以建立激活区域的功能连接网络图，有利于解释结构与功能之间的关系。而脑磁图主要反映神经细胞在不同功能状态下产生的磁场变化，可以提供脑功能的即时信息和组织定位，fMRI 与脑磁图技术相结合可以弥补其时间分辨率的不足，可解决脑部区域性活动的时间问题。随着 fMRI 和图像后处理技术的不断改进和完善、高场磁共振机的发展，能够使 fMRI 试验的可重复性和空间定位的准确性大大提高。脑图谱成形以及纤维束跟踪图示等，可以显示大脑的重要功能区以及将解剖图像与功能图像完美的融合，并且勾画出连接各功能区的纤维束，便于医生避开这些组织，准确定位靶点，制订最佳的手术路径。

三、脑立体定向用于功能性疾病的治疗

1. 原发性帕金森病　立体定向术治疗帕金森病已有 50 年的历史，自从 Spiegel 和 Wycis 于 1947 年首次开展立体定向手术治疗帕金森病以来，许多学者做了大量的工作，脑内的几乎所有的核团都被尝试用来治疗帕金森病，到目前为止，最常用和最有效的核团有丘脑腹外侧核（VL）、丘脑腹中间核（VIM）、苍白球（Gpi）和丘脑底核（STN）。20 世纪 80 年代后期，影像学技术的发展和微电极的电生理记录在术中的应用，使核团靶点的定位更加精确，实现了功能定位；其中苍白球腹后内侧部的毁损手术（PVP）对帕金森病的症状改善比较全面，主要表现在僵直和运动迟缓方面，改善为 90% 左右，对震颤和运动并发症也有良好的效果。但核团毁损手术有一定的局限性，术后不可避免出现症状复发，而且双侧 PVP 治疗可能出现严重的并发症，如吞咽困难、言语障碍等。1987 年，法国的 Benabid 首次采用脑深部电刺激（deep brain stimulation，DBS）治疗特发性震颤（ET）取得了突破，后又成功地治疗了帕金森病，DBS 被认为是继左旋多巴问世以来治疗帕金森病最重要的进步，它的优点是非破坏性、可逆性，可行双侧治疗，对症状的改善非常全面，特别是中线症状，不良反应小、并发症少，不存在复发问题，长期有效。通过临床观察和随访，STN 被认为是治疗帕金森病最理想的靶点，DBS 有望最终取代毁损手术。

2. 伽马刀放射外科治疗　该治疗是采用立体定向技术，将 20 个 ^{60}CO 放射源的 γ 射线集中聚焦照射到靶点，毁损病灶，而对周围正常脑组织，几乎没有任何损伤。目前主要治疗帕金森病，根据患者的不同表现，采用毁损不同核团，如以震颤为主的帕金森病，治疗的靶点是在丘脑运动区中的丘脑腹后核或腹中间核；晚期帕金森病，尤其是用多巴丝肼（美多巴）疗效减退后出现僵硬、运动迟缓，毁损靶点是苍白球内侧核。

3. 三叉神经痛立体定向放射外科治疗　有Ⅰ级、Ⅱ级和Ⅲ级的证据支持立体定向放射外科治疗难治性三叉神经痛。

目标人群：典型三叉神经痛男女患者，药物难治，常伴有内科并发症及高龄等外科治疗风险；经过其他外科手术治疗后的疼痛复发者。

患者有典型的三叉神经痛，经过适当的药物治疗，可推荐患者行伽马刀治疗，特别是患者伴有并存疾病、进行经皮穿刺毁损三叉神经节有不良反应风险。患者经过药物治疗后不能控制疼痛发作时，可按照自己意愿选择创伤小的伽马刀治疗。伽马刀治疗后继续口服同剂量药物直到疼痛缓解，并且要随访，如果疼痛持续缓解可逐渐减少药物剂量。伽马刀治疗后疼痛复发者或患者对伽马刀治疗的初期有部分疗效者，仍可再次伽马刀治疗，两次伽马刀照射之间的安全间隔时间是6个月。主要不良反应不十分常见，有面部麻木（<10%）、神经变性疼痛（<1%）等。

4. 癫痫　脑立体定向手术治疗癫痫的机制有3个方面：通过立体定向技术确定致痫灶的位置并实施手术毁损；破坏传导癫痫的途径，以阻断痫性放电传播；毁损脑内特定结构，从而减少大脑半球皮质的兴奋性，或增加对其他结构的抑制。其中临床最常用的主要是阻断癫痫放电扩散途径的脑立体定向手术，毁损的靶点一般为杏仁核、海马、Forel H、穹窿和前连合等区域，有效率50%~77%。

伽马刀治疗癫痫的适应证比较局限，主要是颞叶内癫痫、局灶性癫痫，致痫灶单一，定位明确，治疗范围不宜>4cm。

伽马刀治疗癫痫的禁忌证：癫痫样放电广泛而弥散；定位不明确；致痫灶>4cm。

5. 立体定向术用于其他神经内科疾病的治疗　该方法适用于一些经各种治疗无效的顽固性疼痛，恶性肿瘤引起的癌痛、精神性疼痛等；肌张力障碍；精神方面疾病。

（金　晶）

第五节　神经导航技术

神经导航（neuronavigation，NN）是指采用各种技术，术前设计手术方案、术中实时指导手术操作的精确定位技术，意义在于确定病变的位置和边界以保证手术的微创化及完整切除。

神经导航主要有3种：立体定向仪神经导航、磁共振影像神经导航、超声波声像神经导航。

常规神经导航技术是应用解剖影像，精确定位脑内靶目标，实现颅脑手术微创化。功能神经导航是利用多图像融合技术，把靶目标的解剖图像、功能皮质和传导束图像（经功能影像检查获得）三者融合一起，结合导航定位技术，实现既要全切病灶，又要保留脑功能结构（功能皮质和皮质下传导束）和功能。功能神经导航可保护患者术后肢体活动、语言、视觉等不受影响。

神经导航手术临床应用于颅内肿瘤及神经内科某些疾病的治疗，如帕金森病、肌张力障碍、精神方面疾病等。

（金　晶）

第六节　神经干细胞移植

神经干细胞（neural stem cells，NSCs）是具有自我更新和多向分化潜能的一类细胞，在适当条件下可以分化为神经元、星形胶质细胞及少突胶质细胞。NSCs的概念由Reynolds和Richards在1992年首先提出，彻底改变了以往认为成年人中枢神经系统不能再生的认识，为神经系统损伤类疾病提供了一种新的治疗途径。

Gage将NSCs的特性概括为三点：①其可以生成神经组织或来源于神经系统；②有自我更新能力；③可通过不对称细胞分裂产生新细胞。

神经干细胞不仅能促进神经元的再生和脑组织的修复，而且通过基因修饰还可用于神经系统疾病的基因治疗，表达外源性的神经递质、神经营养因子及代谢性酶，为许多难以治疗的神经系统疾病提供了新的治疗途径。

NSCs 来源较多，主要通过以下的途径获得：①来源于骨髓间质干细胞和多能成体祖细胞及脐血细胞，脐带血造血干细胞易分离，为神经干细胞移植较好的细胞来源；②来源于神经组织，已证实，成体哺乳动物中枢神经系统中存在两个神经干细胞聚集区，侧脑室下区和海马齿状回的颗粒下层；③从胚胎细胞和胚胎生殖细胞等经定向诱导分化而来。

NSCs 的具有多向分化潜能，通过不对称分裂分化成神经元、星形胶质细胞和少突胶质细胞三种主要神经组成部分；NSCs 具有自我复制和自我维持的能力，在一定条件下通过对称分裂维持干细胞库的稳定；NSCs 为未分化的原始细胞，不表达成熟细胞抗原，具有低免疫原性，故移植后相对较少发生异体排异反应，有利于其存活。

NSCs 的增生、迁移和分化不仅受细胞自身基因调控，还与细胞所处的微环境密切相关，分化过程中需要多种生长因子的协同作用，中枢神经系统中各种因子对发育期细胞都有着非常重要的影响。

NSCs 由于具有增生分化的可塑性，移植后的神经干细胞可以在神经系统内良好存活，能够大量增殖、迁移到不同的部位，分化成为相应的细胞类型，从而修复缺失的神经元和神经胶质，所以，NSCs 成为神经系统细胞移植的良好来源。成年人脑中确实存在神经干细胞，在一定的条件下（如注入诱导因子）可以进行增生、迁移和分化，分化出新神经元，可替代损伤的神经元而发挥功能。而且还可以在体外通过转基因技术对 NSCs 进行基因转导，可携带多个外源基因到体内，整合到宿主脑组织中并在宿主脑内迁移，使其成为基因治疗的良好载体。

目前，使用 NSCs 移植治疗神经科疾病的尝试很多。颅脑外伤和脑血管病导致的神经系统的后遗症，目前缺乏好的治疗策略，NSCs 移植为此类疾病提供了新的思路。有学者已经通过动物实验证明，NSCs 移植对改善脑卒中后遗症，国内报道临床使用蛛网膜下隙注射 NSCs 可以改善卒中患者后遗症状。

NSCs 移植治疗帕金森病，不仅可以补充凋亡的多巴胺能神经元，而且可以分泌神经营养因子减缓多巴胺能神经元的凋亡，从而长期改善患者的症状，通过基因工程将神经营养基因转入 NSCs，经移植进入脑内可以增加 NSCs 的分泌，可促进多巴胺能神经元分泌多巴胺，还可对多巴胺能神经元起到保护作用。

国内外的神经科学工作者已经使用 NSCs 移植治疗中枢神经系统慢性退变性疾病（帕金森病、亨廷顿病、阿尔茨海默病）、癫痫、多发硬化、血管性痴呆以及中枢神经系统肿瘤等进行动物治疗试验，有的已经进行了有益的临床尝试，治疗效果尚可。

NSCs 移植虽然前景很令我们向往，但是有许多问题没有解决。缺乏足够的证据来评价 NSCs 移植在神经功能恢复方面所起的作用。没有直接证据证明移植后能获得成熟神经元的全部特征或者获得功能性神经元。NSCs 移植在动物实验及临床观察时，均发现移植细胞存活时间较短、存活率不高、治疗效果不确切等缺陷。

（金　晶）

第七节　基因治疗

基因治疗（gene therapy）是指通过在特定靶细胞中表达该细胞本来不表达的基因，或采用特定方式关闭、抑制异常表达基因，达到治疗疾病目的的治疗方法。基因治疗中枢神经系统疾病作为一种新的治疗方法，具有广阔的研究、应用和开发前景。

但血-脑屏障的存在，许多具有潜在治疗价值的 siRNA 或 DNA 不能从外周循环顺利转运到脑内。常规的脑部基因治疗手段是将基因载体通过立体定位手术直接注射入脑内。这种方法的弊端是基因扩散范围小，且难以控制，不利于基因治疗在人体的应用。非侵入性的方法是将 siRNA 或 DNA 从外周血管转运入中枢神经系统内。

近些年，随着基因研究的发展，各国学者对神经系统疾病进行了大量的研究，目前主要集中于癫痫和帕金森病，亦有学者对脊髓损伤修复、神经胶质瘤治疗、肌萎缩侧索硬化、亨廷顿病、脊髓小脑性共济失调、家族性阿尔茨海默病等进行了动物实验研究。

癫痫发作是基因治疗的重要靶点，病毒载体介导的基因治疗能产生神经元的稳定转导，影响神经元的兴奋性。由于促生长激素神经肽和神经肽Y，能调节神经元的兴奋性，故很多学者把研究的方向放在两者的基因表达因子对抗癫痫方面的作用。有学者已经使用该种方法在动物实验中取得疗效。还有的学者通过病毒载体达到保护神经系统损伤的神经元凋亡和死亡的效果，特别是海马。基因治疗对癫痫的治疗将会主要集中于对难治性癫痫的治疗。

帕金森病病变部位局限，受累神经元较为单一，被认为是适合进行基因治疗。基因治疗帕金森病主要有3条途径：①引入保护基因，使多巴胺能细胞免受损害；②导入神经营养因子基因，维持多巴胺能细胞功能和延长寿命；③导入调控和（或）分泌基因，表达酪氨酸羟化酶分泌多巴胺。同时也可以进行多基因联合转移提高疗效。目前帕金森病基因治疗还处于动物实验阶段，常用转移载体包括病毒载体（腺病毒载体、单纯疱疹病毒载体、腺相关病毒载体以及反转录病毒载体）、质粒载体，转基因路径主要包括直接法和间接法，前者就是直接将目标基因转入动物治疗靶区，后者则将目标基因首先在体外转入适当的靶细胞，再将转基因靶细胞植入动物脑内，常用的是直接法。

基因治疗应用于临床治疗尚存在许多问题，如如何确定治疗时机、如何对目标基因进行调控。因此，这种新的治疗技术在临床的广泛应用仍需时日。

（金　晶）

第五章

脊髓疾病

第一节 硬脊膜外脓肿

椎管内脓肿是一种急性化脓性感染，可发生于硬脊膜外间隙、硬脊膜下间隙或脊髓内。其中硬脊膜外脓肿（spinal epidural abscess，SEA）最为常见，硬脊膜下脓肿和脊髓内脓肿极为罕见。硬脊膜外脓肿为椎管内硬脊膜外间隙的局限性脂肪组织和静脉丛的化脓性感染，引起硬脊膜外间隙内有脓液积聚或大量肉芽组织增生，造成脊髓受压。此外，脊髓动、静脉及硬脊膜外静脉丛的化脓性炎症可引起脊髓血供障碍，造成严重的脊髓功能障碍。本病属于神经外科急症，它所引起的脊髓损害往往急剧且严重，如不及时诊治，致残率及致死率均很高。

一、病因

脊髓硬脊膜外脓肿的发病率较低，但近年随着静脉内使用违禁药品的逐年增多及诊断技术的不断提高，其发病率亦逐年增加。脊髓硬脊膜外脓肿可发生于任何年龄，以青壮年多见，男性多于女性。大多数继发于其他部位的感染，以皮肤疮疖或蜂窝织炎为最常见。也可由其他脏器化脓性感染如肾周脓肿、肺脓肿、乳突炎、卵巢脓肿及细菌性心内膜炎等，或由全身败血症引起。也可由相应或相近节段毗邻的皮肤疮疖、脊椎化脓性骨髓炎等感染直接蔓延。偶见于开放性损伤或经腰椎穿刺直接植入病菌。亦有难以查得原发病灶者。

致病菌以金黄色葡萄球菌为最多见，亦可为肺炎双球菌、链球菌等。致病菌进入椎管的途径可由血行或淋巴转移，椎管附近病灶直接播散或沿脊神经鞘进入。另一甚少见的途径为脊髓腔穿刺时误将致病菌带入而致感染。硬脊膜外间隙开始于枕骨大孔，下达骶椎，腹面硬脊膜与椎体相连较为紧密仅有潜在的间隙，故硬脊膜外间隙以背侧与外侧为明显。颈椎的硬脊膜外间隙不明显，下行到胸段时硬脊膜外间隙较宽大，充满脂肪，并有丰富的血管供应。故由血行性所产生的硬脊膜外脓肿多发生于胸椎的中下段的背侧，腰骶段次之，颈段和上胸段极少见。

二、病理分类

硬脊膜外脓肿可分为急性、亚急性及慢性三种，以急性多见。

1. 急性硬脊膜外脓肿　急性期病理改变为组织充血、渗出，大量白细胞浸润，脂肪组织坏死，在硬脊膜外腔有多量脓液积存，常形成大小不同的袋状脓腔，有时病变可累及软膜、蛛网膜，使其血管充血增多。

2. 亚急性硬脊膜外脓肿　在硬脊膜外腔可有脓液与肉芽组织同存。

3. 慢性硬脊膜外脓肿　硬脊膜外为肉芽组织，外观上无感染征象或明显的脓液，但有时可培养出细菌。

由于硬脊膜外腔压力增高，脓液可以纵行扩散，病变可累及数个节段。脓肿可压迫脊髓，同时由于炎性病理变化可引起蛛网膜及脊髓实质不同程度的炎症反应，阻碍了脊髓静脉的回流。脊髓根动脉发生感染性血栓形成，使脊髓实质血液循环障碍加剧，从而出现脊髓水肿、软化和横断性病损。

三、临床表现

本病可发生于任何年龄，以 20~40 岁多见。病原菌可通过多种途径入侵，包括血源性感染、创伤性感染、硬脊膜外穿刺或原因不明。

1. 急性脊髓硬脊膜外脓肿　起病骤急，临床特点为根痛出现后，病情发展迅速，很快出现瘫痪。典型的临床表现可分为三期。

（1）脊椎痛及神经根痛期：初期仅表现为发热、乏力、胸背部疼痛，临床表现不典型。在全身感染后数日，即可出现感染的脊椎有剧烈的疼痛，局部棘突有压痛、叩击痛，同时可有相应的神经根痛。全身症状有寒战、高热，周围血常规中白细胞增多，有时出现败血症。

（2）脊髓早期功能障碍期：很快出现两下肢无力，病变水平以下感觉减退，括约肌功能障碍。

（3）完全瘫痪期：自脊髓功能障碍出现后，很快出现瘫痪，常在数小时或一两天内出现两下肢完全瘫痪，反射消失、感觉丧失、尿潴留等急性横贯性脊髓损害症状，诊断则比较容易。

脑脊液动力测定有椎管腔阻塞现象。脑脊液中白细胞数可正常或轻度增高，蛋白定量显著增高，而糖定量大多数正常。如腰椎压痛明显，感觉水平很低，估计病变在腰椎部时，则腰椎穿刺时尤须注意。穿刺针达椎板后，应拔出针芯，然后将穿刺针缓慢推入，如有脓液以便流出，防止将病原菌误带入脊膜腔。上海交通大学医学院附属仁济医院曾有 2 例在做腰椎穿刺时遇有脓液流出的患者。

2. 慢性脊髓硬脊膜外脓肿　病程较长，常超过数月，甚至可达数年，患者常不能记得急性感染史，有时可忆及发病前曾有高热史，可能有腰疼痛史，以后出现束带状痛，下肢肌力减退。常因脊髓根动脉受压或静脉栓塞，引起脊髓病变。其表现与髓外肿瘤相似。

四、诊断

由于有些病例无法找到原感染灶，临床表现多样并缺乏特异性，且该病在临床上相对少见，故误诊率非常高，而及时的诊断和治疗可大大降低病残率及病死率。目前除了提高对该病的警惕性外，采取有效特异的检查方法变得非常重要。

特异性的早期诊断有赖于对全部病史的了解，包括易感因素、实验室数据、影像学检查等。血常规检查多数有白细胞总数明显升高，中性核升高，但也有少数为正常表现。怀疑该病时，多不主张行腰穿脑脊液检查。有研究发现，几乎所有患者的血沉都明显升高，且血沉的升高程度常与患者的临床表现、影响学检查结果一致，可作为评价治疗效果、指导进一步治疗的指标。

脓液细菌培养结果病原菌多为金黄色葡萄球菌，少数为肺炎双球菌及链球菌，部分病例无细菌生长，可能与术前使用抗生素有关。

本病的好发部位位于上、中胸段硬脊膜外腔的后方及侧方，这与胸段较长及其解剖结构特殊有关。病灶累及范围可达数个脊髓节段，在个别情况下可累及椎管全长，甚至向颅内扩展。

凡临床表现有急性全身性感染症状，在数小时或短期内出现根痛及脊髓横断损害的症状，有明显脊椎压痛，又能找到感染病灶者，应考虑脊髓硬脊膜外脓肿可能。硬脊膜外穿刺抽出脓液是确诊的直接证据，但有引起蛛网膜下隙感染的危险，操作要十分小心。脊柱 X 线平片多无改变，脊髓造影可见椎管内梗阻，并有充盈缺损。MRI 可显示病变，T_1W 像呈低信号，T_2W 像呈高信号。

目前 MRI 是确诊 SEA 的有力工具。通过平扫及增强扫描，可以了解到脊柱椎体及周围软组织情况，脓肿的范围及成分，鞘膜囊受压的情况及脊髓损伤的程度。而且通过复查，还可以作为评价疗效的指标。另外，非侵袭性的 MRI 检查可避免通过注射造影剂或穿刺抽吸而将感染带至蛛网膜下隙的危险，对椎管完全梗阻的患者，还可以避免注射造影剂加重神经损伤。

对于背痛及可能怀疑本病的患者应做全面的体格检查，立即查血沉、血培养。经验证实，血培养的阳性结果常与后来的脓液培养结果相一致，从而可以提前确定病原，指导早期治疗。若血沉明显升高，应急诊行 MRI 检查。

影像学检查是诊断 SEA 的主要方法，脊柱 CT 扫描使 SEA 的早期诊断成为可能，有助于手术方案的制定；CT 扫描结合脊髓造影能够提高 SEA 的诊断率；MRI 对 SEA 的诊断准确率达 91%，是诊断 SEA 的首选方法。

目前诊断急性硬脊膜外脓肿最为可靠和准确的方法是 MRI，可以显示病变的部位、范围及脊髓受压情况，为手术提供依据。

五、鉴别诊断

本病主要应与急性脊髓炎、脊柱转移癌、椎管内肿瘤、蛛网膜炎等病症相鉴别。

本病需与急性脊髓炎鉴别。后者起病骤急，亦有急性感染史，但无明显脊椎痛及根痛，压颈试验时示脊髓蛛网膜下隙通畅。

对逐渐出现脊髓功能症状，又不能忆及急性感染史的慢性病例，脑脊液检查白细胞数略增，蛋白定量显著增高，脊髓造影显示脊管腔阻断者，须与脊髓肿瘤鉴别。脊髓肿瘤如位于硬脊膜下，往往位于一侧，常有脊髓半切征，脊髓造影呈"杯口状"充盈缺损；脊髓肿瘤如位于硬脊膜外，虽然脊髓造影呈柴束状阻断，但往往以恶性转移性肿瘤较多见。患者年龄较大，发病较快，脊椎平片常可见骨质破坏，结合原发病灶的搜索可资鉴别。

对于背痛及可能怀疑本病的患者应做全面的体格检查，立即查血沉、血培养。经验证实，血培养的阳性结果常与后来的脓液培养结果相一致，从而可以提前确定病原，指导早期治疗。若血沉明显升高，应急诊行 MRI 检查。

六、治疗

对确诊病例，应尽早做手术处理，其疗效与手术早晚有密切关系。如在脊髓功能障碍的早期进行治疗，预后较好；如在完全瘫痪期进行手术，瘫痪往往不能恢复。为此，对诊断明确的急性硬脊膜外脓肿，应作急诊手术处理。手术目的在于清除脓液和肉芽组织，解除对脊髓的压迫，并作充分的引流。手术时应切除病变部位椎板，上下界达正常硬脊膜，侧方以不损伤小关节为限。硬脊膜不可打开，以免感染向硬脊膜下腔扩散。局部用加抗生素的生理盐水反复冲洗。伤口内不要留置骨蜡、明胶海绵等异物，以免异物反应，使伤口不易愈合。切口部分缝合，伤口内留置橡皮条或硅胶管引流条，术后每日用抗生素盐水向伤口内反复冲洗。按脓液培养所得的细菌敏感试验给以相应的抗生素治疗。亚急性及慢性硬脊膜外脓肿，亦需手术将脓液及肉芽清除。术后采用康复治疗以促进脊髓功能早日恢复。

SEA 一经确诊，即应采取积极有效的治疗措施，其治疗分手术治疗和药物治疗。常用的手术方法为椎板切除术，但仍有通过椎板切除术而加重临床症状或引起脊柱不稳的病例报道。据统计，硬脊膜外脓肿平均累及 3 个节段。对于未合并脊柱感染的硬脊膜外脓肿，单纯椎板切除术＋脓肿引流术即可，多不需另行后固定术。对于未合并脊柱脊髓炎的 SEA 患者，其脓肿多位于腹侧。必须强调的是，除了腹面减压外，还应根据患者的一般情况、切除椎板的数目及椎体破坏的程度来决定是否采取植骨或后固定术，否则许多患者会因脊柱不稳而逐渐出现坐位时痛，以及进行性加重的脊柱后凸。

药物治疗应于诊断明确后立即进行。根据引起硬脊膜外脓肿的常见病原体为金黄色葡萄球菌，在血培养结果尚未出来时，常选用耐青霉素酶的青霉素类抗生素与氨基苷类抗生素联用。若患者对青霉素过敏，可以试用万古霉素。然后根据血培养或脓液培养＋药敏结果，适当更换有效的抗生素。对于未合并脊柱感染的 SEA 患者，药物治疗应持续 4 周左右；若合并脊柱感染，抗生素至少应用 6 周。但在临床上，药物治疗的持续时间应根据患者的临床表现、血沉及 MR 检查结果而定。

手术是治疗 SEA 的首选方法，常用的手术方法为：①椎板切除术，是治疗 SEA 的首选方法；②椎板切开术，主要适用于儿童 SEA 患者，以防儿童在多个椎板切除后出现脊柱后凸、半脱拉、脊柱不稳定等并发症；③在 X 线引导下经皮穿刺脓肿引流也是一种治疗方法，主要应用于腰椎硬脊膜外脓肿的治疗。

保守治疗适用于：①未出现神经功能障碍的患者；②患有其他疾病不能耐受手术的患者。尽早确定病原菌以及应用有效的抗生素是十分重要的，选用抗生素的标准是：①对金黄色葡萄球菌有效；②毒性低，以便能够长期应用；③能透过骨组织。Ingham 等推荐氟氯西林、氨苄西林、庆大霉素和甲硝唑联合应用。Mampalam 等推荐第三代头孢菌素和主要对葡萄球菌有效的抗生素（如万古霉素或新青霉素Ⅲ）联合应用。抗生素一般应用 4~6 周，最长可用 12 周，首先应该静脉用药，病情平稳后改为口服用药。

早期诊断和早期治疗是影响预后的关键因素，术前瘫痪的时间和脓肿的范围对预后也有影响，一般认为术前瘫痪时间超过 48h 者，术后很难完全恢复。所以，早期诊断和在出现神经功能障碍前及时、有效地治疗是提高 SEA 疗效的关键。

（张　丹）

第二节　脊髓梅毒

脊髓梅毒是由苍白密螺旋体感染引起的脊髓疾病，包括脊髓痨、梅毒性脑膜脊膜炎、脊髓脑膜血管性梅毒等类型。脊髓痨为主要形式，是脊髓的实质性受损。典型症状包括闪电样疼痛、感觉性共济失调及自主神经功能障碍（尿失禁等）。

一、病因及发病机制

梅毒的中枢感染均开始于梅毒性脑膜炎，通常是无症状性脑膜炎，只有通过腰穿检查才可以发现。如果不进行治疗或治疗不彻底，部分无症状性神经梅毒可以发展为多种类型的症状性神经梅毒，如脑膜血管梅毒、麻痹性痴呆、脊髓痨等，其中 1%~5% 发展为脊髓痨。

二、病理

脊髓痨病理改变主要是脊髓的后根与后索的退行性变，病变主要在腰骶区，病理上可见脊髓后根变薄、变灰，后柱退行性变，后根神经节显示神经元轻度减少，炎症可以沿着后根发展，但周围神经变化很少。

三、临床表现

1. 脊髓痨　通常在患者最初感染梅毒后 15~30 年出现。男性多于女性。

常先出现病变神经根支配区域的疼痛异常，90% 的病例有闪电样疼痛，或呈撕裂样、敲击样，尖锐而短暂，可以在全身游走，但以腿部为主，也可出现其他感觉异常，如发冷、麻木、刺痛或不同程度的触觉、痛觉、温度觉障碍。随着病程发展，出现深感觉障碍，共济失调。患者站立或行走时摇晃不定，两腿分开很宽。查体见跟膝胫反射消失，Romberg 征（+），但肌力基本保持正常。有的病患行走时，会出现腿部猛然上抬，行走用力，撞击在地板上，称为"拍打性脚步"。

瞳孔异常十分常见（90% 以上的病例），可表现为瞳孔不规则、不等大。部分呈现 ArgyllRobertson（阿·罗）瞳孔（对光反射消失，但调节反射存在）。大多数患者有上睑下垂、视神经萎缩、眼肌麻痹。

大约 20% 的病例出现内脏危象，以胃危象最为突出，患者上腹部突然出现疼痛，随后向全身扩散或上达胸部。也有其他少见内脏危象表现，如咽喉危象，伴有吞咽动作和呼吸困难发作；肠危象：急性腹痛、腹泻、里急后重；泌尿道危象：痛性尿不尽、排尿困难等。这些情况可能与不同水平的后根不完全损伤有关。骶段脊髓后根受损时还出现括约肌功能障碍，膀胱感觉迟钝，张力下降，出现充盈性尿失禁，尿潴留。部分患者还可出现便秘、巨结肠和阳痿。

足部穿透性溃疡和 Charcot 关节是脊髓痨的特征性并发症。Charcot 关节是一种神经性关节病，以膝、髋、踝和腰椎为主。可能与骨关节缺失有关，但也有理论认为是支配关节的感觉神经，尤其是痛、温、位置觉丧失，正常关节的保护性反射消失，使关节反复受损造成。病变先由骨关节炎开始，逐渐出现脱臼、骨折、骨质破坏等。

2. 梅毒性脑膜脊膜炎　少见，病变主要以双侧皮质脊髓束为主，称为 Erb 痉挛性截瘫。特征为进

— 73 —

行性肌无力和痉挛，相比较于脊髓痨，其运动症状明显，而感觉症状较轻。脊髓脑膜血管性梅毒还可以出现脊髓前动脉综合征。

四、辅助检查

梅毒血清学检查阳性，包括：①非特异性抗体试验：快速血浆反应素试验（rapid plasma regain，RPR）、性病研究试验（venereal disease research laboratory，VDRL）；②特异性抗体试验：密螺旋体抗体荧光吸收试验（fluorescent treponemal antibody absorption，FTA－ABS）、免疫定位试验（trepone－mal pallidum immobilization）TPD 等。

脑脊液检查：活动性病变患者脑脊液异常。大约10%的患者脑脊液压力增高；50%的患者脑脊液淋巴细胞增多（5～165 个/mL）；超过50%的患者脑脊液蛋白轻度升高（0.45～1.0g/L，但很少到达2.5g/L）。脑脊液中性病研究试验（VDRL）阳性具有特异性，但脊髓痨相对其他神经梅毒敏感性较低，腰穿时如发生损伤，血液流入脑脊液中可造成假阳性。

MRI 检查可见脊髓增粗，T_1W 呈现散在等信号病灶，T_2W 呈高信号病灶。

五、诊断及鉴别诊断

临床上出现脊髓后根后索病变，特异性的阿·罗瞳孔，有梅毒感染史，结合特异性的血清及脑脊液梅毒检查的病例，诊断并不困难。但需排除糖尿病、脊柱脊髓损伤、脊髓空洞症、脊髓肿瘤等疾病。患者血糖正常，无外伤史，无节段性分离性感觉障碍表现，有助鉴别，MRI 能更清晰地显示脊髓结构改变。

六、治疗

首选治疗为大剂量青霉素，水溶青霉素200～400 万 U，静脉用药，每4h 1 次，持续10～14d。也可以使用普鲁卡因青霉素，240 万 U 肌内注射（合并丙磺舒 500mg 口服，每日 4 次），每日 1 次，持续10～14d。

青霉素过敏者使用多西环素 200mg，每日 2 次，共 4 周。

疾病治疗期间需要随访检查脑脊液，若脑脊液中细胞增多，则每6 个月复查一次腰穿直至细胞数正常，若脑脊液中细胞数 6 个月内不下降或 2 年后也未恢复正常，要考虑再次治疗。

大剂量青霉素治疗可出现 Jarisch－Herxheimer（赫氏反应），常发生在青霉素治疗 1～2h，脊髓痨患者较其他神经梅毒患者易见此反应，皮质类固醇可以预防。

脊髓痨患者在脑脊液正常后还会有残留症状，需要对症治疗。如出现关节畸形时需行矫正手术，内脏危象时应用阿托品，疼痛时应用阿米替林等。

（张　丹）

第三节　脊髓结核

脊髓结核是由于结核分枝杆菌引发的脊髓非化脓性炎症，发病较少，临床包括结核性脊髓炎和脊髓结核瘤。由于炎症可以波及脊髓、脊膜、脊髓神经根，前者又称为结核性脊髓脊膜炎。而脊髓孤立性结核瘤则极为罕见。

一、病因及发病机制

最常见的发病原因是邻近器官结核的直接蔓延，如结核性脑膜炎向下扩散或相邻椎体结核向椎管内扩散，前者更多见。其他原因如继发于肺结核的血行播散，而原发于脊髓的结核疾病并不多见。

中枢神经系统结核在结核流行区域有较高风险。在发达国家，近年来其上升趋势不能除外与 HIV 流行有关，事实上，结核常是 HIV 感染的首发临床表现。在美国，危险性最高的感染人群是从结核流行区来的移民、AIDS 患者、无家可归者及滥用药物、酒精的人群。

二、病理

脊髓结核在胸段最常见，其次是颈、腰段。病理上可见浓稠的渗出物积聚并包绕在脊髓周围，有时可以侵入脊髓实质，或可以累及动脉发生炎症、阻塞甚至造成脊髓梗死。患者可有结核性肉芽肿及粟粒样结节。结节外观呈小而分散的白色，镜下观察如同其他部位的结节病灶：由类上皮细胞和某些巨细胞、淋巴细胞、浆细胞及结缔组织包绕的中心干酪样坏死区构成。严重者可有空洞形成。

三、临床表现

在结核感染的过程中，脊髓可以通过几种方式受累，如压迫脊神经和脊膜，出现根痛。炎性渗出物可侵袭脊髓实质，引起脊髓横断性损伤，常为不完全性，表现为病变以下肢体无力，感觉障碍及括约肌功能障碍。累及动脉发生脊髓梗死者，则出现血管支配区域的缺血性损伤表现。

脊髓结核瘤孤立性出现较为少见，常伴有脊柱结核性骨炎（Pott 病）一起发生。Pott 病是目前最常见的脊柱肉芽肿性感染，典型症状有椎体破坏和脊柱畸形，脓性或干酪样肉芽组织从受感染的椎体突出，导致硬膜外压迫脊髓（Pott 截瘫）。

四、辅助检查

血液白细胞数正常或轻微增加，血沉加快，结核菌素试验多呈阳性。

腰穿检查示脑脊液压力稍高，但若脊髓蛛网膜下隙狭窄或梗阻，压力会降低。脑脊液中白细胞增多，早期可有多形核白细胞、淋巴细胞，以后主要是淋巴细胞。脑脊液蛋白含量增加，如果脑脊液通路出现梗阻，蛋白含量增高更为明显，脑脊液的糖含量、钠、氯水平均降低。患者若是粟粒状结核或结核瘤，腰穿的结果可以是正常的。

脑脊液抗酸染色可能出现结核菌，但阳性率很低。若进行细胞培养，耗时长，且因结核菌素量通常很少，阳性率也不高。现在临床上可以采用 PCR 的方式，使用 DNA 扩增，对少量结核菌进行检测，速度快，而且阳性率大大提升。

髓内结核 MRI 表现：脊膜增厚，脊髓肿胀，T_1W 呈现等信号或低信号病灶，T_2W 呈现低、等或高信号，增强则显示环状或结节状强化。伴有脊柱结核的患者 X 线片显示脊柱后凸畸形、椎体破坏，常因伴有脓肿而出现椎旁软组织影。

五、诊断及鉴别诊断

患者出现亚急性或慢性脊髓受累表现，既往一般有结核病史，结合相应 MRI 及脑脊液检查，诊断并不困难。需与脊髓蛛网膜炎和其他原因的亚急性、慢性脊髓炎相区别。

脊髓蛛网膜炎：症状起伏波动，腰穿检查常有椎管部分阻塞，脑脊液细胞正常，蛋白含量正常或轻度升高，糖和氯化物正常。脊髓造影示造影剂呈"点滴状"，呈现特征性"烛泪"表现。其他急性或慢性脊髓炎：应考虑病史，并结合 MRI 及脑脊液的检查。

六、治疗

脊髓结核的治疗要联合应用多种药物。目前推荐的方案为异烟肼、利福平、吡嗪酰胺联合乙胺丁醇或链霉素。利福平、链霉素和异烟肼均能很好地穿透血脑屏障。若 2 个月后，症状改善较好，3 联或 4 联用药可以减至 2 个药物联用，一般是异烟肼加利福平，维持 10 个月。在抗药性流行区域或 HIV 感染患者中，抗结核治疗起始即联合使用 5 个至 7 个药物直至药物开始出现效果。异烟肼剂量 5 ~ 10mg/（kg·d）口服，该药的不良反应主要是中毒性视神经炎和皮疹，所以需要每月检查视力及红 – 绿颜色识别能力。链霉素 ［儿童 30mg/（kg·d）肌内注射；成人 15mg/（kg·d）肌内注射，最大 1g/d］，该药可以导致听力下降，内耳平衡功能受损，所以患者应每月检查听力及内耳功能，当出现前庭功能受损表现时立即停药。利福平［儿童15mg/（kg·d），成人10mg/（kg·d）口服］，此药诱导细胞色素酶P450，影响许多药物代谢。异烟肼、利福平、吡嗪酰胺均有肝脏毒性，所以需要随访肝功能。如肝酶升高，但未出现黄疸或其他肝脏毒性，所以需要随访肝功能。如肝酶升高，但未出现黄疸或其他肝脏毒性表现，仍可以继续用药。

治疗中需监测脑脊液指标来判断治疗的效果。并在开始治疗后2~3个月检查一次神经影像，随后3~6个月复查一次。结合瘤的治疗至少需要2年。

对于没有出现脊髓压迫症状的脊髓结核患者，单纯的药物治疗是有效的，但若出现受压症状，则应该在开始化疗一段时间以后开始手术探查，尽量切除局部结核灶。

（张　丹）

第四节　脊髓压迫症

一、概述

脊髓压迫症是神经系统常见疾患。它是一组具有占位性特征的椎管内病变。有明显进展性的脊髓受压临床表现，随着病因的发展和扩大，脊髓、脊神经根及其供应血管遭受压迫并日趋严重，造成脊髓水肿、变性、坏死等病理变化，最终将导致脊髓功能的丧失，出现受压平面以下的肢体运动、反射、感觉、括约肌功能及皮肤营养障碍，严重影响患者的生活和劳动能力。一般而论，本病若能及早诊断和治疗，其预后甚佳。因此必须普及和提高对脊髓压迫症的认识和重视。

（一）病因

以肿瘤最为常见，约占脊髓压迫症总数的1/3以上。脊柱损伤的椎体脱位、骨折片错位及血肿，炎性及寄生虫性肉芽肿、脓肿，椎间盘突出，脊髓血管畸形以及某些先天性脊柱病变等均可引起脊髓压迫。

1. 肿瘤　如下所述。

（1）起源于脊髓组织本身及其附属结构：占绝大多数，包括来自脊神经、脊髓膜、脊髓内胶质细胞、脊髓血管及脊髓周围的脂肪结缔组织的肿瘤。其中近半数（约47.13%）为神经鞘膜瘤，包括少数的神经纤维瘤，其次为脊膜瘤。被认为是恶性的脊髓内胶质瘤仅占10.87%左右。此外，某些先天性肿瘤，如皮样囊肿、上皮样囊肿及畸胎瘤等亦有发生。脊髓硬膜外脂肪组织丰富，因此脂肪瘤的发生亦不少见。肿瘤可发生于椎管腔的任何部位，但神经鞘膜瘤以胸段多见，先天性肿瘤则以腰骶部为多。

（2）起源于脊柱和其他器官的恶性肿瘤：亦可侵犯、转移到椎管内而累及脊髓。其中以肺、乳房、肾脏、胃肠道的恶性肿瘤为常见，亦偶见淋巴瘤、白血病侵及脊髓而发生脊髓压迫症状者。

2. 炎症　周身其他部位的细菌性感染病灶经血行播散，脊柱邻近组织的化脓性病灶的直接蔓延以及直接种植（"医源性"）等途径，均可造成椎管内急性脓肿或慢性真性肉芽肿而压迫脊髓，以硬脊膜外多见，硬脊膜下和脊髓内脓肿则极罕见。非细菌性感染性脊髓蛛网膜炎，以及损伤、出血、化学性的如药物鞘内注射等和某些不明原因所致的蛛网膜炎，则可引起脊髓与炎性蛛网膜粘连，甚者蛛网膜形成囊肿而压迫脊髓。此外，某些特异性炎症如结核、寄生虫性肉芽肿等亦可造成脊髓压迫。

3. 损伤　脊柱损伤时常合并脊髓损伤，而脊柱损伤又可因有椎体、椎弓和椎板的骨折、脱位、小关节交错、椎间盘突出、椎管内血肿形成等原因而导致脊髓压迫。

4. 脊髓血管畸形　多因先天性胚胎发育上的异常所致。后天疾患如炎症、损伤、动脉硬化症等能否引起脊髓血管畸形迄今尚无有力的资料证实。脊髓血管畸形造成脊髓功能障碍的原因，除畸形血管的扩张膨胀具有压迫作用外，还因动脉短路、静脉瘀血导致脊髓缺血性损害。

5. 椎间盘突出　又称髓核突出，亦属较常见的脊髓压迫原因，常因过度用力或脊柱的过伸、过屈运动引起。有谓因打喷嚏或用力咳嗽而导致椎间盘突出者，此乃实属罕见。椎间盘突出亦可因髓核本身的脱水老化所致，可无明显损伤因素，多发生于颈下段，可以同时有一个以上髓核突出，病程长，症状进展缓慢，此乃属脊柱退行性病变的一部分。

6. 其他　某些先天性脊柱疾患，如颅底凹陷、寰椎枕化、颈椎融合征、脊柱裂、脊膜脊髓膨出、脊柱佝偻侧突畸形以及严重的肥大性脊柱骨关节炎等均可造成脊髓压迫。

（二）病理生理

脊髓深藏在骨性的椎管腔内，其组织结构和生物学特性与脑组织相类似，含水分丰富，质软而脆弱，不可压缩性，对血氧缺乏较为敏感等特性。这些特性决定了脊髓对压迫性和缺血性损害的病理变化和临床特征。不同的压迫因素及其发展速度，常决定临床表现。一般说来，任何一种压迫病因对脊髓的影响总是两方面的，一是机械压迫，二是血供障碍。机械因素引起的作用快，几乎立即出现症状，致伤性强，压迫解除后功能恢复慢，常需数小时、数天以后才能逐渐恢复。脊髓本身的各种组织对压力的耐受性亦有所不同，灰质的耐受性一般比白质大。传导束中的粗神经纤维对压迫的耐受性比细纤维差，故容易受损。触觉和本体感觉的神经纤维较粗（直径 $12 \sim 15 \mu m$），痛觉和温觉的神经纤维较细（直径 $2 \sim 5 \mu m$），故当两者同时受压时，前者出现症状较早，但解除压迫后，恢复也较快、较完全。一般而言，从脊髓受压至发生完全性功能障碍的过程越长，完全性功能障碍持续时间越短，在解除压迫后功能恢复也越快，越完全。血供障碍因素的作用慢，阻断血供需 $1 \sim 5 min$ 后方出现症状，恢复血供后功能恢复也快。但若供血完全阻断超过 $10 min$，脊髓将产生严重缺血，功能难以恢复。脊髓受压早期，血循环障碍是可逆的，但压迫程度加剧和时间过久后，即变为不可逆。动脉受压后其分布区供血不足，引起脊髓变性和软化而静脉受压后发生瘀血，引起脊髓水肿，从而加剧脊髓受压和损害。在耐受缺血方面，白质比灰质耐受性强，细纤维比粗纤维强。由于致病因素发展速度的快慢不同，脊髓压迫的临床表现可分为急性、亚急性和慢性三型。

1. 急性压迫　多因损伤（此处指损伤后椎管内血肿形成或骨折片压迫脊髓而言）、转移性肿瘤、急性硬脊膜外脓肿、椎管内出血等原因引起。其占位体积在较短时间内（ $1 \sim 3d$ ）便超过了压迫部位脊髓腔的储备间隙，便出现下述病理变化。通常静脉血回流首先受阻，静脉压增加导致水分过多地渗透到血管外，细胞间水分增多，受压区域的神经细胞、胶质细胞以及神经轴突水肿肿胀，脊髓体积增大，加剧了压迫。病变进一步发展招致动脉供血障碍，细胞组织缺氧。

2. 慢性压迫　此为椎管内良性肿瘤以及脊柱结核和某些先天性脊柱畸形引起。由于病变发展速度缓慢、脊髓非骤然受压，在病变缓慢发展的同时，脊髓逐渐地、程度不同地获得适应和代偿能力，或因侧支循环的建立而获得足够的血液供应，并可借椎管内脂肪组织消失，椎管扩大，椎板、椎弓根和椎体的变薄及骨质受侵蚀等变化，使脊髓受压得到减轻。慢性受压的病理变化与急性受压者截然不同。压迫病因可存在相当时间，脊髓腔已完全阻塞，而脊髓仍可无明显水肿肿胀。相反，脊髓变得细小，甚者，其大小仅及原有的一半或更小。脊髓被推向一边成弓形弯曲，受压部位呈一凹形压迹，其大小深浅随占位病变大小形状而异。其表面可见轻度充血，与蛛网膜有不同程度粘连。神经根被牵拉或压迫，此系根痛和节段性感觉或运动障碍的病理基础。上述病理变化决定了慢性脊髓受压的下列临床特征。

（1）代偿性：脊髓受压过程缓慢而逐步获得适应与代偿能力，在相当长一段时间（数个月至 1 年以上）可不出现临床症状。随着压迫的加剧其症状的出现亦常井然有序。髓外的压迫常首先出现神经根刺激或损害症状。亦可因压迫紧邻的传导束而出现相应的损害症状。随后则为脊髓受压侧的半切症状，最后导致脊髓功能完全障碍。全过程往往长达 $1 \sim 2$ 年以上。

（2）波动性：慢性脊髓受压病程长，其临床症状总的趋势是不断加重的。但亦见某些病例在某一症状或一组症状出现之后稳定相当时期而不再加重，甚至可有缓解或减轻现象。重而复轻、轻而复重，可有反复。这种症状的波动，常见于肿瘤的囊性变，血管性肿瘤和椎间盘突出症、部分神经鞘瘤患者亦有波动性的临床表现。有的是由于接受了药物和物理治疗症状得到缓解的。此种情况应仔细与脊髓神经根炎相鉴别。但症状的波动若画曲线表示，波峰总是一次比一次高，或者还伴有新的症状或体征出现。最终必将出现脊髓功能的完全性损害。

（3）节段性：脊髓的运动和感觉神经具有节段性特点。不同节段的脊髓受压出现不同部位的运动、感觉和反射障碍。髓外压迫病变早期出现的根痛、"肉跳"，是这种节段装置遭受刺激的表现和特点。

这种节段性的临床表现，对脊髓受压的平面和部位的定位诊断帮助很大，因此询问病史和做体格检查时均需仔细查问察看。

（4）多发性：肿瘤引起的脊髓压迫以单发者多见。但亦偶见多发性肿瘤同时或相继压迫脊髓的不同平面，如多发性神经纤维瘤病和转移性肿瘤。此外，蛛网膜囊肿、炎性肉芽肿亦有多发者。当感觉检查发现其缺失水平与脊髓腔阻塞平面不符，相差 5 个以上节段时，应考虑有多发病变或病变广泛。上述情况应作细致检查鉴别，这对分析病变性质、制订手术方案、判断预后均属重要。

3. 亚急性压迫　其临床表现和病程介于急性与慢性压迫之间，不再赘述。

（三）临床表现

1. 病程经过　急性压迫，如外伤性血肿、转移癌、硬脊膜外脓肿，起病急骤，进展迅速，在数小时至数天内脊髓功能便可完全丧失。急性脓肿患者常以高热寒战起病。慢性压迫，如良性肿瘤、先天性畸形等，起病极为缓慢，早期症状多不明显，或仅有相应部位的不适感，轻微疼痛，又非持续，往往不足以引起患者的注意。多数患者是因疼痛较剧或肢体力弱、感觉障碍出现之后才就医诊治。对症治疗后症状往往有不同程度的减轻，因此可能误诊。脊髓压迫症的自然病程大体可分三个阶段，即早期（根痛期）、脊髓部分受压期和完全受压期。

（1）根性神经痛期：亦称神经根刺激期。病变较小，压迫尚未及脊髓，仅造成脊神经根及硬脊膜的刺激现象。其主要临床表现是根性痛或局限性运动障碍。疼痛部位固定，局限于受累神经根分布的皮节区域，疼痛异常难忍，被描述为电击样、刀割样、撕裂样、牵扯样和针刺样。开始为一侧性，突然发作，突然消失，是间歇性痛。每次发作自数秒至数分钟。当用力、咳嗽、打喷嚏、大便等导致胸、腹腔压力突然增加时可触发或加剧疼痛。改变体位时可加重或减轻疼痛，因而患者常常只取一种姿势。在间歇期内可完全正常，或在疼痛部位出现感觉异常，如麻木、蚁走、虫爬、寒冷、针刺、发痒、沉重等感觉。当压迫进一步进展，疼痛加剧，变为持续性、双侧性，以致可以较广泛。神经根受压到一定程度时，其传导功能逐渐低下以致丧失，出现感觉减退或消失。由于相邻的上、下两个感觉神经根所支配的皮节有重叠，故神经根损害所出现的节段性感觉障碍，常是部分性的不完全的，若是完全性感觉丧失，提示有两个以上的感觉根受到损害。根痛并非见于所有患者，以髓外压迫者多见，髓内病变则较少见。病变位于脊髓腹侧者可无根痛症状，可产生运动神经根刺激症状，表现为相应支配肌群的肌束颤动、"肉跳"乃至痉挛，或易疲乏无力。这些早期症状的分布部位对脊髓受压的定位诊断有很大价值。

（2）脊髓部分受压期：病变在椎管内继续发展，脊髓受到压迫，出现脊髓传导束障碍，表现为受压平面以下的肢体运动、感觉和括约肌功能减弱或消失。因运动传导束神经纤维较粗，对压迫和血供影响耐受力差，因此运动障碍可先于感觉障碍。脊髓丘脑束受累产生受压平面对侧 2～3 节段以下的痛、温觉障碍，压迫平面高者障碍明显。可能在腰骶段脊髓丘脑束的位置已移向背外侧所致。如累及后索，则出现同侧关节运动觉、位置觉、振动觉等深感觉障碍，振动觉易受损害故表现也较早。深感觉障碍时患者在黑暗中行走困难，有如踩在棉花上的感觉。脊髓受压获得的适应和代偿功能，往往在此期间逐步建立，因此临床症状的加重和波动也就较为明显。运动和感觉障碍出现的程序髓内和髓外病变不同，髓内压迫者，运动、感觉障碍呈离心形式，即自受压平面向下、向远侧发展，可有感觉分离现象，根痛较少，括约肌功能障碍较早。髓外压迫者，运动、感觉障碍是向心形式，即自下自远侧向压迫水平发展。这是因为来自下肢痛、温觉传导纤维在脊髓内位于外侧，先于受到压迫之故。根痛较常见，括约肌功能障碍出现则较晚。脊髓受压期历时比根痛期为短，一般为数个月左右。但两期常相互重叠，不能截然分开。当出现长传导束症状之后，即应视为脊髓已遭到部分压迫。

（3）脊髓完全受压期：亦即麻痹期、横断期，属本症的晚期。压迫已遍及到脊髓的整个横断面。尽管无肉眼所见的解剖上横断，但其功能已大部或完全丧失，脊髓受压平面以下的运动、感觉，膀胱、肛门括约肌功能，以及皮肤、指（趾）甲营养等均出现障碍。

上述脊髓受压的临床发病过程，以慢性髓外压迫性病变表现最为典型。病程越长则此三期的出现越明显。分期并非绝对的，常有交叉重叠，如在脊髓完全受压期，尚存在根痛的病例，也非罕见。但分期对了解和分析脊髓受压一般规律和帮助临床早日发现、抓紧治疗时机都有意义。

2. 症状与体征　如下所述。

(1) 感觉障碍：为脊神经后根、脊髓内的各种感觉传导束受到刺激或损害所致。包括疼痛、感觉过敏、感觉减退或缺失、感觉分离和感觉异常等。根性痛最为常见而且剧烈，已于前述。此外亦偶尔可见感觉传导束性疼痛，呈某一个肢体或半身的弥漫痛或烧灼样、针扎样痛。当髓外压迫波及脊椎时，可产生脊椎椎体性痛，表现为背部肌肉深层钝痛，常合并有局部肌肉痉挛强直，用力、咳嗽或体位改变时加剧，也可因坐位时减轻，卧位时加重等。感觉过敏，常在感觉减退或消失平面的上方有一条感觉减退较轻区域，再上方常存在一狭窄的感觉过敏带。感觉减退较轻区与感觉过敏带之间的界线，代表脊髓受压节段的上缘。当病变在脊髓中央区时，常损害交叉的脊髓丘脑束纤维，而一部分未交叉的触觉纤维及深感觉纤维可免受累及，产生分离性感觉障碍，即痛、温觉丧失而触觉及关节肌肉觉存在。常见于脊髓空洞症、髓内肿瘤，而髓外肿瘤则少见。白质前联合的损害则出现损害水平以下两侧对称性的痛、温觉丧失。后索受损害则产生损害平面以下的触觉、本体觉、振动觉的丧失。此外髓外压迫时出现相应节段的棘突压痛、叩痛亦较常见。感觉障碍是脊髓压迫症的重要体征。对判断髓内还是髓外压迫，特别是对压迫的定位诊断有重要的参考价值。

(2) 肌肉运动障碍与肌腱反射改变：病变累及前根、前角及皮质脊髓束时，产生肌力、肌张力和反射改变。早期为乏力、精细动作困难、步行易疲劳等现象，随后出现肌力减退直至完全瘫痪，前根和前角的损害以肌无力、肌张力低、肌萎缩和肌束颤动以及腱反射消失为主要表现，即所谓下运动神经元性瘫痪。病变在颈段及腰骶段尤为明显。当皮质脊髓束以及与运动有关的其他下行传导束受损害时，以肌无力、肌张力增加、腱反射亢进，出现病理反射为主要表现，即所谓上运动神经源性瘫痪。如果病变在脊髓颈膨大部位，既累及支配上肢的前根和前角，又累及支配下肢的皮质脊髓束，因此产生上肢的下运动神经源性瘫痪和下肢的上运动神经源性瘫痪。脊髓压迫症所造成的瘫痪一般为截瘫或四肢瘫，单肢瘫少见，偏瘫更少见。缓慢进行性的完全性截瘫，早期两下肢是伸性痉挛性瘫痪，刺激病变水平以下皮肤，可引出两下肢挺直，肌张力增高。也可出现反射性屈曲，称为屈曲痉挛性截瘫。临床上可把能引出此防御反射区域的上界，作为脊髓受压平面的下缘。晚期则变为松弛性瘫痪。受压水平以下的浅反射消失、腱反射亢进和出现病理反射，则为下行的皮质脊髓束同时受到损害所致。早期仅累及患侧，随后健侧也逐渐出现改变。

(3) 括约肌功能障碍：早期表现为排尿急迫、排尿困难，一般在感觉、运动障碍之后出现，尔后变为尿潴留、顽固性便秘，最终大小便失禁。病变在脊髓圆锥部位时，括约肌功能障碍常较早出现。病变在圆锥以上时，膀胱常呈痉挛状态，其容积减少，患者有尿频、尿急，不能自主控制，同时有便秘。而病变在圆锥以下时，则产生尿潴留、膀胱松弛，当膀胱充满尿液后自动外溢，呈充溢性尿失禁。肛门括约肌松弛，稀的粪便自行流出，大便失禁。

(4) 营养性障碍：继发于肢体的感觉、运动障碍之后，皮肤干燥，易脱屑、变薄，失去弹性，皮下组织松弛，容易发生压迫性溃疡（压疮）。指（趾）甲失去光泽、增厚和脱落。关节呈强直状态。

(5) 自主神经功能障碍：脊髓 $T_2 \sim L_2$ 的灰质侧角内有交感神经细胞，在骶段内则有副交感神经细胞。当受压时或与高级中枢失去联系时，出现多汗、无汗、血管舒缩和立毛反射异常等改变，常伴有两下肢水肿，腹胀及发热（当压迫水平较高时导致大面积体表出汗障碍）。$C_8 \sim T_1$ 的灰质侧角有睫状脊髓中枢，损害时产生 Horner 综合征，为一有价值的定位体征。

（四）辅助检查

根据病史和体格检查，判断脊髓病变并不困难，但要精确地确定病变部位、程度和性质却非易事。尽管临床上某些有价值的病灶性体征可供定位诊断，但误差还是常有的，对病变程度和性质的判断与实际情况差距就更大些。因此，一般均需做进一步检查，特别是当考虑施行手术或作放射治疗之前，选择适合的辅助检查是不可缺少的。

1. 脑脊液检查　腰椎穿刺测定脑脊液动力变化和常规、生化学检查是诊断脊髓压迫症的重要方法。

(1) 脑脊液动力改变：当压迫性病变造成脊髓蛛网膜下隙阻塞时，颅内压不能传递到阻塞水平以下的脊髓蛛网膜下隙。因此出现阻塞水平以下的脊髓蛛网膜下隙压力低下，有时甚至测不出。脑脊液动力检查大致有三种结果：①脊髓蛛网膜下隙无阻塞；②部分阻塞；③完全阻塞。肿瘤体积的大小是导致蛛网膜下隙阻塞的主要因素，但肿瘤周围的蛛网膜是否有粘连亦有重要影响。此外，胸椎的管腔比腰段和颈下段为狭小，同样大小的肿瘤在胸段比腰段、颈段更早引起完全性阻塞。

（2）脑脊液细胞计数：一般均在正常范围，炎性病变者多有白细胞增加；肿瘤有出血坏死者红细胞和白细胞可有增加。

（3）脑脊液颜色与蛋白质含量：蛋白质含量少者无色透明，蛋白质含量高者呈淡黄至橘黄色。石炭酸试验可自（＋）至（＋＋＋＋）不等，其定量每百毫升中自数百毫克至1g以上，放置一旁可自行凝固，称自凝现象。脊髓压迫症脑脊液蛋白质含量多少与脊髓蛛网膜下隙阻塞的程度、阻塞时间和阻塞水平的高低有关。一般阻塞越完全、阻塞时间越长、阻塞水平越低，蛋白质的含量也越高。肿瘤性压迫比非肿瘤性压迫蛋白质含量高，尤其是神经鞘膜瘤，其脑脊液蛋白质含量又比其他类型肿瘤为高。脊髓压迫症引起脑脊液蛋白质含量的增高，亦可因为脊髓供应血管受压迫而瘀血缺氧，使血管壁的通透性增加，蛋白质渗出增加；还可因蛛网膜下隙阻塞，使远侧的脑脊液不能参与正常的循环，少量被吸收而浓缩所致。

应该指出，腰椎穿刺作脑脊液动力学检查时，由于可能引起肿瘤位置的移动（如神经鞘膜瘤），使脊髓压迫症状突然加重或疼痛加剧，事前必须估计到。在CT和MRI普及的年代，这些方法已很少应用。

2. X线检查　如下所述。

（1）脊柱X线摄片：正位、侧位，必要时加摄斜位。脊柱损伤重点观察有无骨折、错位、脱位和椎间隙狭窄等。良性肿瘤约有50%可有阳性出现，如椎弓根间距增宽、椎弓根变形或模糊、椎间孔扩大、椎体后缘凹陷或骨质疏松和破坏。转移性肿瘤常见骨质破坏。病程早期可无任何变化，病程越长骨质改变出现率越高、程度亦重。

（2）MRI：能清楚地显示各不同轴线的断层图像，提供较清晰的解剖结构层次。对脊髓病变的部位，上、下缘界线，位置及性质能提供最有价值的信息。MRI是诊断脊髓病变最有价值的工具。

（3）CT：分辨率较高者肿瘤小于5mm便能检出，图像较清晰。CT能确切显示肿瘤位置和肿瘤与脊髓的关系。

（五）诊断与鉴别诊断

首先必须明确脊髓损害是压迫性的还是非压迫性的，通过必要的检查便可确定脊髓压迫的部位或平面，进而分析压迫是在脊髓内还是在脊髓外，以及压迫的程度，最后研究压迫病变的性质。这是诊断脊髓压迫症的基本步骤和要求。为此必须将病史、临床检查所得，结合辅助检查有关资料加以综合分析，一般均能正确做出诊断。

1. 脊髓压迫与非压迫的区别　脊髓压迫症的早期常有根痛症状，因此，需与能引起疼痛症状的某些内脏疾病相鉴别，例如心绞痛、胸膜炎、胆囊炎、胃或十二指肠溃疡以及肾结石等。当出现脊髓受压体征之后则需进一步与非压迫性脊髓病变相鉴别。

（1）脊髓蛛网膜炎：本病起病缓慢，病程长，症状时起时伏，亦可有根痛但范围常较广泛。缓解期内症状可明显减轻甚至完全消失。脊柱X线平片多正常。脑脊液动力试验多呈现部分阻塞，伴有囊肿形成者，可完全阻塞。脑脊液白细胞增多，蛋白质可明显增高。脊髓造影可见造影剂在蛛网膜下隙分散成不规则点滴状、串珠状，或分叉成数道而互不关联。形态特殊，易于识别。

（2）急性脊髓炎：起病较急，常有全身不适、发热、肌肉酸痛等前驱症状。脊髓损害症状往往骤然出现，数小时至数天内便发展到高峰。受累平面较清楚易检出，肢体多呈松弛性瘫痪，合并有感觉和括约肌功能障碍。应与无明显外伤的急性椎间盘突出作仔细鉴别。脊髓炎者脊髓蛛网膜下隙无阻塞，脑脊液白细胞数增多，以单核及淋巴细胞为主，蛋白质含量亦有轻度增高。若细菌性所致者以中性白细胞增多为主，蛋白质含量亦明显增高。

（3）脊髓空洞症：起病隐袭，病程长。早期症状常为手部小肌肉的萎缩及无力。病变多见于下颈段及上胸段，亦有伸展至延髓者。多数病例属脊髓胚胎发育异常。病变特征是在脊髓中央管附近有一长形空洞，其周边有神经胶质增生。因此临床表现的主要特点是病变水平以下感觉分离，即痛、温度觉缺失，触觉及位置、振动觉保存。下肢有锥体束损害体征。根痛少见，皮肤营养改变常很显著。可有家族史。腰穿无阻塞现象，脑脊液检查一般正常。

（4）脊柱骨关节肥大性改变：多见于中年以上患者。病变以颈下段及腰段最常见。颈段者初期有上肢手部麻木或肩部酸痛、沉重感等症状，棘突或棘突旁有压痛。症状常因颈部位置不当而加重，严重者出现手掌肌群萎缩。弹指（Hoffmann）试验阳性。转动头位时可发生头晕或眩晕等椎–基底动脉缺血症状。X线平片可见明显骨关节肥大性改变，脊柱生理弯曲消失，呈强直状，腰椎常见侧突。脑脊液检查一般正常。部分病例可伴有椎间盘突出，蛛网膜下隙呈不完全阻塞现象，脑脊液蛋白质含量亦相应增加。

（5）肌萎缩性侧索硬化症：为一种变性疾病。病变主要累及脊髓前角细胞、延髓运动神经核及锥体束。因此以运动障碍为主，一般无感觉障碍。早期可有根痛，其特征性表现是上肢手部肌肉萎缩和舌肌萎缩，严重者有构音困难。病变以上运动神经元为主时，腱反射亢进。脊髓腔无阻塞，脑脊液常规、生化检查正常。

（6）脊髓压迫症并发几种少见的临床症状：①压迫病变在高位颈段时，常伴有脑神经麻痹，特别是枕大孔区脊颅型肿瘤，如出现声音嘶哑、吞咽困难、耸肩无力，当三叉神经脊髓束受压迫时则有头面部痛觉减退，角膜反射减弱。偶见于多发性神经纤维瘤病，脊髓肿瘤同时伴有位听神经瘤者。②水平眼震亦多见于脊颅型肿瘤，由于压迫内侧纵束（该束主要协调眼球运动，可自中脑下达 T_1 水平），或因病变影响小脑，或血循环障碍导致水肿等。③脊髓肿瘤伴有视神经盘水肿，以腰骶部肿瘤较常见，但总发生率并不高。临床检查除发现脑脊液蛋白质增高外，颅内并无异常，肿瘤切除后视盘水肿消失。可能原因为肿瘤影响了脑脊液吸收或同时伴有脑脊髓病理性分泌增加所致。

上述少见情况，在鉴别诊断时宜注意。

2. 脊髓压迫平面定位　早期的节段性症状，如根痛、感觉过敏区、肌肉萎缩以及腱反射减退或消失，均有助于压迫平面的定位。因此必须熟悉脊髓节段与脊柱关系，脊髓与支配的肌肉、各浅反射和肌腱反射中枢的节段位置。此外感觉障碍平面对定位亦属重要。一般说，感觉减退较轻区与感觉过敏带之间的界线，代表受压节段的上缘。而能引起防御反射区域的上界常可代表脊髓受压的下缘。脊髓造影或 CT、MRI 检查则可准确做出定位诊断。

3. 髓内压迫与髓外压迫的鉴别　临床症状出现的顺序可作鉴别的参考，如根痛，运动、感觉障碍的向心与离心发展，括约肌功能障碍的早晚等。但仅凭临床鉴别，有时难免出现较大误差，因此手术前还得靠 CT 或 MRI 检查来确定（表5–1）。

表5–1　髓内和髓外病变引起脊髓压迫症的鉴别要点

	髓外	髓内
起病与病程	缓慢，多一侧开始，病程长	较快，起病时即常有下肢受损症状，病程较短
症状波动	常有	少见
根痛	早期常有	少见，晚期可偶有
肌萎缩	较常见	少见
运动、感觉障碍顺序	多自远侧开始，向心发展，常有脊髓半横断表现	多自压迫水平向远侧发展，呈离心形式，可有感觉分离现象
棘突压痛	常有	无
括约肌功能障碍	较晚出现	较早
蛛网膜下隙阻塞	较早，较完全	较晚出现，常不完全
脑脊液变化	动力试验多呈部分或完全阻塞，脑脊液颜色呈黄色或金黄色，蛋白质含量高，可有细胞数增加	一般无阻塞或部分阻塞，脑脊液常无色透明，蛋白质增高不明显，细胞数正常

	髓外	髓内
脊柱 X 平片	后期常有变化	无
脊髓造影	造影剂阻断面光滑，常呈杯口状	造影剂阻断面不平整，常呈梭形膨大
预后	良好	差

4. 确定压迫病因性质　对病变性质的分析，有助于手术前准备和预后估计。一般髓内或髓外硬脊膜下压迫以肿瘤为最常见。髓外硬脊膜外压迫，则多见于椎间盘突出，腰段、颈下段多见，常有外伤史。炎性压迫，如硬脊外脓肿，发病快，伴有发热等其他炎症特征。血肿压迫，常有外伤史，症状、体征进展迅速。转移性肿瘤，如肉瘤、淋巴肉瘤等，起病较快，根痛明显，脊柱骨质常有明显破坏。综合病史、临床体检和辅助检查资料，认真分析，多数病例手术前可得出正确诊断。

（六）治疗及并发症的预防

治疗原则是去除压迫病因。手术则是唯一有效的治疗方法。手术病死率极低，而效果大多良好，因此，应早期诊断，及时手术。良性肿瘤如神经鞘膜瘤、脊膜瘤、皮样及上皮样囊肿和椎间盘突出等，一般均能彻底切除。应用显微手术对髓内肿瘤如室管膜瘤、囊性变胶质瘤等，亦能全切除或大部切除。对晚期患者或肿瘤难以全切除者，作椎板减压术常可获得短期疗效。凡存在两个以上压迫病变不能一次手术切除者，原则上应先解除高位压迫，但术前对高位压迫定位不够明确或低位压迫比高位压迫严重者例外。手术后应积极辅以药物治疗、物理疗法，加强护理，以加快脊髓功能的恢复。对年迈或瘫痪患者应注意防治肺炎、压疮和尿路感染等并发症，晚期患者多因此类并发症致死，必须有足够的重视。

（七）预后

脊髓压迫症的预后取决于以下几种因素。

1. 压迫病因的性质及其可能解除的程度　髓外硬脊膜下肿瘤一般均属良性，能完全切除，其预后比髓内肿瘤和不能全切除的其他类型肿瘤为好，脊髓功能可望完全恢复。对可能切除的髓内肿瘤和血管畸形，除少数术后症状加重外，多数病例手术后症状可获相当满意的恢复，单纯作椎板切除，疗效短暂，亦有术后加重者。转移性肿瘤手术效果极差。蛛网膜囊肿、椎间盘突出（胸椎间盘突出手术疗效差）以及能完全切除的某些硬脊膜外炎性或寄生虫性肉芽肿，其手术疗效亦令人满意。因外伤所致的硬膜外血肿及其他异物造成的脊髓压迫，均应尽早施行手术切除，其疗效常取决于脊髓原发损伤的性质及程度。

2. 脊髓功能障碍的程度　在解除压迫之前脊髓功能尚未完全丧失者，手术效果大多良好，而术前脊髓功能完全丧失者，手术效果大多不佳。普遍认为当脊髓功能完全障碍超过半年以上者，即使压迫病变能完全解除，其功能恢复亦不满意。但亦有个别病例完全瘫痪已 1 年以上，手术解除压迫后，脊髓功能仍获得相当恢复。这充分说明脊髓对慢性压迫具有极好的耐受能力。因此，对那些脊髓功能已完全消失但压迫可能完全解除的病例，不应放弃治疗及失去信心。亦有认为瘫痪肢体仍处于痉挛性者，如能解除压迫均有恢复的可能。

3. 脊髓受压平面的高低　一般而言，高位的压迫比低位压迫预后差。但亦曾遇到同样大小的肿瘤，在下颈段比胸段手术效果更佳者，这可能是胸段椎管腔比下颈段椎管腔狭窄，手术时脊髓遭受损伤机会较大有关。

4. 压迫病因解除的早晚　病因解除越早，脊髓功能恢复越好。

5. 急性压迫与慢性压迫　急性压迫，脊髓的代偿功能来不及发挥，因此比慢性压迫预后为差。

6. 解除压迫后脊髓功能恢复程序　一般浅感觉恢复较快，少数病例当压迫解除，痛觉即时有一定程度恢复，或感到原有的束紧感消失。感觉恢复总是自上而下，而运动障碍的恢复往往自指（趾）端开始，括约肌功能障碍的恢复出现最晚。若术后 1 个月以上脊髓功能不见丝毫进步者，提示预后不良。

二、椎管内肿瘤

椎管内肿瘤也称为脊髓肿瘤，包括发生于椎管内各种组织如神经根、硬脊膜、血管、脊髓的原发性和转移性肿瘤，为脊髓压迫症的常见病因。

（一）发病率

原发性椎管内肿瘤的人群每年发病率为（0.9~2.5）/10万人，远较颅内肿瘤为低。颅内肿瘤与椎管内肿瘤的发病比例，各家统计差别较大，3：1~12：1。仁济医院和瑞金医院自1963年到1999年，共收治脊髓肿瘤933例，与同期脑瘤比例为1：8.7。北京市神经外科研究所报告手术治疗椎管内肿瘤773例，与同期手术治疗脑瘤的比例为1：11.2。发病年龄，原发肿瘤以中年为多；转移性肿瘤以老年居多；10岁以下的儿童极少见，大多为恶性肿瘤。本组年龄最幼者5岁，最长者73岁，以30~49岁发病率最高，男女差异不大。

（二）病理类型

脊髓肿瘤可起源于脊髓外胚叶室管膜和胶质细胞，如神经胶质瘤、神经纤维瘤；可起源于脊髓的中胚叶间质，如脊膜瘤；亦可由椎管周围组织直接侵入椎管，如淋巴肉瘤；或来自身体其他部位恶性肿瘤的转移，如肺癌、鼻咽癌、乳腺癌、甲状腺癌等。常见的椎管内肿瘤有神经鞘瘤、脊膜瘤，胶质瘤、先天性肿瘤、转移瘤等，其他病理类型少见。

1. 神经鞘瘤　又名施万细胞瘤，多见于30~40岁的中年人，性别差异不大。少数患者有多发肿瘤，即同一时期有两个以上椎管内神经鞘瘤（图5-1）。脊神经鞘瘤的大小通常长1~3cm，有光滑完整的包膜，并可呈部分囊性变。有时肿瘤沿神经根生长，穿过硬脊膜到达硬膜外，或穿过椎间孔长到椎管外，形成葫芦状或哑铃状，造成椎间孔的扩大及破坏（图5-2）。

2. 脊膜瘤　其发病率仅次于神经鞘瘤，居脊髓肿瘤的第2位，但远较颅内的脑膜瘤为少。脊膜瘤较多见于中年女性。好发于胸段，其次颈段，腰骶段甚少（图5-3）。肿瘤表面光滑，亦可呈结节状，包膜完整。其血液供应来自脊膜，故常见肿瘤附近的脊膜血管增生粗大。

3. 胶质瘤　多位于髓内，以室管膜瘤、星形胶质细胞瘤为多，少突胶质瘤、混合性胶质瘤、多形性胶质母细胞瘤偶亦可见。

（1）室管膜瘤：占脊髓髓内肿瘤的60%，中年男性较为多见。自脊髓中央管发生，或自终丝长出。多见于颈胸段，其次为腰骶段，有时肿瘤可累及脊髓几个节段（图5-4）。

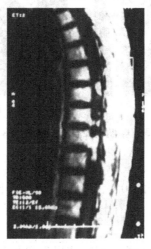

图5-1　胸椎管内多发性神经鞘瘤MR增强（矢状位）

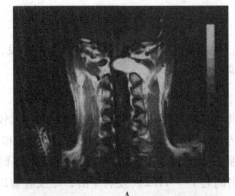

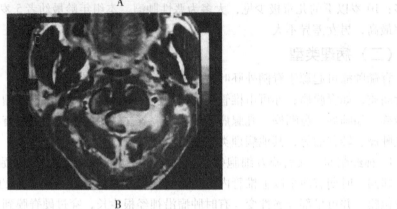

图 5 - 2　$C_1 \sim C_2$ 椎管内外神经鞘瘤 MR 增强
A. 冠状位；B. 轴位

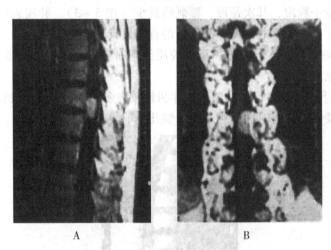

图 5 - 3　T_7 髓外硬膜下脊膜瘤 MR 增强
A. 矢状位；B. 冠状位

（2）星形细胞瘤：占脊髓髓内肿瘤的 30%，以 20～30 岁女性较多见。多位于脊髓颈胸上段，外观呈梭形肿胀，有时连绵数节，质地较软，可有出血。其横断切面可见肿瘤质地中等，灰红色，有时出血囊变，与脊髓无明显的界限。

4. 血管母细胞瘤　属真性血管源性肿瘤，但往往以软脊膜为基底，与脊髓组织分界清楚。多发性肿瘤也很常见（图 5 - 5）。

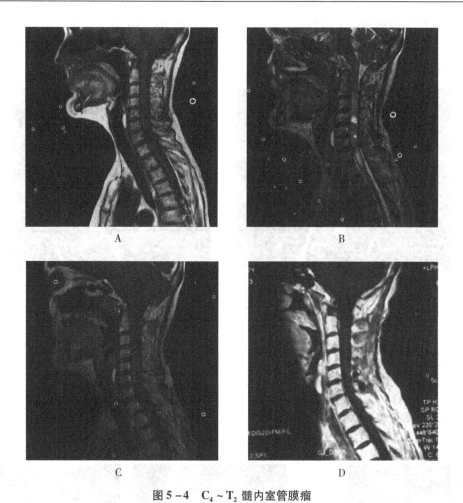

图 5-4 C₄~T₂ 髓内室管膜瘤

A. MR T_1W 矢状位；B. MR T_2W 矢状位；C. MR 增强矢状位；D. 术后 MR 增强矢状位

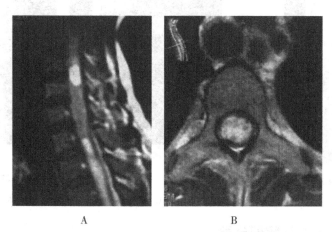

图 5-5 脊髓内多发性血管母细胞瘤 MR 增强

A. 矢状位；B. 轴位

5. 先天性肿瘤 如下所述。

（1）畸胎瘤：脊髓的畸胎瘤甚少，肿瘤可生长在硬膜外、硬膜下或髓内，其部位以脊髓的背侧及背外侧较多。肿瘤表面不规则或分叶状，与周围组织粘连，切面上可见软骨、骨骼或毛发，常伴有并发囊变、自发性出血及中央坏死。

（2）上皮样及皮样囊肿：好发于腰骶部，可见于髓外或髓内。在中枢神经系统中，上皮样囊肿较皮样囊肿为多。

（3）脂肪瘤：约占脊髓肿瘤中的1%，男女差异不大，以20～30岁为多见，好发于胸段，可位于硬脊膜外，亦可位于蛛网膜下，后者多为髓内。约有1/3的患者伴有先天性畸形，如脊柱裂等，位于髓内者常部分露出表面（图5-6）。

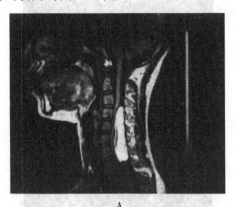
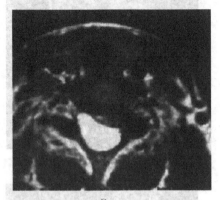

A   B

图 5-6　$C_3 \sim T_1$ 椎管内脂肪瘤 MR T_1W

A. 矢状位；B. 轴位

（4）脊索瘤：起源于胚胎的脊索残余，好发于男性的骶尾部，少数可见于脊柱的其他部位。起于骶骨的脊索瘤常将骶骨大部分破坏，并向前侵入盆腔，向后压迫马尾神经根（图5-7）。肿瘤四周有纤维组织包围，质地较脆软，有时呈胶冻状。

6. 转移性肿瘤　好发于硬脊膜外，以中老年人较多见（图5-8）。原发病灶最多为肺癌，其次为乳腺癌、前列腺癌、鼻咽癌、肉瘤、甲状腺癌、子宫颈癌及直肠癌等。

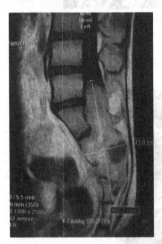
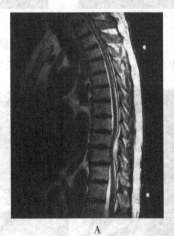
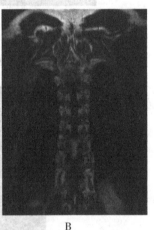

A   B

图 5-7　骶管脊索瘤　　　　　图 5-8　$T_9 \sim T_{10}$ 硬膜外转移瘤

A. MR T_2W 矢状位；B. MR 增强冠状位

（三）肿瘤的节段分布与解剖分类

脊髓肿瘤各节段的分布与脊髓各节段的长度大致相同。本组患者按发病率多少给以分析肿瘤部位，以胸段最高达67%，其次为颈段为23%，腰骶及马尾部占10%。不同性质肿瘤的节段分布并不相同。神经鞘瘤、脊膜瘤、星形细胞瘤和血管瘤基本按各节段脊髓长度比例分布，而先天性肿瘤好发于圆锥和终丝，血管母细胞瘤多发生于颈段。有些髓内肿瘤生长节段较长，跨颈、胸段或胸、腰段。

根据肿瘤生长的部位及脊髓、脊膜的关系，可将脊髓肿瘤分为髓内、硬脊膜下髓外及硬脊膜外肿瘤三类（图5-9）。

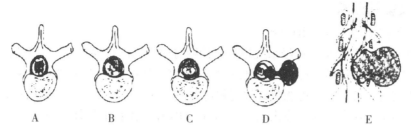

图 5 – 9 椎管内肿瘤的解剖分类

A. 脊髓内肿瘤；B. 硬膜下髓外肿瘤；C、D. 硬脊膜外肿瘤；E. 马尾肿瘤

1. 髓内肿瘤　占椎管内肿瘤的 10% ~ 15%，主要为室管膜瘤、星形细胞瘤，少数为血管母细胞瘤、先天性肿瘤、脂肪瘤、转移瘤或神经鞘瘤。

2. 硬脊膜下髓外肿瘤　最常见，约占 60%，主要为神经鞘瘤和脊膜瘤，少数为先天性肿瘤、肉瘤或转移瘤。

3. 硬脊膜外肿瘤　占椎管内肿瘤的 15% ~ 25%，肿瘤的病理性质繁纷，但多为恶性肿瘤，如转移瘤和肉瘤。此外还有脂肪瘤、血管瘤、软骨瘤、骨瘤、神经鞘瘤、脊膜瘤、胶质瘤和囊肿等。

（四）临床表现

脊髓肿瘤的病程长，进展缓慢。它的主要表现为进行性的脊髓压迫，包括病变节段以下的感觉障碍、运动障碍、自主神经系统症状及包括括约肌功能障碍。现将不同部位的脊髓肿瘤之临床表现，分别叙述于下。

1. 髓内肿瘤　好发于中年人，以胸段及颈段多见。发病过程缓慢，首先出现的症状为感觉障碍。由于肿瘤侵及脊髓白质前连合，早期可有感觉分离现象。肿瘤沿脊髓的纵轴发展，故感觉水平的上界常不恒定，根痛少见。当肿瘤逐渐扩大侵及前角及皮质脊髓束时即出现运动障碍，且多呈离心发展，即先出现于病变节段，逐步向远侧扩展。括约肌功能障碍的出现常较髓外肿瘤为早。脑脊液检查，蛋白定量变化不大，常在正常范围内。

2. 硬脊膜下脊髓外肿瘤　好发于胸段，次为颈段及腰段。除少数恶性肿瘤外，起病及病程皆极缓慢。根痛为早期较突出的症状，神经鞘瘤患者尤为显著。因肿瘤多发生于脊髓背外侧，早期刺激脊神经根后根，引起沿神经根分布区的放射性疼痛。开始时限于一侧逐渐可扩大到两侧或两侧交替出现。当神经根逐渐破坏，疼痛区出现感觉障碍。肿瘤如位于脊髓背侧，压迫或侵入后索后角，出现病变以下的位置觉丧失及感觉性共济失调。若肿瘤位于腹侧，锥体束征常较明显，并有相应节段的局限性肌肉萎缩。若肿瘤偏于一侧，压迫一侧脊髓，可无根痛，感觉症状出现亦较迟，但可出现脊髓半切综合征，不过临床上典型的脊髓半切综合征并不多见。病程的后期出现脊髓完全横贯性损害，表现为病变水平以下的肢体痉挛性瘫痪、感觉障碍、自主神经功能紊乱及营养障碍，膀胱和直肠的括约肌障碍。亦有少数患者长期不产生症状或仅有轻微的感觉障碍。由于肿瘤在蛛网膜下隙内生长，阻塞现象发生较早。脑脊液中蛋白定量增高，尤其为神经纤维瘤病例，大多在 1.2g/L 以上。损伤、腰椎穿刺及妊娠可使症状突然加重。

3. 硬脊膜外肿瘤　以 50 岁以上患者最多，其次为中年人，亦有儿童。如系恶性肿瘤或转移性肿瘤，病程较短。发病初期有明显根痛，常伴有局部棘突的剧痛。患者可清楚地指出背部皮肤疼痛区，随即很快出现瘫痪。病变部位棘突有明显叩击痛。原发灶有时不易找到。脊柱平片常有明显的骨质破坏，尤为椎体。由于骨质破坏，局部穿刺可得血性液体及碎块状组织，作显微镜检查常可找到肿瘤细胞。

4. 马尾肿瘤　表现的症状都是下运动神经元及后根受损症状。根痛为其典型症状，常表现为两侧性的坐骨神经痛，而无运动障碍。但由于疼痛，可影响患者行走及睡眠，往往喜向一侧半卧位，甚至彻夜不眠，只能倚椅而坐。稍后会出现会阴部马鞍状感觉丧失及两下肢无力，括约肌障碍，常伴有尿潴留、麻痹性膀胱。

关于在不同脊髓节段的定位诊断及髓内、髓外肿瘤的鉴别诊断不再重复。

（五）诊断及鉴别诊断

椎管内肿瘤可根据下述线索做出诊断。

1. 病史　详细的病史及完整的神经系统检查为诊断脊髓肿瘤的首要条件。一般病程较长，1～3年，马尾肿瘤可达10年以上。发病后可出现持续性进行性脊髓受压症状。由于脊髓本身有代偿能力，有些患者可出现一定程度的缓解，然后再恶化，故病程可有波动性。但恶性病变，如肉瘤、癌肿等则于数周至数月出现瘫痪。尚有更快者，如肿瘤出血可在数小时内出现脊髓半切征或脊髓横断损害，称脊髓卒中。有恶性肿瘤史则有椎管内转移的可能。

2. 体格检查　完整、反复的神经系统检查可早期做出脊髓肿瘤的诊断。感觉障碍的平面、腱反射的减弱或消失、肌肉萎缩的分布和棘突叩痛可有助于肿瘤的定位。

3. 脑脊液检查　椎管内肿瘤患者进行腰椎穿刺有一定危险性，放液后可使病情突然加重，应慎重行之。脑脊液生化改变呈蛋白细胞分离现象，即蛋白含量增高，而细胞数正常。

4. 脊柱平片　椎管内肿瘤有50%可于平片中见骨质变化，如椎弓向内凹入、变薄，骨质萎缩、稀疏，轮廓模糊，甚至破坏消失，椎弓根间距离增宽，椎体后缘有弧形压迹等。斜位片可见椎间孔扩大，椎板被压薄。

5. CT检查　平扫的诊断价值不大，于病变部位可见椎管膨胀、扩大，椎体后缘受压，椎管内软组织填充，脊髓被推向一侧。增强扫描可显示某些高血运肿瘤，如血管母细胞瘤。

6. 脊髓血管造影　主要用于血供丰富的椎管内肿瘤，如髓内血管母细胞瘤的诊断。在血管造影中有早期血管出现，并有持续均匀的结节状染色，边界清楚，可伴有血管移位和增粗的引流静脉。

7. MRI　由于MRI可提供各个层面的清楚解剖图像，在显示脊髓及椎管内肿瘤方面最为有利，是目前最具诊断价值的方法。它不仅能显示瘤的大小、数目、位置，并可将瘤与脊髓的关系显示清楚。在注射顺磁对比剂Gd-DTPA后做增强扫描，能在T_1W上显示顺磁效应，增强肿瘤的信号强度，较CT扫描更清晰地显示肿瘤及其周围的结构。

椎管内肿瘤常需与椎间盘突出症、脊髓蛛网膜炎、脊椎结核、运动神经元疾病、脊髓空洞症、脊柱肥大性骨关节炎、脊髓血管性疾病、多发性硬化及亚急性联合变性症等鉴别。

（六）治疗和预后

诊断明确后，应予以早期手术治疗。手术效果与神经症状出现的时间、范围、程度及肿瘤性质、部位有关。显微外科的开展，使脊髓肿瘤切除的效果进一步提高。髓内肿瘤的手术时机最好选择在患者神经系统状态中度障碍时，这样将会取得良好的效果。髓内室管膜瘤的手术全切除率可达90%～100%，术后神经功能障碍得到满意恢复，大部分患者留有不同程度的感觉障碍。全切除后极少复发，术后不必放疗，而未能全切者应常规放疗。髓内星形细胞瘤全切除率低，仅35%～40%。预后主要与肿瘤的恶性程度有关，术后应常规放疗。髓内脂肪瘤全切除几乎是不可能的，勉强切除肿瘤会造成严重后果。大部分切除肿瘤即可达到有效减压并长期控制肿瘤生长和病情恶化的目的。髓内血管母细胞瘤需做整块肿瘤全切除，远期疗效满意。

对于椎管内的恶性肿瘤，包括转移瘤，应采用综合治疗方法。由于术后脊髓受压症状常不能得到很好的改善，预后较差，因此要掌握好手术适应证。手术原则是作充分的椎板切除减压，并尽可能切除肿瘤，以解除对脊髓的压迫。术后应积极寻找和治疗原发病灶，并进行放射治疗和化学治疗。

髓外硬膜下肿瘤多属良性，有利于全摘除，疗效较佳。与肿瘤紧密粘连的神经根应电凝切断后连同肿瘤一并切除。但在颈膨大和腰膨大部位需注意，过多切断神经根将导致上肢或下肢的部分功能障碍。极少数巨大马尾肿瘤，因与多数神经根粘连甚紧，只能作部分或大部摘除，尽量避免马尾神经损伤，以免造成严重的括约肌障碍。哑铃形肿瘤可分为椎管内部分和椎管外部分，手术可一期或二期切除。但无论是一期或分期手术，均应先切除椎管内部分，否则从椎管外向椎间孔内分离可伤及脊髓。

截瘫患者应加强术后护理，预防褥疮、呼吸道及尿路感染，并加强肢体被动活动，防止挛缩及关节畸形，并辅以康复疗法。

（张　丹）

第五节　脊髓肿瘤

脊髓肿瘤是指生长于脊髓及与之相连接的组织如神经根、硬脊膜、脂肪和血管等的原发性或继发性肿瘤。起源于脊髓的肿瘤远较颅内肿瘤少见，仅占成人和儿童中枢神经系统原发肿瘤的10%，是压迫性脊髓病的重要原因之一。根据病变部位脊髓肿瘤分为髓内（10%）和髓外（90%）两种，髓外肿瘤又分为髓外硬膜内和硬膜外肿瘤；根据肿瘤的原发部位分为脊髓原发肿瘤和脊髓转移瘤。室管膜瘤是髓内肿瘤的最常见类型，其次是各种类型的神经胶质瘤。髓外肿瘤中相对常见的类型是良性的神经纤维瘤和脊膜瘤；转移癌、淋巴瘤和骨髓瘤常位于硬膜外。

一、临床表现

肿瘤通过直接压迫、继发脊髓动脉或静脉的梗阻而产生的缺血改变以及髓内肿瘤的浸润性破坏，均可以导致脊髓功能损害而出现神经功能缺失。临床表现与脊髓肿瘤存在的部位、原发性或转移性肿瘤有关。症状常隐袭出现并逐渐进展，但转移瘤所致的脊髓压迫症状可以起病很快；背痛或神经根性痛常见，呈一侧性或沿肢体向下放射，咳嗽或用力时加重；逐渐进展的一个或多个肢体的沉重、无力、僵硬或局限性萎缩，尤其下肢可以出现瘫痪或麻木；病程早期或晚期出现尿便功能障碍。对每个患者来说其临床表现与肿瘤所在的层面、肿瘤的形态、局部血液供应情况和压迫速度有关。总体来说，髓外肿瘤由于压迫或破坏神经根或脊柱，背痛或神经根痛症状往往先于脊髓损害症状，髓内肿瘤则以脊髓功能损害为首发症状。髓内外肿瘤临床特点见表5-2。

表5-2　髓内外肿瘤临床特点的比较

临床特点	髓内	髓外	硬膜内
硬膜外	起病形式	慢，病程长	慢，病程长
根痛	少	多见	多见
脊柱压痛	少	多见	多见
感觉与运动障碍	由病灶向下发展	自下往上发展，常有脊髓半切症状	自下往上发展常两侧对称受压
括约肌功能障碍	早期发现	晚期发现	较晚期发现

二、辅助检查

腰穿脑脊液与神经影像学检查是主要的辅助检查，其特点见下表5-3。

表5-3　髓内外肿瘤辅助检查特点的比较

	髓内	髓外	硬膜外
椎管梗阻	晚期出现且轻	较早出现	较早出现
脑脊液蛋白增高	轻	明显	明显
脊椎X线改变	较少出现	较多见	多见
MRI	髓内病变	髓外病变	髓外病变
椎管造影	梗阻不完全	深杯口状，脊髓移位	锯齿状不全梗阻

三、诊断要点

（1）持续进行性的脊髓受压症状和脊髓损害体征。

（2）腰穿：椎管部分或完全梗阻、蛋白明显增高。

（3）脊柱 X 片：继发于肿瘤的骨侵蚀、骨破坏或骨钙化。

（4）怀疑转移瘤者有原发肿瘤部位的异常发现。

（5）脊髓 MRI 或椎管造影：有明确的髓内或髓外占位病变。

四、鉴别诊断

1. 椎间盘突出症　常与外伤或劳损有关，根痛突出，脊柱平片、CT 和 MRI 可见椎间隙狭窄，椎间盘突出。

2. 亚急性联合变性　逐渐进展病程，以足和手指末端麻木为首要表现，逐渐发展至主要影响到脊髓后索和侧索的双下肢无力走路不稳，脑脊液检查正常或轻度蛋白升高，血清维生素 B_{12} 和叶酸低于正常。

3. 脊髓蛛网膜炎　病程长，症状波动，病变范围广，往往累及多个神经根。脑脊液蛋白增高，白细胞增多，椎管造影有条索或串珠状改变。

4. 脊髓空洞症　病程缓慢，双上肢远端无力萎缩、有感觉分离现象，脊髓 MRI 可确诊。

五、治疗

及早明确诊断，争取手术治疗机会。原发脊髓肿瘤见神经外科治疗常规，转移瘤手术减压往往无效，部分患者可行放疗。

（张　丹）

第六节　脊髓血管疾病

一、概念

脊髓血管疾病分为缺血性、出血性及血管畸形 3 类。发病率低于脑血管疾病，脊髓内结构紧密，较小的血管损害造成严重的后果。

二、病因及发病机制

（一）缺血性脊髓病

心肌梗死、心脏停搏、主动脉破裂、主动脉造影、胸腔和脊柱手术等引起的严重低血压以及动脉粥样硬化、梅毒性动脉炎、肿瘤、蛛网膜粘连均可导致。

（二）出血性脊髓疾病

椎管内出血主要的原因是外伤。脊髓动静脉畸形、血管瘤、血液病、抗凝治疗和肿瘤等可引起自发性出血。

（三）脊髓血管畸形

是先天性血管发育异常，压迫、缺血、血栓形成及出血等导致脊髓功能受损，约 1/3 合并皮肤血管瘤、颅内血管畸形和脊髓空洞症等。

三、病理

脊髓对缺血耐受力较强，轻度间歇性供血不足不会造成脊髓明显损害，完全缺血 15min 以上造成脊髓不可逆损伤。脊髓前动脉血栓形成最常见于血供薄弱的颈胸段；脊髓后动脉左、右各一，形成血栓少见。

脊髓梗死可致神经细胞变性、坏死，灰白质软化、组织疏松和血管周围淋巴细胞浸润；晚期血栓机化，被纤维组织取代并有血管再通。脊髓内出血常侵及数个节段，中央灰质居多；脊髓外出血形成血肿或血液进入蛛网膜下隙，出血灶周围组织水肿、瘀血及继发神经组织变性。脊髓的任何节段都可发生脊髓血管畸形，是由扩张迂曲的异常血管形成网状血管团及其上下方的供血动脉和引流静脉组成。

四、临床表现

（一）缺血性疾病

1. 脊髓短暂性缺血发作（spinal TIA）　如下所述。

（1）突然发作，持续时间短暂，可完全恢复，不遗留任何后遗症。

（2）典型表现：间歇性跛行和下肢远端发作性无力，休息或使用血管扩张剂后缓解。

（3）或仅有自发性下肢远端发作性无力，反复发作，可自行缓解，间歇期症状消失。

2. 脊髓梗死　卒中样起病，脊髓症状常在数分钟或数小时达到高峰。

（1）脊髓前动脉综合征：①中胸段或下胸段多见。②首发症状突然出现病损水平相应部位根性痛或弥漫性疼痛，短时间内发生弛缓性瘫痪。③脊髓休克期过后转变为痉挛性瘫。④感觉障碍为传导束型，痛温觉缺失而深感觉保留。⑤尿便障碍较明显。

（2）脊髓后动脉综合征：①脊髓后动脉极少闭塞，因侧支循环良好，即使发生症状也较轻且恢复较快。②急性根痛。③病变水平以下深感觉缺失和感觉性共济失调。④痛温觉和肌力保存。⑤括约肌功能常不影响。

（3）中央动脉综合征：①病变水平相应节段下运动神经元性瘫。②肌张力减低、肌萎缩。③多无感觉障碍和锥体束损害。

（二）出血性疾病

（1）急性横贯性脊髓损害表现：硬膜外、硬膜下和脊髓内出血，均可骤然出现剧烈的背痛、截瘫、括约肌功能障碍、病变水平以下感觉缺失等。

（2）硬膜下血肿比硬膜外血肿：少见。

（3）脊髓蛛网膜下隙出血：急骤的颈背痛、脑膜刺激征和截瘫等。

（4）脊髓表面血管破裂：可能只有背痛而无脊髓受压表现。

（三）血管畸形

（1）血管：动脉性及静脉性罕见，多为动静脉畸形所致。

（2）部位：多见于胸腰段，其次为中胸段，颈段少见。

（3）年龄和性别：多在 45 岁前发病，约半数在 14 岁前发病，男女之比为 3 ∶ 1。

（4）发病特点：多见缓慢起病，亦可为间歇性病程，有症状缓解期；突然发病者由畸形血管破裂所致。

（5）首发症状：多为急性疼痛，表现不同程度截瘫，根性或传导束性感觉障碍。

（6）脊髓半切综合征：脊髓半侧受累。

（7）括约肌功能障碍：早期为尿便困难，晚期则失禁。

（8）单纯脊髓蛛网膜下隙出血：少数患者出现。

五、辅助检查

（一）脑脊液检查

脊髓蛛网膜下隙出血 CSF 呈血性；椎管梗阻时 CSF 蛋白量增高，压力低。

（二）CT 和 MRI

可显示脊髓局部增粗、出血、梗死，增强后发现血管畸形。脊髓造影确定血肿部位、血管畸形位置和范围。选择性脊髓动脉造影对确诊脊髓血管畸形最有价值，明确显示畸形血管大小、范围、类型及与脊髓的关系。

六、诊断及鉴别诊断

（一）诊断

（1）脊髓血管病的临床表现复杂，缺乏特异性检查手段。

（2）依据动脉硬化、外伤、血压波动等，配合脊髓影像学和脑脊液检查确诊缺血性病变。

（二）鉴别诊断

（1）脊髓间歇性跛行：应与血管性间歇性跛行鉴别，后者皮温低、足背动脉搏动减弱或消失，超声多普勒检查有助于鉴别。

（2）急性脊髓炎：表现急性起病的横贯性脊髓损害，病前多有前驱感染史或接种史，起病不如血管病快，CSF 细胞数可增加。

七、治疗

（一）治疗原则

缺血性脊髓血管病与缺血性脑血管病治疗相似，应用血管扩张剂及促进神经功能恢复的药物，低血压者纠正血压，疼痛明显者可给予镇静止痛剂。

（二）手术治疗

硬膜外或硬膜下血肿应紧急手术以清除血肿，解除脊髓压迫。

（三）病因治疗

其他类型椎管内出血应使用脱水剂、止血剂等；脊髓血管畸形可行血管结扎、切除或介入栓塞治疗。

（四）护理及康复

截瘫患者应加强护理，防止合并证如褥疮和尿路感染等；急性期过后或病情稳定后应尽早开始肢体功能训练及康复治疗。

（张　丹）

第七节　脊髓损伤

脊髓损伤（spinal cord injury，SCI）是一种严重损伤，可因直接或间接暴力作用于脊柱，造成骨折或脱位而伤及脊髓，也可在无骨折或脱位的情况下，通过挥鞭样运动直接伤及脊髓，或因累及脊髓血液供应而造成脊髓损伤。其发病率每年 11.5/100 万~23.0/100 万，发病的高峰年龄为 15~40 岁，男性多于女性，比例为 1.4：1~3.0：1。

一、病因

最常见原因为车祸，约占全部脊髓损伤的 50%，多数发生于颈段。其次为坠跌伤，约占全部脊髓损伤的 30%，损伤可发生于颈段，亦可发生于胸腰段。其他原因有体育意外、杂技事故、自然灾害引起的建筑物倒塌和工矿企业中的各种事故等，以及战时的火器（枪弹、弹片）伤和刀戳伤。

二、损伤机制

1. 脊柱纵向受力　如在浅水池中跳水，头顶部触及池底，或从高处坠落，足部或臀部着地，或因塌方，大块泥石压于颈背部，造成椎体压缩性骨折和（或）脊柱过度屈曲，甚至呈"折刀样"向前屈曲，引起后纵韧带与棘上韧带断裂，椎间盘后突，上段脊柱向前移位（图 5-10）和（或）骨折片突入椎管内（图5-11），进而压迫神经根或脊髓。

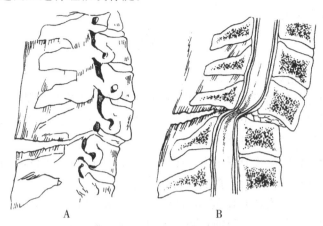

A   B

图5-10 Ⅲ~Ⅳ级椎体压缩骨折
A. 脊椎压缩骨折；B. 脊髓受压情况

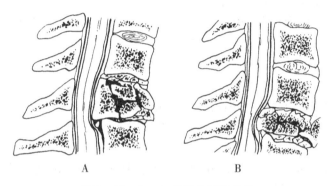

A   B

图5-11 Ⅲ~Ⅳ级椎体压缩骨折
A. 脊椎压缩骨折；B. 脊髓受压情况

2. **脊柱过伸活动**　暴力作用使脊柱发生过伸活动，增厚的黄韧带皱折、向前突入椎管，损伤被挤压于前突黄韧带与骨质增生椎体后缘之间的脊髓（图5-12）。

3. **鞭索样运动**　外力引起躯干加速运动，使颅颈交界处发生强烈的过伸过屈运动，可引起该部韧带、关节囊、寰枢椎和高位颈髓损伤。

4. **脊柱横向受力**　暴力作用方向与脊柱几乎垂直，引起脊椎的椎板骨折凹陷、关节突骨折、前后纵韧带撕裂和脊柱前后向脱位，因骨折、脱位而损伤脊髓。

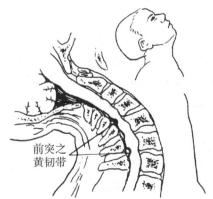

前突之
黄韧带

图5-12 颈脊髓过伸性损伤

5. **产伤**　臀位产时，由于臀部先露，任何牵拉胎儿的力量均集中于颈椎，容易使颈脊髓被拉长而受伤，甚至可撕裂硬脊膜。

6. 火器伤或刀戳伤 多见于战时,火器损伤都伴有一处或多处脊柱伤。脊髓的损害多数为完全性;刀戳伤多引起脊髓的半切性损伤。

三、分类

1. 按照与外界的沟通情况区分 如下所述。

(1) 开放性损伤:指脊髓蛛网膜下隙与外界相交通的损伤,多发生在战时。

(2) 闭合性损伤:指脊髓蛛网膜下隙与外界无交通的损伤,多见于平时。

2. 按损伤时限与致伤原因区分 如下所述。

(1) 原发性损伤:指受伤瞬间由脊柱骨折的移位、脱出的椎间盘或移动的骨折片等压迫、冲击或刺入脊髓而造成的不可逆性损伤(撕裂、挫裂或剪切伤等)。

(2) 继发性损伤:由各种因素如脊髓局部出血、水肿、缺血和缺血后再灌注,以及血-脊髓屏障破坏、自由基生成、细胞内外离子紊乱和细胞凋亡等引起的脊髓再损伤。

3. 按损伤程度区分 通常可分为以下几类。

(1) 脊髓横断:指解剖学上损伤远近端脊髓完全分离。

(2) 完全(即横贯)性损伤:指脊髓在解剖学上连续,但传导功能完全丧失。临床上表现为损伤平面以下的感觉、运动和括约肌功能呈永久性丧失。

(3) 不完全性脊髓损伤:指脊髓在解剖学上连续,但传导功能部分丧失,依脊髓横截面上的损伤部位不同,临床上可出现如下不同表现:

1) 脊髓半侧损伤综合征:脊髓半侧损伤时,出现脊髓半切综合征。

2) 脊髓前部损伤综合征:损伤后立即出现病损节段以下的完全性瘫痪,伴有痛、触觉减退,但深感觉、位置觉、运动觉及振动觉等保留完好。

3) 颈脊髓中央损伤综合征:发生于颈椎的过伸性损伤中,伤后出现四肢瘫痪,上肢呈弛缓型瘫痪,下肢多呈痉挛型瘫痪,另有膀胱功能障碍。

4) 脊髓后部损伤:出现损伤部位肢体疼痛、神经根刺激症状和损伤平面以下深感觉障碍,少数有锥体束征。

另外,在 Frankel 分级的基础上,美国脊髓损伤协会(ASIA)将脊髓损伤程度区分为:A = 完全性损伤,无运动及感觉功能存留;B = 不完全性损伤,感觉功能保存,无运动功能;C = 不完全性损伤,损伤水平以下的运动功能部分保存,其主要肌力小于 3 度;D = 不完全性损伤,损伤水平以下的运动功能部分保存,其主要肌力大于或等于 3 度;E = 正常,运动及感觉功能正常。

4. 按损伤脊髓的纵向解剖部位区分 如下所述。

(1) 上颈髓损伤($C_1 \sim C_4$):损伤后可因波及呼吸中枢而迅速致命;存活者损伤平面以下四肢呈痉挛性瘫痪。

(2) 颈膨大部位脊髓($C_5 \sim T_1$)损伤:①中颈髓损伤($C_5 \sim C_7$):表现为上肢弛缓性瘫痪,下肢痉挛性瘫痪。②下颈髓损伤($C_8 \sim T_1$):表现为手的小肌肉变化及下肢的痉挛性瘫痪。

(3) 胸段脊髓($T_2 \sim T_{11}$):表现为损伤平面以下感觉障碍与下肢痉挛性瘫痪。

(4) 胸腰段脊髓($T_{12} \sim S_2$)损伤:表现为损伤平面以下感觉障碍、下肢弛缓性瘫痪,以及膀胱、直肠功能障碍。

(5) 圆锥($S_3 \sim C_1$)及马尾损伤:圆锥损伤表现为肛门及会阴部有鞍状感觉减退,性功能障碍和大、小便失禁或潴留,常无明显的下肢运动障碍与反射障碍。马尾损伤的临床表现与脊髓腰段损伤相似,呈弛缓性瘫痪,但感觉障碍呈根性分布,且两侧不对称。

5. 按临床病理区分 如下所述。

(1) 脊髓震荡:系脊髓神经细胞受到强烈刺激而发生超限抑制状态所致,是可逆性的生理紊乱,无肉眼和显微镜下可见的病理改变,表现为受伤后立即出现损伤平面以下感觉、运动及反射的完全丧失,病程自数小时至数周,一般为 1 ~ 3d,以后可自行缓解而完全恢复。

（2）脊髓挫伤或挫裂伤：轻者仅有脊髓挫伤，软脊膜保存完好；重者脊髓和软脊膜均有不同程度的破裂、出血和坏死，若整个脊髓连续性中断，就构成脊髓横断伤。脊髓损伤后，立即出现损伤平面以下的脊髓功能障碍，初期表现为弛缓性瘫痪，数周后逐渐转变为痉挛性瘫痪。

（3）脊髓蛛网膜下隙出血：指损伤后出血弥散在脊髓蛛网膜下隙，多数预后良好，少数可因血液分解产物引起脊髓血管痉挛而引起严重脊髓功能障碍。

（4）脊髓内血肿：指脊髓实质内出血、局限性积聚，产生压迫或破坏脊髓，从而引起脊髓功能障碍。

（5）脊髓缺血：当椎动脉因颈椎过伸或脱位受牵拉，或脊髓血管本身受损时，可引起脊髓供血障碍而造成脊髓缺血、缺氧，甚至坏死。

（6）脊髓受压：系脊椎骨骨折、脱位，或椎管内血肿压迫脊髓所致，表现为不同程度的弛缓性瘫痪。

以上各种脊髓损伤类型可以单独存在，也可合并发生。

四、临床表现

1. 脊髓休克　是脊髓受到外力打击以后，在损伤平面以下立即发生的完全性弛缓性瘫痪，各种感觉、反射、括约肌功能都消失的一种临床现象。在脊髓轻度损伤如脊髓震荡时，这一现象可于数小时内恢复，不留后遗症。但在大多数较重的损伤如脊髓挫伤或挫裂伤时，这种现象将持续很久，需待 3~6 周后，才逐渐出现损伤水平以下的脊髓功能活动。

2. 感觉障碍　视损伤程度出现损伤平面以下各种感觉完全或部分丧失。

3. 运动功能障碍　脊髓横贯性损伤者，在脊髓休克期过后，损伤平面以下的运动功能仍完全消失，但肌张力增高，反射亢进；脊髓部分损伤者，在脊髓休克期过后，可逐步出现肌肉的自主活动，甚至可以达到自己行走的程度。

4. 反射障碍　在脊髓休克期过后，瘫痪肢体的反射可由消失逐渐转为亢进，并可出现总体反射。

5. 自主神经功能紊乱　可出现直肠膀胱功能障碍、阴茎异常勃起、Horner 综合征、内脏功能紊乱（如腹腔与盆腔内脏感觉缺失和肠道蠕动抑制等）、立毛肌反应及出汗反应异常，甚至引起血压下降（见于颈段脊髓完全性损伤病例）。

五、诊断

根据损伤病史及伤后立即出现的截瘫或四肢瘫，受伤平面以下的感觉障碍等，做出脊髓损伤的诊断并不困难。但需注意下述情况：

（1）10% 以上的颅脑损伤患者伴有脊髓损伤，但由于患者意识不清，不能诉述症状，故必须根据损伤方式分析，以及仔细检查四肢的运动、感觉、反射及脊柱等情况，以免遗漏诊断。

（2）必须兼顾身体其他部位的合并损伤，不能忽略了更危急的内脏伤、内出血等。腹腔或盆腔内空腔器官穿孔患者，可因脊髓损伤失去内脏感觉而无腹痛症状，需依靠 X 线检查和腹腔穿刺等来确诊。

（3）凡疑有脊髓损伤的病例，应尽可能做脊柱的 X 线摄片与脊柱 CT，以了解有无脊椎骨的损伤，及其损伤类型与部位。

（4）做脊髓 MRI，能直观地显示脊柱的稳定性、椎管的形态与大小、脊髓的损伤程度，以及有否脊髓水肿、出血、空洞、蛛网膜下隙梗阻和脊髓受压等继发改变。MRI 上，急性脊髓损伤可表现为出血型、水肿型和挫伤型（出血水肿混合型）。晚期脊髓损伤表现为：①脊髓斑片状信号不匀，提示为不完全性脊髓损伤；②脊髓低信号增宽，表示脊髓内严重变性，大多数为完全性脊髓损伤，少数为不完全性脊髓损伤；③脊髓横断或脊髓损伤段信号很低（表示脊髓损伤段坏死后，由疏松的胶质或纤维组织代替），为完全性脊髓损伤；④脊髓内局限性囊腔大者，多近似完全性脊髓损伤，囊腔小者，为不完全脊髓损伤；⑤脊髓空洞，多为不完全脊髓损伤。

六、治疗

由于脊髓原发性损伤是不可逆的，故脊髓损伤的治疗，实际上就是防治脊髓继发性损伤。

1. 防治脊髓继发性损伤 如下所述。

（1）急救处理：必要时做气管切开和（或）机械通气，以保持呼吸道通畅，保证有效呼吸；防治休克，使平均血压大于 90mmHg。

（2）手术治疗

1）适应证：①开放性脊髓损伤：在纠治内脏出血、休克等前提下，尽早做清创手术，去除压迫脊髓的碎骨片、异物、血块及脱出的椎间盘等，以及清除无生机组织，促使创口Ⅰ期愈合。②闭合性脊髓损伤：神经系统症状体征进行性发展，特别是影像学检查显示椎管内存在血肿、异物、碎骨片、脱出椎间盘，和（或）脊椎骨骨折脱位压迫脊髓者，小关节突交锁经牵引治疗无好转者，以及（脊髓水肿等引起的）蛛网膜下隙阻塞者。③马尾损伤：宜早期探查减压，可发现和缝合离断的神经，以利恢复。

2）不宜手术者：①伤后立即出现完全性、无反射的截瘫或四肢瘫，辅助检查表明脊髓解剖性横断或脊髓蛛网膜下隙畅通、无脊髓受压者；②颈脊髓中央损伤综合征；③特点为 C_2 椎弓撕脱性骨折、椎体向前移位，但齿突仍保持完整的悬吊性骨折；④神经系统症状体征好转与严重恶化反复交替出现，提示由血管痉挛引起者；⑤脊髓损伤已 2~3 年以上者。

3）手术方法：通过前、后手术入路施行椎管内血块、异物、碎骨片和脱出椎间盘等清除术，脊椎骨折脱位的整复术或椎板切除减压术，以尽早达到解除脊髓受压和稳定脊柱的目的。手术时应尽量避免牵拉脊髓和损伤脊髓血管。发现脊髓已有中央灰质出血性坏死时，可做损伤区脊髓后索正中切开术，以去除坏死物，并用大量生理盐水冲洗残腔。术中硬脊膜切开者应予缝合，以减少胶质瘢痕形成。

（3）药物治疗：应用脱水剂、类固醇制剂、神经节苷脂、促进神经再生药物、钙离子通道阻滞剂、促红细胞生成素、抗氧化药和自由基清除剂以及阿片受体拮抗剂等药物，以减轻或消除脊髓损伤性水肿，改善脊髓血供，保护脊髓神经元免遭毁坏，以及促进神经修复，从而改善脊髓损伤患者的神经功能。

（4）高压氧治疗：高压氧通过抑制自由基介导的脂质过氧化过程，提高细胞膜脂质结构的抗氧张力，减少细胞外钙离子内流，保护脊髓细胞和组织结构，促进神经纤维再生和传导功能的恢复。动物实验证明，在 2~3 个大气压下给氧，可显著改善损伤后的脊髓功能。

（5）康复治疗：进行肌力（包括呼吸肌）训练、关节运动、坐位训练、移动训练、步态或轮椅训练、排尿、排便处理，疼痛处理，以及日常生活能力训练等康复治疗，以提高患者生活、工作和回归社会的能力。

（6）脊髓功能重建的临床研究

1）运动功能的重建：应用功能性电刺激方法，促进神经"发芽"，避免发生失神经性或失用性肌萎缩，从而改善患者的运动功能。或应用肌腱转移手术和交叉步态矫正术等方法，来改善脊髓损伤后的运动功能。

2）自主神经功能的重建：可应用选择性骶神经后根切断，并植入刺激器，行骶神经前根刺激来治疗排尿、排便障碍，或应用有正常或接近正常功能神经支配的腹直肌膀胱移植来治疗神经源性膀胱，以及应用阴茎假体植入等治疗勃起功能障碍。

（7）疼痛处理：应用非固醇类镇痛消炎药、阿片类麻醉止痛药止痛，红外线、激光、超声、中或高频电疗等理疗缓解疼痛，抗抑郁药和各种心理疗法治疗疼痛，局部封闭，神经根或神经干阻滞术止痛，脊髓蛛网膜下隙或硬脊膜外腔注入吗啡镇痛，以及脊神经后根切断术、脊髓背根进入带损毁术和脊髓前外侧束切断术等各种手术止痛。

（8）肌肉痉挛处理：可应用可乐定与替扎尼定等药物治疗、直肠电刺激治疗，以及选择性脊神经后根切断术或神经切断术等手术治疗。

此外，还有尚处于实验阶段的细胞移植治疗和基因治疗。

2. 合并伤处理　脊髓损伤常合并其他组织和器官的损伤，特别是颅脑、胸、腹的损伤，严重者常危及生命，应及时邀请有关科室医生会诊，并积极抢救和处理。

3. 并发症防治　如下所述。

（1）褥疮：对于脊髓损伤患者，必须置于平软的床垫上，有条件的可用气垫床，特别是一些骨性突出部，更应垫好细心保护，定期翻身，做好皮肤护理，避免发生压疮。

若已发生褥疮，应解除压迫，局部换药，以促进肉芽生长与伤口愈合。必要时可切除坏死组织，修平骨性突起，用转移皮瓣闭合伤口。

（2）排尿障碍：应用留置导尿法、间歇导尿法、各种功能性电刺激、膀胱训练方法、药物治疗、电刺激或神经吻合等方法，促进膀胱排尿功能恢复，缓解尿潴留。

（3）泌尿系统感染与结石：维持膀胱排空，防止泌尿系统感染和膀胱结石的产生。对已发生泌尿系统感染者，宜选用敏感抗生素治疗。对小膀胱结石，宜多饮水和服用中草药；膀胱结石小于2cm者，可行膀胱内碎石术；结石较大者，需行膀胱切开取石术。

（4）呼吸道感染：要注意保暖，定时翻身，鼓励患者咳嗽咳痰、做深呼吸及扩胸动作，以防并发支气管肺炎与坠积性肺炎；有呼吸肌麻痹者应用人工呼吸机；有呼吸道分泌物引流不畅者，给予祛痰剂，必要时可做气管切开。对已发生肺炎者，应根据痰培养结果，选用敏感抗生素。

（5）应激性溃疡与消化道出血：静脉给予氢离子拮抗剂和放置胃管，维持胃分泌物低压引流，以防治应激性溃疡与消化道出血。

（6）便秘：发生便秘时，可应用缓泻剂、中药和灌肠等方法处理；便秘1周以上者，则可戴手套涂以润滑剂，将粪块掏出，并训练患者每日做腹部按摩，以促进肠蠕动；在截瘫后期，应训练患者建立反射性排便，以达到自行排便。

七、预防与预后

1. 一级预防　即伤前预防，指采用一切措施，包括强化交通秩序与交通管理法规，严禁酒后驾车及无证驾车，以及增强生产的安全设施，严格安全操作规章，以预防脊髓损伤的发生。

2. 二级预防　即伤后预防，如现场救护时，需采取多人搬动和应用脊柱板运送，以免不当搬运使骨折、脱位部脊柱移位而引起脊髓再损伤，以及通过积极有效的治疗，避免或减轻脊髓继发性损伤（见治疗段叙述）。

脊髓损伤的预后与损伤程度、手术时机和方法，以及术者的经验和操作技巧等有关，其中与脊髓损伤程度的关系最为密切。

（张　丹）

第八节　椎管狭窄症

一、概述

椎管狭窄症是一组慢性进行性脊髓及脊神经根疾病，主要由于脊椎骨的增生性改变，导致椎管的继发性狭窄，压迫脊髓、脊神经根、椎动脉及交感神经丛，使之发生退行性变，并出现相应的神经功能障碍。根据狭窄的部位不同，可分为中央型、侧隐窝型与神经孔型狭窄三类，而根据病因不同，又分为先天性和获得性椎管狭窄。

正常人椎管腔的大小存在着显著的个体差异，即使同一个人，各不同节段的管腔大小亦很不一致。在解剖学上每一个脊椎骨的椎管大小取决于：①椎弓根的高低；②左、右椎弓根的间距；③左、右椎板连合角的大小；④左、右椎板的厚度（图5-13）。此外，椎管的大小在一定程度上取决于上、下关节突的大小及周围软组织，特别是黄韧带的肥厚程度。但是单纯先天性（又称发育性）的椎管狭小，一般不致产生脊髓及神经根病变；只有在原有椎管先天性狭小的基础上，再附加有其他病变，使管腔有进一步的不规则狭窄时，才产生神经系统的病变。原有的管腔越窄，引起的神经系统病变进展越快，症状亦越重。

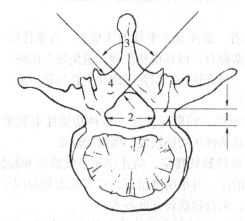

图 5 - 13 决定椎管大小的因素
1. 椎弓根的高低；2. 椎弓根间距；3. 左右椎板连合的角度；4. 椎板的厚度

一般认为颈椎管腔以 $C_3 \sim C_7$ 段较狭窄，如这段椎管中它的最小矢径在 16mm 以上，基本上不致发生脊髓病变；如最小矢径小于 14mm，则多数患者可出现不同程度的脊髓病变；如最小径被缩小至 8mm 以下，则将无例外地均有脊髓病变的出现。此外，椎管矢径的中径与相应椎体矢径的中径之比，也是决定椎管是否狭窄的指标，正常的比值应为 ≥0.91，如此比值 ≤0.77 则表示有椎管狭窄。如测量 $C_3 \sim C_7$ 各椎骨的此比值，有 3 个以上椎骨管腔比值 <0.75，即可诊断为颈椎椎管狭窄症（图 5 - 14）。

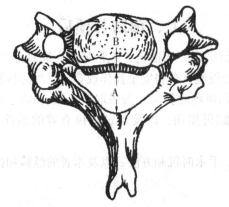

图 5 - 14 决定颈椎管狭窄的测量指标之一，椎管矢径
中径（A）与椎体矢径中径（B）之比
A/B ≥0.91 正常，A/B ≤0.77 狭窄

对腰椎管来说，狭窄最多见的部位是 $L_3 \sim L_5$ 节段，该处的脊髓已经终止而成为马尾，故狭窄引起的影响只限于马尾神经根，可影响其一部分或全部。正常腰椎椎管的矢径应为 22～25cm，在这样大的椎管中，即使有明显的骨赘形成，将不致引起马尾神经的损害。如腰椎椎管的矢径减少到 15mm 以下，则马尾病变的发生机会将大为增加。测定腰椎椎管狭窄的指标，为椎体骨的横径与矢径的乘积与该椎骨管腔的横径与矢径乘积之比（图 5 - 15）。$C \times D / A \times B \leq 4.5$，如此值 >4.5 可诊断为腰椎管狭窄。

先天性椎管狭窄的主要病理改变为椎弓根缩短、椎管均匀狭窄。其病因可以是特发性狭窄，也可以由软骨发育不全、黏多糖病、脊髓骨骺发育不全、唐氏综合征等引起，多系胚胎 3 个月～3 岁之间形成，但多在成年后才出现症状。

获得性椎管狭窄的病因很多，多为退行性疾患、椎间盘突出、手术创伤及外伤所致。此外全身代谢性病变如 Paget 病、慢性氟中毒、肢端肥大症也可导致椎管狭窄。

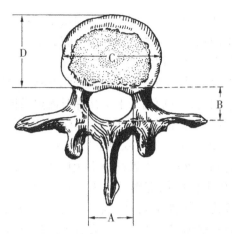

图 5 - 15　决定腰椎管狭窄的测量指标

C×D/A×B 值≤4.5 为正常，此值 >4.5 为狭窄

椎管狭窄的确切发病率尚不清楚，无症状而行 CT 及 MRI 检查者中，4% ~25% 可见影像学上的腰椎管狭窄。限于篇幅，本节仅对颈椎病、后纵韧带骨化症、胸椎管狭窄症、腰椎管狭窄症和椎间盘突出临床常见的几种疾患进行综合性的介绍。而其他少见类型的疾患，如破坏性脊椎骨关节病变（destructive spondyloarthritis，DSA）、手术及麻醉过程中脊髓或马尾的意外损伤、软骨发育不良症、假性甲状旁腺功能不良症和慢性氟中毒等。

二、临床表现

单纯先天性发育不全造成的椎管狭窄，可没有任何临床症状，但继发外伤、骨质增生、椎间盘突出或韧带肥厚等因素时，椎管狭窄进一步加重后才出现症状。临床上大多数的椎管狭窄为获得性，多数表现为缓慢进展性发展。病史的长短，与受压部位、程度和有无加重狭窄的诱发因素存在关联。

临床表现根据狭窄节段的不同而有差异，主要是脊髓、神经根和血管受压后的缺血性或刺激性表现。

1. 颈椎病（cervical spondylosis）　是一种常见病和多发病，其患病率为 3.8% ~17.6%，男女之比为 6∶1。病变主要累及颈椎骨、椎间盘和周围韧带及纤维结构，伴有较明显的脊神经根和脊髓病变。第二届全国颈椎病专题座谈会明确了颈椎病的定义：即颈椎间盘退行性改变及其继发病理改变累及其周围组织结构（神经根、脊髓、椎动脉、交感神经等），出现相应的临床表现。仅有颈椎的退行性改变而无临床表现者称为颈椎退行性改变。此疾病好发于 40~60 岁，外伤与本病的发生有一定关系，有时可成为促使产生临床症状或使症状加重的诱因。

根据受累组织和结构的不同，颈椎病分为：颈型（又称软组织型）、神经根型、脊髓型、交感型、椎动脉型、其他型（目前主要指食管压迫型）。如果以上两种类型同时存在，称为"混合型"。

（1）颈型颈椎病：①颈项强直、疼痛，可有整个肩背疼痛发僵，不能做点头、仰头及转头活动，呈斜颈姿势。需要转颈时，躯干必须同时转动，也可出现头晕的症状。②少数患者可出现反射性肩臂手疼痛、胀麻，咳嗽或打喷嚏时症状不加重。③临床检查：急性期颈椎活动绝对受限，颈椎各方向活动范围近于零度。颈椎旁肌、T_1~T_7 椎旁或斜方肌、胸锁乳头肌有压痛，冈上肌、冈下肌也可有压痛。如有继发性前斜角肌痉挛，可在胸锁乳头肌内侧，相当于 C_3~C_6 横突水平，扪到痉挛的肌肉，稍用力压迫，即可出现肩、臂、手放射性疼痛。

（2）神经根型颈椎病：①颈痛和颈部发僵，常是最早出现的症状。有些患者还有肩部及肩胛骨内侧缘疼痛。②上肢放射性疼痛或麻木：疼痛和麻木沿着受累神经根的走行和支配区放射，具有特征性，因此称为根型疼痛；疼痛或麻木可以呈发作性，也可以呈持续性。有时症状的出现与缓解和患者颈部的位置和姿势有明显关系。颈部活动、咳嗽、喷嚏、用力及深呼吸等，可以造成症状的加重。③患侧上肢感觉沉重、握力减退，有时出现持物坠落；可有血管运动神经的症状，如手部肿胀等；晚期可以出现肌肉萎缩。④临床检查：颈部僵直、活动受限；患侧颈部肌肉紧张，棘突、棘突旁、肩胛骨内侧缘以及受累神经根所支配的肌肉有压痛；椎间孔部位出现压痛并伴上肢放射性疼痛或麻木，或者使原有症状加重具有定位意义；椎间孔挤压试验阳性，臂丛神经牵拉试验阳性。

（3）脊髓型颈椎病：①多数患者首先出现一侧或双侧下肢麻木、沉重感，随后逐渐出现行走困难，下肢各组肌肉发紧，抬步慢，不能快走；继而出现上下楼梯时需要借助上肢扶着拉手才能登上台阶；严重者步态不稳、行走困难，患者双脚有踩棉感；有些患者起病隐匿，往往是自己想追赶即将驶离的公共汽车，却突然发现双腿不能快走。②出现一侧或双侧上肢麻木、疼痛，双手无力、不灵活，写字、系扣、持筷等精细动作难以完成，持物易落；严重者甚至不能自己进食。③躯干部出现感觉异常，患者常感觉在胸部、腹部或双下肢有如皮带样的捆绑感，称为"束带感"，同时下肢可有烧灼感、冰凉感。④部分患者出现膀胱和直肠功能障碍，如排尿无力、尿频、尿急、尿不尽、尿失禁或尿潴留等排尿障碍，大便秘结，可能有性功能减退；病情进一步发展，患者须拄拐或借助他人搀扶才能行走，直至出现双下肢呈痉挛性瘫痪，卧床不起，生活不能自理。⑤临床检查：颈部多无体征；上肢或躯干部出现节段性分布的浅感觉障碍区，深感觉多正常，肌力下降，双手握力下降；四肢肌张力增高，可有折刀感；腱反射活跃或亢进：包括肱二头肌、肱三头肌、桡骨膜、膝腱、跟腱反射；髌阵挛和踝阵挛阳性；上肢 Hoffmann 征、下肢 Babinski 征、Chadock 征可能阳性；腹壁反射、提睾反射减弱或消失。

（4）交感型颈椎病：①头部症状：头晕或眩晕、头痛或偏头痛、头沉、枕部痛，睡眠欠佳、记忆力减退、注意力不易集中等；偶有因头晕而跌倒者。②眼耳鼻喉部症状：眼胀、干涩或多泪、视力变化、视物不清、眼前好像有雾等；耳鸣、耳堵、听力下降；鼻塞、"变应性鼻炎"，咽部异物感、口干、声带疲劳等；味觉改变等。③胃肠道症状：恶心甚至呕吐、腹胀、腹泻、消化不良、嗳气以及咽部异物感等。④心血管症状：心悸、胸闷、心率变化、心律失常、血压变化等。⑤面部或某一肢体多汗、无汗、畏寒或发热，有时感觉疼痛、麻木但是又不按神经节段或走行分布。以上症状往往与颈部活动有明显关系，坐位或站立时加重，卧位时减轻或消失；颈部活动多长时间低头、在电脑前工作时间过长或劳累时明显，休息后好转。⑥临床检查：颈部活动多正常、颈椎棘突间或椎旁小关节周围的软组织压痛；有时可伴有心率、心律、血压等的变化。

（5）椎动脉型颈椎病：①发作性眩晕，复视伴有眼震；有时伴随恶心、呕吐、耳鸣或听力下降；这些症状与颈部位置改变有关。②下肢突然无力猝倒，但神志清醒，多在头颈处于某一位置时发生。③偶有肢体麻木、感觉异常。可出现一过性瘫痪，发作性昏迷。

2. 后纵韧带骨化症（OPLL） 是日本 Tsukimoto 首先报道，临床表现与脊髓型颈椎病相似，现已明确将它作为一种独立的疾病认识。OPLL 的主要病理变化发生于后纵韧带的颈椎上段，沿该韧带向下有不规则的异常骨化。在韧带与椎间盘附着区，骨化可中断或减少，或代之以纤维软骨整个骨化带与其相邻的硬脊膜紧密粘连，并突入硬脊膜腔内，使椎管的矢径明显缩减，造成脊髓的压迫。脊髓前动脉与正中沟动脉亦可被累及，使脊髓前部及两侧的灰质前角供血缺乏，出现两上肢运动障碍重于感觉障碍。由于骨化组织的制动作用，使病变部位的颈椎活动范围受限，而病变以下节段的活动有代偿性增加，容易导致颈椎下段的失稳、劳损，并加速下段颈椎的退行性变及骨赘形成。由此可见 OPLL，与颈椎病常可同时存在，并互相促进。

OPLL 的发展缓慢，病程很长。自出现初期症状至就诊的时间，常超过 1 年甚至可长达数十年。疼痛常不明显，一般均于颈椎过度活动时出现，只限于颈后、肩部等区。初期症状以神经根受压为主，表现有手指麻木、酸胀、伸屈不便及手指活动不灵活等。神经障碍逐渐向颈、肩、上臂等处发展，可以先在一侧扩张，也可两侧同时出现症状。继而出现两下肢麻木、酸胀、沉重，逐渐上肢无力、持物困难、下肢僵硬、步履艰难、四肢肌张力均有增高，并有阵挛。严重者卧床不起，翻身及行动都感困难，排尿功能亦有困难。神经系统的主要体征为四肢的不完全性痉挛性瘫，伴有反射亢进，病理发射阳性。感觉障碍常不规则而弥散，无明显的感觉缺失平面。颈部的伸、屈活动常受限制，如超过此限度可引起疼痛。脑脊液动力试验可以正常、部分阻塞或完全阻塞。脑脊液内蛋白质含量多数正常，但亦有增高者，其他生化指标均属正常。

3. 胸椎管狭窄症　胸椎管腔是整个椎管最狭小的部位，它与脊髓之间的剩余空间亦最小，但这里发生椎管狭窄的情况却最少见。胸椎管狭窄症是临床的罕见病，其原因是胸段脊柱的活动幅度比颈、腰段要小得多。由于受两旁肋骨及前面胸骨的支撑，胸段脊柱的前后伸曲、左右侧弯及旋转运动都受到较大的限制，从而使胸椎骨的慢性劳损、骨赘的形成及后关节的退行性增生等改变都发生较迟而缓慢。另外，病变的进展慢、病程长，症状变化小，常引起患者及医师双方的忽视，导致诊断率低。

临床表现大多发病缓慢，开始时常为一侧或双侧下肢发麻、发凉，逐渐发展为无力。下肢活动僵硬不便，出现跛行。约有半数患者可伴有腰背酸痛，并可累及臀部及大腿，但多不严重。大小便障碍及性功能障碍常见，但一般发生较晚。部分病例可发展为不全截瘫或截瘫。多数患者无外伤史。神经系统检查脑神经及上肢均较正常，下肢肌力可有不同程度的减弱，行走缓慢，呈痉挛性步态。膝、踝反射亢进，病理反射呈阳性，腹壁反射及提睾反射较弱或消失。脊柱多数无明显畸形，少数可有轻度佝偻畸形，或局部压痛。

4. 腰椎管狭窄　腰椎骨关节肥大性马尾病变（LSS），简称腰椎管狭窄，是在认识颈椎病的基础上才被发现的。20世纪50年代，Verbiest最早描述了腰椎管狭窄的症状，并对4例患者采用椎板切除术治疗，获得了缓解根性疼痛的疗效。

与颈椎病一样，本病是由于腰骶段椎管的先天狭小，再加上腰骶椎骨关节的肥大性改变，使马尾神经根受压及血供障碍所致。椎骨腔的狭小主要决定于矢径的减小，与椎弓根间距的宽窄关系不大。

腰椎管狭窄可分为先天性和继发性两类。前者的特点是椎弓根短且矢状面上椎管直径<10mm，最典型的先天性腰椎管狭窄为软骨发育不全；后者椎管直径最初正常，但发病后将前后径在10～12mm，腰椎的退行性变如椎板增厚、内侧小关节增生、黄韧带增生等可导致椎管狭窄进行性加重。此外内分泌疾病，例如帕吉特病、肢端肥大症和氟中毒等，也可导致腰椎管狭窄。

本病发展缓慢，常影响多个节段，并伴有明显的关节突粗大，椎板增厚，黄韧带肥厚内突及椎间盘后突等。腰椎管狭窄可发生在1个或2个节段，也可影响整个腰椎椎管。狭窄最常见的部位为$L_4 \sim L_5$，其次为$L_3 \sim L_4$，$L_2 \sim L_3$，$L_5 \sim S_1$，$L_1 \sim S_1$较少见。

先天性者的症状出现较早，常在30岁或40岁左右发病，而继发性者常在50岁或60岁左右出现根性症状或跛行主诉。病程多较隐袭，发病缓慢。多数患者有长期下背、腰、臀及大腿后部的疼痛史。但疼痛的性质都不很严重，开始是肌肉的疲劳感，稍休息或更换体位可以好转，逐渐发展为间歇性跛行。疼痛的位置亦可逐渐下移到小腿的前外侧，有时伴有麻木及感觉异常，但很少像坐骨神经痛那样典型。咳嗽、打喷嚏通常并不加重疼痛，与负重关系亦不大。多数患者都能提供发病是与某一活动或某种体位有关，而且患者发病时可能无法行走，但却可长时间驾车。患者的临床表现，主要可分为位置性跛行及缺血性跛行两种类型。

（1）位置性跛行：发生于行走或长时间地站立不动时。发病后只要改变体位，将身体前屈或蹲下或弯腰行走，疼痛即消失。因此，患者常保持着弯腰的姿势。这种发作与腰椎的伸曲活动有关，因为腰椎背伸时不仅黄韧带的突入增加，马尾的截面积亦加大，增加了压迫的程度，有些患者不能卧下，俯卧或仰卧均可增加疼痛，只有侧卧屈膝才可使疼痛消除。对于某些不引起伸腰活动的姿势，患者仍能参与，例如骑自行车、打网球等。因此常被误诊为神经症或诈病。这类跛行占LSS的大多数。

（2）缺血性跛行：发生于行走或下肢活动时，疼痛呈肌痉挛性，以两小腿前外侧的肌群受累较多。停止行走或下肢的活动时，疼痛即消失。这种发病与腰椎的伸直无关，改变体位将不受影响，但与血内氧张力有明显关系。改变吸入气体中的氧浓度，常可直接影响发作情况。在肌肉活动时有关的脊髓血供增加，相应神经根在传导冲动时需氧量亦大为增加。马尾神经的血供都来自前、后根动脉，都是末梢终动脉，只供应自身神经根，不与其他血管发生侧枝联系。当腰椎管狭窄时，这些根动脉大多受到部分梗阻或压迫，使在活动时不能扩张，引起马尾神经的血供不足而发生症状。停止活动后症状即可改善。这类跛行占LSS的少数。

5. 椎间盘突出症（herniation of intervertebral disc）　是指椎间盘的髓核或部分软骨盘，通过环状韧带的薄弱点向外突出而言。髓核向椎管内突出，临床上都有不同程度的神经根或脊髓受压的表现。

损伤或突然的负重常为椎间盘突出的直接原因，约半数以上的患者，都可以清楚地诉说发病是与一次突然的"扭伤"有关，如发生于拎举重物、扛抬东西、长时间的弯腰活动或摔跌之后。

（1）好发部位：除 $C_1 \sim C_2$ 及骶段因没有椎间盘外，其他部位均可发生。最常见的为颈段，胸段较少见。发生于腰段的椎间盘突出，以 $L_4 \sim L_5$ 最多见，其次为 $L_5 \sim S_1$，$L_3 \sim L_4$ 再次之，$L_1 \sim L_2$ 及 $L_2 \sim L_3$ 较少见。发生于颈段的椎间盘突出以 $C_5 \sim C_6$ 和 $C_6 \sim C_7$ 最多见，其次是 $C_4 \sim C_5$ 和 $C_7 \sim T_1$。发生于胸段的椎间盘突出很少见，发生者以下胸段 $T_9 \sim T_{12}$ 的诸节段相对较多。

（2）髓核突出的程度：自上而下各椎间盘的体积是逐渐增大的。髓核的体积，一般只有整个椎间盘的15%。颈段椎间盘的平均体积约为 1.5mL，而其髓核的体积只有约 0.2mL。腰段椎间盘体积平均为 10mL，髓核的体积可达 1.5mL。由此可见同为髓核突出，发生在颈部者要比腰部者小得多，因此造成的大块突出也少得多。髓核突出不伴有环状韧带破裂者称为部分突出，髓核突出伴有环状韧带破裂，并游离于椎管内者称为完全性突出。后者多见于胸段及腰段，颈段者少见。

（3）神经组织的受压：向后外侧突出的椎间盘，可压迫到该侧的神经根。颈部的神经根走向接近水平，故突出的髓核压迫同节段的神经根；例如 $C_5 \sim C_6$ 椎间盘突出，压迫及此间隙的神经根（即 C_6 神经根）；$C_6 \sim C_7$ 椎间盘突出压迫 C_7 神经根，余类推之（图 5 - 16）。在腰段神经根的走向垂直，且椎间孔的位置高于椎间隙的位置，同节段的神经根都在突出的椎间盘以上离开椎管，故压迫的神经根常为其下一节段的神经根；例如 $L_4 \sim L_5$ 椎间盘突出压迫 L_5 神经根，$L_5 \sim S_1$ 椎间盘突出压迫 S_1 神经根，余类推之（图 5 - 17）。

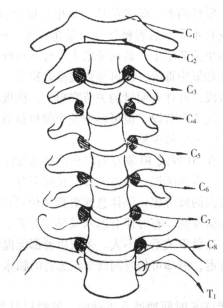

图 5 - 16　颈椎间盘突出的部位与颈神经根的关系（示意图）

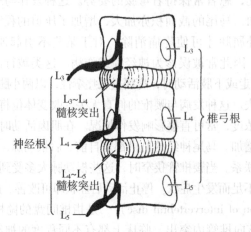

图 5 - 17　腰椎间盘突出的部位与马尾神经根的关系

（4）常见症状和体征

1）颈椎间盘突出症：主要表现有颈、背、肩胛前胸等部位疼痛，相应节段的肌萎缩，上臂、前壁及手部有麻木或浅感觉减退，肱二头肌、肱三头肌、肱桡肌等的腱反射减退或消失，有时可出现脊髓半切综合征，严重者可有两下肢的进行性痉挛性瘫痪，双侧锥体束征阳性，及膝、踝反射亢进等。体检可见颈神经根牵引试验阳性、颈椎间盘孔压迫试验阳性。颈椎牵引试验时，可使根痛缓解。

2）胸椎间盘突出症：主要表现有神经根痛，常迅速出现下肢的痉挛性截瘫，伴有广泛的感觉、运动与括约肌功能障碍。

3）腰椎间盘突出症：主要表现为长时间的下背部疼痛病史。劳累、弯腰、负重、咳嗽等均可诱发。发作时在小腿、足背及足底等皮肤上有针刺或麻木样感觉障碍。少数者可有小便困难、尿潴留。体检：腰椎的正常前凸曲度消失，椎旁肌肉强直、弯腰动作明显受到限制，背伸动作可诱发或加重疼痛及引起下肢皮肤的麻木感，病变的两旁及棘突处有压痛及叩痛，压迫颈静脉常引起病变部位的疼痛，病侧直腿高举试验不能超过30°及病侧下肢皮肤有感觉减退等。

三、影像学检查及其他辅助检查

1. X线片检查　是判断损伤的疾患严重程度、治疗方法选择、治疗评价的影像学基础。X线片上常见的异常表现包括椎体后缘骨质增生肥大、骨桥形成，椎间小关节肥大，椎管管径变小，后纵韧带骨化或钙化，椎间隙变窄等。

Tsuyama 将 OPLL 的 X 线征象分为四类：①连续型：骨化阴影呈条索状，跨越数个椎体；虽然厚薄不匀，但呈连续性；②间断型：骨化组织呈片状，都位于椎体的后面，在相当于椎间隙处骨化组织中断；③混合型：骨化组织的上段呈连续性，其下段呈间断性；④孤立型：骨化组织较短，限于颈段，且都向后凹，引起脊髓受压（图 5 - 18）。

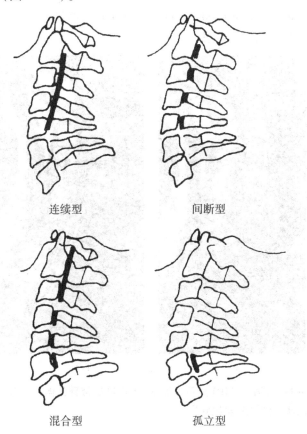

连续型　　间断型

混合型　　孤立型

图 5 - 18　后纵韧带骨化的四种类型

2. CT 扫描　CT 能清除显示骨赘的部位、范围和大小，以及椎管周围的软组织病变，如椎间盘突出、纤维环膨出、髓核钙化、椎体小关节的关节突骨赘和后纵韧带骨化等，有助于明确导致椎管狭窄的原因、了解脊髓和神经根受压的程度和与脊髓萎缩的鉴别。先天性椎管狭窄时，CT 扫描可见椎弓根发育短小，椎管前后径明显缩短。椎间盘突出时，CT 扫描上可显示突出的部位和程度。

CT 平扫可见椎管管径的窄小。文献报告颈椎椎管 <10mm 即可确立诊断，腰椎椎管前后径≤11.5mm 时即可确诊，其面积小于 1.45cm^2 即为异常。此外，椎管狭窄后椎管正常的形态消失，椎管内的组织结构也可发生继发性改变，如硬脊膜外脂肪层变薄或消失，硬脊膜囊受压变形，严重者可有脊髓缺血软化灶形成。

3. MRI 检查　MRI 检查则可以清晰地显示出椎管内、脊髓内部的改变及脊髓受压部位及形态改变，由于 MRI 可矢状面、冠状面和横断面三维成像，对显示软组织的改变更清晰和直接。矢状面上可见蛛网膜下隙变窄、闭塞，脊髓受压变形，以及相应神经根受压（图 5-19）。同时，显示椎间盘突出的部位、程度以及黄韧带肥厚的形态，较 CT 扫描更清晰（图 5-20）。但对骨质增生、小关节退行性变及韧带钙化或骨化的观察，则不如 CT 扫描。颈椎病严重者，颈髓可因继发性水肿、炎性改变和缺血性改变而发生软化及胶质增生，在 MRI 的 T_1W 上表现为低信号，而在 T_2W 上表现为高信号。同时，MRI 检查有助于椎管内占位性病变如肿瘤、脓肿、血肿和血管畸形等的鉴别。

4. 其他影像学检查　经颅彩色多普勒（TCD）、DSA、MRA 可探查基底动脉血流、椎动脉颅内血流，推测椎动脉缺血情况，是检查椎动脉供血不足的有效手段，也是临床诊断颈椎病，尤其是椎动脉型颈椎病的常用检查手段。

5. 脑脊液检查　椎管狭窄患者，腰穿脑脊液检查可见蛛网膜下隙程度不同的狭窄，脑脊液蛋白质含量常可有不同程度增高，但细胞数检查无增多。椎管造影可见狭窄的部位，但目前临床上已应用较少。

6. 体感诱发电位（somatosensory evoked potential，SSEP）　有助于术前了解脊髓受压程度和受损的状态，可为治疗策略的制定提供辅助的信息。

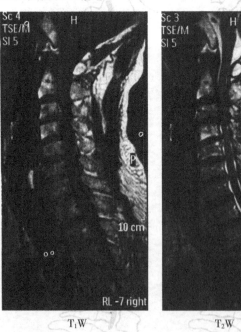

图 5-19　颈椎病 MRI 所见（颈 3、4 后纵韧带骨化伴椎间盘突出，相应节段颈髓受压呈线状）

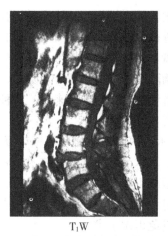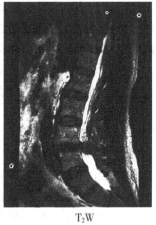

T_1W T_2W

图 5-20   腰椎间盘突出合并椎管狭窄 MRI 所见

四、诊断和鉴别诊断

临床上缓慢起病，主要表现为脊髓、神经根受压症状者，要高度怀疑椎管狭窄的存在。结合前述的CT 及 MRI 检查所见，不难作出椎管狭窄的诊断。

2007 年，中国康复医学会颈椎病专业委员会发布了《颈椎病诊治与康复指南》，有关不同类型颈椎病的诊断标准，请参照《颈椎病诊治与康复指南》的相关内容。

颈椎病和颈椎间盘突出症的临床表现颇多相似之处，但两者的病因及病理并不相同，治疗原则亦有出入，因此应注意加以区别。颈椎间盘突出症远较颈椎病为少见，多为外伤后急性发病，一般只影响单个椎间隙；颈椎病则多为缓慢发病，且常为多节段性病变。颈椎病尚需要与 OPLL、肌萎缩侧索硬化、脊髓空洞症、亚急性脊髓炎合并变性、脊髓肿瘤、枕大孔区脑膜瘤、颈肋、前斜角肌综合征、脊柱结核、耳源性眩晕、椎 – 基动脉供血不足和椎弓根发育畸形等相鉴别。

腰椎管狭窄：需要与下肢动脉闭塞性疾病做鉴别，特别是髂总动脉的闭塞。髂总动脉闭塞也可引起下背部、腰部、臀部、大腿后部的疼痛。但由于缺血，它常伴有皮肤的苍白发冷；股、腘等动脉波动消失；发作时很少有感觉、运动及反射的改变；没有肌肉痉挛；在动脉阻塞或狭窄部位，可以听到血管性杂音；腰椎 X 线片中没有椎管腔的狭小；腰穿检查见椎管通畅，脑脊液检查正常，足以与本病鉴别。下肢血管闭塞性脉管炎者，有足背及胫后动脉的脉搏消失，皮肤色泽改变，没有椎骨的变化及神经根症状，不难鉴别。本病长期以来一直与腰椎间盘突出混淆，其实这是两种完全不同的疾病。其主要区别在于椎间盘突出起病较急，有明显外伤的诱发因素，常只影响单个神经根，不伴有椎管的狭小，及对手术与非手术治疗的效果较明显的特点。其他如马尾肿瘤、脊柱结核、脊柱蛛网膜炎等，一般均不引起间歇性跛行，故亦不难鉴别。糖尿病周围神经病变，可能被误诊为腰椎神经根病或神经性跛行。倾向于糖尿病而非椎管狭窄的临床症状包括突然出现的疼痛、夜间痛、烧灼样疼痛和改变姿势无法缓解疼痛。

五、治疗原则和预后

椎管狭窄的治疗有手术和非手术之分。大部分患者经非手术治疗效果优良，仅一小部分患者经非手术治疗无效或病情严重而需要手术治疗。

1. 非手术治疗　目前主要是采用中医、西医、中西医结合以及康复治疗等综合疗法。主要包括中医中药治疗（包括中医辨证处方、中药外治法、推拿和正骨手法、针灸疗法）、康复治疗（包括物理因子疗法、牵引治疗、手法治疗、运动治疗和矫形器具）和西医的对症、扩张血管、利尿脱水、营养神经等类药物治疗。对椎管狭窄严重者，切忌过度牵引或推拿，以免造成已受压脊髓组织的急性损害发生。

2. 手术治疗　对非手术治疗无效者，依据造成椎管狭窄的病因不同，采用不同的手术入路和手术治疗策略。总体原则为解除造成椎管狭窄的致病因素，扩大椎管腔，从而缓解脊髓、神经根和相应血管的受压，同时要兼顾脊柱的稳定型，必要时给予植骨固定或（和）异体材料内固定。

主要的手术方法包括前路手术摘除突出的椎间盘、骨化的后纵韧带和骨赘后的椎体融合，后路包括椎板切除术、椎板切开术、椎管扩大成形术、髓核摘除术、椎弓根部分切除术、椎间孔扩大术等。

内镜下髓核摘除术，对部分早期椎间盘突出患者和有经验的术者来说，是种创伤相对较小的手术治疗方法选择。

3. 疗效评估 随着影像诊断技术、微创手术技术、内固定材料和早期康复的发展，椎管狭窄患者早期诊断后及时治疗，手术治疗的疗效也不断提高。手术治疗的预后，与术前有无脊髓组织的永久性缺血损害密切相关，术后的早期康复治疗也是影响预后的主要因素之一。少数患者可能术后复发，而再次手术的疗效则明显差于首次手术。因此在初次手术时，要充分评估患者的临床表现和影像学的结果，考虑稳定性的同时，做到彻底和充分的减压，尽可能避免再次手术。

（张　丹）

第六章

脑血管疾病

第一节　短暂性脑缺血发作

短暂性脑缺血发作（transient ischemi attack，TIA）指急性发作的短暂性、局灶性的神经功能障碍或缺损，病因是由于供应该处脑组织（或视网膜）的血流暂时中断所致。TIA 预示患者处于发生脑梗死、心肌梗死和其他致死性血管性疾病的高度危险中。TIA 症状持续时间越长，24h 内完全恢复的概率就越低，脑梗死的发生率随之升高。大于 1~2h 的 TIA 比多次为时短暂的发作更为有害。所以 TIA 的早期诊断以及尽早、及时的治疗是很重要的。TIA 是脑血管疾病中最有治疗价值的病种。随着医学的进步，对于 TIA 的认识得到了很大提高。

一、历史背景

1951 年美国神经病学家 Fisher 首次提出命名，1958 年提出"TIA 可能持续几分钟到几小时，最常见是几秒钟到 5 或 10min"；同年美国国立卫生研究所委员会（NIH）定义 TIA 为一种脑缺血发作，局限性神经功能障碍持续时间 <1h；1964 年 Acheson 和 Hutchinson 提出 1h 作为 TIA 和中风的时间界限；1975 年 NIH 委员会将持续时间确定为 <24h。目前随着对 TIA 认识的深入，为强调 TIA 的严重性和紧迫状态，有人建议改用"小中风"、"暂时性中风"、"暂时性脑发作"和"先兆性中风"命名 TIA。最近更提出先兆脑梗死（threatening infarct of the brain，TIB）、迫近中风综合征（impending stroke syndrome）、紧急中风前综合征（emergency prestroke syndrome）等喻义准确和预示病情严重、紧急的名称。2002 年 Albers 提出"TIA 是由局部脑或视网膜缺血所引起的短暂的神经功能缺失发作，典型的临床症状持续不到 1h，且没有急性梗死的证据。相反，持续存在的临床症状或影像上有肯定的异常梗死就是卒中"。

二、定义

TIA 是由颅内血管病变引起的一过性或短暂性、局灶性脑或视网膜功能障碍；临床症状一般持续10~15min，多在 1h 内，不超过 24h；不遗留神经功能缺损症状和体征；结构性（CT、MRI）检查无责任病灶。需要强调 TIA 指局部脑缺血，与全脑缺血所致的晕厥在病理生理上是完全不同的，症状学上也有一定的区别。

对于 24h 这个时间限定，目前越来越受到质疑。动物实验发现脑组织缺血 3h，局部的缺血损伤不可逆，出现选择性神经元坏死；大脑中动脉阻断缺血 30min，DWI 发现有异常，但病变是可逆的，2.5h后即不可逆。临床研究证实 70% TIA 在 10min 内消失，绝大多数 TIA <1h，典型的症状持续数秒到 10~15min。TIA >1~3h 神经功能缺损恢复的概率非常低。近年研究发现前循环 TIA 平均发作 14min，后循环平均 8min。影像学研究表明超过 1h 的 TIA 发作多发现有新的实质性脑病损，同样说明有脑梗死病理改变的 TIA 患者临床上可表现为暂时性的体征。所以有人提出若遇发作超过 1h 的患者，应按急性脑梗死处理。因此，有人提出急性缺血性脑血管综合征（Acute Ischemic Cerebrovascular Syndrome）的概念来描述基于脑缺血这个病理生理基础上的一组临床症状。

三、病因

1. 动脉粥样硬化 老年人 TIA 的病因主要是动脉粥样硬化。
2. 动脉栓子 常由大动脉的溃疡型粥样硬化释放出的栓子阻塞远端动脉所致。
3. 源性栓子 最多见的原因为：①心房纤颤。②瓣膜疾病。③左心室血栓形成。
4. 病因 如下所述。
（1）血液成分的异常（如真性红细胞增多症、血小板减少症、抗心磷脂抗体综合征等）。
（2）血管炎或者 Moyamoya 病是青少年和儿童 TIA 的常见病因。
（3）夹层动脉瘤。
（4）血流动力学的改变：如任何原因的低血压、心律不齐、锁骨下盗血综合征和药物的不良反应。

四、发病机制

不同年龄组，发病机制有所不同。

（1）源于心脏、颈内动脉系统和颅内某些狭窄动脉的微栓塞和血栓形成学说：以颈内动脉系统颅外段的动脉粥样硬化性病变最常见，也是导致脑血流量减少的主要原因之一。微栓子的产生与颈动脉颅外段管腔狭窄的程度无关，而决定于斑块易脱落的程度。多发斑块为主要的影响因素；微栓子物质常为血凝块和动脉粥样硬化斑块。老年人 TIA 要多考虑动脉硬化。

（2）低灌注学说：必须有动脉硬化的基础或有血管相当程度的狭窄前提下发生；血管无法进行自动调节来保持脑血流恒定；或者低灌注时狭窄的血管更缺血而产生 TIA 的临床表现。

一般而言，颈内动脉系统多见微栓塞，椎基底动脉系统多见低灌注。

五、临床表现

大部分患者就诊往往在发病间歇期，没有任何阳性体征，诊断通常是依靠病史的回顾。TIA 的症状是多种多样的，取决于受累血管的分布。

（一）视网膜 TIA（retinal transient ischemic attack，RTIA）

RTIA 也称为发作性黑矇或短暂性单眼盲。短暂的单眼失明是颈内动脉分支眼动脉缺血的特征性症状，但是少见。患者主诉为短暂性视物模糊、眼前灰暗感或眼前云雾状。RTIA 的发作时间极短暂，一般 <15min，大部分为 1~5min，罕有超过 30min 的。阳性视觉现象如闪光、闪烁发光或城堡样闪光暗点一般为先兆性偏头痛的症状，但颈动脉狭窄超过 75% 的 RTIA 患者也可见此类阳性现象。短暂单眼失明发作时无其他神经功能缺损。患者就医前 RTIA 发作的次数和时间变化很大，从几天到 1 年，从几次到 100 次不等。RTIA 的预后较好，发作后出现偏瘫性中风和网膜性中风的危险性每年为 2%~4%，较偏瘫性 TIA 的危险率低（12%~13%）；当存在有轻度颈动脉狭窄时危险率为 2.3%；而存有严重颈动脉狭窄时前两年的危险率可高达 16.6%。

（二）颈动脉系统 TIA

亦称为短暂偏瘫发作（transient hemispheric attacks，THAs），最常见的症状群为偏侧肢体发作性瘫痪和感觉异常或单肢的发作性瘫痪，以面部和上肢受累严重；其次为对侧纯运动偏瘫、偏身纯感觉障碍，肢体远端受累较重，有时可是唯一表现。主侧颈动脉缺血可表现为失语，伴或不伴对侧偏瘫。偏盲也常发生于颈动脉缺血；认知功能障碍和行为障碍有时也可是其表现。THAs 的罕见形式是肢体摇摆（shaking），表现为反复发作的对侧上肢或腿的不自主和不规律的摇摆、颤抖、战栗、抽搐、拍打、摆动。这型 TIA 和癫痫发作难以鉴别。某些脑症状如"异己手综合征"，岛叶缺血的面部情感表情的丧失，顶叶的假性手足徐动症等，患者难以叙述，一般医生认识不足，多被忽略。

（三）椎-基底动脉系统 TIA（vertebral basel transient ischemic attacks，VBTIAs）

孤立的眩晕、头晕和恶心多不是 TIA 所造成，VBTIAs 可造成发作性眩晕，但同时或其他时间多伴有其他椎－基底动脉的症状和体征发作：包括前庭小脑症状，眼运动异常（如复视），单侧或双侧或交叉的运动和感觉症状、共济失调等。大脑后动脉缺血可表现为皮质性盲和视野缺损。另外，还可以出现猝倒症，常在迅速转头时突然出现双下肢无力而倒地，意识清楚，常在极短时间内自行起立，此发作可能是双侧脑干内网状结构缺血导致机体肌张力突然降低而发生。

六、影像学与 TIA

1. 头颅 MRI　TIA 发作后的 DWMRI 可以提示与临床症状相符脑区的高信号；症状持续时间越长，阳性率越高。

2. 经颅多普勒超声（TCD）　可以评价脑血管功能；可以发现颅外脑血管的狭窄或斑块。同时还可以根据血流检测过程中的异常信号血流，检测和监测有否栓子脱落及栓子的数量。对于颅内脑血管，多普勒超声检查仅仅可以间接反映颅内大血管的流速和流量，无法了解血管的狭窄，必须结合 MRA 或脑血管造影检查。

3. SPECT　TIA 发作间期由于神经元处于慢性低灌注状态，部分神经元的功能尚未完全恢复正常，SPECT 检查可以显示相应大脑区域放射性稀疏和（或）缺损。

4. 脑血管造影　MRA 和 CTA 可以发现颅内或颅外血管的狭窄。选择性动脉血管造影是评估颅内外血管病最准确的方法，可以鉴别颅内血管炎、颈或椎动脉内膜分层等疾病。

七、诊断和鉴别诊断

TIA 发作的特征为：①好发于 60 岁以上的老年人，男性多于女性。②突然发病，发作持续时间 <1h。③多有反复发作的病史。④神经功能缺损不呈进展性和扩展性（march of symptoms）。见表 6－1。

表 6－1　TIAS 的特征

持续时间（数分钟到数小时）
发作性（突然/逐渐进展/顿挫）
局灶性症状（正性症状/负性症状）
全脑症状（意识障碍）
单一症状，多发症状
刻板的，多变的
血管支配区域
伴随症状

若身体不同部分按顺序先后受累时，应考虑为偏头痛和癫痫发作。

鉴别诊断："类 TIA"的病因：①颅内出血：小的脑实质血肿或硬膜下血肿。②蛛网膜下隙出血（SAH）：预兆性发作，可能是由于小的，所谓"前哨"警兆渗漏（sentinel warning leaks）所致，如动脉瘤扩展，压迫附近的神经、脑组织或动脉内栓子脱离至动脉。③代谢异常：特别是高血糖和低血糖，药物效应。④脑微出血。⑤先兆性偏头痛。⑥部分性癫痫发作合并 Todd's 瘫痪。⑦躯体病样精神障碍。⑧其他：前庭病变、晕厥、周围神经病或神经根病变、眼球病变、周围血管病、动脉炎、中枢神经系统肿瘤等。

八、治疗

TIA 是卒中的高危因素，需对其积极进行治疗，整个治疗应尽可能个体化。治疗的目的是推迟或预防梗死（包括脑梗死和心肌梗死）的发生，治疗脑缺血和保护缺血后的细胞功能。

主要治疗措施：①控制危险因素。②药物治疗：抗血小板聚集、抗凝、降纤。③外科治疗，同时改善脑血流和保护脑细胞。

（一）危险因素的处理

寻找病因和相关的危险因子，同时进行积极治疗。其危险因素与脑卒中相同。

AHA 提出的 TIA 后危险因素干预方案：

合并糖尿病，血压 < 130/85mmHg（17.3kPa/11.3kPa）；LDL < 100mg/dl；fBG < 126；戒烟和酒；控制高血压；治疗心脏病；适量体育运动，每周至少 3 ~ 4 次，每次 30 ~ 60min。鉴于流行病和实验研究资料关于绝经后雌激素对于血管性疾病影响的矛盾性，AHA 不建议有 TIA 发作的绝经期妇女终止雌激素替代治疗。

（二）药物治疗

抗血小板聚集药物治疗：已证实对有卒中危险因素的患者行抗血小板治疗能有效预防中风。对 TIA 尤其是反复发生 TIA 的患者应首先考虑选用抗血小板药物。

《中国脑血管病防治指南》建议：

（1）大多数 TIA 患者首选阿司匹林治疗，推荐剂量为 50 ~ 150mg/d。

（2）有条件时，也可选用阿司匹林 25mg 和潘生丁缓释剂 200mg 的复合制剂，每天 2 次，或氯吡格雷 75mg/d。

（3）如使用噻氯匹定，在治疗过程中应注意检测血常规。

（4）频繁发作 TIA 时，可选用静脉滴注抗血小板聚集药物。

AHA Stroke Council's Ad Hoc Committee 推荐：

（1）阿司匹林是一线药物，推荐剂量 50 ~ 325mg/d。

（2）氯吡格雷、阿司匹林 25mg 和双嘧达莫缓释剂 200mg 的复合制剂以及噻氯匹定也是可接受的一线治疗。

与 Ticlid（噻氯匹定）相比，更推荐 Plavix（氯吡格雷），因为不良反应少，Aggrenox（小剂量阿司匹林 + 潘生丁缓释剂）比 Plavix 效果更好，两者不良反应发生率相似。

（3）重申心房颤动患者 TIA 后抗凝预防心源性栓塞的重要性和有效性，建议 INR 在 2.5。

（4）非心源性栓塞卒中的预防，抗凝和抗血小板之间无法肯定：

最近发表的 WARSS 结果表明，华法林（INR 1.4 ~ 2.8）与 Aspirin（325mg/d）预防卒中再发和降低死亡上效果无统计学差异，但是因为不良反应轻、方便、经济，所以 Aspirin 在以后的治疗指南中似乎有更好的趋势。

（三）抗凝治疗

目前尚无有力的临床试验证据来支持抗凝治疗作为 TIA 的常规治疗。但临床上对心房颤动、频繁发作 TIA 或椎 – 基底动脉 TIA 患者可考虑选用抗凝治疗。

《中国脑血管病防治指南》建议：

（1）抗凝治疗不作为常规治疗。

（2）对于伴发心房颤动和冠心病的 TIA 患者，推荐使用抗凝治疗（感染性心内膜炎除外）。

（3）TIA 患者经抗血小板治疗，症状仍频繁发作，可考虑选用抗凝治疗。

（4）降纤治疗。

《中国脑血管病防治指南》建议 TIA 患者有时存在血液成分的改变，如纤维蛋白原含量明显增高，或频繁发作患者可考虑选用巴曲酶或降纤酶治疗。

（四）TIA（特别是频发 TIA）后立即发生的急性中风的处理

溶栓是首选（NIH 标准）：

（1）适用范围：①发病 < 1h。②脑 CT 示无出血或清晰的梗死。③实验室检查示血球容积、血小板、PT/PTT 均正常。

（2）操作：①静脉给予 tPA 0.9mg/kg，10% 于 1min 内给予，其余量于 60min 内给予；同时应用神经保护剂，以减少血管再通 – 再灌注损伤造成近一步的脑损伤。②每小时神经系统检查 1 次，共 6 次，以后每 2h 检查 1 次，共 12 次（24h）。③第二天复查 CT 和血液检查。

（3）注意事项：区别 TIA 发作和早期急性梗死的时间界线是 1 ~ 2h。

（五）外科治疗

1. 颈动脉内膜剥脱术（carotid endarterectomy，CEA）　1951年美国的 Spence 率先开展了颈动脉内膜切除术。1991年北美有症状颈动脉内膜切除实验协作组（NASCET）和欧洲颈动脉外科实验协作组（ECST）等多中心大规模地随机试验结果公布以后，使得动脉内膜切除术对颈动脉粥样硬化性狭窄的治疗作用得到了肯定。

（1）适应证：①规范内科治疗无效。②反复发作（在4个月内）TIA。③颈动脉狭窄程度>70%者。④双侧颈动脉狭窄者。⑤有症状的一侧先手术。⑥症状严重的一侧伴发明显血流动力学改变先手术。

（2）禁忌证：①<50%症状性狭窄。②<60%无症状性狭窄。③不稳定的内科和神经科状态（不稳定的心绞痛、新近的心梗、未控制的充血性心力衰竭、高血压或糖尿病）。④最近大的脑梗死、出血性梗死、进行性中风。⑤意识障碍。⑥外科不能达到的狭窄。

（3）CEA的危险或合并症：CEA的合并症降低至≤3%，才能保证 CEA 优于内科治疗。

CEA 的并发症包括围手术期和术后两部分并发症。围手术期并发症有脑卒中、心肌梗死和死亡；术后并发症有颅神经损伤、伤口血肿、高血压、低血压、高灌注综合征（hyperperfusion syndrome）、脑出血、癫痫发作和再狭窄。①颅神经损伤：舌下神经、迷走神经、面神经、副神经。②颈动脉内膜剥脱术后高灌注综合征（postendarterectomy hyperperfusion syndrome）：在高度狭窄和长期低灌注的患者，狭窄远端的低灌注区的脑血管自我调节功能严重受损或麻痹，此处的小血管处于极度扩张状态，以保证适当的血流供应。当正常灌注压或高灌注压再建后，由于血管自我调节的麻痹，自我血管收缩以保护毛血管床的功能丧失，可造成脑水肿和出血。脑血流的突然增加最常见的临床表现是严重的单侧头痛，特征是直立位时头痛改善。这些头痛患者的脑血流从术前的平均 $43 \pm 16mL/100g \cdot min$ 到术后的 $83 \pm 39mL/100g \cdot min$。③脑实质内出血：是继发于高灌注的最坏的情况，术后2周发生率为 0.6%。出血量大，后果严重，死亡率高（60%）和预后不良（25%）。④癫痫发作：发生率为3%，高灌注综合征造成的脑水肿是重要的原因，或为高血压脑病造成。

根据 NASCFT 结果，ICA 狭窄≥70%手术可以长久获益；ICA 狭窄50%~69%有症状的患者可从手术获益，但是益处较少。NASCET 和其他研究还发现男性患者、中风过的患者，症状为半球的患者分别与女性患者、TIA 患者和视网膜缺血的患者相比，手术获益大，内科治疗中风的危险大；同时提出糖尿病患者、血压偏高的患者、对侧血管有闭塞或者影像学已有明确病灶的患者手术期间发生中风的危险大。因此 AHA Stroke Council's Ad Hoc Committee 推荐如果考虑给存在 ICA 中度狭窄并发生过 TIA 或卒中的患者手术，需要认真评估患者的所有危险因子，比较一般内科治疗2~3年和手术后2~3年的中风危险性。

（4）血管介入治疗：相对于外科手术治疗而言，血管介入在缺血性脑血管病的应用历史较短。自1974年问世以来，经皮血管成形术（percutaneous transluminal angioplasty，PTA）成为一种比较成熟的血管再通技术被广泛应用于冠状动脉、肾动脉以及髂动脉等全身血管狭窄性病变。PTA 成功运用于颈动脉狭窄的最早报道见于1980年。1986年作为 PTA 技术的进一步发展的经皮血管内支架成形术（percutaneous transluminal angioplasty and stenting，PTAS）正式运用于临床，脑血管病的血管介入治疗开始了迅速的发展。

颅内段颈内动脉以及分支的狭窄，手术困难，药物疗效差，介入治疗可能是较好的选择。但是由于颅内血管细小迂曲，分支较多，且血管壁的弹力层和肌层较薄，周围又缺乏软组织，故而手术操作困难，风险大，相关报道少。

大多数学者认为颅外段颈动脉狭窄患者符合下列条件可考虑实施 PTA 或 PTAS：①狭窄≥70%。②病变表面光滑，无溃疡、血栓或明显钙化。③狭窄较局限并成环行。④无肿瘤、疤痕等血管外狭窄因素。⑤无严重动脉迂曲。⑥手术难以抵达部位（如颈总动脉近端、颈内动脉颅内段）的狭窄。⑦非动脉粥样硬化性狭窄（如动脉肌纤维发育不良、动脉炎或放射性损伤）。⑧复发性颈动脉狭窄。⑨年迈体弱，不能承受或拒绝手术。

禁忌证：①病变严重钙化或有血栓形成。②颈动脉迂曲。③狭窄严重，进入导丝或球囊困难，或进入过程中脑电图监测改变明显。④狭窄＜70%。

椎动脉系统 TIA，应慎重选择适应证。

其他还有颈外-颈内动脉搭桥治疗初步研究患者可以获益，但仍需更多的随机临床研究证实，同时评价其远期疗效。

九、预防及预后

TIA 后第一个月内发生脑梗死者 4%～8%；3 月内为 10%～20%；50% 的脑梗死发生于 TIA 后 24～48h。1 年内 12%～13%，较一般人群高 13～16 倍，5 年内增至 24%～29%。故应予积极处理，以减少发生脑梗死的概率。频发性 TIA 更需要急诊处理。积极寻找病因，控制相关危险因素。使用抗血小板聚集药物治疗，必要时抗凝治疗。见表 6-2。

表 6-2 TIA 预后

高危险因素	低危险因素
CA 狭窄＞70%～99%	CA 狭窄＜50%
同侧有溃疡样斑块	同侧无溃疡样斑块
高危心源性栓子	无或低心源性栓子来源
半球 TIA	TMB，非半球 TIA
年龄＞65 岁	年龄＜65 岁
男性	女性
上一次 TIA 发作时间＜24h	上一次 TIA 发作时间＞6 个月
其他的危险因子	少或无危险因子

注：CA：颈内动脉；TMB：短暂的单眼失明。

（施海法）

第二节　脑梗死

一、脑血栓形成概述

脑血栓形成（CI）又称缺血性卒中（CIS），是指在脑动脉本身病变基础上，继发血液有形成分凝集于血管腔内，造成管腔狭窄或闭塞，在无足够侧支循环供血的情况下，该动脉所供应的脑组织发生缺血变性坏死，出现相应的神经系统受损表现或影像学上显示出软化灶，称为脑血栓形成。90% 的脑血栓形成是在脑动脉粥样硬化的基础上发生的。脑梗死约占全部脑卒中的 80%。

脑梗死包括：

1. 大面积脑梗死　通常是颈内动脉主干、大脑中动脉主干或皮质支的完全性卒中，患者表现为病灶对侧完全性偏瘫、偏身感觉障碍及向病灶对侧的凝视麻痹，可有头痛和意识障碍，并呈进行性加重。

2. 分水岭性脑梗死（CWSI）　是指相邻血管供血区之间分水岭区或边缘带的局部缺血。多由于血流动力学障碍所致。结合 CT 可分为皮质前型，为大脑前与大脑中动脉供血区的分水岭脑梗死；皮质后型，为大脑中动脉与大脑后动脉，或大脑前、中、后动脉皮质支间的分水岭区；皮质下型，为大脑前、中、后动脉皮质支与深穿支间或大脑前动脉回返支与大脑中动脉的豆纹动脉间的分水岭区梗死。

3. 出血性脑梗死　是由于脑梗死供血区内动脉坏死后血液漏出继发出血，常见于大面积脑梗死后。

4. 多发性脑梗死　是指两个或两个以上不同的供血系统脑管闭塞引起的梗死，多为反复发生脑梗死的后果。

（一）临床表现

本病好发于中年以后，60 岁以后动脉硬化性脑梗死发病率增高。男性较女性为多。起病前多有前驱症状，表现为头痛、眩晕、短暂性肢体麻木、无力，约25%的患者有短暂性脑缺血发作史。起病较缓慢。患者多在安静和睡眠中起病。

动脉硬化性脑梗死发病后意识常清醒，如果大脑半球较大面积梗死、缺血、水肿可影响间脑和脑干的功能，起病后不久出现意识障碍。如果发病后即有意识不清，要考虑椎－基底动脉系统梗死。动脉硬化性脑梗死可发生于脑动脉的任何一分支，不同的分支可有不同的临床特征，常见的有如下几种。

（1）颈内动脉闭塞：临床主要表现病灶侧单眼失明（一过性黑矇，偶可为永久性视力障碍），或病灶侧Horner征，对侧肢体运动或感觉障碍及对侧同向偏盲，主侧半球受累可有运动性失语。颈内动脉闭塞也可不出现局灶症状，这取决于前、后交通动脉，眼动脉、脑浅表动脉等侧支循环的代偿功能。

（2）大脑中动脉闭塞：大脑中动脉是颈内动脉的延续，是最容易发生闭塞的血管。①主干闭塞时引起对侧偏瘫、偏身感觉障碍和偏盲，主侧半球主干闭塞可有失语、失写、失读症状；②大脑中动脉深支或豆纹动脉闭塞可引起对侧偏瘫，一般无感觉障碍或同向偏盲；③大脑中动脉各皮质支闭塞可分别引起运动性失语，感觉性失语、失读、失写、失用，偏瘫以面部及上肢为重。

（3）大脑前动脉闭塞：①皮质支闭塞时产生对侧下肢的感觉及运动障碍，伴有尿潴留；②深穿支闭塞可致对侧中枢性面瘫、舌瘫及上肢瘫痪，亦可发生情感淡漠、欣快等精神障碍及强握反射。

（4）大脑后动脉闭塞：大脑后动脉大多由基底动脉的终末支分出，但有5%～30%的人，其中一侧起源于颈内动脉。①皮质支闭塞：主要为视觉通路缺血引起的视觉障碍，对侧同向偏盲或上象限盲；②深穿支闭塞，出现典型的丘脑综合征，对侧半身感觉减退伴丘脑性疼痛，对侧肢体舞蹈样徐动症等。

（5）基底动脉闭塞：该动脉发生闭塞的临床症状较复杂，亦较少见。常见症状为眩晕、眼球震颤、复视、交叉性瘫痪或交叉性感觉障碍，肢体共济失调，若主干闭塞则出现四肢瘫痪、眼肌麻痹、瞳孔缩小，常伴有面神经、展神经、三叉神经、迷走神经及舌下神经的麻痹及小脑症状等，严重者可迅速昏迷，发热达41～42℃，以至死亡。基底动脉因部分阻塞引起脑桥腹侧广泛软化，则临床上可产生闭锁综合征，患者四肢瘫痪，不能讲话，但神志清楚，面无表情，缄默无声，仅能以眼球垂直活动示意。

在椎－基底动脉系统血栓形成中，小脑后下动脉血栓形成是最常见的，称延髓外侧部综合征，表现为眩晕、恶心、呕吐、眼震、同侧面部感觉缺失、同侧霍纳综合征、吞咽困难、声音嘶哑、同侧肢体共济失调及对侧面部以下痛、温觉缺失。

小脑后下动脉的变异性较大，故小脑后下动脉闭塞所引起的临床症状较为复杂和多变，但必须具备两条基本症状即一侧后组脑神经麻痹，对侧痛、温觉消失或减退，才可诊断。

根据缺血性卒中病程分为：①进展型：指缺血发作6h后，病情仍在进行性加重。此类患者约占40%以上，造成进展的原因很多，如血栓的扩展，其他血管或侧支血管阻塞、脑水肿、高血糖、高温、感染、心肺功能不全，多数是由于前两种原因引起的。据报道，进展型颈内动脉系统占28%，椎－基底动脉系统占54%。②稳定型：发病后病情无明显变化者，倾向于稳定型卒中，一般认为颈内动脉系统缺血发作24h以上，椎－基底动脉系统缺血发作72h以上者，病情稳定，可考虑稳定型卒中。此类型卒中，CT所见与临床表现相符的梗死灶机会多，提示脑组织已经有了不可逆的病损。③完全性卒中：指发病后神经功能缺失症状较重较完全，常于数小时内（<6h）达到高峰。④可逆性缺血性神经功能缺损（RIND）：指缺血性局灶性神经障碍在3周之内完全恢复者。

（二）辅助检查

1. CT扫描　发病24～48h后可见相应部位的低密度灶，边界欠清晰，并有一定的占位效应。早期CT扫描阴性不能排除本病。

2. MRI　可较早期发现脑梗死，特别是脑干和小脑的病灶。T_1和T_2弛豫时间延长，加权图像上T_1在病灶区呈低信号强度，T_2呈高信号强度，也可发现脑移位受压。与CT相比，MRI显示病灶早，能早期发现大面积脑梗死，清晰显示小病灶及颅后窝的梗死灶，病灶检出率达95%，功能性MRI如弥散加权MRI可于缺血早期发现病变，发病半小时即可显示长T_1、长T_2梗死灶。

3. 血管造影　DSA或MRA可发现血管狭窄和闭塞的部位，可显示动脉炎、Moyamoya病、动脉瘤和血管畸形等。

4. 脑脊液检查　通常脑脊液压力、常规及生化检查正常，大面积脑梗死者脑脊液压力可增高，出血性脑梗死脑脊液中可见红细胞。

5. 其他　彩色多普勒超声检查（TCD）可发现颈动脉及颈内动脉的狭窄、动脉粥样硬化斑或血栓形成。超声心动图检查有助于发现心脏附壁血栓、心房黏液瘤和二尖瓣脱垂。PET 能显示脑梗死灶的局部脑血流、氧代谢及葡萄糖代谢，并监测缺血半暗带及对远隔部位代谢的影响。

（三）诊断与鉴别诊断

1. 脑血栓形成的诊断　主要有以下几点。

（1）多发生于中老年人。

（2）静态下发病多见，不少患者在睡眠中发病。

（3）病后几小时或几天内病情达高峰。

（4）出现面、舌及肢体瘫痪，共济失调，感觉障碍等定位症状和体征。

（5）脑 CT 提示症状相应的部位有低密度影或脑 MRI 显示长 T_1 和长 T_2 异常信号。

（6）多数患者腰椎穿刺检查提示颅内压、脑脊液常规和生化检查正常。

（7）有高血压、糖尿病、高血脂、心脏病及脑卒中史。

（8）病前有过短暂性脑缺血发作者。

2. 鉴别诊断　脑血栓形成应注意与下列疾病相鉴别。

（1）脑出血：有 10%～20% 脑出血患者由于出血量不多，在发病时意识清楚及脑脊液正常，不易与脑血栓形成区别。必须行脑 CT 扫描才能鉴别。

（2）脑肿瘤：有部分脑血栓形成患者由于发展至高峰的时间较慢，单从临床表现方面不易与脑肿瘤区别。脑肿瘤患者腰椎穿刺发现颅内压高，脑脊液中蛋白增高。脑 CT 或 MRI 提示脑肿瘤周围水肿显著，瘤体有增强效应，严重者有明显的占位效应。但是，有时做了脑 CT 和 MRI 也仍无法鉴别。此时，可做脑活检或按脑血栓进行治疗，定期复查 CT 或 MRI 以便区别。

（3）颅内硬膜下血肿：可以表现为进行性肢体偏瘫、感觉障碍、失语等，而没有明确的外伤史。主要鉴别依靠脑 CT 扫描发现颅骨旁有月牙状的高、低或等密度影，伴占位效应如脑室受压和中线移位，增强扫描后可见硬脑膜强化影。

（4）炎性占位性病变：细菌性脑脓肿、阿米巴性脑脓肿等炎性占位性病变可表现在短时间内逐渐出现肢体瘫痪、感觉障碍、失语、意识障碍等临床表现，尤其在无明显的炎症性表现时，难与脑血栓形成区别。但是，腰椎穿刺检查、脑 CT 和 MRI 检查有助于鉴别。

（5）癔症：对于以单个症状出现的脑血栓形成如突然失语、单肢瘫痪、意识障碍等，需要与癔症相鉴别。癔症可询问出明显的诱因，检查无定位体征及脑影像学检查正常。

（6）脑栓塞：临床表现与脑血栓形成相类似，但脑栓塞在动态下突然发病，有明确的栓子来源。

（7）偏侧性帕金森病：有的帕金森病患者表现为单侧肢体肌张力增高，而无震颤时，往往被误认为脑血栓形成。通过体格检查可发现该侧肢体有明显的强直性肌张力增高，无锥体束征及影像学上的异常，即可区别。

（8）颅脑外伤：临床表现可与脑血栓形成相似，但通过询问出外伤史，则可鉴别。但部分外伤患者可合并或并发脑血栓形成。

（9）高血压脑病：椎-基底动脉系统的血栓形成表现为眩晕、恶心、呕吐，甚至意识障碍时，在原有高血压的基础上，血压又急剧升高，此时应注意与高血压脑病鉴别。高血压脑病可以表现为突然头痛、眩晕、恶心、呕吐，严重者意识障碍。后者的舒张压均在 16kPa（120mmHg）以上，脑 CT 或 MRI 检查呈阴性时，则不易区别。有效鉴别方法是先进行降血压治疗，如血压下降后病情迅速好转者为高血压脑病，如无明显改善者，则为椎-基动脉血栓形成。复查 CT 或 MRI 有助于两者的鉴别。脑血栓形成的治疗原则是尽量解除血栓及增加侧支循环，改善缺血梗死区的血液循环；积极消除脑水肿，减轻脑组织损伤；尽早进行神经功能锻炼，促进康复，防止复发。

（四）治疗

治疗脑血栓形成的药物和方法有上百种，各家医院的用法大同小异。脑血栓形成的恢复程度取决于梗死的部位及大小、侧支循环代偿能力和神经功能障碍的康复效果。一般来讲，在进行性卒中即脑血栓形成在不断地加重时，应尽早进行抗凝治疗；在脑血栓形成的早期，有条件时，应尽早进行溶栓治疗；如果丧失上述机会或病情不允许，则进行一般性治疗。在药物治疗中，如果病情已经稳定，应尽早进行早期康复治疗。不论是完全恢复正常或留有后遗症者，应长期进行综合性预防，以防止脑血栓的复发。

急性期的治疗原则：①超早期治疗：提高全民的急救意识，为获得最佳疗效力争超早期溶栓治疗。②针对脑梗死后的缺血瀑布及再灌注损伤进行综合保护治疗。③采取个性化治疗原则。④整体化观念：脑部病变是整体的一部分，要考虑脑与心脏及其他器官功能的相互影响，如脑心综合征、多脏器功能衰竭，积极预防并发症，采取对症支持疗法，并进行早期康复治疗。⑤对卒中的危险因素及时给予预防性干预措施。最终达到挽救生命、降低病残及预防复发的目的。

1. 超早期溶栓治疗　如下所述。

（1）溶栓治疗急性脑梗死的目的：在缺血脑组织出现坏死之前，溶解血栓、再通闭塞的脑血管，及时恢复供血，从而挽救缺血脑组织，避免缺血脑组织发生坏死。在缺血脑组织出现坏死之前进行溶栓治疗，这是溶栓治疗的前提。只有在缺血脑组织出现坏死之前进行溶栓治疗，溶栓治疗才有意义。

（2）溶栓治疗时间窗：脑组织对缺血耐受性特别差。脑供血一旦发生障碍，很快就会出现神经功能异常；缺血达一定程度后，脑细胞就不可避免地发生缺血坏死。脑组织对局部缺血较全脑缺血的耐受时间要长。实际上，局部脑缺血中心缺血区很快发生坏死，只是缺血周边半暗带区对缺血的耐受时间较长。溶栓治疗的主要目的是挽救那些尚没有坏死的缺血周边半暗带脑组织。缺血性脑卒中可进行有效治疗的时间称为治疗时间窗。不同个体的溶栓治疗时间窗存在较大的个体差异。根据现有的研究资料，总的来看，急性脑梗死发病 3h 内绝大多数患者采用溶栓治疗是有效的；发病 3～6h 大部分溶栓治疗可能有效；发病 6～12h 小部分溶栓治疗可能有效，但急性脑梗死溶栓治疗时间窗的最后确定有待于目前正在进行的大规模、多中心、随机、双盲、安慰剂对照临床试验结果。

（3）影响溶栓治疗时间窗的因素：①种属：不同种属存在较大的差异。如小鼠局部脑梗死的治疗时间窗 <2～3h，而猴和人一般认为至少为 6h。②临床病情：当脑梗死患者出现昏睡、昏迷等严重意识障碍，眼球凝视麻痹，肢体近端和远端均完全瘫痪，以及脑 CT 已显示低密度改变时，均表明有较短的治疗时间窗，临床上几乎无机会可溶栓。而肢体瘫痪等临床病情较轻时，一般溶栓治疗的治疗时间窗较长。③脑梗死类型：房颤所致的心源性脑栓塞患者，栓子常较大，多堵塞颈内动脉和大脑中动脉主干，迅速造成严重的脑缺血，若此时患者上下肢体瘫痪均较完全，治疗时间窗通常在 3～4h 之内。而对于血管闭塞不全的脑血栓形成患者，由于局部脑缺血相对较轻，溶栓治疗时间窗常较长。④侧支循环状态：如大脑中动脉深穿支堵塞，因为是终末动脉，故发生缺血时侧支循环很差，其供血区脑组织的治疗时间窗常在 3h 之内；而大脑中动脉 M_2 或 M_3 段堵塞时，由于大脑皮质有较好的侧支循环，因而不少患者的治疗时间窗可以超过 6h。⑤体温和脑组织的代谢率：低温和降低脑组织的代谢可提高脑组织对缺血的耐受性，可延长治疗时间窗，而高温可增加脑组织的代谢，治疗时间窗缩短。⑥神经保护药应用：许多神经保护药可以明显地延长试验动物缺血治疗的时间窗，并可减少短暂性局部缺血造成的脑梗死体积。因而，溶栓治疗联合神经保护药治疗有广阔的应用前景，但目前缺少有效的神经保护药。⑦脑细胞内外环境：脑细胞内外环境状态与脑组织对缺血的耐受性密切相关，当患者有水、电解质及酸碱代谢紊乱等表现时，治疗时间窗明显缩短。

（4）临床上常用的溶栓药物：尿激酶（UK）、链激酶（SK）、重组的组织型纤溶酶原激活药（rt - PA）。尿激酶在我国应用最多，常用量 25 万～100 万 U，加入 5% 葡萄糖溶液或生理盐水中静脉滴注，30min～2h 滴完，剂量应根据患者的具体情况来确定，也可采用 DSA 监测下选择性介入动脉溶栓；rt - PA 是选择纤维蛋白溶解药，与血栓中纤维蛋白形成复合体后增强了与纤溶酶原的亲和力，使纤溶作用局限于血栓形成的部位，每次用量为 0.9mg/kg 体重，总量 <90mg；有较高的安全性和有效性，rt - PA 溶栓治疗宜在发病后 3h 进行。

（5）适应证：凡年龄 <70 岁；无意识障碍；发病在 6h 内，进展性卒中可延迟到 12h；治疗前收缩压 <26.7kPa（200mmHg）或舒张压 <16kPa（120mmHg）；CT 排除颅内出血；排除 TIA；无出血性疾病及出血素质；患者或家属同意，都可进行溶栓治疗。

（6）溶栓方法：上述溶栓药的给药途径有 2 种。①静脉滴注。应用静脉滴注 UK 和 SK 治疗诊断非常明确的早期或超早期的缺血性脑血管病，也获得一定的疗效。②选择性动脉注射。属血管介入性治疗，用于治疗缺血性脑血管病，并获得较好的疗效。选择性动脉注射有 2 种途径：a. 选择性脑动脉注射法，即经股动脉或肘动脉穿刺后，先进行脑血管造影，明确血栓所在的部位，再将导管插至颈动脉或椎 – 基底动脉的分支，直接将溶栓药注入血栓所在的动脉或直接注入血栓处，达到较准确的选择性溶栓作用。且在注入溶栓药后，还可立即再进行血管造影了解溶栓的效果。b. 颈动脉注射法，适用于治疗颈动脉系统的血栓形成。用常规注射器穿刺后，将溶栓药物注入发生血栓侧的颈动脉，达到溶栓作用。但是，动脉内溶栓有一定的出血并发症，因此，动脉内溶栓的条件是：明确为较大的动脉闭塞；脑 CT 扫描呈阴性，无出血的证据；允许有小范围的轻度脑沟回改变，但无明显的大片低密度梗死灶；血管造影证实有与症状和体征一致的动脉闭塞改变；收缩压在 24kPa（180mmHg）以下，舒张压在 14.6kPa（110mmHg）以下；无意识障碍，提示病情尚未发展至高峰者。值得注意的是，在进行动脉溶栓之前一定要明确是椎 – 基底动脉系统还是颈动脉系统的血栓形成，否则，误做溶栓，延误治疗。

局部动脉灌注溶栓剂较全身静脉用药剂量小，血栓局部药物浓度高，并可根据 DSA 观察血栓溶解情况以决定是否继续用药。但 DSA 及选择性插管，治疗时间将延迟 45min ~ 3h。目前文献报道的局部动脉内溶栓治疗脑梗死血管再通率为 58% ~ 100%，临床好转率为 53% ~ 94%，均高于静脉内用药（36% ~ 89%，26% ~ 85%）。但因患者入选标准、溶栓剂种类、剂量、观察时间不一，比较缺乏可比性，故哪种用药途径疗效较好仍不清楚。故有人建议，先尽早静脉应用溶栓剂，短期无效者再进行局部动脉内溶栓。

应用溶栓药物治疗目前尚无统一标准，由于个体差异，剂量波动范围也大。不同的溶栓药物和不同的给药途径，用药的剂量也不同。①尿激酶：静脉注射的剂量分为 2 种：a. 大剂量，100 万 ~ 200 万 U 溶于生理盐水 500 ~ 1 000mL 中，静脉滴注，仅用 1 次。b. 小剂量，20 万 ~ 50 万 U 溶于生理盐水 500mL 中，静脉滴注，1 次/d，可连用 3 ~ 5 次。动脉内注射的剂量为 10 万 ~ 30 万 U。②rt – PA：美国国立卫生院的试验结果认为，rt – PA 治疗剂量 40.85mg/kg 体重、总剂量 <90mg 是安全的。其中 10% 可静脉推注，剩余 90% 的剂量在 24h 内静脉滴注。

（7）溶栓并发症：脑梗死病灶继发出血，致命的再灌流损伤及脑组织水肿是溶栓治疗的潜在危险；再闭塞率可达 10% ~ 20%。

所有溶栓药在临床应用中均有可能产生颅内出血的并发症，包括脑内和脑外出血。影响溶栓药物疗效与安全性的主要并发症是脑内出血。脑内出血分脑出血及梗死性出血。前者指 CT 检查显示在非梗死区出现高密度的血肿，多数伴有相应的临床症状和体征，少数可以没有任何临床表现；后者指梗死区的脑血管在阻塞后再通，血液外渗所致，CT 扫描显示出梗死灶周围有单独或融合的斑片状出血，一般不形成血肿。出血并发症可导致病情加重，但有的可能没有任何表现。溶栓后的脑内出血在尸检的发现率为 17% ~ 65%，远低于临床上的表现率。溶栓导致脑内出血的原因可能系：①缺血后血管壁受损，易破裂；②继发性纤溶及凝血障碍；③动脉再通后灌注压增高；④软化脑组织对血管的支持作用减弱。脑外出血主要见于胃肠道及泌尿系。

迄今为止，仍无大宗随机双盲对比性的临床应用研究结果，大多为个案病例或开放性临床应用研究，尤其是对选择病例方面，有较多的差别，因此，溶栓治疗的确切效果各家报道不一样，差别较大。但较为肯定的是溶栓后的出血并发症较高。Grond 等、Chiu 等、Trouillas 等及 Tanne 等分别对 60、30、100 及 75 例动脉血栓形成的患者行 rt – PA 静脉溶栓治疗，症状性脑出血的发生率为 6.6%、7%、7% 和 7%。rt – PA 静脉溶栓会增加脑出血的危险和脑出血死亡的机会。如果其他条件确实完全相同，治疗组的病死率只可能高于对照组。目前，溶栓治疗还只能作为研究课题，不能常规应用。因此，溶栓治疗的有效性和安全性必须依靠临床对照试验来进行回答。

2. 抗凝治疗　如下所述。

（1）抗凝治疗的目的：目的在于防止血栓扩展和新血栓形成。高凝状态是缺血性脑血管病发生和发展的重要环节，主要与凝血因子，尤其是第Ⅷ因子和纤维蛋白原增多及其活性增高有关。所以，抗凝治疗主要通过抗凝血，阻止血栓发展和防止血栓形成，达到治疗或预防脑血栓形成的目的。

（2）常用药物有肝素、低分子肝素及华法林等：低分子肝素与内皮细胞和血浆蛋白的亲和力低，其经肾排泄时更多的是不饱和机制起作用，所以，低分子肝素的清除与剂量无关，而其半衰期比普通肝素长2~4倍。用药时不必行试验室监测，低分子肝素对患者的血小板减少和肝素诱导的抗血小板抗体发生率下降。硫酸鱼精蛋白可100%中和低分子肝素的抗凝血因子活性，可以中和60%~70%的抗凝血因子活性。急性缺血性脑卒中的治疗，可用低分子肝素钙4 100U（单位）皮下注射，2次/d，共10d。口服抗凝药物：①双香豆素及其衍生物：能阻碍血液中凝血因子的形成，使其含量降低，其抗凝作用显效较慢（用药后24~48h，甚至72h），持续时间长，单独应用仅适用于发展较缓慢的患者或用于心房颤动患者脑卒中的预防。口服抗凝剂中，华法林和新抗凝片的开始剂量分别为4~6mg和1~2mg，开始治疗的10d内测定凝血因子时间和活动度应每日1次，以后每周3次，待凝血因子活动度稳定于治疗所需的指标时，则7~10d测定1次，同时应检测国际规格化比值（INF）。②藻酸双酯钠：又称多糖硫酸酯（多糖硫酸盐，PSS）。系从海洋生长的褐藻中提取的一种类肝素药物。但作用强度是肝素的1/3，而抗凝时间与肝素相同。主要作用是抗凝血、降低血液黏稠度、降低血脂及改善脑微循环。用法：按2~4mg/kg体重加入5%葡萄糖溶液500mL，静脉滴注，30滴/min，1次/d，10d为1个疗程。或口服，每次0.1g，1次/d，可长期使用。个别患者可能出现皮疹、头痛、恶心、皮下出血点。

（3）抗凝治疗的适应证：①短暂性脑缺血发作；②进行性缺血性脑卒中；③椎-基底动脉系统血栓形成；④反复发作的脑栓塞；⑤应用于心房颤动患者的卒中预防。

（4）抗凝治疗的禁忌证：①有消化道溃疡病史者；②有出血倾向者、血液病患者；③高血压〔血压24/13.3kPa（180/100mmHg）以上〕；④有严重肝、肾疾病者；⑤临床不能除外颅内出血者。

（5）抗凝治疗的注意事项：①抗凝治疗前应进行脑部CT检查，以除外脑出血病变，高龄、较重的脑动脉硬化和高血压患者采用抗凝治疗应慎重；②抗凝治疗对凝血因子活动度应维持在15%~25%，部分凝血活酶时间应维持在1.5倍之内；③肝素抗凝治疗维持在7~10d，口服抗凝剂维持2~6个月，也可维持在1年以上；④口服抗凝药的用量较国外文献所报道的剂量为小，其1/3~1/2的剂量就可以达到有效的凝血因子活动度的指标；⑤抗凝治疗过程中应经常注意皮肤、黏膜是否有出血点，小便检查是否有红细胞，大便潜血试验是否阳性，若发现异常应及时停用抗凝药；⑥抗凝治疗过程中应避免针灸、外科小手术等，以免引起出血。

3. 降纤治疗　可以降解血栓蛋白质、增加纤溶系统活性、抑制血栓形成或促进血栓溶解。此类药物亦应早期应用（发病6h以内），特别适用于合并高纤维蛋白原血症者。降纤酶、东菱克栓酶、安克洛酶和蚓激酶均属这一类药物。但降纤至何种程度，如何减少出血并发症等问题尚待解决。有报道，发病后3h给予Ancrod可改善患者的预后。

4. 扩容治疗　主要是通过增加血容量，降低血液黏稠度，起到改善脑微循环作用。

（1）右旋糖酐-40：主要作用为阻止红细胞和血小板聚集，降低血液黏稠度，以改善循环。用法：10%右旋糖酐-40，500mL，静脉滴注，1次/d，10d为1个疗程。可在间隔10~20d后，再重复使用1个疗程。有过敏体质者，应做过敏皮试阴性后方可使用。心功能不全者应使用半量，并慢滴。患有糖尿病者，应同时加用相应胰岛素治疗。高血压患者慎用。有意识障碍或提示脑水肿明显者禁用。无论有无高血压，均需要观察血压情况。

（2）706代血浆（6%羟乙基淀粉）：作用和用法与右旋糖酐-40相同，只是不需要做过敏试验。

5. 扩血管治疗　血管扩张药过去曾被广泛应用，此法在脑梗死急性期不宜使用。原因为缺血区的血管因缺血、缺氧及组织中的乳酸聚集已造成病理性的血管扩张，此时应用血管扩张药，则造成脑内正常血管扩张，也波及全身血管，以至于使病变区的血管局部血流下降，加重脑水肿，即所谓"盗血"现象。如有出血性梗死时可能会加重出血，因此，只在病变轻、无水肿的小梗死灶或脑梗死发病3周后无脑水肿者可酌情使用，且应注意有无低血压。

（1）罂粟碱：具有非特异性血管平滑肌的松弛作用，直接扩张脑血管，降低脑血管阻力，增加脑局部血流量。用法：60mg 加入 5% 葡萄糖液 500mL 中，静脉滴注，1 次/d，可连用 3~5d；或 20~30mg，肌内注射，1 次/d，可连用 5~7d；或每次 30~60mg 口服，3 次/d，连用 7~10d。注意本药每日用量不应超过 300mg，不宜长期使用，以免成瘾。在用药时可能因血管明显扩张导致明显头痛。

（2）己酮可可碱：直接抑制血管平滑肌的磷酸二酯酶，达到扩张血管的作用；还能抑制血小板和红细胞的聚集。用法：100~200mg 加入 5% 葡萄糖液 500mL 中，静脉滴注，1 次/d，连用 7~10d。或口服每次 100~300mg，3 次/d，连用 7~10d。本药禁用于刚患心肌梗死、严重冠状动脉硬化、高血压者及孕妇。输液过快者可出现呕吐及腹泻。

（3）环扁桃酯：又名三甲基环己扁桃酸或抗栓丸。能持续性松弛血管平滑肌，增加脑血流量，但作用较罂粟碱弱。用法：每次 0.2~0.4g 口服，3 次/d，连用 10~15d。也可长期应用。

（4）氢化麦角碱：又称喜得镇或海得琴，系麦角碱的衍生物。其直接激活多巴胺和 5-HT 受体，也阻断去甲肾上腺素对血管受体的作用，使脑血管扩张，改善脑微循环，增加脑血流量。用法：每次口服 1~2mg，3 次/d，1~3 个月为 1 个疗程，或长期使用。本药易引起直立性低血压，因此，低血压患者禁用。

6. 钙离子拮抗药　其通过阻断钙离子的跨膜内流而起作用，从而缓解平滑肌的收缩、保护脑细胞、抗动脉粥样硬化、维持红细胞变形能力及抑制血小板聚集。

（1）尼莫地平：又称硝苯甲氧乙基异丙啶。为选择性地作用于脑血管平滑肌的钙离子拮抗药，对脑以外的血管作用较小，因此，不起降血压作用。主要缓解血管痉挛，抑制肾上腺素能介导的血管收缩，增加脑组织葡萄糖利用率，重新分布缺血区血流量。用法：每次口服 20~40mg，3 次/d，可经常使用。

（2）尼莫通：为尼莫地平的同类药物，只是水溶性较高。每次口服 30~60mg，3 次/d，可经常使用。

（3）尼卡地平：又称硝苯苄胺啶。系作用较强的钙离子通道拮抗药。选择性作用于脑动脉、冠状动脉及外周血管，增加心脑血流量和改善循环，同时有明显的降血压作用。用法：每次口服 20~40mg，3 次/d，可经常使用。

（4）桂利嗪（脑益嗪、肉桂苯哌嗪、桂益嗪）：为哌嗪类钙离子拮抗药，扩张血管平滑肌，能改善心脑循环。还有防止血管脆化作用。用法：每次口服 25~50mg，3 次/d，可经常使用。

（5）盐酸氟桂利嗪：与脑益嗪为同一类药物。用法：每次口服 5~10mg，1 次/d，连用 10~15d。因本药可增加脑脊液，故颅内压增高者不用。

7. 抗血小板药　主要通过失活脂肪酸环化酶，阻止血小板合成 TXA_2，并抑制血小板释放 ADP、5-HT、肾上腺素、组胺等活性物质，以抑制血小板聚集，达到改善微循环及抗凝作用。

（1）阿司匹林（阿斯匹林）：阿司匹林也称乙酰水杨酸，有抑制环氧化酶，使血小板膜蛋白乙酰化，并能抑制血小板膜上的胶原糖基转移酶的作用。由于环氧化酶受到抑制，使血小板膜上的花生四烯酸不能被合成内过氧化物 PGG_2 和 TXA_2，因而能阻止血小板的聚集和释放反应。在体外，阿司匹林可抑制肾上腺素、胶原、抗原-抗体复合物、低浓度凝血酶所引起的血小板释放反应。具有较强而持久的抗血小板聚集作用。成人口服 0.1~0.3g 即可抑制 TXA_2 的形成，其作用可持续 7~10d 之久，这一作用在阻止血栓形成，特别在防治心脑血管血栓性疾病中具有重要意义。

由于血管壁的内皮细胞存在前列环素合成酶，能促进前列环素（PGI_2）的合成，PGI_2 为一种强大的抗血小板聚集物质。试验证明，不同剂量的阿司匹林对血小板 TXA_2 与血管壁内皮细胞 PGI_2 形成有不同的影响。小剂量（2mg/kg 体重）即可完全抑制人的血小板 TXA_2 的合成，但不抑制血管壁内皮细胞 PGI_2 的合成，产生较强的抗血小板聚集作用，但大剂量（100~200mg/kg 体重）时血小板 TXA_2 和血管壁内皮细胞 PGI_2 的合成均被抑制，故抗血小板聚集作用减弱，有促进血栓形成的可能性。但大剂量长期服用阿司匹林的临床试验表明无血栓形成的增加。小剂量（3~6mg/kg 体重）或大剂量（25~

80mg/kg 体重）都能延长出血时间，说明阿司匹林对血小板环氧化酶的作用较对血管壁内皮细胞前列环素合成酶作用占优势。因此，一般认为小剂量（160～325mg/d）对多数人有抗血栓作用，中剂量（500～1 500mg/d）对某些人有效，大剂量（1 500mg/d 以上）才可促进血栓形成。1994 年抗血小板治疗协作组统计了 145 个研究中心 20 000 例症状性动脉硬化病变的高危人群，服用阿司匹林后的预防效果，与安慰剂比较，阿司匹林可降低非致命或致命血管事件发生率 27%，降低心血管病死率 18%。不同剂量的阿司匹林预防作用相同。国际卒中试验（1997 年）在 36 个国家 467 所医院的 19 435 例急性缺血性卒中患者中应用或不应用阿司匹林和皮下注射肝素的随机对照研究，患者入组后给予治疗持续 14d 或直到出院，统计 2 周病死率、6 个月病死率及生活自理情况。研究结果表明，急性缺血性卒中采用肝素治疗未显示任何临床疗效，而应用阿司匹林，病死率及非致命性卒中复发率明显降低。认为如无明确的禁忌证，急性缺血性卒中后应立即给予阿司匹林，初始剂量为 300mg/d，小剂量长期应用有助于改善预后，1998 年 5 月在英国爱丁堡举行的第七届欧洲卒中年会认为，阿司匹林在缺血性卒中的急性期使用和二级预防疗效肯定，只要无禁忌证在卒中发生后尽快使用。急性发病者可首次口服 300mg，而后每日 1 次口服 100mg；1 周后，改为每日晚饭后口服 50mg 或每次 25mg，1 次/d，可以达到长期预防脑血栓复发的效果。至今认为本药是较好的预防性药物，且较经济、安全、方便。阿司匹林的应用剂量一直是阿司匹林疗法的争论点之一，山东大学齐鲁医院神经内科通过观察不同剂量（25～100mg/d）对血小板积聚率、TXA_2 和血管内皮细胞 PGI_2 合成的影响，认为 50mg/d 为国人最佳剂量，并在多中心长期随访研究中证实了它的疗效。但长期使用即使小剂量阿司匹林也有一定的不良反应，长期服用对消化道有刺激性，发生食欲缺乏、恶心，严重时可致消化道出血。据统计，大约 17.5% 的患者有恶心等消化道反应，2.6% 的患者有消化道出血，3.4% 的患者有变态反应，因此，对溃疡病者应注意慎用。

（2）噻氯匹定：噻氯匹定商品名 Ticnd，也称力抗栓，能抑制纤维蛋白原与血小板受体之间的附着，致使纤维蛋白原在血小板相互集中中不能发挥桥联作用；刺激血小板腺苷酸环化酶，使血小板内 cAMP 增高，抑制血小板聚集；减少 TXA_2 的合成；稳定血小板膜，抑制 ADP、胶原诱导的血小板聚集。因此，噻氯匹定药理作用是对血小板聚集的各个阶段都有抑制作用，即减少血小板的黏附，抑制血小板的聚集，增强血小板的解聚作用，以上特性表现为出血时间延长，对凝血试验无影响。服药后 24～48h 才开始起抗血小板作用，3～5d 后作用达高峰，停药后其作用仍可维持 3d。口服每次 125～250mg，每日 1 或 2 次，进餐时服用。可随患者具体情况而调整剂量。噻氯匹定对椎 - 基底动脉系统缺血性卒中的预防作用优于颈内动脉系统，并且效果优于阿司匹林，它同样可以预防卒中的复发。

噻氯匹定的不良反应有粒细胞减少，发生率约为 0.8%，常发生在服药后最初 3 周，其他尚有腹泻、皮疹（约 2%）等，停药后不良反应一般可消失。极个别患者有胆汁淤积性黄疸和（或）转氨酶升高。不宜与阿司匹林、非类固醇抗炎药和口服抗凝药合用。由于可产生粒细胞减少，服药后前 3 个月内每 2 周做白细胞数监测。由于延长出血时间，对有出血倾向的器质性病变如活动性溃疡或急性出血性卒中、白细胞减少症、血小板减少症等患者禁用。

（3）氯吡格雷：氯吡格雷的化学结构与噻氯匹定相近。活性高于噻氯匹定。氯吡格雷通过选择性不可逆地和血小板 ADP 受体结合，抑制血小板聚集防止血栓形成和减轻动脉粥样硬化。氯吡格雷 75mg/d 与噻氯匹定 250mg 2 次/d 抑制效率相同。不良反应有皮疹、腹泻、消化不良，消化道出血等。

（4）双嘧达莫：又名双嘧达莫、双嘧哌胺醇。通过抑制血小板中磷酸二酯酶的活性，也有可能刺激腺苷酸环化酶，使血小板内环磷酸腺苷（cAMP）增高。从而抑制 ADP 所诱导的初发和次发血小板聚集反应。在高浓度下可抑制血小板对胶原、肾上腺素和凝血酶的释放反应。双嘧达莫可能还有增强动脉壁合成前列环素、抑制血小板生成 TXA_2 的作用。口服每次 50～100mg，3 次/d，可长期服用。合用阿司匹林更有效。不良反应有恶心、头痛、眩晕、面部潮红等。

8. 防治脑水肿　一旦发生脑血栓形成，很快出现缺血性脑水肿，其包括细胞毒性水肿和血管源性水肿。脑水肿进一步加剧神经细胞的坏死，严重大块梗死者，还可引起颅内压增高，发生脑疝致死。所以，缺血性脑水肿不仅加重脑梗死的病理生理过程，影响神经功能障碍的恢复，还可导致死亡。因此，脑血栓形成后，尤其梗死面积大、病情重或进展型卒中、意识障碍的患者应及时积极治疗脑水肿。防治脑水肿的方法包括使用高渗脱水药、利尿药和清蛋白，控制入水量等。

（1）高渗性脱水治疗：通过提高血浆渗透压，造成血液与脑之间的渗透压梯度加大，脑组织内水分向血液移动，达到脑组织脱水作用；高渗性血液通过反射机制抑制脉络丛分泌脑脊液，使脑脊液生成减少；由于高渗性脱水最终通过增加排尿量的同时，也加速排泄梗死区代谢产物。最后减轻梗死区及半暗带水肿，挽救神经细胞，防止脑疝发生危及生命。

缺血性脑水肿的发生和发展尽管是一个严重的并发症，但也是一个自然过程。在脑血栓形成后的10d以内脑水肿最重，只要在此期间在药物的协助下，加强脱水，经过一段时间后，缺血性脑水肿会自然消退。

甘露醇：是一种己六醇。至今仍为最好、最强的脱水药。其主要有以下作用：快速注入静脉后，因它不易从毛细血管外渗入组织，而迅速提高血浆渗透压，使组织间液水分向血管内转移，产生脱水作用；同时增加尿量及尿Na^+、K^+的排出；还有清除各种自由基、减轻组织损害的作用。静脉应用后在10min开始发生作用，2~3h达高峰。用法：根据脑梗死的大小和心。肾功能状态决定用量和次数。一般认为最佳有效量是每次0.5~1g/kg体重，即每次20%甘露醇125~250mL静脉快速滴注，每日2~4次，直至脑水肿减轻。但是，小灶梗死者，可每日1次；或心功能不全者，每次125mL，每日2或3次。肾功能不好者尽量减少用量，并配合其他利尿药治疗。

甘油：甘油为丙三醇，其相对分子质量为92，有人认为甘油优于甘露醇，由于甘油可提供热量，仅10%~20%无变化地从尿中排出，可减少导致水、电解质紊乱与反跳现象，可溶于水和乙醇中，为正常人的代谢产物，大部分在肝脏内代谢，转变为葡萄糖、糖原和其他糖类，小部分构成其他酯类。甘油无毒性，是目前最常用的口服脱水药。其治疗脑水肿的机制可能是通过提高血浆渗透压，使组织水分（尤其是含水多的组织）转移到血浆内，因而引起脑组织脱水。最初曾用于静脉注射以降低颅压。现认为口服同样有效。用药后30~60min起作用，治疗作用时间较甘露醇稍晚，维持时间短，疗效不如前者。因此，有时插在上述脱水药2次用药之间给予，以防止"反跳现象"。口服甘油无毒，在体内能产生比等量葡萄糖稍高的热量，因此，尚有补充热量的作用，且无"反跳现象"。Contoce认为，甘油比其他高渗药更为理想，其优点有：迅速而显著地降低颅内压；长期重复用药无反跳现象；无毒性。甘油的不良反应轻微，可有头痛、头晕、咽部不适、口渴、恶心、呕吐、上腹部不适及血压轻度下降等。由于甘油可引起高血糖和糖尿，故糖尿病患者不宜使用。甘油过大剂量应用或浓度>10%时，可产生注射部位的静脉炎，或引起溶血、血红蛋白尿，甚至急性肾衰竭等不良反应。甘油自胃肠道吸收，临床上多口服，昏迷患者则用鼻饲，配制时将甘油溶于生理盐水内稀释成50%溶液，剂量每次0.5~2g/kg体重，每日总量可达5g/kg体重以上。一般开始剂量1.5g/kg体重，以后每3h 0.5~0.7g/kg体重，一连数天。静脉注射为10%甘油溶液500mL，成人每日10%甘油500mL，共使用5~6次。

（2）利尿药：主要通过增加肾小球滤过，减少肾小管再吸收和抑制。肾小管的分泌，增加尿量，造成机体脱水，最后使脑组织脱水。同时还可控制钠离子进入脑组织减轻水肿，控制钠离子进入脑脊液，以降低脑脊液生成率的50%左右。但是，上述作用必须以肾功能正常为前提。

呋塞米：又称利尿磺酸、呋喃苯胺酸、呋塞米灵、利尿灵等。是作用快、时间短和最强的利尿药，主要通过抑制髓襻升支Cl^-的主动再吸收而起作用。注射后5min起效，1h达高峰，并维持达3h。对合并有高血压、心功能不全者疗效更佳。如患者有肾功能障碍或用较大剂量甘露醇治疗后效果仍不佳时，可单独或与甘露醇交替应用本药。用法：每次20~80mg，肌内注射或静脉推注，4次/d。口服者每次20~80mg，每日2或3次。其不良反应为电解质紊乱、过度脱水、血压下降、血小板减少、粒细胞减少、贫血、皮疹等。

依他尼酸：又称利尿酸、Edecrin。作用类似于呋塞米。应用指征同呋塞米。用法：每次25~50mg加入5%葡萄糖溶液或生理盐水100mL中，缓慢滴注。3~5d为1个疗程。所配溶液在24h内用完。可出现血栓性静脉炎、电解质紊乱、过度脱水、神经性耳聋、高尿酸血症、高血糖、出血倾向、肝肾功能损害等不良反应。

清蛋白：对于严重的大面积脑梗死引起的脑水肿，加用清蛋白，有明显的脱水效果。用法：每次

10～15g，静脉滴注，每日或隔日 1 次，连用 5～7d。本药价格较贵，个别患者有变态反应，或造成医源性肝炎。

9. 神经细胞活化药　至今有不少这类药物试验报道有一定的营养神经细胞和促进神经细胞活化的作用，主要对于不完全受损的细胞起作用，个别报道甚至认为有极佳效果。但是，在临床实践中，并没有明显效果，而且价格较贵。

（1）脑活素：主要成分为动物脑（猪脑）水解后精制的必需和非必需氨基酸、单胺类神经介质、肽类激素和酶前体。据认为该药能通过血脑屏障，直接进入神经细胞，影响细胞呼吸链，调节细胞神经递质，激活腺苷酸环化酶，参与细胞内蛋白质合成等。用法：20～50mL 加入生理盐水 500mL 中，静脉滴注，1 次/d，10～15d 为 1 个疗程。

（2）胞磷胆碱：在生物学上，胞磷胆碱是合成磷脂胆碱的前体，胆碱在磷脂酰胆碱的生物合成中具有重要作用，而磷脂酰胆碱是神经细胞膜的重要组成部分。胞磷胆碱还参与细胞核酸、蛋白质和糖的代谢，促使葡萄糖合成乙酰胆碱，防止脑水肿。用法：500～1 000mg 加入 5% 葡萄糖液 500mL 中，静脉滴注，1 次/d，10～15d 为 1 个疗程。250mg，肌内注射，1 次/d，每个疗程为 2～4 周。少数患者用药后出现兴奋性症状，诱发癫痫或精神症状。

（3）丁咯地尔（活脑灵）：主要成分为 Buflomedil hydrochloride。主要作用：①阻断 α - 肾上腺素能受体；②抑制血小板聚集；③提高及改善红细胞变形能力；④有较弱的非特异性钙拮抗作用。用法：200mg 加入生理盐水或 5% 葡萄糖液 500mL 中，静脉缓慢滴注，1 次/d，10d 为 1 个疗程。也可肌内注射，每次 50mL，2 次/d，10d 为 1 个疗程。但是，产妇和正在发生出血性疾病的患者禁用。少数患者可有肠胃不适、头痛、眩晕及肢体烧灼痛感。

10. 血塞通软胶囊治疗脑梗死患者脑卒中的临床效果观察　血塞通软胶囊的主要成分是从中药三七中提取的三七总皂苷，实验以及临床研究表明该药有众多的心脑血管药理作用，可直接扩张脑血管，增加脑血流量，改善脑部血液循环，减轻脑水肿，提高脑细胞能量代谢，降低缺血脑组织含钙量，对脑缺血后海马区 CAI 的迟发性神经元损伤有明显的保护作用。该药可抑制细胞及血小板聚集，降低血液黏度，改善血液循环，提高缺血部位血氧供应，促进神经细胞功能恢复，多个环节对抗脑缺血及其继发损伤，以达到治疗脑梗死目的。银杏叶内主要药用成分为黄酮类和内酯类，银杏酮酯能有效清除氧自由基，抑制脂质过氧化，保护细胞膜，防止脑细胞和脑功能受到损害，银杏内有一种天然血小板活化因子（PAF）受体拮抗剂，可以抑制血小板聚集而防止血栓形成，银杏叶胶囊促进血液循环，改善脑缺血，治疗脑梗死。

（1）一般资料：选取河北联合大学附属医院 2010 年 1～9 月就诊于神经内科门诊的缺血性脑卒中患者 112 例，男 62 例，女 50 例；年龄 39～76 岁，平均 64.5 岁，病程 2～24 周。采用随机双盲方法分为试验组 84 例和对照组 28 例。均符合 1995 年中华医学会第四次全国脑血管病学术会议修订的《各类脑血管病诊断要点》西医诊断标准及《中药新药临床研究指导原则》中医诊断标准。纳入标准：①符合中风病中经络恢复期瘀血阻滞证辩证标准。②符合动脉粥样硬化血栓性脑梗死诊断标准。③病程属恢复期（2～24 周），神经功能缺损程度积分 >6 分且 <23 分的轻、中型患者。④年龄 18～75 岁，男女均可。⑤本研究经医院伦理委员会通过，患者或家属均知情同意并签署知情同意书。排除标准：①短暂性脑缺血发作或脑出血者、腔隙性脑梗死、脑栓塞者。②合并造血系统等严重原发性疾病，精神病患者。③有出血倾向且凝血指标异常者。④严重肝肾功能不全者［ALT 或 AST≥正常值上限的 2 倍，或尿素氮（BUN）≥正常值上限 1.5 倍，或肌酐（Cr）异常］。⑤妊娠或哺乳期妇女；过敏体质者，或对多种药物过敏者。⑥近 4 周内使用过已知对主要脏器有损害的药物者。⑦近 1 个月内参加过或正在参加其他药物临床试验者。

（2）治疗方法：采用随机双盲、双模拟的方法，试验组口服血塞通软胶囊（昆明制药集团股份有限公司生产，100mg/粒，批号：081209 - 01）每次 2 粒，3 次/d；同时口服银杏叶胶囊模拟剂（昆明制药集团股份有限公司生产，0.2g/粒，批号：20090204）每次 2 粒，3 次/d。对照组口服银杏叶胶囊（杭州康恩贝制药有限公司生产，0.2g/粒，批号：20081102）每次 2 粒，3 次/d，同时口服血塞通软胶囊模拟剂（昆明制药集团股份有限公司生产，100mg/粒，批号：20090115）每次 2 粒，3 次/d，两组服药疗程均为 28d。以符合方案数据集（PPS）和全数据分析集（FAS）分析和比较两组患者治疗 0d、14d、28d 时 NIHSS 脑卒中量表总分实测值历时性变化以及治疗前后的差值变化。

（3）观察指标：美国国立卫生研究院脑卒中评定量表（NIHSS）脑卒中量表总分实测值变化。在用药前、用药第 14d、28d 各观察记录 1 次。

（4）神经功能缺损程度评分评定标准：临床神经功能缺损程度评分标准：参照人民卫生出版社 2008 年出版《神经康复学》翻译的美国国立卫生研究院脑卒中评定量表（NIHSS）。

（5）统计学分析：以 Excle 2007 建立数据表，采用 SPSS13.5 软件包进行统计分析。计量资料采用 $x \pm s$ 进行统计描述，两组间比较采用 t 检验，不同治疗时间点的疗效比较采用方差分析方法。计数资料的统计分析采用 X^2 检验。$P < 0.05$ 为差异有统计学意义。

（6）结论：在治疗前，脑卒中评定量表基线得分（量表总体得分、总体生活能力得分、日常生活自理能力得分）比较差均无统计学意义（$P > 0.05$），提示基线均衡，具有可比性。试验组和对照组在治疗的各个时间段随着治疗时间的延长，NIHSS 脑卒中量表评分均有不同程度下降，疗效增加比较明显，NIHSS 脑卒中量表总分实测值组间比较，差异均无统计学意义（P 均 > 0.05），说明血塞通软胶囊临床疗效肯定；而重复测量数据的方差分析结果表明：组内的 NIHSS 脑卒中量表总分实测变化值随着治疗时间的延长，评分显著下降，总体变化明显，差异均有统计学意义（$P < 0.05$）。这与祁素英研究结论一致。

在临床试验中，FAS 方法虽然比较保守，但其分析结果更接近药物上市后的疗效。而应用 PPS 则可以显示试验药物按规定的方案使用的效果，但可能较以后实践中的疗效偏大。本研究通过两种分析方法来比较血塞通软胶囊和银杏叶胶囊的疗效，能更加全面地验证血塞通软胶囊治疗脑梗死的临床疗效，实验结果中 PPS 分析和 FAS 分析结论一致，说明血塞通软胶囊在改善脑梗死患者总体生活能力方面疗效确切。

本实验通过以银杏叶胶囊为对照药来验证血塞通软胶囊治疗脑梗死患者的临床疗效，为临床用药提供理论依据。实验证实，血塞通软胶囊能使患者运动能力和生活自理能力明显提高，疗效确切，可用于脑梗死的治疗，值得临床和社区推广使用。

11. 其他内科治疗　由于脑血栓形成的主要原因系高血压、高血脂、糖尿病、心脏病等内科疾病，或发生脑血栓形成时，大多合并许多内科疾病。但是，并发严重的内科疾病多见于脑干梗死和较大范围的大脑半球梗死。有时，患者由于严重的内科合并证如心力衰竭、肺水肿及感染、肾衰竭等致死。因此，除针对性治疗脑血栓形成外，还应治疗合并的内科疾病。

（1）调整血压：急性脑梗死患者一过性血压增高常见，因此，降血压药应慎用。国外平均血压 ［MBP，（收缩压 + 舒张压 ×2）÷3］ >17.3 kPa（130mmHg）或收缩压（SBP）>29.3 kPa（220mmHg），可谨慎应用降压药。一般不主张使用降压药以免减少脑血流灌注，加重脑梗死。如血压低，应查明原因是否为血容量减少，补液纠正血容量，必要时应用升压药。对分水岭梗死，则应对其病因进行治疗，如纠正低血压、治疗休克、补充血容量、对心脏病进行治疗等。

（2）控制血糖：临床和实验病理研究证实，高血糖加重急性脑梗死及局灶性缺血再灌注损伤，故急性缺血性脑血管病在发病 24h 内不宜输入高糖，以免加重酸中毒。有高血糖者要纠正，低血糖亦要注意，一旦出现要控制。

（3）心脏疾病的预防：积极治疗原发心脏疾病。但严重的脑血栓形成可合并心肌缺血或心律失常，严重者出现心力衰竭者，除了积极治疗外，补液应限制速度和量，甘露醇应半量应用，加用利尿药。

（4）保证营养与防治水、电解质及酸碱平衡紊乱：出现球麻痹或意识障碍的患者主要靠静脉输液和胃管鼻饲或经皮胃管补充营养。应该保证每日的水、电解质和能量的补给。在应用葡萄糖的问题上，尽管国内外的动物试验研究认为高血糖和低血糖对脑梗死有加重作用，但是，也应保证每日的需要量，如有糖尿病或反应性高血糖者，在应用相应剂量的胰岛素下补给葡萄糖。对于不能进食和长期大量使用脱水药者，每天检测血生化，如有异常，及时纠正。

（5）防治感染：对于严重瘫痪、球麻痹、意识障碍者，容易合并肺部感染，可常规使用青霉素 320 万 U 加入生理盐水 100mL 中，静脉滴注，2 次/d。如果效果不理想，应根据痰培养结果及时改换抗生素。对于严重的球麻痹和意识障碍者，由于自己不能咳嗽排痰，应尽早做气管切开，以利于吸痰，这是防治肺部感染的最好办法。

（6）加强护理：由于脑血栓形成患者在急性期大多数不能自理生活，应每 2h 翻身 1 次，加拍背部协助排痰，防止褥疮和肺部感染的发生。

12. 外科治疗　颈内动脉和大脑中动脉血栓形成者，可出现大片脑梗死，且在发病后 3～7d 期间，可因缺血性脑水肿，导致脑室受压、中线移位及脑疝发生，危及生命。此时，应积极进行颞下减压和清除梗死组织，以挽救生命。

13. 康复治疗　主张早期进行康复治疗，即使在急性期也应注意到瘫痪肢体的位置。病情稳定者，可以尽早开始肢体功能锻炼和语言训练。这既可明显地降低脑血栓形成患者的致残率，也可减少并发症和后遗症如肩周炎、肢体挛缩、失用性肌萎缩、痴呆等的发生。

二、脑栓塞概述

脑栓塞是指脑动脉被异常的栓子（血液中异常的固体、液体、气体）阻塞，使其远端脑组织发生缺血性坏死，出现相应的神经功能障碍。栓子以血液栓子为主，占所有栓子的 90%；其次还有脂肪、空气、癌栓、医源物体等。脑栓塞发生率占急性脑血管病的 15%～20%，占全身动脉栓塞的 50%。

（一）临床表现

1. 发病年龄　本病起病年龄不一，若因风湿性心脏病所致，患者以中青年为主；若因冠心病、心肌梗死、心律失常所致者，患者以中老年人居多。

2. 起病急骤　大多数患者无任何前驱症状，多在活动中起病，局限性神经缺损症状常于数秒或数分钟发展到高峰，是发展最急的脑卒中，且多表现为完全性卒中，少数患者在数日内呈阶梯样或进行性恶化。50%～60% 的患者起病时有意识障碍，但持续时间短暂。

3. 局灶神经症状　栓塞引起的神经功能障碍取决于栓子的数目、栓塞范围和部位。栓塞发生在颈内动脉系统特别是大脑中动脉最常见，临床表现突起的偏瘫、偏身感觉障碍和偏盲，在主侧半球可有失语，也可出现单瘫、运动性或感觉性失语等。9%～18% 的患者出现局灶性癫痫发作。本病约 10% 的栓子达椎－基底动脉系统，临床表现为眩晕、呕吐、复视、眼震、共济失调、交叉性瘫痪、构音障碍及吞咽困难等。若累及网状结构则出现昏迷与高热，若阻塞了基底动脉主干可突然出现昏迷和四肢瘫痪，预后极差。

4. 其他症状　本病以心源性脑栓塞最常见，故有风湿性心脏病或冠心病、严重心律失常的症状和体征；部分患者有心脏手术、长骨骨折、血管内治疗史；部分患者有脑外多处栓塞证据，如皮肤、球结膜、肺、肾、脾和肠系膜等栓塞和相应的临床症状和体征。

（二）辅助检查

目的：明确脑栓塞的部位和病因（如心源性、血管源性及其他栓子来源的检查）。

1. 心电图或 24h 动态心电图观察　可了解有无心律失常、心肌梗死等。

2. 超声心动图检查　有助于显示瓣膜疾患、二尖瓣脱垂、心内膜病变等。

3. 颈动脉超声检查　可显示颈动脉及颈内外动脉分叉处的血管情况，有无管壁粥样硬化斑及管腔狭窄等。

4. 腰椎穿刺脑脊液检查　可以正常，若红细胞增多可考虑出血性梗死，若白细胞增多考虑有感染性栓塞的可能，有大血管阻塞、有广泛性脑水肿者脑脊液压力增高。

5. 脑血管造影　颅外颈动脉造影可显示动脉壁病变，数字减影血管造影（DSA）能提高血管病变诊断的准确性，有否血管腔狭窄、动脉粥样硬化溃疡、血管内膜粗糙等情况。新一代的 MRA 能显示血管及血流情况，且为无创伤性检查。

6. 头颅 CT 扫描　发病后 24~48h 后可见低密度梗死灶，若为出血性梗死则在低密度灶内可见高密度影。

7. MRI　能更早发现梗死灶，对脑干及小脑扫描明显优于 CT。

（三）诊断及鉴别诊断

1. 诊断　如下所述。

（1）起病急骤，起病后常于数秒内病情达高峰。

（2）主要表现为偏瘫、偏身感觉障碍和偏盲，在主侧半球则有运动性失语或感觉性失语。少数患者为眩晕、呕吐、眼震及共济失调。

（3）多数患者为心源性脑栓塞，故有风心病或冠心病、心律失常的症状和体征。

（4）头颅 CT 或 MRI 检查可明确诊断。

2. 鉴别诊断　在无前驱症状下，动态中突然发病并迅速达高峰，有明确的定位症状和体征；如询查出心脏病、动脉粥样硬化、骨折、心脏手术、大血管穿刺术等原因可确诊。头颅 CT 和 MRI 能协助明确脑栓塞的部位和大小。腰椎穿刺检查有助于了解颅内压、炎性栓塞及出血性梗死。脑栓塞应注意与其他类型的急性脑血管病区别。尤其是出血性脑血管病，主要靠头颅 CT 和 MRI 检查加以区别。

（四）治疗

积极改善侧支循环、减轻脑水肿、防治出血和治疗原发病。

1. 脑栓塞治疗　其治疗原则与脑血栓形成相同。但应注意：

（1）由于容易合并出血性梗死或出现大片缺血性水肿，所以，在急性期不主张应用较强的抗凝和溶栓药物如肝素、双香豆素类药、尿激酶；t-PA、噻氯匹定等。

（2）发生在颈内动脉末端或大脑中动脉主干的大面积脑栓塞，以及小脑梗死可发生严重的脑水肿，继发脑疝，应积极进行脱水、降颅压治疗，必要时需要进行颅骨骨瓣切除减压，以挽救生命。由心源性所致者，有些伴有心功能不全。在用脱水药时应酌情减量，甘露醇与呋塞米交替使用。

（3）其他原因引起的脑栓塞，要有相应的治疗。如空气栓塞者，可应用高压氧治疗。脂肪栓塞者，加用 5% 碳酸氢钠 250mL，静脉滴注，每日 2 次；也可用小剂量肝素 10~50mg，每 6h 1 次；或 10% 乙醇溶液 500mL，静脉滴注，以求溶解脂肪。

（4）部分心源性脑栓塞患者发病后 2~3h 内，用较强的血管扩张药如罂粟碱静脉滴注，可收到意想不到的满意疗效。

2. 原发病治疗　针对性治疗原发病有利于脑栓塞的恢复和防止复发。如先天性心脏病或风湿性心脏病患者，有手术适应证者，应积极手术治疗；有亚急性细菌性心内膜炎者，应彻底治疗；有心律失常者，努力纠正；骨折患者，减少活动，稳定骨折部位。急性期过后，针对血栓栓塞容易复发，可长期使用小剂量的阿司匹林、双香豆素类药物或噻氯匹定；也可经常检查心脏超声，监测血栓块大小，以调整抗血小板药物或抗凝药物。

（五）预后与防治

脑栓塞的病死率为 20%，主要是由于大块梗死和出血性梗死引起大片脑水肿、高颅压而致死；或脑干梗死直接致死；也可因合并严重心功能不全、肺部感染、多部位栓塞等导致死亡。多数患者有不同程度的神经功能障碍。有 20% 的患者可再次复发。近年内国外有报道通过介入的办法在心耳置入保护器（过滤器）可以减少心源性栓塞的发生。

三、分水岭脑梗死

分水岭脑梗死（CWSI）是指脑内相邻血管供血区之间分水岭区或边缘带的局部缺血。一般认为，CWSI 多由于血流动力学障碍所致；典型者发生于颈内动脉严重狭窄或闭塞伴全身血压降低时，亦可由心源性或动脉源性栓塞引起。约占脑梗死的 10%。临床常呈卒中样发病，多无意识障碍，症状较轻，恢复较快。根据梗死部位的不同，重要的分水岭区包括：①大脑前动脉和大脑中动脉皮质支的边缘区，梗死位于大脑凸面旁矢状带，称为前分水岭区梗死；②大脑中动脉和大脑后动脉皮质支的边缘区，梗死位于侧脑室体后端的扇形区，称为后上分水岭梗死；③大脑前、中、后动脉共同供血的顶、颞、枕叶三角区，梗死位于侧脑室三角部外缘，称为后下分水岭梗死；④大脑中动脉皮质支与深穿支交界的弯曲地带，称为皮质下分水岭脑梗死；⑤大脑主要动脉末端的边缘区，称为幕下性分水岭梗死。这种分型准确地表达了 CWSI 在脑部的空间位置。

（一）临床表现

分水岭梗死临床表现较复杂，因其梗死部位不同而各异，最终确诊仍需要影像学证实。

根据临床和 CT 表现，各型临床特征如下。

1. 皮质前型 该病变主要位于大脑前、中动脉交界处，相当于额中回前部，相当于 Brodmann 8、9、10、45、46 区，向上向后累及 4 区上部。主要表现为以上肢为主的中枢性肢体瘫痪，舌面瘫少见，半数伴有感觉异常。病变在优势半球者伴皮质运动性失语。可有情感障碍、强握反射和局灶性癫痫；双侧病变出现四肢瘫、智能减退。

2. 皮质后型 病变位于大脑中、后动脉交界处，即顶枕颞交界区。此部位梗死常表现为偏盲，多以下象限盲为主，伴黄斑回避现象，此外，常见皮质性感觉障碍，偏瘫较轻或无，约 1/2 的患者有情感淡漠，可有记忆力减退和 Gerstmann 综合征（角回受损），优势半球受累表现为皮质型感觉性失语，偶见失用症，非主侧偶见体象障碍。

3. 皮质下型 病变位于大脑中动脉皮质支与穿通支的分水岭区。梗死位于侧脑室旁及基底节区的白质，基底节区的纤维走行较集中，此处梗死常出现偏瘫和偏身感觉障碍。

除前型有对侧轻瘫，或有类帕金森综合征外，其余各型之间在临床症状及体征上无明显特征性，诊断需要依靠影像学检查。

分水岭梗死以老年人多见，其特点为呈多灶型者多，常见单侧多灶或双侧梗死。合并其他缺血病变者多，如腔隙梗死、皮质或深部梗死、皮质下动脉硬化性脑病等，合并痴呆多见，复发性脑血管病多见，发病时血压偏低者多见。

（二）辅助检查

1. CT 扫描 脑分水岭梗死的 CT 征象与一般脑梗死相同，位于大脑主要动脉的边缘交界区，呈楔形，宽边向外、尖角向内的低密度灶。

2. MRI 表现 对病灶显示较 CT 清晰，新一代 MRI 可显示血管及血液流动情况，可部分代替脑血管造影。病灶区呈长 T_1 与长 T_2。

（三）诊断与鉴别诊断

诊断主要依靠临床表现及影像学检查。头颅 CT 或 MRI 可发现典型的梗死病灶。

（四）治疗

（1）病因治疗：对可能引起脑血栓形成病因的处理，积极治疗颈动脉疾病和心脏病，注意医源性低血压的纠正，注意水与电解质紊乱的调整等。

（2）CWSI 的治疗与脑血栓形成相同：可应用扩血管、改善脑微循环、抗血小板凝聚的药物和钙拮抗药。对于严重颈动脉狭窄、闭塞的患者可考虑做颈动脉内膜切除术或颈动脉成形术。

（3）注意防止医源性的分水岭脑梗死，如过度的降压治疗、脱水治疗等。尤其是卒中的患者，急性期血压的管理特别重要。现在有很多卒中以后血压管理的指南。尽管这些指南各异，但是基本的观点是相同的，主要的内容有：①卒中后血压的增高常常是一种脑血管供血调节性的，是一种保护性的调节，不可盲目地进行干预；②除非收缩压 > 29.3 ~ 30.1kPa（220 ~ 230mmHg），或舒张压 > 16 ~ 17.3kPa（120 ~ 130mmHg），或者患者的平均动脉压 > 17.3kPa（130mmHg），才考虑降压治疗，降压治疗通常不选用长效的、快速的降压制剂；③降压治疗过程中要密切观测患者神经系统的症状及体征变化。

四、腔隙性脑梗死

腔隙性脑梗死占所有卒中病例的 15%~20%，是指发生在大脑半球深部白质及脑干的缺血性脑梗死，多因动脉的深穿支闭塞致脑组织缺血、坏死、液化并由吞噬细胞移走而形成腔隙，其形状与大小不等，直径多在 0.05~1.5cm。腔隙主要位于基底节，特别是壳核、丘脑、内囊及脑桥，偶尔也可位于脑回的白质。病灶极少见于脑表面灰质、胼胝体、视辐射、大脑半球的半卵圆中心、延髓、小脑及脊髓。大多数腔隙梗死发生在大脑前、中动脉的豆纹动脉分支、大脑后动脉的丘脑穿通动脉及基底动脉的旁正中分支的支配区。是最常见的一种高血压性脑血管病变。病变血管可见透明变性、玻璃样脂肪变、玻璃样小动脉坏死、血管壁坏死和小动脉硬化。

（一）临床表现

本病起病突然，也可渐进性亚急性起病，出现偏身感觉或运动障碍等局限症状，多数无意识障碍，症状在 12h~3d 发展至高峰，少数临床无局灶体征或仅表现有头痛、头晕、呃逆、不自主运动或心情不稳定。1/5~1/3 的患者病前有 TIA 表现，说明本病与 TIA 有一定关系，临床表现呈多种多样，但总的来说，相对的单一性和不累及大脑的高级功能例如语言、行为，非优势半球控制的动作、记忆和视觉。症状轻而局限，预后也佳。

1. 腔隙综合征　腔隙性脑梗死的临床表现取决于腔隙的独特位置，Fisher 等将它分为 21 种综合征。①纯运动性轻偏瘫（PMH）；②纯感觉卒中或 TIA；③共济失调性轻偏瘫；④构音障碍手笨拙综合征；⑤伴运动性失语的 PMH；⑥无面瘫型 PMH；⑦中脑丘脑综合征；⑧丘脑性痴呆；⑨伴水平凝视麻痹的 PMH；⑩伴动眼神经瘫的交叉 PMH；⑪伴展神经麻痹的 PMH；⑫伴精神紊乱的 PMH；⑬伴动眼神经麻痹的交叉小脑共济失调；⑭感觉运动性卒中；⑮半身投掷症；⑯基底动脉下部分支综合征；⑰延髓外侧综合征；⑱脑桥外侧综合征；⑲记忆丧失综合征；⑳闭锁综合征（双侧 PMH）；㉑其他包括下肢无力易于跌倒、纯构音障碍、急性丘脑肌张力障碍。临床上以 1~（5、10）较多，占腔隙性梗死的 80%。

其中较常见的有以下几种。

（1）纯运动性轻偏瘫（PMH）：病变损伤皮质脊髓束脑中任何一处，即病灶可位于放射冠、内囊、脑桥或延髓。本型最常见，约占 61%。其主要表现为轻偏瘫，对侧面、上下肢同等程度的轻偏瘫，有的则表现为脸、臂无力，有的仅有小腿乏力。可有主观感觉异常，但无客观感觉障碍。

（2）纯感觉卒中或 TIA：病变多位于丘脑腹后外侧核，感觉障碍严格按正中线分开两半。主要表现是仅有偏身感觉障碍，如对侧面部及肢体有麻木、发热、烧灼、针刺与沉重等感觉，检查时多为主观感觉体验，极少客观感觉缺失，无运动、偏盲或失语等症状。一般可数周内恢复，但有些症状可持续存在。

（3）共济失调性轻偏瘫：病变在脑桥基底部上、中 1/3 交界处与内囊。主要表现为对侧肢体共济失调与偏轻瘫，下肢重于上肢。

（4）构音障碍手笨拙综合征：脑桥基底部上、中 1/3 交界处与内囊膝部病灶均可引起本征。表现为严重的构音障碍，可伴吞咽困难、对侧偏身共济失调，上肢重于下肢，无力与笨拙，可伴中枢性面瘫与舌瘫与锥体束征。

（5）运动性失语的 PMH：系豆纹动脉血栓形成而引起。病灶位于内囊膝部和前肢及邻近的放射冠白质。表现对侧偏轻瘫伴运动性失语。

（6）感觉运动性卒中：病变在丘脑腹后外侧核与内囊后肢。主要临床表现对侧肢体感觉障碍及偏轻瘫，无意识障碍、记忆力障碍、失语、失用及失认。除以上所述之外，近年来有学者发现 11%~70% 属于无症状脑梗死，因病灶位于脑部的"静区"或病灶极小，因而症状不明显。CT 或 MRI 发现多是腔隙性梗死。MRI 扫描：MRI 对腔隙梗死检出率优于 CT，特别是早期、脑干、小脑部位的腔隙，早期 CT 显示不清的病灶 MRI 可分辨出长 T_1 与 T_2 的腔隙灶，T_2 加权像尤为敏感。

2. 腔隙状态　多发性腔隙脑梗死可广泛损害中枢神经，累及双侧锥体束，出现严重的精神障碍、痴呆、假性球麻痹、双侧锥体束征、类帕金森综合征和尿、便失禁等，病情呈阶梯状恶化，最终表现如下结果：

（1）多发梗死性痴呆。

（2）假性球麻痹。

（3）不自主舞蹈样动作。

（4）步态异常。

（5）腔隙预警综合征，即多次反复发作的 TIA 是发生腔隙性梗死的警号。

（二）辅助检查

1. CT 扫描　CT 诊断阳性率介于 49%～92%。CT 扫描诊断腔隙的最佳时期是在发病后的 1～2 周内。CT 扫描腔隙灶多为低密度，边界清晰，形态为圆形、椭圆形或楔形，直径平均 3～13mm。由于体积小，脑干部位不易检出。卒中后首次 CT 扫描的阳性率为 39%，复查 CT 有助于提高阳性率。绝大多数病灶位于内囊后肢和放射冠区。纯运动、感觉运动综合征病灶大于共济失调轻偏瘫、构音障碍－手笨拙综合征及纯感觉性腔隙性梗死。对于纯运动性卒中，病灶在内囊的越低下部分则瘫痪越重，与病灶大小无关。增强 CT 对提高阳性率似乎作用不大。

2. MRI 扫描　对新、旧梗死的鉴别有意义。增强后能提高阳性率。MRI 对腔隙梗死检出率优于 CT，特别是早期，脑干、小脑部位的腔隙，早期 CT 显示不清的病灶 MRI 可分辨出长 T_1 与 T_2 的腔隙灶，T_2 加权像尤为敏感。

3. 血管造影　因为引起腔梗的血管分支口径极小，普通造影意义不大，有可能检出一些血管畸形或动脉瘤。

4. EEG　腔梗对大脑功能的影响小，故 EEG 异常的发生率低，资料表明 CT 阳性的患者 EEG 无明显异常，对诊断或判断预后无价值。

5. 诱发电位　取决于梗死的部位，一般情况下只有 CT 显示梗死灶较大伴有运动障碍时才可能有异常。

6. 血液流变学　多为高凝状态

（三）治疗

20% 的腔隙性梗死患者发病前出现短暂性脑缺血发作，30% 起病后病情缓慢进展。对于小的深部梗死的坏死组织无特殊治疗。主要还应从病因及危险因素着手。动脉粥样硬化是最主要的病因。目前治疗的方向为纠正脑血管病的危险因素，如高血压、糖尿病和吸烟。抗血小板药如阿司匹林、噻氯匹定可以应用，但尚未证实有效，抗凝治疗也未被证实有效。颅外颈动脉狭窄只能被认为是无症状性的，除非它是唯一病因。

高血压的处理同其他类型的脑梗死，在急性期的头几天，收缩压 > 25.3～26.6kPa（190～200mmHg），舒张压 > 14.6～15.3kPa（110～115mmHg）才需要处理，急性期过后血压须很好控制。心脏疾病（缺血性心脏病、房颤、瓣膜病）和糖尿病作为危险因素必须得到诊断和治疗。当动脉炎是腔隙性脑梗死病因时，不同的动脉炎分别用青霉素、吡喹酮、抗结核药、糖皮质激素治疗。不同症状的腔梗有其特殊的治疗方法，有运动损害的所有患者，用低分子肝素预防深静脉血栓是其原则。运动康复尽可能愈早愈好。感觉性卒中出现痛觉过敏时，可用阿米替林、卡马西平、氯硝西泮治疗。有偏侧舞蹈征或肌张力不全时予氟哌啶醇 1～5mg，3 次/d，可以减轻症状，但不是都有效。总之，重在预防。

（四）预后

该病预后良好，病死率及致残率较低，但易复发。

五、无症状脑梗死

无症状脑梗死是脑梗死的一种特殊类型，一般认为高龄患者既往无脑卒中病史，临床上无自觉症状，无神经系统局灶体征，通过 CT、MRI 检查发现了梗死灶，称无症状脑梗死。

（一）发生率

无症状脑梗死的发生率与检测设置种类及敏感度明显相关，确切发生率不详，文献报道在11%～70%，公认的发生率为10%～21%。

（二）病因及发病机制

无症状脑梗死确有脑血管病发病的危险因素如高血压、糖尿病、高脂血症、房颤、TIA、颈动脉狭窄、吸烟等。可以说大部分无症状脑梗死都可找到卒中的危险因素。无症状脑梗死的发病机制与动脉硬化性脑梗死相同。之所以无症状，是因为梗死灶位于脑的静区或非优势半球，梗死造成的损伤缓慢发展，而产生了侧支循环代偿机制。此外，症状可能在患者睡眠时发生，而在患者清醒后又缓解或梗死灶小，为腔隙性梗死。

（三）辅助检查

CT发现率为10%～38%，MRI发现率可高达47%。无症状脑梗死首次CT或MRI检查发现有腔隙性梗死或脑室周围白质病变。主要病变部位在皮质下，而且在基底节附近，一般范围较小，在0.5～1.5cm，大多数无症状脑梗死是单个病灶（80%）。

电生理方面揭示了无症状脑梗死患者事件相关电位P300，潜伏期延长。

（四）鉴别诊断

1. 血管周围腔隙与无症状脑梗死在MRI上的脑鉴别　如下所述。

（1）大小：前者一般直径在1mm左右，≤3mm。

（2）形态：前者为圆形或者线形，后者多为条状、片状或不规则形。

（3）小灶性脑梗死在T_1加权为低信号；T_2加权为高信号，而血管周围腔隙在T_1加权常无变化，T_2加权为高信号。

（4）部位：血管周围腔隙多分布于大脑凸面及侧脑室后角周围，小灶死以基底节、丘脑、半卵圆为中心等。

2. 多发性硬化　多发生于中壮年，病程中缓解与复发交替进行，CT扫描在脑的白质、视神经、脑干、小脑及脑室周围可见多处低密度斑，除急性期外，增强时无强化。而无症状梗死多见于老年人，有高血压病史，CT发现脑血管的深穿支分布区的小梗死，增强时有强化反应。

（五）防治

无症状脑梗死是有症状卒中的先兆，需要引起重视，治疗的重点是预防。

1. 针对危险因素进行干预　如下所述。

（1）高血压患者，积极控制血压，治疗动脉硬化。

（2）常规进行心脏方面的检查并予以纠正。

（3）积极治疗糖尿病。

（4）尽量戒酒、烟。

（5）高黏滞血症者，应定期输入右旋糖酐-40。

2. 药物预防　阿司匹林50mg每晚服用。如合并溃疡病，则可服用噻氯匹定每日250mg。

六、出血性脑梗死

在脑梗死特别是脑栓塞引起的缺血区内常伴有自发性出血性改变（HT），表现为出血性梗死（HI）或脑实质内血肿（PH），PH进一步又可分为梗死区内的PH和远离梗死区的PH。临床上CT检出HI的频率为7.5%～43%，MRI的检出率为69%。尸检中证实的为71%，多为脑栓塞，尤其是心源性栓塞。近年来，由于抗凝与溶栓治疗的广泛应用，HI引起了临床上的重视。

出血性梗死与缺血性梗死相比，在坏死组织中可发现许多红细胞。在一些病例中，红细胞浓度足够高，以至于在CT或MRI扫描上出现与出血相一致的高密度表现。同时，尸检标本显示出血灶的范围从散布于梗死之中的瘀斑到几乎与血肿有相同表现的一个由许多瘀斑融合而成片的大的病灶。出血性梗死发生的时间变化很大，早至动脉闭塞后几小时，迟至 2 周或更晚。

出血性梗死的解释长期以来被认为是由于闭塞缓解后梗死血管床再灌注所致。例如可能发生于栓子破碎或向远处移行后或在已经形成的大面积梗死的背景下闭塞大血管早期再通所致。这可能是动脉血进入毛细血管重新形成的血压导致红细胞从缺氧的血管壁渗出。再灌注越强烈，毛细血管壁损伤越严重，出血性梗死融合得越多。假设缺血性梗死反映了可恢复的未闭腔隙，那么它可能是栓塞性闭塞后自发性或机化所致的结果，而血栓形成所造成的闭塞很难缓解。在心源性栓塞所致的梗死中有很小的出血发生率支持这个假说。

最近，这个关于出血性梗死的解释受到第三代 CT 和 MRI 扫描所见的挑战。这些研究发现出血性梗死常常在位于动脉床处的持续梗死的远端发展，这些动脉床只暴露于逆行的侧支循环处。出血性病灶的严重程度由于所观察到的大动脉再通所造成的血肿扩展的大小而不同。在那些以前的病例，瘀斑及散在性的出血性梗死的发生可能与动脉血压的急剧上升和梗死的突发程度、严重程度及大小有关。推测血肿最初可能围绕在大的梗死周围并压迫软膜血管，当血肿消退时，逆流的血液通过软膜的侧支循环再灌注并导致瘀斑性出血性梗死。

（一）临床表现

1. 按 HI 的发生时间分为　如下所述。

（1）早发型：即缺血性卒中后 3d 内发生的。缺血性卒中后早期发生 HI 常与栓子迁移有关，早发型 HI 常有临床症状突然加重而持续不缓解，甚至出现意识障碍、瞳孔改变。多为重型。CT 以血肿型多，预后差，病死率高。

（2）晚发型：多在缺血性卒中 8d 后发生，此型发病常与梗死区侧支循环的建立有关，晚发型的 HI 临床症状加重不明显，甚至好转。多为轻、中型。预后好，CT 多为非血肿型。在临床上易被忽视漏诊。

2. 根据临床症状演变将 HI 分 3 型　如下所述。

（1）轻型：HI 发病时间晚，多在卒中多于 1 周后发生，甚至在神经症状好转时发生，发病后原有症状、体征不加重，预后好。

（2）中型：HI 发病时间多在卒中 4~7d，发病后原有的神经症状、体征不缓解或加重，表现为头痛、肢瘫加重，但无瞳孔改变及意识障碍，预后较好。

（3）重型：HI 发病多在卒中少于 3d 内，表现原有神经症状、体征突然加重，有瞳孔改变及意识障碍，预后差。

脑梗死的患者在病情稳定或好转中，突然出现新的症状和体征，要考虑到有 HI 的可能。HI 有诊断价值的临床表现有头痛、呕吐、意识障碍、脑膜刺激征、偏瘫、失语、瞳孔改变、眼底视盘水肿等。有条件者尽快做 CT 扫描以确诊。

（二）辅助检查

1. 腰椎穿刺及脑脊液检查　脑脊液压力常增高，镜检可查到红细胞，蛋白含量也升高。

2. 脑血管造影检查　可发现原闭塞血管重新开通及造影剂外渗现象。

3. 头颅 CT 扫描　如下所述。

（1）平扫：在原有低密度梗死灶内出现点状、斑片状、环状、条索状混杂密度影或团块状的高密度影。出血量大时，在低密度区内有高密度血肿图像，且常有占位效应，病灶周围呈明显水肿。此时若无出血前的 CT 对比，有时很难与原发性脑出血鉴别。HI 的急性期及亚急性期 CT 呈高密度影，慢性期则呈等密度或低密度影，且可被增强 CT 扫描发现。因脑梗死患者临床上多不行强化 CT 扫描，故易被漏诊。

（2）增强扫描：在低密度区内有脑回状或斑片状或团块状强化影。有人统计，86% 的继发性出血有强化反应。

4. MRI 检查　如下所述。

（1）急性期：T_1 加权像为高信号与正常信号相间；T_2 加权像为轻微低信号改变。

（2）亚急性期：T_1 及 T_2 加权像均为高信号改变。

（3）慢性期：T_2 加权像为低信号改变。

（三）诊断

（1）具有典型的临床特点：①有脑梗死，特别是心源性、大面积脑梗死的可靠依据；②神经功能障碍一般较重，或呈进行性加重；或在病情稳定、好转后突然恶化；③在应用抗凝剂、溶栓药或进行扩容、扩血管治疗期间，出现症状严重恶化及神经功能障碍加重。

（2）腰椎穿刺及脑脊液检测，有颅内压升高；脑脊液中有红细胞发现。

（3）影像学检查提示为典型的出血性梗死图像。

（4）排除了原发性脑出血、脑瘤性出血及其他颅内出血性疾病。

诊断主要依靠临床表现和影像学检查。HI 多发生在梗死后 1~2 周，如患者症状明显加重，出现意识障碍、颅高压症状等，尤其是在溶栓、抗凝治疗后加重者，应及时复查 CT，避免延误诊治。

（四）治疗和预后

发生 HI 后应按脑出血的治疗原则进行治疗，停溶栓、抗凝、扩容等治疗，给予脱水、降颅压治疗。对于 HI 则应视具体病情做不同处理。本病不良预后与梗死面积、实质内出血面积有关。不同类型的 HI 有着不同的临床预后，HT 一般对预后无影响，而大面积脑梗死、颅内大血肿、出现脑疝形成征象、高血糖等与预后不良有关。

七、大面积脑梗死

尚无明确定义，有称梗死面积直径 >4.0cm，或梗死面波及两个脑叶以上者，也有称梗死范围大于同侧大脑半球 1/2 或 2/3 的面积。CT 或 MRI 检查显示梗死灶以大脑中动脉供血区为多见，其他还有MCA（大脑中动脉）+ ACA（大脑前动脉），MCA + PCA（大脑后动脉）等。大面积脑梗死是脑梗死中较严重的一类，由于脑梗死的面积大，往往引起脑水肿、颅内高压，患者出现意识障碍，病情凶险，与脑出血难以区别。此病约占脑梗死的 10%。

（一）诊断及鉴别诊断

依靠临床表现及影像学检查。头颅 CT 或 MRI 检查能早期明确诊断。CT 扫描可提供某些大梗死的早期征象：脑实质密度减低、脑回消失、脑沟模糊、脑室受压，MRI 较 CT 优越，常规 MRI 最早可在发病后 5~6h 显示异常改变，弥散加权 MRI（DWI）在起病后 1~2h 即可显示出缺血病灶。因其病情严重，易误诊为脑出血，必要时应及时复查头颅 CT 或 MRI。

（二）治疗

1. 积极控制脑水肿，降低颅内压 大面积脑梗死后最重要的病理机制是不同程度的脑水肿，早期死亡的原因主要是继发于脑水肿的脑疝形成。发病 12h CT 有 ICA（颈内动脉）远端或 MCA 近端闭塞所致大片脑梗死征象时，24~72h 将发生严重半球水肿，最早在发病后 20h 即可出现脑疝，故大面积脑梗死时应积极控制脑水肿，降低颅内压。除常规应用脱水降颅压药物以外，如果以提高存活率为治疗目的，应早期考虑外科手术减压，尤其对身体健康的年轻患者。关于手术的最佳时机，一直是悬而未决的问题。以往的减压手术多是在那些被认为不进行手术治疗可能近期将会死亡的患者中进行，现在认为对于药物难以控制的颅高压者应立即手术，尤其是对 50 岁以下的患者。早期的减压手术对控制梗死灶的扩大、防止继发性脑疝、争取较好的预后至关重要。老年患者由于存在脑萎缩，增加了对脑梗死后脑水肿的代偿，临床上脑疝症状不明显或中线移位不明显，则也可先给予药物降颅压。

2. 溶栓与抗凝 Bollaert 应用尿激酶早期局部动脉内溶栓治疗严重大脑中动脉卒中显示有积极的治疗效果，如能部分或完全再通或出现侧支循环则梗死体积明显缩小，预后较好，未再通或无侧支循环者均出现大块梗死灶，预后较差。但 CT 扫描呈现大面积脑梗死的早期征象时则不宜进行溶栓治疗。有报道认为，尼莫地平和肝素联合治疗大面积脑梗死具有良好的协同作用，较单用尼莫地平有更加显著的临床效果。

3. 防治并发症 大面积脑梗死急性期并发症多，对神经功能缺损和预后将产生不利影响。因此，早期发现和处理并发症是急性期处理的重要环节。主要有：

（1）癫痫：大面积脑梗死后易发生癫痫，其中，脑栓塞要比脑血栓形成发生率高。发作类型以单纯部分性发作居多，其次为全身性强直-阵挛发作、强直性发作、癫痫持续状态等。对此类患者应尽可能及早控制癫痫发作，对首次发作者应给予抗癫痫治疗1个月，频繁抽搐或抽搐时间较长者应按癫痫长期用药。但无论接受抗癫痫治疗与否，仍有可能出现迟发性癫痫发作，故有人提出对首次发作者暂不予抗癫痫治疗，如发作频繁或呈持续状态者才给予抗癫痫治疗。

（2）心脏并发症：可以引起心肌缺血、心律失常、心力衰竭等。心律失常有房颤、心动过速或过缓、Q-T间期延长等，常为一过性，随着颅内病变的好转和经过抗心律失常治疗后可在短期内消失。

（3）肺部感染：是常见的并发症之一。大面积脑梗死后由于昏迷、卧床、误吸、全身抵抗力低下等综合原因，易并发肺部感染。呼吸道管理是预防肺部感染的关键，如发生感染宜早期、联合、大剂量应用抗生素，根据痰培养调整抗生素种类。

（4）上消化道出血：是卒中严重并发症之一。呕血、黑便是上消化道出血的重要征象，应尽早检查大便隐血或抽取胃液做隐血试验以早期诊断和处理。急性期可给予预防性用药，一旦发生出血应积极予 H_2 受体拮抗药、止血药、输血治疗等。

大面积脑梗死后颅内出血转化多见，尤其是心源性栓塞者，溶栓和抗凝治疗增加继发出血的危险性，出血多发生于脑梗死后1~2周内，常使临床症状加重，脑CT检查是最常用和可靠的检查手段，病情恶化时应及时复查。治疗上按脑出血处理。

八、复发性脑梗死的危险因素及临床特点

目前，脑梗死的死亡率随着现代医学技术的发展而明显降低，而复发率却呈逐年上升的迅猛趋势。其脑梗死复发所导致的致残率和死亡率则显著增加。随之而产生的巨额医疗费用以及沉重的家庭负担和社会负担也给患者及其家属带来了困扰，并迅速引起了医学界和众多心脑血管患者的高度重视和广泛关注。因此，如何有效分析复发性脑梗死的危险因素和临床特点已成为进一步减少复发性脑梗死的发生的关键。

引起复发性脑梗死的危险素较多，其中不良嗜好和伴发病以及家族史则已成为重中之重。酗酒作为一种不良嗜好和不健康的生活习性是造成高血压显著的危险因素，而高血压则是最重要的脑血管病的危险因素。从而在一定程度上间接地导致了复发性脑梗死的发生。伴发病中的糖尿病已被列为脑血管病的危险因素，糖尿病患者的血液黏稠度增加红细胞积聚速度加快，血小板在血管壁上的黏着功能和相互间的凝集功能增强，血液凝血因子Ⅰ、Ⅴ、Ⅶ、Ⅷ增加，纤维蛋白原增高等，这些都容易引起脑梗死。房颤作为伴发病也是临床上引起脑梗死的致命杀手，房颤可使心房无规则颤动而失去收缩能力，导致左心房内血流不畅而淤滞，在凝血子的活化下红细胞易于聚集，并与血浆中的纤维蛋白相结合易形成血栓。脱落的栓子可进入体循环动脉，随血液到处流窜，如堵塞脑部血管或外周血管则引起栓塞性疾病。现代医学研究表明，血栓栓塞是房颤的严重并发症，房颤是缺血性脑中风的独立危险因素，尤其是风心病等有心脏瓣膜病者，因房颤导致栓子脱落更易诱发脑梗死。临床上许多人即使具备上述脑血管病危险因素却没有发生脑血管病，而另外一些不具备上述脑血管病危险因素的人却患了脑血管病，说明脑血管病的发生还与其他因素有关尤其是遗传因素有关。脑血管病家族史可能是脑血管病的危险因素。

九、急性脑梗死后并发情感障碍的相关因素

急性脑梗死后并发的情感障碍可明显影响患者的神经功能恢复及生活质量，因此越来越为神经内科医师所重视。

躯体因素：由于不同疾病受累的脏器不同，所涉及的临床表现、症状、体征和预后不同，以及病变的阶段不同，患者的心理状况也不一样。神经内科大部分患者存在有躯体功能方面的异常，表现为肢体活动受限、语言障碍、吞咽困难、饮水呛咳等，因为不同程度的神经功能障碍，给生活和心理带来很大

的影响。

日常生活活动能力：大多数研究表明日常生活活动能力低下，脑卒中后情感障碍的发生率高，相反脑卒中后情感障碍发生率降低。多数研究认为肢体功能差会增加脑卒中后情感障碍的发生率，然而亦有少数研究认为肢体功能与脑卒中后情感障碍的发生率无显著关系者。

神经功能缺损：大多数认为神经功能缺损严重与脑卒中后情感障碍的发生率增高明显相关。

通过研究可见神经内科住院患者心理状态的变化与躯体、社会及人格因素有关，在从事临床实践中，除了对患者的躯体障碍进行诊治外，还应对其进行心理测试，使其在疾病的不同时期从不同的角度得到相应的干预，心身互动，促其尽快得到整体康复。

（施海法）

第三节　脑栓塞

一、概述

脑栓塞是指血液中的各种栓子进入脑动脉，阻塞脑血流，当侧支循环不能及时代偿时，该动脉供血区脑组织缺血性坏死，从而出现相应的脑功能障碍，占脑卒中的 15%～20%。栓子多来源于心脏疾病，主要病因是风湿性心瓣膜病、心内膜炎、先天性心脏病、心肌梗死、心律失常等；此外，还有心脏手术、动脉内介入治疗、长骨骨折等。

二、临床表现

1. 起病情况　以青壮年多见，可在安静或体力活动时发生，起病急骤，数秒至数分钟内达最高峰，是各种类型脑卒中起病最快的类型，且多无前驱症状。

2. 主要临床表现　颈内动脉系统栓塞多于椎－基底动脉系统栓塞，神经功能障碍取决于栓子的数目、范围和部位，可引起偏瘫、偏身感觉障碍、视野缺损、失语等症状。少数患者有头痛、呕吐和癫痫发作。可有短时意识障碍，但椎－基底动脉或大血管栓塞时可迅速昏迷，并有广泛性脑水肿及明显颅内高压表现。

3. 可能发现的临床表现　内脏或下肢动脉栓塞的表现，如呼吸困难、腹痛、便血、下肢动脉搏动消失等。

4. 感染性脑栓塞　可伴有发热、头痛、乏力等全身表现。

三、辅助检查

1. 影像学检查　头颅 CT 或 MRI 检查能明确病变部位，有时可发现梗死灶呈多发，绝大多数位于双侧大脑中动脉供血区，易合并出血性梗死等。如早期进行血管造影，10 日左右再复查，能发现一些患者的脑动脉闭塞征已消失，这种闭塞征消失现象，可作为血管造影诊断脑栓塞的指标之一。此外，如血管造影发现脑动脉结构正常、无动脉粥样硬化征象，也有助于诊断脑栓塞。

2. 心脏和颈动脉超声检查　可发现心源性栓子的部位，以及评价颈动脉狭窄和动脉斑块情况。

3. 腰穿　血性脑脊液或脑脊液中白细胞明显增多，有助于出血性脑梗死或感染性栓塞的诊断。

四、诊断及鉴别诊断

（一）诊断

1995 年第四届全国脑血管病会议组制定的脑栓塞诊断标准如下：①多为急骤发病。②多数无前驱症状。③一般意识清楚或有短暂性意识障碍。④有颈动脉系统和/或椎－基底动脉系统的症状和体征。⑤腰穿脑脊液一般不含血，若有红细胞可考虑出血性脑梗死。⑥栓子的来源可为心源性或非心源性，也可同时伴有其他脏器、皮肤、黏膜等栓塞症状。

（二）鉴别诊断

主要应与动脉血栓性脑梗死和脑出血相鉴别，脑栓塞头痛、呕吐、意识障碍等全脑症状较轻，且起病急骤，多可发现有栓子来源的证据可供鉴别。

五、治疗

1. 脑栓塞治疗　治疗原则、计划和方案与动脉血栓性脑梗死的治疗基本相同，但应注意：①对大脑中动脉主干栓塞的患者，应争取在时间窗内实施静脉溶栓治疗，但由于出血性梗死多见，溶栓适应证应更严格掌握。②感染性栓塞禁用溶栓或抗凝治疗，以免感染在颅内扩散，应加强抗感染治疗。③心腔内有附壁血栓或瓣膜赘生物，或脑栓塞有复发可能者，或心房颤动患者应长期抗凝治疗，以防栓塞复发；有抗凝禁忌证者，有时可选用抗血小板聚集治疗。④脂肪栓塞可用 5% 碳酸氢钠溶液或 10% 乙醇 250mL 静脉滴注，每日 2 次，有利于脂肪颗粒溶解。⑤气栓应取头低、左侧卧位，如为减压病应尽快用高压氧治疗，如有癫痫发作应予抗癫痫治疗。⑥补液、脱水治疗过程中注意保护心功能。

2. 原发疾病治疗　控制心律失常，手术治疗先天性心脏病和风湿性心瓣膜病，积极对感染性心内膜炎行抗感染治疗，可根除栓子来源，预防栓塞复发。

（施海法）

第四节　自发性脑出血

自发性脑出血（spontaneous intracerebral haemorrhage，ICH）是指非外伤情况下各种原因引起的脑大、小动脉，静脉和毛细血管自发性破裂引起的脑内出血。

一、流行病学

在欧美国家，脑出血患者占全部卒中患者的 10%～20%，病死率和致残率都很高，有资料显示病死率达 23%～52%。在我国，根据 2005 年中国脑血管病防治指南，脑出血发病率为（60～80）/10 万人口/年，占全部卒中病例的 30% 左右，急性期病死率为 30%～40%。大脑半球出血约占 80%，脑干和小脑出血约占 20%。至于复发性脑出血的发生率，根据国外资料，亚洲国家为 1.8%～11%，欧洲国家为 6%～24%，拉丁美洲为 6%～30%。

二、病因和发病机制

（一）病因

脑出血是一种多因素疾病，受环境和遗传因素共同作用。自发性脑出血的最常见原因是高血压，另一些多见的病因为淀粉样变性血管病、先天性血管瘤、动静脉畸形、凝血障碍和各种原因的占位。其他还有 moyamoya 病、结节性多动脉炎、抗凝剂和抗血小板聚集剂的应用和某些药物的使用等。

（二）发病机制

高血压病导致的脑出血多发生在脑内大动脉直接分出的穿通小动脉，如大脑中动脉的豆纹动脉、丘脑穿通动脉等。这些小动脉是管壁薄弱的终末支，承受较多的血流和较大的压力。长期的血压增高和动脉粥样硬化使血管壁血脂沉积，结缔组织透明变性，弹力纤维断裂，纤维蛋白坏死，脆性增加，血管壁变薄，还会使血管壁上形成一些微小动脉瘤，这些因素都易引起出血。高血压性脑出血通常位于基底节区、脑桥和小脑。

先天性血管瘤和动静脉畸形在破裂前许多患者是无症状的，当血管壁的变性达到一定程度破裂时，可引起脑出血或蛛网膜下隙出血。有时动脉瘤一次性完全破裂而血管造影可为阴性。

脑淀粉样血管病（cerebral amyloid angiopathy，CAA）引起的脑出血占 5%～10%，随着年龄增大而发生率增加，在 80 岁时。约 40% 的人脑血管有淀粉样变性，其引起的脑出血多发生于脑叶，以额叶、顶叶为最多见，为多灶出血，易反复发作，而患者无高血压病。载脂蛋白 E 基因多态性是其重要的危险因素，e4 和 e2 是与脑叶出血密切相关的基因型。淀粉样物质沉积在脑血管内，特别是皮质和脑膜中小动脉。淀粉样变性严重的血管呈动脉瘤样扩张，中、外膜几乎完全被淀粉样蛋白取代，弹力膜和中膜平滑肌变性消失，这是产生微血管瘤出血的原因。CAA 的确诊依靠活检或尸检的病理检查。

结节性多动脉炎和一些细菌性、病毒性和立克次体病导致血管壁的炎性改变和坏死，引起脑出血。

占位性病变引起脑出血的主要是脑瘤或脑转移瘤，主要是因为新生的肿瘤血管的破裂。

药物因素有抗血小板聚集的阿司匹林和抗凝剂华法林，联合应用时出血危险性增大。

（三）危险因素

目前已肯定的与脑出血相关的危险因素有高血压病、年龄、人种、吸烟、酗酒及华法林治疗。

三、临床表现

自发性脑出血通常发生于 50～75 岁，男性略多于女性，多在活动中急性发病，突然出现局灶性神经功能缺损症状，如偏瘫、偏身麻木，常伴头痛、呕吐、意识障碍，绝大多数患者脑出血时血压升高。有的患者有先兆症状，如头痛、失忆、思维混乱、短暂的肢体乏力或麻木，一般持续数小时。按出血部位的不同，脑出血一般分为壳核、丘脑、尾状核、皮质下（脑叶）、小脑和脑干出血等。

（一）大脑半球深部出血

（1）丘脑出血：是一种严重的脑出血，约占 20%。最初表现为对侧偏身深浅感觉障碍，如果累及内囊，出现对侧偏瘫，下肢重于上肢。出血向中线扩散时，可破入脑室系统，血块阻塞中脑导水管时，引起阻塞性脑积水。出血量大时，患者出现昏迷。出血如果向前侵入，可累及下丘脑和中脑背侧，出现瞳孔缩小、光反应迟钝、眼球上视障碍。主侧丘脑出血时，出现丘脑性失语，表现为言语缓慢不清、发音困难、重复语言、复述差而朗读正常。预后与出血量密切相关，直径大于 3cm 的出血通常是致命的。

（2）壳核出血：是最常见的脑出血，占 50%～60%，同时影响相邻的内囊，临床表现重。头痛、呕吐的同时，出现对侧偏瘫、偏身感觉障碍、偏盲、双眼向病灶侧凝视。优势半球出血常致失语。尚可出现失用、记忆力和计算力障碍等。出血量大时有昏迷。

（3）尾状核出血：尾状核头部出血占自发性脑出血的 5%。出血扩展到周围脑组织时，出现对侧偏瘫、偏身感觉障碍、凝视障碍和认知异常。该部位出血的原因除了高血压外，动脉瘤和动静脉畸形也有可能，应常规做脑血管造影。该型预后良好。

（二）脑干出血

（1）中脑出血：比较少见。表现为病灶侧动眼神经麻痹，对侧偏瘫，即 Weber 综合征。如果出血量大，则出现双侧体征，严重者很快出现昏迷，去大脑强直。

（2）脑桥出血：突然出现头痛、呕吐、眩晕、复视、交叉性瘫痪、偏瘫或四肢瘫等。通常出血从脑桥中段的被盖开始，出血量大的患者很快陷入昏迷，有双侧的锥体束征和去大脑强直，表现为四联征：发热、四肢瘫痪、针尖样瞳孔和呼吸不规则，重症患者可在数小时内死亡。出血量小的患者有脑干的交叉体征，即一侧的面瘫或其他颅神经麻痹，对侧肢体偏瘫和眼球凝视障碍。与大脑半球的出血不同，脑桥出血的凝视障碍常是永久性的。

（3）延髓出血：非常罕见。轻者表现为头痛、眩晕、口齿不清和吞咽困难，重者突发意识障碍，呼吸不规则，血压下降，继而死亡。

（4）小脑出血：占自发性脑出血的 10% 左右，50～80 岁的人群易发。大多数小脑出血的原因是高血压，其他还有占位性病变、血管畸形、凝血障碍和淀粉样变性。临床表现为后枕部头痛、眩晕、反复呕吐、步态不稳，体检有眼震，肢体或躯干共济失调，但无偏瘫，可出现同侧凝视障碍和面神经麻痹。小脑出血常破入第四脑室和后颅窝，引起颈项强直。如果水肿严重，可压迫脑干，甚至导致小脑扁桃体疝而死亡。大于 10mL 的小脑出血是神经外科手术的指征。

（5）脑叶出血：占 5%～10%。高血压常常不是主要原因。主要的病因为脑淀粉样血管病变，动静脉畸形和凝血障碍。患者有时有癫痫发作，与其他部位的脑出血相比较，预后较好。

a. 额叶出血：表现为前额部疼痛和对侧偏瘫，偏瘫程度不等，与血肿的大小和部位有关。优势半球出血时有运动性失语。常见局灶性癫痫发作。体检时可见额叶释放征，如吸吮和强握发射。

b. 顶叶出血：同侧颞顶部疼痛，对侧肢体感觉障碍和轻偏瘫。优势半球顶叶出血时，出现 Gerstmann 综合征，表现为手指认识不能、计算不能、身体左右辨别不能和书写不能。非优势半球出血时，有偏侧忽视、失用等表现。

c. 颞叶出血：表现为对侧中枢性面舌瘫和以上肢为主的瘫痪，常伴性格和情绪改变，主侧受损时有感觉性失语。因为出血可侵及视放射，可有偏盲或象限盲。

d. 枕叶出血：同侧后枕部疼痛，对侧同向偏盲或象限盲，并有黄斑回避现象，可有视物变形。一般无肢体瘫痪和锥体束征。

（6）脑室出血：约占脑出血的 3%。常见的病因有血管畸形、动脉瘤、占位病变和高血压病。临床表现为急性头痛、呕吐伴昏迷；常出现丘脑下部受损的症状，如上消化道出血、中枢性高热、尿崩症等；体检示双侧瞳孔缩小，四肢肌张力增高，病理反射阳性，脑膜刺激征阳性。轻者仅有头痛和呕吐，而无其他表现，轻症患者预后良好。

四、实验室检查及特殊检查

头颅 CT 是脑出血首选的检查，出血后 CT 能立即显示病灶，怀疑为脑出血的患者应尽早进行 CT 检查。出血灶在 CT 上显示为高密度灶，边界清楚，CT 值为 75～80Hu，数小时后周边出现低密度的水肿带。高血压性脑出血常见于壳核、丘脑、脑桥或小脑。淀粉样变性和血管畸形引起的出血大多位于脑叶。脑出血急性期，头颅 CT 优于 MRI，但 MRI 检查能更准确地显示血肿演变过程，对某些脑出血患者的病因探讨会有帮助，如能较好地发现脑瘤卒中，动脉瘤和动静脉畸形等。在脑出血后的 3～10d，大的出血灶的占位效应明显，幕上病灶引起中线向健侧偏移，水肿带增宽。随着出血的吸收，病灶的密度和信号降低。当出血完全吸收时，CT 上留下低密度的软化灶。对于怀疑为动脉瘤和动静脉畸形的患者，应行脑血管造影检查。

五、诊断和鉴别诊断

脑出血一般在活动中，情绪激动时发病，有局灶性神经功能受损的体征，结合典型的头颅 CT 表现，诊断不难。高血压性脑出血一般发生于 50 岁以上，有高血压病史，发病时血压很高，常见的出血部位是壳核、丘脑、脑桥和小脑。动静脉畸形引起的出血多在 40 岁以下，出血常见于脑叶，影像学检查可有血管异常表现。年龄较大，又无高血压病的多发性脑叶出血的患者常为淀粉样血管病，这种出血可反复发作。脑瘤卒中的患者发病前常常已有神经科局灶症状，头颅 CT 上血肿周围早期出现明显的水肿带。溶栓和抗凝治疗引起的脑出血多见于脑叶或原发病灶附近。

脑出血需与蛛网膜下隙出血、脑梗死、高血压脑病鉴别，有时亦需与脑膜炎等感染性疾病鉴别。头颅 CT 和 MRI 能提供可靠的结果。

六、治疗

（一）急性期治疗

自发性脑出血的治疗还没有国际统一的标准。目前普遍认同的观点是，脑出血急性期治疗的基本原则为控制颅内压增高，减轻脑水肿，调整血压，防止再出血，减少并发症，减轻血肿造成的继发性损害，促进神经功能恢复。

（1）基础护理和支持治疗：很重要。保持患者平静，卧床休息，头部少动，确保呼吸道通畅，昏迷患者应将头偏向一侧，以利于分泌物及呕吐物流出，并可防止舌根后坠阻塞呼吸道。吸氧，必要时气管插管或切开，予以机械通气。严密观察患者的生命体征，重症患者用心电监护仪。不能进食的患者予以胃管鼻饲，防止和治疗感染、压疮和其他并发症，如上消化道出血，高血糖等。

（2）降低颅内压，减轻脑水肿：渗透性脱水剂是治疗的首选。常用的药物为20%甘露醇、甘油果糖和呋塞米，根据出血量、部位和患者的临床表现，决定用药的剂量和频率。甘露醇应用最广泛，其渗透压约为血浆的4倍，用药后血浆渗透压明显升高，使脑组织脱水，其降颅压作用确定可靠，可用20%甘露醇125～250mL快速静脉滴注，6～8h1次，一般用5～7d为宜，但应注意患者肾功能。肾功能不全的患者，可用甘油果糖代替甘露醇，其起作用的时间较慢，脱水作用温和，但持续时间长，可维持6～12h，用法为250～500mL静脉滴注，每日1～2次。呋塞米主要辅助高渗性脱水剂的降颅压作用，在心功能或肾功能不全的患者中应用可减轻心脏负荷，促进体液排泄，一般建议与甘露醇交替使用。有条件的患者，可酌情使用清蛋白，清蛋白提高血浆胶体渗透压，使红细胞压积明显降低，产生血液稀释效应，从而减轻脑水肿。对皮质类固醇激素的使用尚有争议。

（3）调控血压：治疗高血压会降低颅内压，并减低再出血的危险性，但应缓慢平稳降压。如血压大于26.7kPa/14.7kPa（200/110mmHg）时，在降颅压的同时给予降血压治疗，使血压稳定在略高于病前水平或24.0kPa/14.0kPa（180/105mmHg）左右；收缩压在22.7～26.7kPa（170～200mmHg）或舒张压在13.3～14.7kPa（100～110mmHg），先脱水降颅压，必要时再用降压药；收缩压小于22.0kPa（165mmHg）或舒张压小于13.1kPa（95mmHg），不需降血压治疗。

（4）止血药的应用：对于稳定的脑内出血，周围的脑组织通过提高组织内压，压迫出血区域而止血，止血药无明确疗效。但少数患者出血早期（24h内）有可能继续出血或患者有凝血功能障碍时，可用止血药，时间不超过1周。

（5）并发症的治疗：脑出血患者也可有深静脉血栓形成和肺栓塞，这时抗凝剂的应用应该权衡利弊，根据具体情况而定。上消化道出血可用质子泵抑制剂和H_2受体拮抗剂。出现肺部和泌尿系统感染应选用敏感的抗生素。血糖的一过性升高可能是脑出血的应激反应，可适当应用胰岛素。

（6）外科手术的指征和禁忌证：手术的目的是尽可能迅速和彻底地清除血肿，最大限度地减少脑损伤，挽救患者生命，降低神经功能缺失的程度。应遵循个体化的治疗原则，权衡出血量和出血部位及患者的整体情况来决定是否手术。大脑半球出血大于30mL，小脑出血大于10mL需要考虑手术。手术禁忌证为深昏迷或去大脑强直；生命体征不稳定；脑干出血；基底节或丘脑出血影响到脑干；病情发展急骤，数小时即深昏迷者。

（二）恢复期治疗

在脑出血恢复期，患者除了药物治疗外，还应该接受肢体功能、语言和心理方面的康复治疗和健康教育，康复治疗应尽早进行，最大可能地降低神经功能损伤，减少并发症，改善生活质量，提高患者及家属对脑出血的危险因素、预防和疗效的认识，理解脑出血后的康复治疗是一个长期持续的过程。在有条件的医院，应将患者收入康复卒中单元。也可进行社区康复，提高患者运动功能和日常生活能力。

七、预防

目前没有一种药物对脑出血明确有效，因此预防尤其重要，防治高血压是降低脑出血发病率、致残率和死亡率的最有效措施。

（1）一级预防：相当重要，强化健康教育，使居民提高对高血压病危害性的认识。用药物治疗和控制高血压是预防脑出血最主要的方法，使血压低于18.7kPa/12.0kPa（140/90mmHg）。同时，中老年人应有健康的生活方式，避免过度劳累、过重的体力工作和情绪激动，多食蔬菜、水果和低脂类食品，增加及保持适当的体力活动，适当减肥，戒烟限酒，保持乐观的生活态度。

（2）二级预防：脑出血后遗症患者除了积极控制高血压外，应适当进行体育锻炼，加强肢体的功能训练。

八、预后

脑出血的预后由出血部位和出血量决定。一般来说，脑干、丘脑、内囊出血和脑出血破入脑室的患者预后较差，出血量越大死亡率越高，存活的也有严重的后遗症，首次哥拉斯哥昏迷量表（GCS）评分越低，预后越差。少量的、位于脑功能静区的脑出血预后可以相当好，可完全恢复。脑出血可复发，如高血压性和淀粉样变性的患者，出血灶可在相同或不同部位。根据两次出血部位的关系可分为脑叶 - 脑叶型、基底节 - 基底节型、脑叶 - 基底节型、基底节 - 脑叶型和幕上 - 幕下型等，以前两型为多见。脑出血以后发生脑梗死也很常见。

（施海法）

第五节　蛛网膜下隙出血

一、临床表现、病因及其临床特点

（一）概述

脑表面血管破裂后大量血液直接流入蛛网膜下隙，又称原发性蛛网膜下隙出血。不同于脑实质出血破入蛛网膜下隙引起的继发性蛛网膜下隙出血。蛛网膜下隙出血均有急性起病，剧烈头痛，呕吐、颈强、克氏征阳性等脑膜刺激征，血性脑脊液等共同的较典型的临床特点。部分患者可出现意识障碍、精神症状、偏瘫、失语、感觉障碍等。

（二）病因及临床特点

原发性蛛网膜下隙出血的原因很多，其中除动脉瘤、高血压动脉硬化、动静脉畸形三个主要原因外，还可由血液病、颅内肿瘤、动脉炎、静脉血栓等多种原因引起，此外，尚有 15%～20% 原因不明者。确定蛛网膜下隙出血的病因对治疗有重大意义。

1. 颅内动脉瘤　占蛛网膜下隙出血的 50%～70%。虽可发生于任何年龄，但 80% 发病年龄在 30～60 岁最多见。可有动脉瘤的局灶症状，如动眼神经麻痹、眼球突出、视野缺损、三叉神经痛等，出血量一般较其他病因的为多，脑血管痉挛亦较多见，脑血管造影即可明确诊断。但在少数情况下脑血管造影亦可显示不出动脉瘤，这是由于瘤颈部有痉挛或瘤颈过于狭小或血块阻塞瘤腔，使造影剂充盈困难所致。

2. 高血压脑动脉粥样硬化　占 SAH 的 5%～24%。老年人多见，意识障碍多见，而脑膜刺激征轻，多有高血压史，伴发糖尿病、冠心病者较多。

3. 脑血管畸形　占 SAH 的 5%～10%。属先天性畸形，包括动静脉畸形、海绵状血管瘤、毛细血管扩张症和静脉血管瘤，以动静脉畸形（或动静脉瘤）最常见，好发于青年，93% 位于幕上、7% 位于幕下，以大脑前和大脑中动脉供血区多见。常并发偏瘫等局灶体征和癫痫发作。确诊靠血管造影。

4. 颅底异常血管网症（Moyamoya 病、烟雾病）　是由多种原因引起的颅底动脉慢性进行性加重的狭窄闭塞，伴有颅底双侧异常血管网形成特点的脑血管病。SAH 是其常见症状之一，可单独发生，亦可与偏瘫（出血或梗死）、癫痫并发。需靠脑血管造影确诊。

5. 其他原因　占 SAH 的 5%～10%。①出血性疾病如血友病（Ⅷ因子缺乏）、Ⅵ因子缺乏、血小板减少症、抗凝治疗不当等。②白血病和再生障碍性贫血。③各种动脉炎。④静脉血栓形成等。均可通过病史、病前原发病表现与相应实验室检查确诊。

6. 原因不明　占 SAH 的 15%～20%。系指通过临床和脑血管造影找不到原因的一组 SAH，有人将其称为"非动脉瘤性蛛网膜下隙出血"，并认为其在急性期几乎不发生再出血和脑血管痉挛，呈良性经过，预后较好，CT 仅在中脑环池有少量积血，有时亦可波及脚间池或四叠体池，而其他脑池无积血。

（三）老年人蛛网膜下隙出血的特点

（1）老年人蛛网膜下隙出血发病率高。

（2）意识障碍发生率高（40%～80%）：因老年人脑细胞功能脆弱，对缺血缺氧较敏感，易发生障碍。

（3）头痛、呕吐发生率低，程度较轻：因为老年人痛觉阈值高；意识障碍多，易将头痛掩盖；有不同程度脑萎缩，颅腔缓冲余地较大；出血速度常较慢且量较少。

（4）脑膜刺激征出现率低、程度轻，出现时间晚。这是因为老年人生理功能衰退、反应迟钝、脑萎缩，出血慢且量较少。

（5）发病时血压高较明显：因老年人基础血压较高，加上蛛网膜下隙出血后颅压增高，故血压更高。

（6）并发症多、死亡率高：老年人各脏器功能较差，合并肺部感染、心脏病、糖尿病、消化道出血、肾功能不全、水电解质紊乱者多，死亡率亦较高。

（7）发病原因高血压、动脉粥样硬化占多数（90%左右）。

（8）发病无明显诱因者多（55%~60%），症状不典型误诊率高（40%~50%）。并发脑血管痉挛较少。

二、并发症

蛛网膜下隙出血常见的并发症有：再出血、脑血管痉挛、脑积水、脑室积血、颅内血肿、脑梗死、癫痫和丘脑下部损害等。

1. 再出血　再出血可发生于第一次出血后的任何时间，再出血的原因多为动脉瘤、动静脉畸形、大脑基底异常血管网症的患者。精神紧张、情绪波动、用力排便、剧烈咳嗽、坐起活动、血压过高为常见诱发因素。其临床表现特点为：首次出血后病情稳定或好转情况下，突然再次出现剧烈头痛、呕吐、抽搐发作、昏迷，甚至脑脊液再次呈新鲜红色，脑脊液再次出现大量新鲜红细胞伴中性粒细胞。

2. 脑血管痉挛　发生率为16%~66%。按发生时间分为早发与晚发性，早发性发生于出血后数十分钟至数小时内，晚发性发生于病程4~16d，7~10d达高峰，平均持续2周。按累及血管范围分为局限性和弥散性多节段性，常涉及大脑前动脉，大脑中动脉、颈内动脉，也可发生于椎-基底动脉系统，病灶侧多于病灶对侧。早发性CVS多发生于破裂动脉瘤所在动脉，多为单侧局限性CVS，故有载瘤动脉定位意义；而晚发性CVS多为弥散性多节段性，可为单侧或双侧，对破裂动脉瘤载瘤动脉无定位价值。

3. 脑积水　SAH引起的脑积水分近期与远期脑积水，以远期并发的正常颅压脑积水较多见，但近期并发的急性脑积水也是不可忽视的并发症。SAH后急性脑积水是指发病后1周内发生的脑积水，发生率为9%~27%，无特异性临床症状和体征，通常表现为剧烈头痛、呕吐、脑膜刺激征，并可有意识障碍。而正常颅压脑积水则为SAH的远期并发症，系脑池蛛网膜粘连致脑脊液循环受阻及蛛网膜颗粒回收脑脊液减少所致，发生率为35%左右，临床表现为进行性智能衰退，步态不稳，锥体束征或锥体外系症状，尿急甚至尿失禁。

4. 丘脑下部损害　SAH后继发脑水肿、脑血管痉挛、再出血、脑室积血等均可引起丘脑下部不同程度的损害，导致自主神经、内脏功能及代谢紊乱，临床上出现呕吐、呕血、黑便、急性肺水肿、中枢性神经障碍（潮式呼吸）、心电图改变、心律失常、血压变化、高热或大汗、高血糖、尿崩症等，使临床症状更复杂化，病情更加重。

5. 脑梗死　SAH并发脑梗死见于SAH后迟发性CVS时，CVS程度重引起局部血流量小于18~20mL/100g脑组织，且持续时间过长时可导致脑梗死，个别尚可并发出血性梗死。故对SAH患者伴有偏瘫等病灶体征或意识障碍者，应及早做CT检查。

6. 癫痫　SAH并发癫痫发生率10%~20%，大发作多见，少数不局限性或精神运动性发作。其发生原因与SAH后弥散性脑血管痉挛、脑血流降低、脑缺氧、脑血肿及病变血管的直接刺激等有关。癫痫发作可作为SAH首发症状，应引起注意。

三、辅助检查

蛛网膜下隙出血（SAH）时，电子计算机断层扫描（CT）、数字减影脑血管造影（DSA）、磁共振成像（MRI）、磁共振血管造影（MRA）、经颅多普勒超声（TCD）、局部脑血流测定（Regionalcerebral bloodr – CBF）、正电子发射断层扫描（PET）、单光子核素断层显像（SPECT）及腰穿刺脑脊液检查等，从各自不同角度对 SAH 及其并发症的诊断有帮助。

1. CT　是诊断 SAH 快速、安全和阳性率较高的检测方法，目前已成为诊断 SAH 的首选辅助检查。SAH 时 CT 可显示脑池、脑裂、脑沟局部或广泛性高密度。出血量大则在脑池形成高密度铸型。对 SAH 合并脑内血肿、脑室积血、脑积水、硬膜下血肿等并发症均能清晰显示，此外，CT 增强扫描有可能显示大的动脉瘤和脑血管畸形。

2. MRI　目前已成为诊断 SAH 的重要检测方法。与 CT 相比，其优缺点是：①MRI（MRA）可直接显示动脉瘤影像，尤其对于造影剂难以充盈的血栓性动脉瘤。②对脑血管畸形在显示血管结构方面亦优于 CT。③在显示脑血管造影不能发现的隐匿性脑血管畸形方面，明显优于 CT。但在显示并发的颅内血肿方面，CT 优于 MRI。此外在价格方面 MRI 明显高于 CT。

3. 脑血管造影、DSA 与 MRA　脑血管造影特别是全脑血管造影是显示颅内动脉瘤、脑血管畸形最好的方法。它可将动脉瘤的大小、数量、形态、痉挛及出血等情况都显示出来；对血管畸形亦能清晰显示，但由于脑血管畸形血循环快，常规的脑血管造影方法有时捕捉不到良好的摄片，不如 DSA 图像清楚。但 DSA 对颅内动脉瘤由于受颅骨的干扰及血管口径细小，其分辨力不如通常脑血管造影灵敏，然而对术后的动脉瘤和血管畸形检查血管分布情况、通畅情况及手术是否彻底等有独特的优点。MRA 是直接显示脑血管的一种无创性检测方法，对直径 0.3 ~ 1.5cm 动脉瘤的检出率可达 84% ~ 100%。但目前 MRA 尚不能取代脑血管造影，其主要原因是空间分辨率较差。

4. 腰椎穿刺　长期以来腰椎穿刺是诊断 SAH 的主要手段，但此法容易造成误伤的混淆和偶发脑疝的危险。如今已逐渐被 CT 取代，但尚不能完全取代，因为尚有小部分 SAH 患者，CT 及 MRI 在发病后可无阳性所见，对 CT 阴性的可疑病例，腰椎穿刺仍是重要的补充检查手段；50% 的 SAH 在发病 1 周后 CT 亦可无阳性所见，而 MRI 价格昂贵且不普及，对发病 1 周后的 SAH，腰椎穿刺仍是诊断的重要手段。

5. 局部脑血流测定（Re – gionalcerebral bloodr – CBF）　可做手术后预后判定指标；SAH 时 r – CBF 大多下降，如降低明显，则手术宜延期。

6. 正电子发射断层扫描（PET）、单光子核素断层显像（SPECT）及脑血管多普勒超声（TCD）可用于 SAH 并发血管痉挛的诊断和预后判断。

四、诊断、鉴别诊断要点

1. 诊断要点　不论何种年龄，突然出现剧烈头痛、呕吐和脑膜刺激征，应高度拟诊蛛网膜下隙出血。腰穿脑脊液呈均匀一致血性、CT 扫描发现蛛网膜下隙有出血高密度影，则可确诊。对于老年人症状不典型时，应及时进行 CT 扫描和腰穿检查，及早确诊。

2. 临床上需要鉴别的疾病有　如下所述。

（1）脑出血：往往也可出现头痛、呕吐，但神经系统局灶征更为明显，脑膜刺激征则较轻。

（2）偏头痛：也可出现剧烈头痛、呕吐，甚至可有轻偏瘫，但一般情况较好，病情很快恢复。

（3）颅内感染：各种类型的脑炎和脑膜炎，可出现类似蛛网膜下隙出血的症状、体征，如头痛和脑膜刺激征等，但有引起感染的病史和体征。

五、治疗

急性期的治疗原则是积极防止继续出血，降低颅内压，防止继发性脑血管痉挛，减少并发症，寻找出血原因，治疗原发病，防止复发。

1. 一般处理　绝对卧床休息至少四周，避免搬动和过早离床。避免用力大小便，必要时可给以通便剂或留置导尿，防止剧烈咳嗽。头痛、兴奋或情绪激动时给予镇静止痛剂。维持血压稳定，有癫痫发作者应给予抗癫痫药物。长期卧床者，应预防压疮和深静脉血栓的发生。

2. 脱水治疗　常用甘露醇、呋塞米等。

3. **止血及防止再出血** 常用药物：①氨甲苯酸。能直接抑制纤维蛋白溶酶。每次 100~200mg 加入 5% 葡萄糖液或生理盐水中静滴，每日 2~3 次，依病情决定用药时程。②6-氨基己酸（EACA）。4~6g 溶于 100mL 生理盐水或 5%~10% 葡萄糖液中静滴，15~30min 滴完，维持量为每小时 1g，1 日量不超过 20g，可连续用 3~4d。③酚磺乙胺：能增加血小板数量，促使其释放凝血活性物质。每次 250~500mg 加入 5% 葡萄糖液或生理盐水中静滴，也可肌内注射，每日 1~3 次依病情决定用药时程。④巴曲酶。具有凝血酶及类凝血酶作用。急性出血时，可静脉注射，每次 2 克氏单位（KU），5~10min 生效，持续 24h。非急性出血或防止出血时，可肌肉或皮下注射，一次 1~2KU，20~30min 生效，持续 48h。用药次数视情况而定，1 日总量不超过 8KU。⑤卡巴克洛。能增加毛细血管对损伤的抵抗力，降低毛细血管的通透性。每次 5~10mg，肌内注射或静脉注射，每日 2~4 次。依病情决定用药时程。

4. **防止脑动脉痉挛** 早期应用钙离子拮抗剂尼莫地平 20~40mg，每日 3 次，连用 3 周以上。

5. **治疗脑积水** 发生急性阻塞性脑积水者，应积极进行脑室穿刺引流和冲洗，清除凝血块。同时应用脱水剂。

6. **病因治疗** 是防止再出血的有效措施。蛛网膜下隙出血病因明确后，应进行针对性处理。动脉瘤或脑血管畸形者，可视具体情况行介入或手术治疗。

（施海法）

第六节 高血压脑病

高血压脑病是一种暂时性急性脑功能障碍综合征。各种原因所致的动脉性高血压，均可引起高血压脑病。目前仍公认高血压脑病是急性脑血管病的一个类型。近年来由于对高血压的诊断越来越重视和抗高血压药物的不断发展，这一综合征已日益少见。

一、概述

高血压脑病常见于原发性恶性高血压、急性或慢性肾小球肾炎、妊娠高血压综合征，也可见于嗜铬细胞瘤、库欣综合征、长期服用降血压药突然停药后、长期服用单胺氧化酶抑制剂（抗抑郁剂）同时服用酪胺（奶油和各种乳酪）等引起的血压增高。发病前有过度劳累、神经紧张或情绪激动的诱发因素。

高血压脑病的发病机制尚未完全清楚。可以肯定的是与动脉血压增高有关，当血压急剧升高时，脑的小动脉发生痉挛、造成血液循环障碍，组织缺血缺氧。而后通过自动调节机制，使脑的血液供应在一定范围内得到纠正。当血压继续恶性升高时，自动调节机制破坏，脑血管完全扩张，血流量增加，造成过度灌注，血管内液体外渗，迅速出现脑水肿和颅内压增高，毛细血管壁变性坏死，点状出血及微梗死，而产生脑功能全面障碍的症状。

二、病理

高血压脑病脑实质最具特征性的变化是表面或切面可见瘀点样或裂隙状出血及微梗死灶。脑血管特征性改变是脑内细小动脉节段性、局限性纤维性样坏死；非特征性的改变有脑内细小动脉透明样变性、中层肥厚，大中动脉粥样硬化等，还可见小动脉及毛细血管内微血栓形成。高血压脑病时，脑组织水分增加，冠状切面上见有水肿表现，白质常为淡黄色。显微镜下可见神经组织水肿明显，并有大片脱髓鞘改变。可见神经胶质瘢痕形成。

三、临床表现

临床多见于既往有血高压病史者，可有如下症状和体征：①发病年龄较宽，小儿到老年均可罹患本病。根据年龄的不同而见于不同的原发病，小儿多有急性肾炎，青年孕妇多有子痫，恶性高血压多见于 30~50 岁壮年。②急性起病，病情在 12~48h 达高峰，发病时常有血压急剧升高。以往血压相对正常者，血压突升至24.0kPa/16.0kPa（180/120mmHg）时即可发病。慢性高血压者，可能在 [（30.7～33.3）/（16.0～20.0）kPa][（230～250）/（120～150）mmHg] 以上才会发病。③全脑症状以剧烈头痛、抽搐和意识障碍三联征为主要表现，常伴有恶心、呕吐、烦躁不安或意识模糊、定向障碍、反应迟钝等症状。局灶症状可有短暂视力障碍、偏瘫、偏身感觉障碍和失语等。严重者可死亡。④可有原发病症状，肾炎者常有水肿、血尿、少尿和无尿，子痫者常伴有水肿和高血压等。⑤眼底检查可见视盘水肿，视网膜上有焰状出血及渗出，动脉痉挛变细等。

四、辅助检查

1. 腰穿　可见脑脊液压力升高或正常，蛋白轻度增高，偶有白细胞增多或有少量红细胞。
2. TCD检查　可因血管痉挛而检测到血流速度改变。
3. CT检查　可见脑水肿，双侧半球的密度减低，脑室变小，其他结构和位置正常。
4. MRI　可见半球有T_2高信号。CT和MRI的改变于几周内完全恢复正常，可与脑梗死和脱髓鞘鉴别。

五、诊断

中青年患者，有高血压或能引起血压增高的其他疾病病史，血压急剧增高以舒张压增高为主，突发剧烈头痛、抽搐和意识障碍，心率慢及心绞痛、心力衰竭。并能通过CT或MRI除外其他脑血管病，应考虑本病。

六、鉴别诊断

本病需与脑出血、脑梗死及蛛网膜下隙出血鉴别。高血压脑病患者若及时降低血压，症状和体征很快恢复正常。而脑出血、脑梗死及蛛网膜下隙出血除症状不能很快恢复外，还有其特异的影像学或腰穿的改变。此外，既往有肾性高血压患者应与尿毒症脑病鉴别，有糖尿的患者应与糖尿病昏迷或低血糖（及胰岛素后）昏迷鉴别。

七、治疗

本病发病急、变化快，易发生脑疝、颅内出血或持续抽搐而死亡，需尽快采取以下治疗措施。

（一）迅速控制血压

应使血压尽快降至160/100mmHg左右或接近患者平时血压水平。但血压不宜降的太低，以免脑、心供血障碍而发生梗死。

1. 硝普钠　直接松弛周围血管，降低外周阻力。常用50mg加入5%葡萄糖500mL中静滴，初速在50μg/min，逐步加量致血压降至需要水平，最大量为400μg/min。此药作用快，维持时间短暂，须在监护下缓慢静脉滴注，根据血压情况调整用量。

2. 利舍平　1～2mg肌内注射，每日1～3次。注射后1.5～3h才显示降压效果。重症患者不应作为首选。

3. 硫酸镁　常用25%硫酸镁10mL深部肌内注射，6～12h可重复肌内注射1次。重症患者不应作为首选。

4. 压宁定　将12.5～25mg注射剂加入10mL生理盐水或葡萄糖溶液中静脉注射，观察血压变化，15min后如必要可重复注射12.5mg。为了维持疗效或缓慢降压的需要，可将本药注射剂溶解在生理盐水或葡萄糖溶液中静点，滴速一般为100～400μg/min。

当血压下降至需要水平后，可口服降压药物控制血压，以免血压再度升高。

（二）减轻脑水肿、降低颅内压

可用20%甘露醇250mL快速静滴，每6～8h一次，也可用10%甘油500mL静滴或肌内注射呋塞米等。

（三）制止抽搐

抽搐严重者首选安定 10mL 静脉缓慢注射。亦可使用苯巴比妥钠、副醛、苯妥英钠等。

（四）治疗原发病

对有心肾病变应者应予相应治疗。妊娠高血压综合征应及早终止妊娠。

（刘迎梅）

第七节　脑动脉炎

一、钩端螺旋体脑动脉炎

钩端螺旋体（以下简称钩体）脑动脉炎（leptospiral cerebralarteritis）为钩体病感染最多见的一种严重后发脑血管疾病。钩体感染导致神经系统受累的发生率为 0.86%～20%，而钩体脑动脉炎占其中10%左右，可无明显、典型急性钩体感染病史，常于钩体病流行数月后发病。

（一）病因及病理生理

钩体脑动脉炎的病因无疑与钩体感染直接相关。其发病机制有钩体直接损害（动脉壁发现钩体及其 L 型）及免疫机制两种学说，或称二者共存。主要侵犯颈内动脉末端，大脑前、中、后动脉的起始端，椎－基底动脉颅内段及其分支的近心端。受累动脉内膜呈同心圆样增厚，外膜、中膜有少量炎细胞浸润，管壁尚可发现钩体及其 L 型，病变呈节段性损害，致管壁粗细不均、管腔狭窄不匀，甚而造成闭塞而导致脑缺血、脑梗死、脑软化、脑萎缩；病变附近毛细血管可代偿增生成异网状。

（二）诊断

1. 症状　如下所述。

（1）多见于儿童及青少年患者，发病数占 80%～85%。患者来自钩体病疫区或有疫源接触史。

（2）急性起病：常呈卒中样起病或呈进行性加重（2 天至 2 周）后达高峰，部分患者可呈 TIA 样发作，左右反复交替。

（3）约 1/3 患者有前驱症状：头晕、头痛、乏力、低热、嗜睡、迟钝、性格改变、抽搐、发作性瘫痪等。

（4）常见症状：与病损部位、程度、性质及侧支循环密切相关。主要有：

1）瘫痪：可有单瘫、偏瘫、双偏瘫、双上肢或双下肢瘫，但以偏瘫及双偏瘫为多见，少数患者有假性前臂肌肉周围性瘫痪。

2）失语：可出现运动性、感觉性及混合性失语，以运动性失语为多见。

3）癫痫发作：1/3 患者呈现有多类型癫痫发作，如全身性、部分性发作及持续癫痫发作，部分患者呈间脑发作、肌强直性发作。

4）多动症：10% 患者有一侧或双侧肢体呈舞蹈样或扭转指画样动作。

5）精神症状：早期兴奋，烦躁不安，个别出现幻觉、妄想等类精神分裂症表现；晚期出现反应迟钝、情感淡漠、幼稚、人格改变。

6）意识障碍：多数患者意识清楚，部分患者病程中可有嗜睡、昏睡、意识蒙眬，少数患者晚期呈去大脑皮质状态或昏迷。

7）智能障碍：多为晚期表现，如记忆力、计算力、理解、判断、定向力等障碍。

8）颅高压症状：头痛、呕吐、视物模糊等。

9）椎－基底动脉病损症状：眩晕、眼震、吞咽困难、言语讷吃、构音不良、行动不稳、呛咳、反窜等症状。

2. 体征　如下所述。

（1）脑神经受损征：有眼球运动障碍。核间性或核上性眼肌麻痹、中枢或周围性面、舌瘫，真性或假性延髓麻痹征及偏盲、失明。

（2）运动障碍：可呈现偏瘫、单瘫、双偏瘫、交叉瘫征或假性周同性瘫痪征，共济失调、协同不能、多动或少动等锥体、锥体外系、小脑受损病征。

（3）感觉障碍：可出现偏身感觉障碍、交叉感觉障碍等。

（4）其他：颅高压征常见有眼底视盘水肿。脑出血型可现脑膜刺激征。

（三）实验室检查

1. 血液 可有中性粒细胞或嗜酸粒细胞增高，血沉呈轻度增快，血黏度及血小板聚集力增加，血清钩体免疫试验（补体结合、显凝试验）阳性，钩体 L 型培养可呈阳性。

2. 脑脊液 颅高压型有压力增高，1/3 患者白细胞轻度增高，出血型可含红细胞，糖、氯化物多正常。钩体免疫试验呈阳性，免疫球蛋白增高（IgM），钩体 L 型培养亦可呈阳性。

（四）特殊检查

1. TCD 提示病区血流量降低及血管狭窄、闭塞性异常血流。

2. SPECT、PET 可发现病损区脑血流、脑代谢密度改变。

3. 脑血管造影 可见脑底大动脉（C1、C2、C3，M1、M2，A1、A2、P1、P2）及椎动脉、基底动脉颅内段与其分支起始部呈炎性改变，管腔狭窄，内膜粗糙，甚而闭塞不通，末梢不显影，附近可见异网血管呈烟雾状。

4. CT 及 MRI 可见有脑梗死灶、脑萎缩或蛛网膜下隙出血改变。

（五）鉴别诊断

1. 脑炎 常伴发热及意识障碍。流行性乙型脑炎有一定的季节性及特有的流行规律。病毒性脑炎以青壮年为多，发病前多有感染史，且精神症状、意识障碍明显，病情无起伏性，体征不符合血管病规律，脑血管造影无脑动脉炎改变，血清学特异性抗体检查可有助于鉴别。

2. 感染性脑动脉炎（结核、化脓菌、梅毒、真菌） 临床可查获相应的疾病特征，如结核、梅毒、化脓感染的病史及症候，且多伴相应脑膜及脑实质炎性改变，特异性血清免疫反应有助诊断。

（六）治疗

（1）病因治疗

1）青霉素治疗

A. 常规用量为 40 万～80 万 U，肌内注射，2 次/日，成人总量为 2 400 万～3 000 万 U，儿童为 1 500 万～2 000 万 U。从小剂量开始，以防赫氏反应发生，对青霉素过敏者可选用庆大霉素、金霉素或氯霉素。

B. 大剂量治疗：青霉素对 L 型钩体治疗无效，小剂量尚可诱导原型钩体成 L 型钩体而致病，如早期大剂量应用青霉素，并联合应用广谱作用于细胞质的抗生素，则可防止诱导成 L 型钩体。

2）庆大霉素：0.2 万～0.5 万 U/kg，静脉滴注，1 次/d，共 10～20d。

3）铋剂（次水杨酸铋）：2mL，肌内注射，每 5d1 次，共 5 次。

4）碘剂（10% 碘化钾）：5～10mL，3 次/d，共 1 个月。尚可用 12.5% 碘离子透入。

5）甲硝唑：15～20mg，/kg，静脉滴注，1 次/d，共 10～12d；再 7.5～12.5mg/（k·d）分次口服，共 10d。本药可透过血－脑屏障，且对 L 型钩体亦有效。

（2）激素治疗

1）氢化可的松：100～200mg，置 5%～10% 葡萄糖溶液中，静脉滴注，1 次/d。

2）地塞米松：5～10mg，静脉滴注，1 次/d，共 20d。

3）泼尼松：10～20mg，3 次/d。

（3）扩血管药、抗血小板药、改善微循环药及脑代谢复活剂。

（4）中医药治疗：中医药治疗依辨证论治给药，初期肝阳亢盛宜用天麻钩藤饮加减；风痰阻滞宜用涤痰汤加减。恢复期多为气虚血瘀，宜用补阳还五汤或十全大补丸。中医药治法甚多，但均以活血化瘀、通络为主。

（5）对症治疗：脱水、止痛、抗抽搐、制动及抗精神症状疗法应依据病情选用。出血型按出血性脑血管病治疗。

（6）其他：针灸、电针、头针、头部超声波、推拿、按摩、理疗、医疗体育、量子血、高压氧等治疗方法可酌情单独或联合选用。良好的护理及支持基础治疗甚为重要。

二、颞动脉炎

颞动脉炎（temporal arteritis）是一种亚急性炎症性血管病，为全身性全层性动脉炎症，好发于颅部动脉，故又称颅动脉炎。按解剖学分类而命名，因以表浅的颞动脉常见，故名颞动脉炎。其受累血管各层有肉芽肿及巨细胞反应，又称为Horton巨细胞性动脉炎。预后一般良好。

（一）病因及病理生理

病因尚不十分清楚，目前一般认为属结缔组织疾病，与自身免疫反应有关，好侵犯颞动脉，并常波及视网膜中心动脉、面动脉，动脉壁三层均受损；内膜损害较重，早期见淋巴细胞浸润，以后浆细胞、多核巨细胞浸润，内弹力层断裂，中膜被结缔组织替代，外膜有炎细胞浸润、神经纤维受损，致其受损动脉壁变硬、增粗，管腔狭窄或闭塞，脑动脉受累亦可发生脑梗死。并可伴多系统受损。

（二）诊断

（1）症状

1）好发于中老年人：绝大多数患者发生于55岁以上，65岁以上更为常见，女性多于男性。

2）起病：呈亚急性或急性发病。

3）常见症状

A. 全身症状：低热、寒战、多汗、厌食、无力、贫血、恶心、呕吐、体重减轻、精神不佳等。

B. 系统症状：全身疼痛，呈胀痛、跳痛或烧灼样痛，头痛多位于颞额头皮，多发性肌肉及关节疼痛，以肩、颈、髋部为重，且夜间重，晨起发僵。

C. 眼症状：多因缺血性眼动脉炎及视网膜中心动脉炎所致，常表现为疼痛、畏光、复视、视物模糊，甚而呈一过性或持久性黑矇。

D. 神经症状：因患脑动脉炎所致，可表现为颈动脉系受侵犯的偏瘫、偏身感觉障碍，或椎-基底动脉系的眩晕、复视、共济失调、行动不稳。

（2）体征

1）低热：体温常在38℃左右。

2）颞动脉变粗变硬，局部肿胀，血管迂曲，搏动减弱且有压痛。

3）受累肌肉、关节有压痛及叩痛。

4）眼、脑动脉受累可发现眼底及视力改变，偏瘫征、脑神经受损等缺血性脑梗死征。

5）少数患者可伴有心、肾、肺等内脏受损征。

（三）实验室检查

1. 血常规　贫血，少数患者中性粒细胞增高。

2. 血生化检查　CRP增高，γ及α球蛋白升高，类风湿因子、抗核抗体呈阳性，碱性磷酸酶、AST增高，肝功能异常。

3. 血沉增快　>50mm/h，常>75mm/h，CRP升高较血沉更为敏感，尤其是当血沉正常或轻度增高时。

4. 脑脊液　蛋白、细胞轻度增加。

（四）特殊检查

1. 脑CT、MRI及TCD检查　有助于发现颅内缺血性脑血管病变。

2. 浅表闭塞血管活检　可获确诊。

（五）鉴别诊断

1. 偏头痛　偏头痛多见青年女性，头痛为发作性，历时数小时到 1 天，间歇期正常，多有家族史，无颞动脉局部征象及全身多处疼痛征。

2. 三叉神经痛　三叉神经痛中老年女性多见，但疼痛剧烈，发作历时短暂，呈刀割样、闪电样疼痛，进食、饮水、说话可诱发，并有扳机点可发现，疼痛与三叉神经分布相符合，并无颞动脉局部损征。

3. 结节性多动脉炎　本病呈慢性进行性发展，受累血管以小动脉之肌层为主，内为白细胞浸润而非巨细胞浸润，可伴多脏器多发性微血管栓塞或微血管瘤病变。

4. 闭塞性血栓性脉管炎　本病多见于下肢，常伴血栓形成，静脉亦可受累，以青壮年男性好发，具四肢远端动脉缺血性症状、体征，如肢端麻木、疼痛、苍白、青紫、脉搏搏动变小或无脉。

（六）治疗

1. 肾上腺皮质激素治疗　本病为自限性疾病，一般预后良好，对皮质激素有良好反应，一般使用激素治疗 1 ~ 2d 后头痛出现改善，血沉、CRP 亦随之下降，如治疗反应不明显，需考虑其他疾病。常用：①地塞米松，10 ~ 20mg，置生理盐水 250 ~ 500mL 中，静脉滴注，1 次/D，共用 3 ~ 4 周，逐渐减至口服，维持 3 ~ 6 个月，视病情减量及停药。②泼尼松，10 ~ 20mg，3 次/d，如视力障碍明显，可按 40 ~ 50mg/（kg·d）用药，逐减至维持量，可持续用至 1 ~ 1.5 年。

2. 手术治疗　如下所述。

（1）手术切除病变动脉。

（2）血管周围交感神经封闭、切除术。

3. 对症处理——止痛疗法　如下所述。

（1）一般止痛剂：①颅痛定（罗通定，rotundine）30 ~ 60mg，3 次/d。②吲哚美辛（indomethacain）25mg，3 次/d。③强痛定（布桂嗪，AP - 237）60mg，3 次/d；50mg，皮下注射。④布洛芬（ibprofen）0.2g，3 次/d。

（2）局部麻醉止痛剂：①普鲁卡因（procaine）用 0.5% ~ 2.0% 溶液，5 ~ 10mL，局部注射。②利多卡因（lidocaine）0.5% ~ 1% 溶液局部浸润。

4. 理疗　可选用一定能量和频谱的电磁波、超声波、激光，可达到抗炎、止痛作用。

5. 中医中药、针灸　可按辨证施治或活血化瘀、疏通经络进行治疗。针灸可选用太阳、阳白、合谷、外关等穴。

三、结节性多动脉炎

结节性多动脉炎（polyartertis nodosa，PAN）是一种累及多脏器的炎性血管病，主要侵犯中小动脉，多发生于 20 ~ 40 岁，男女之比为（2 ~ 4）∶1。内脏、肌肉、神经内营养血管最易受损，其次为皮肤。

（一）病因及病理生理

本病病因目前认为可能为病毒感染激发的自身免疫性疾病；或为一些药物及异体蛋白致使机体发生过敏反应、血液循环中免疫复合物沉积于血管壁中引起的一种血管炎。病理上为类纤维素性坏死性全层血管炎，内膜增生变厚，管腔变窄，中层玻璃样变；外层纤维组织结节状增生，并可形成微小血栓或微小动脉瘤，从而可导致脑梗死或脑、蛛网膜下隙出血。

（二）诊断

1. 症状　如下所述。

（1）各年龄均可发病，高峰期为 30 ~ 40 岁，男性多于女性。

（2）起病：常呈急性、亚急性或慢性起病，但均呈进行性发展。

（3）全身症状：发热、头晕、头痛、无力、出汗、消瘦、心悸、关节肌肉疼痛、水肿、精神不振。

（4）内脏损害症状：①肾脏，如腰痛、血尿。②呼吸系统，如哮喘、咯血。③消化系统，如恶心、呕吐、腹泻、呕血。④心血管系统，如高血压、心绞痛。

（5）神经系统症状

1）中枢神经症状

A. 脑部症状：有两种表现。弥散脑症状：为脑、脑膜血管广泛受累所致，常表现为头痛、视物模糊、癫痫发作、意识障碍等。局灶脑症状：为脑部部分血管受损，表现为偏瘫、失语、局限性癫痫等。此外，尚可出现精神症状。

B. 脊髓症状：可表现为双下肢或四肢感觉、运动障碍及大小便功能失控。

2）周围神经症状：可呈单一或多发性周围神经病损症状，主要表现为四肢远端感觉、运动障碍。脑神经较少受累。

（6）其他：眼部症状常有视物模糊、复视、失明。

2. 体征　如下所述。

（1）全身一般体征：贫血貌、精神萎靡、体温增高等。

（2）皮肤体征：可有紫癜、红斑、皮下结节、网状青斑、溃疡、坏疽等。

（3）关节肌肉：关节肌肉压痛，活动时加重，晚期可有肌肉萎缩。

（4）神经系统体征：可有偏瘫、截瘫、四肢瘫、单瘫征，颅内压增高征、脑膜刺激征及大小便障碍、周围神经受损征。

（5）眼部体征：视网膜血管受损表现为渗出、出血、中心动脉阻塞、视神经萎缩；脉络膜、虹膜炎以及因脑动脉受损所致的眼内外肌麻痹；视神经受损等所致的视力、视野、瞳孔舒缩异常。

（6）其他：内脏受损，如心、肺、肝、肾等受累的相应体征。

（三）实验室检查

1. 血液　贫血，白细胞增多，血小板数增高；血浆免疫球蛋白如 IgG 增高，部分患者血 HBsAg 呈阳性；肝、肾功能异常、血沉增快。

2. 尿　因肾受损而表现血尿、蛋白尿及管型尿。

3. 脑脊液　因病损性质而有脑压升高，蛋白升高，白细胞、红细胞增多。

（四）特殊检查

1. 电生理检查　视病情选行肌电图、脑电图、脑地形图、诱发电位、心电图等检查，可见相应阳性结果。

2. 血管造影、血流动力学检查　可查获脑、眼、肾等受累血管的形态及功能异常。

3. 影像学检查（X 线、CT、MRI）　可发现肺部病损征及脑部出血或梗死灶。

4. 活体组织检查　可选择病损组织，如皮下结节、肌肉、神经、肾、肝、脑等活检可以确诊。

（五）鉴别诊断

1. 结缔组织疾病　常有明显的风湿样结节、血清类风湿因子滴度增高及其临床特点可以区别。

2. 系统性红斑狼疮　活动期有血清免疫球蛋白增高或混合性冷凝球蛋白增高。此外，尚有抗糖脂抗体、抗心脂素抗体阳性。伴发肾病活动期，血清补体下降。

3. 巨细胞动脉炎　本病不出现肾小球炎、周围神经受损及皮肤结节。

4. 药物过敏性血管炎　有药物过敏史，常影响肺，少见胃肠症状，沿血管无结节。

（六）治疗

1. 肾上腺皮质激素治疗　本病为自限性疾病，一般预后良好，对皮质激素有良好反应，一般使用激素治疗 1~2d 后头痛出现改善，血沉、CRP 亦随之下降，如治疗反应不明显，需考虑其他疾病。常用：①地塞米松，10~20mg，置生理盐水 250~500mL 中，静脉滴注，1 次/d，共用 3~4 周，逐渐减至口服，维持 3~6 个月，视病情减量及停药。②泼尼松，10~20mg，3 次/d，如视力障碍明显，可按 40~50mg/（kg·d）用药，逐减至维持量，可持续用至 1~1.5 年。

2. 手术治疗　如下所述。

（1）手术切除病变动脉。

（2）血管周围交感神经封闭、切除术。

3. 对症处理——止痛疗法　如下所述。

（1）一般止痛剂：①颅痛定（罗通定，rotundine）30～60mg，3 次/d。②吲哚美辛（indomethacain）25mg，3 次/d。③强痛定（布桂嗪，AP－237）60mg，3 次/d；50mg，皮下注射。④布洛芬（ibprofen）0.2g，3 次/d。

（2）局部麻醉止痛剂：①普鲁卡因（procaine）用 0.5%～2.0%溶液，5～10mL，局部注射。②利多卡因（lidocaine）0.5%～1%溶液局部浸润。

4. 理疗　可选用一定能量和频谱的电磁波、超声波、激光，可达到抗感染、止痛作用。

5. 中医中药、针灸　可按辨证施治或活血化瘀、疏通经络进行治疗。针灸可选用太阳、阳白、合谷、外关等穴。

（刘迎梅）

第八节　颅内动脉瘤

颅内动脉瘤是引起自发性蛛网膜腔出血最常见的原因。

一、临床表现

（一）发病年龄

多在 40～60 岁，女多于男，约为 3：2。

（二）症状

1. 动脉瘤破裂出血　主要表现为蛛网膜下隙出血，但少数出血可发生于脑内或积存于硬脑膜下，分别形成脑内血肿或硬膜下血肿，引起颅内压增高和局灶性脑损害的症状。颅内动脉瘤一旦出血以后将会反复出血，每出一次血，病情也加重一些，死亡率也相应增加。

2. 疼痛　常伴有不同程度的眶周疼痛，成为颅内动脉瘤最常见的首发症状；部分患者表现为三叉神经痛，偏头痛并不多见。

3. 抽搐　比较少见。

4. 下丘脑症状　如尿崩症、体温调节障碍及脂肪代谢紊乱。

（三）体征

1. 动眼神经麻痹　是颅内动脉瘤所引起的最常见的症状。可以是不完全的，以眼睑下垂的表现最为突出。

2. 三叉神经的部分麻痹　较常见于海绵窦后部及颈内动脉管内的动脉瘤。

3. 眼球突出　常见于海绵窦部位的颈内动脉瘤。

4. 视野缺损　是由于动脉瘤压迫视觉通路的结果。

5. 颅内血管杂音　不多见，一般都限于动脉瘤的同侧，声音很微弱，为收缩期吹风样杂音。

二、辅助检查

（一）腰穿

腰穿用于检查有潜在出血的患者，或临床怀疑出血而 CT 蛛网膜下隙未见高密度影患者。

（二）影像学检查

1. 头颅 CT　在急性患者，CT 平扫可诊断 90% 以上的出血，并可发现颅内血肿、水肿、脑积水。

2. 头颅 MRI 和 MRA 可提供动脉瘤更多的资料。可作为脑血管造影前的无创伤筛选方法。

（三）脑血管造影

脑血管造影在诊断动脉瘤上占据绝对优势，可明确动脉瘤的部位和形状，评价对侧循环情况，发现先天性异常以及诊断和治疗血管痉挛有重要价值。

三、诊断

既往无明确高血压病史，突然出现自发性蛛网膜下隙出血症状时，均应首先怀疑有颅内动脉瘤的可能，如患者还有下列情况时，则更应考虑颅内动脉瘤可能。

（1）有一侧动眼神经麻痹症状。

（2）有一侧海绵窦或眶上裂综合征（即有一侧Ⅲ、Ⅳ、Ⅵ等颅神经麻痹症状），并有反复大量鼻出血。

（3）有明显视野缺损，但又不属于垂体腺瘤中所见的典型的双颞侧偏盲，且蝶鞍的改变不明显者，应考虑颅内动脉瘤的可能，应积极行血管造影检查，以明确诊断。

四、鉴别诊断

（一）颅内动脉瘤与脑动静脉畸形的鉴别（表6-3）

表6-3 颅内动脉瘤与脑动静脉畸形的鉴别

	颅内动脉瘤	脑动静脉畸形
年龄	较大，20岁以下，70岁以上少见，发病高峰为40~60岁	较小，50岁以上少见，发病高峰20~30岁
性别	女多于男，约3：2	男多于女2：1
出血症状	蛛网膜下隙出血为主，出血量多，症状较重，昏迷深、持续久，病死率高	蛛网膜下隙出血及脑内出血均较多，脑脊液含血量相对较少，症状稍轻，昏迷较浅而短，病死率稍低
癫痫发作	少见	多见
动眼神经麻痹	多见	少见或无
神经功能障碍	偏瘫、失语较少	偏瘫、失语较多
再出血	相对较多，间隔时间短	较少，间隔时间长
颅内杂音	少见	相对较多
CT扫描	增强前后阴性者较多，只有在适当层面可见动脉瘤影	未增强时多数可见不规则低密度区，增强后可见不规则高密度区，伴粗大的引流静脉及供血动脉

（二）有动眼神经麻痹的颅内动脉瘤

应与糖尿病、重症肌无力、鼻咽癌、蝶窦炎或蝶窦囊肿、眼肌麻痹性偏头痛、蝶骨嵴内侧或鞍结节脑膜瘤及 Tolosa - Hunt 综合征鉴别。

（三）有视觉及视野缺损的颅内动脉瘤

应与垂体腺瘤、颅咽管瘤、鞍结节脑膜瘤和视神经胶质瘤鉴别。

（四）后循环上的颅内动脉瘤

应与桥、小脑角的肿瘤，小脑肿瘤及脑干肿瘤作鉴别。

五、治疗

颅内动脉瘤的非手术治疗适用于急性蛛网膜下隙出血早期，病情的趋向尚未能明确时；病情严重不允许作开颅手术，或手术需要延迟进行者；动脉瘤位于手术不能达到的部位；拒绝手术治疗或等待手术治疗的病例。

1. 一般治疗 卧床应持续 4 周。

2. 脱水药物 主要选择甘露醇、呋塞米等。

3. 降压治疗 药物降压须谨慎使用。

4. 抗纤溶治疗 可选择 6-氨基己酸（EACA），但对于卧床患者应注意深静脉栓塞的发生。

（刘迎梅）

第九节 脑动静脉畸形

脑动静脉畸形系指一种先天性脑血管发育异常。脑内血管呈集团状的迂回走行，动静脉之间直接沟通或吻合短路，两者之间正常的毛细血管联络结构阙如，又称脑动静脉瘘。

一、病因病理及发病机制

病因为胚胎发育异常的先天性畸形。在胚胎期脑血管胚芽演化过程中即在不同阶段发生病变。由于动脉压力大而静脉压力低，短路血流通畅，其通路日益扩大，畸形血管团的体积范围亦日增，有几条灌注动脉和引流静脉可增粗如索。畸形区的静脉压增高，远端静脉因血液回流不畅而怒张，病变区血管壁菲薄，极易破裂出血。瘘口大小不一，大型者血管畸形成团，通常有核桃大小，甚至拳头大小，可涉及 1~2 个脑叶，呈楔形或三角形。小型者肉眼难见，通常不超过 20~30mm，如米粒大小。绝大部分病变区位于幕上半球浅部，而于中线及深部较少。供血动脉以大脑中动脉为多，而颈外动脉的脑膜支及头皮动脉供血较少。

二、临床表现

1. 头痛 约60%的患者表现为长期慢性头痛或突发性加重，常呈搏动性，可伴有颅内杂音，低头时更明显。周期性头痛者可能与血管痉挛有关。

2. 癫痫 约30%的患者表现为癫痫大发作或颞叶性精神运动性发作形成。

3. 定位征 天幕上病变可进行性出现精神异常、偏瘫、失语、失读、失计算等局灶症状；天幕下病变可见眩晕、复视、眼球震颤、步态不稳及构音障碍等症状。

4. 脑水肿 约25%的患者出现视神经盘水肿，多继发于出血后导致的脑水肿。

5. 颅内出血 40%~60%的患者为蛛网膜下隙出血，以 10~40 岁多发，其中约65%的患者发病于20 岁以前。后颅凹动静脉畸形以蛛网膜下隙出血为首发症状者占80%以上。

6. 血管杂音 当病灶伸展于大脑表面时，相应头颅骨或眼眶部、颈部听诊可闻及血管杂音，压迫颈总动脉可使杂音减低或消失。

7. 单侧突眼 单侧突眼常是由于静脉压力增高，眼静脉回流不畅所致。

8. 并发症 常见的并发症有颅内动脉瘤、多囊肾、先天性心脏病、肝脏海绵样血管瘤等。

三、辅助检查

1. 头颅 X 线平片 头颅 X 线平片显示颅骨板障血管影明显，或颅骨内板局限被侵蚀而显示模糊影或骨质菲薄，脑膜中动脉沟迂曲变宽，少数病灶伴有病理性环形钙化影。

2. 脑脊液 血管未破裂前脑脊液正常，出血时脑脊液呈均匀血性。

3. 脑血管造影 依靠脑血管造影可发现畸形血管，扩张迂曲而成簇团，如有血肿则常见血管移位，有时显示来自颈外的供血动脉。

4. 脑电图 脑电图异常率占61%。

5. CT 脑扫描 CT 脑扫描可显示大脑局限性或半球部位低密度影，必要时增强扫描。凡脑血管造影阴性而被 CT 扫描证实者，则称为隐匿性脑血管畸形。

四、诊断及鉴别诊断

（一）诊断

诊断主要依据：①青年人多发，有蛛网膜下隙出血和（或）脑出血史。②有癫痫发作史，特别是局限性癫痫，或偏头痛发作史。③有局限性神经定位征，头顶部血管杂音，单侧突眼等。④依靠脑血管造影或 CT 证实。

（二）鉴别诊断

本病主要应与偏头痛及其他病因所致的癫痫相鉴别。

五、治疗

（一）控制癫痫

选用镇静剂控制或减轻癫痫发作程度及次数，苯妥英钠 0.1g，3 次/d，或苯巴比妥 0.03g，3 次/d。

（二）出血期

出血期按急性出血性脑血管病内科治疗。

（三）病因治疗

病因治疗主要是手术治疗或血管内栓塞治疗。凡出血形成血肿者，应及时行血肿清除术，并争取同时将畸形血管切除。若仅为蛛网膜下隙出血，经内科治疗待病情稳定后，选择适当时机再施行畸形血管切除术，目的在于防止出血，控制癫痫，改善脑功能。脑动静脉畸形是由动脉与静脉构成，有的包含动脉瘤与静脉瘤，脑动静脉畸形有供血动脉与引流静脉，其大小与形态多种多样。一般部位的脑动静脉畸形，可采用手术切除病灶或微导管血管内栓塞治疗。位于重要功能区、位置特别深的脑内或巨大病灶，可采取在数字减影下动脉内栓塞的方法，以减少畸形血管病灶的血液供应，使病变减小或有利于进一步的手术切除或 γ 刀放射治疗。手术方法是先找到供应动脉，于靠近病变处夹闭切断。切勿远离病变以防阻断供应邻近脑组织的分支，然后分离畸形血管，完全分离后再夹闭引流静脉，将病变切除。对大的高血流病变应分期手术，先行人工栓塞或手术阻断供应动脉，使病变血流减低，改善周围脑血循环，1～2 周后再做病变切除。

（刘迎梅）

第十节　颅内静脉窦及静脉血栓形成

一、定义及解剖学基础

颅内静脉系统包括脑静脉和静脉窦。

（1）脑部主要的静脉分深、浅两组：以大脑外侧沟为界，大脑浅静脉分为上、中、下三组。外侧沟以上的静脉属大脑上静脉，外侧沟部位的静脉为大脑中浅静脉，外侧沟以下的静脉属大脑下静脉。浅静脉主要收集大脑半球皮质和皮质下髓质的静脉血，分别注入颅顶部上矢状窦和颅底部海绵窦、横窦、岩上窦和岩下窦等。大脑中浅静脉是最大的浅静脉，它借大交通静脉（Trolard vein）与大脑上静脉吻合，通入上矢状窦；借枕交通静脉与横窦衔接。

大脑深静脉包括大脑内静脉、基底静脉等，主要收集大脑半球深部髓质、基底核、内囊、间脑、脑室脉络丛的静脉血，汇合成大脑大静脉（Galen's vein）。大脑大静脉位于胼胝体压部之下，血流注入直窦。

（2）大脑静脉窦为硬脑膜在某些部位两层分开形成的腔隙，是颅内静脉血的血流管道，又称硬脑膜窦：可分为甲、乙两组。甲组包括上矢状窦、下矢状窦、直窦、横窦、乙状窦。乙组包括海绵窦、岩上窦、岩下窦、基底静脉丛等。两组均引流入颈内静脉。颅内大的静脉窦主要如下：

上矢状窦位于大脑镰的上缘，前始自额骨的鸡冠，向后在枕骨内粗隆处与窦汇相沟通，再分流入左、右横窦。上矢状窦接受大脑上静脉分支来源的静脉血流，也与颅骨板障静脉以及属于颈外静脉系统的颅骨静脉相沟通。

下矢状窦位于大脑镰下缘的后半部，走向与上矢状窦相似，但比上矢状窦小而短，在小脑幕处直接与直窦相连。

直窦位于大脑镰与小脑幕连接处，接受来自下矢状窦、大脑大静脉的血液，向后与上矢状窦的后端融合称窦汇。

横窦是最大的静脉窦，位于枕骨内粗隆两侧，至小脑幕附着于颞骨岩部处即弯向下方。围绕颞骨乳突段呈乙字形，称乙状窦。它与颈内静脉沟通，向下通过两侧颈静脉孔出颅。乙状窦与乳突小房仅隔薄层骨板，因而在乳突炎症时可以波及乙状窦而引起血栓形成。

海绵窦位于颅中窝蝶鞍两侧，内部为小梁样结缔组织组成，形似海绵。海绵窦静脉交通广泛，它接受眼静脉、蝶顶窦、大脑中静脉和下静脉的血液，并通过岩上、下窦，与横窦、乙状窦相接，将血液导入颈内静脉。两侧海绵窦围绕垂体以环状海绵间窦相连。海绵窦外侧壁与颞叶相邻，外侧壁自上而下有动眼神经、滑车神经、眼神经和上颌神经通过。海绵窦内有颈内动脉与外展神经通过。海绵窦外下壁与三叉神经节和下颌神经相邻。面部静脉和眼静脉相交通，所以面部感染如疖可蔓延至海绵窦，引起海绵窦炎症和血栓形成，导致上述神经受压。

图6-1显示硬脑膜窦内静脉血流的方向：

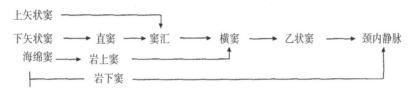

图6-1　硬脑膜窦内静脉血流的方向

颅内静脉窦及静脉血栓形成是由多种病因所导致的以脑静脉回流受阻、脑脊液吸收障碍为特征的一组特殊类型脑血管病。依病变的性质可分为感染性和非感染性，感染性静脉血栓形成又称为化脓性静脉血栓形成或血栓性静脉炎和静脉窦炎。根据血栓部位可区分为皮质静脉血栓形成、深静脉血栓形成和静脉窦血栓形成。

颅内静脉不与动脉伴行，但深浅静脉间存在广泛的吻合；局限性的或小静脉血栓形成，由于有丰富的侧支循环，临床体征可不明显，或仅有颅内压增高的表现。颅内静脉管壁薄、无弹性，静脉注入硬脑膜之间没有防止血液倒流的静脉瓣装置，仅在脑静脉开口于硬脑膜窦处有瓣膜起改变血流方向的作用。故当血栓使静脉窦堵塞，或影响大量侧支静脉，病因不能及时去除，病灶易于扩散，可导致一个至数个大静脉窦完全堵塞，并伴有大量侧支静脉堵塞。由于脑静脉血流回流受阻，导致脑组织瘀血、脑水肿、脑皮质和皮质下出现多发性点片状出血灶，还可出现静脉性脑梗死。

二、流行病学

既往认为颅内静脉窦及静脉血栓形成是极为罕见的重症疾病，死亡率极高。随着神经影像学的发展，尤其是CT、MRI和MRV的临床应用，为及时正确诊断提供了无创且可靠的检查手段，可早期诊断该病，现在的发病率较以前有所提高。由于颅内静脉窦及静脉血栓形成的临床表现差异很大，容易漏诊、误诊，真正的发病率还没有明确的流行病学资料。有学者估计该病约占所有脑血管病的1%～2%。颅内静脉窦及静脉血栓形成可影响所有年龄段，婴幼儿、老年人、产妇、慢性病体弱患者易发。由于存在口服避孕药、妊娠等危险因素，20～35岁的女性患者多见。在静脉窦血栓形成中上矢状窦、乙状窦常见，其次为海绵窦和直窦。岩上窦、岩下窦、皮层静脉以及单独的小脑静脉受累极为少见。需要注意的是：同一患者常有多个静脉窦和静脉的累及。

三、病因和发病机制

颅内静脉窦及静脉血栓形成依病变的性质可分为感染性和非感染性两大类。由于解剖结构的原因,头面部、眶部、鼻窦感染多累及海绵窦,乳突部感染多累及乙状窦。其他各种因素所致凝血机制异常、血液高凝状态或局部静脉血流郁积均可导致非炎性血栓形成。需要注意的是:许多患者具有不止一个的危险因素,即使已发现一个危险因素,还需进一步检查是否存在其他病因,特别是遗传性或获得性的凝血机制障碍。虽然目前已发现许多病因和危险因素,还有高达20%~30%的患者未能明确病因,归为特发性血栓形成。表6-4详列可致颅内静脉窦及静脉血栓形成的具体疾病及危险因素。

表6-4 颅内静脉及静脉窦血栓形成的病因以及危险因素

一、炎性因素

1. 局灶性

直接的化脓性外伤;颅内感染:脑脓肿,硬膜下积脓,脑膜炎;中耳炎,扁桃体炎,鼻窦炎,口腔感染,局部皮肤感染

2. 全身性

细菌性:败血症,心内膜炎,伤寒,结核

病毒性:麻疹,肝炎病毒,脑炎(疱疹,HIV病毒),巨细胞病毒

寄生虫性:疟疾,旋毛虫

真菌性:曲霉菌

二、非炎性因素

1. 局灶性

颅脑损伤(开放型或闭合型,伴有或不伴骨折);神经外科手术;脑梗死和脑出血;肿瘤(脑膜瘤,转移瘤);

蛛网膜囊肿;硬膜下

动静脉畸形;颈内静脉置管

2. 全身性

任何原因所致的严重脱水(腹泻、高热、任何癌症所致恶病质等)或休克

外科:任何手术伴有或不伴深静脉血栓形成

妇产科:妊娠和产后,口服避孕药(雌激素,孕激素)

心内科:先天性心脏病,心功能不全,安装起搏器

消化科:肝硬化,Crohn病,溃疡性结肠炎

血液科:淋巴瘤,白血病,红细胞增多症,失血性贫血,镰状细胞贫血,阵发性晚间血红蛋白尿,缺铁性贫血,凝血机制障碍:抗凝血酶Ⅲ、蛋白C、蛋白S缺乏,活化的蛋白C抵抗,弥散性血管内凝血,血浆纤溶酶原缺乏,V因子Leiden突变,凝血因子20210G to A突变,血小板增多症(原发性或继发性)

风湿科:系统性红斑狼疮,颞动脉炎,Wegener肉芽肿,Behcet病,Evan综合征,结节病

肾病科:肾病综合征

其他:新生儿窒息,雄激素治疗,L-天冬氨酸治疗

四、临床表现

由于颅内静脉窦及静脉血栓形成起病形式快慢不一,病变部位不一,病变程度不一,因此临床表现复杂多样,病程及转归各不相同,除海绵窦血栓形成,临床表现均缺乏特征性。病程小于2天的急性起病者约占30%,多见于感染、妊娠或产后;病程1月以内亚急性起病最常见,占40%~50%;慢性起病,病程大于1个月,多为炎性因素、凝血机制障碍所致。颅内静脉窦及静脉血栓形成起病的快慢与病因以及静脉侧支循环的建立有关,临床表现主要与血栓形成的部位、血栓形成的速度以及年龄、基础疾病有关。主要的、基本的临床表现可以分为以下四类。

1. 局灶性神经功能缺失和(或)部分性癫痫 局灶性神经功能缺失包括颅神经麻痹和意识障碍,任何脑部病变的表现如失语、偏瘫、偏盲、记忆障碍均可出现。颈内静脉血栓形成可致第九、第十对颅神经麻痹。有40%~50%的患者会有癫痫发作,初次发作多为局灶性癫痫,可伴有Todd瘫痪。

2. 颅内压增高症 颅内压增高症表现为头痛、视神经盘水肿、外展神经麻痹,可类似于良性颅内

压增高症的表现。其中头痛是最早出现、最常见的症状，多表现为急性发作的严重、类似蛛网膜下隙出血的疼痛，也可类似偏头痛的表现，头痛同时可完全没有局灶性神经系统体征。约有半数患者可出现视神经盘水肿。

3. 亚急性脑病　亚急性脑病指不同程度的意识障碍，不伴有局灶性或特征性的症状。脑深静脉血栓形成，累及基底节、部分胼胝体、枕叶，患者意识障碍迅速加重，出现昏迷伴传导束征，可不伴有视神经盘水肿和癫痫。

4. 痛性眼肌麻痹　尽管海绵窦血栓形成大多为急性起病，一些慢性起病的患者可表现为动眼神经、外展神经的痛性麻痹。

虽然该病有上述主要的、基本的临床表现，但部分患者症状很轻，甚至可以完全没有症状。而且由于血栓形成的部位不同，病因不同，其临床表现错综复杂，对上述症状进行鉴别诊断时要考虑本病的可能性，需仔细鉴别，避免误诊。以下分述各主要静脉窦血栓形成的表现。

（1）海绵窦血栓形成：常有副鼻窦炎或鼻窦旁皮肤严重感染，及眼眶周围、面部"危险三角"区的化脓性感染引起。海绵窦血栓形成的临床表现有其特异性，常有高热、眼部疼痛、剧烈头痛、呕吐和意识障碍。由于眶内静脉回流受阻，眼眶内软组织、眼睑、眼结膜、额部头皮往往水肿，眼球突出。由于海绵窦内有动眼神经、滑车神经、外展神经以及三叉神经眼支通过，在血栓形成时上述神经均可受累，出现海绵窦综合征，表现为眼睑下垂、病侧的眼球向各方向活动均受限制，严重时眼球正中位固定，瞳孔散大，对光反射消失，三叉神经第一支分布区感觉障碍，角膜反射消失。部分患者可出现视神经盘水肿，眼底静脉瘀血，甚至可有出血，引起视力减退，甚至失明。由于两侧海绵窦相连，单侧海绵窦血栓形成常在数日内扩展到对侧海绵窦而表现出双侧眼球突出、充血、活动受限。

（2）上矢状窦血栓形成：以非炎性多见。多见于分娩1~3周的产妇、妊娠期、口服避孕药、严重脱水、全身衰竭、恶病质等情况下。偶可由于头皮或邻近部位感染、颅脑外伤所致。起病多为亚急性，以颅内压增高症状为主。可出现头痛、呕吐等颅内压增高症，严重时出现嗜睡、精神异常或昏迷。婴儿中可表现为喷射性呕吐、颅缝分离、囟门隆起。在成人患者中视神经盘水肿可能是唯一的症状。在老年患者中，症状可能较轻微，无特异性表现，诊断困难。上矢状窦血栓扩展到脑皮层静脉，脑皮层水肿，可出现出血性梗死，出现相应的症状，如局灶性或全身性癫痫、偏瘫、失语等。

（3）横窦、乙状窦血栓形成：横窦和乙状窦解剖上紧密相连，血栓形成时多同时累及。其主要为化脓性乳突炎并发症，一侧血栓形成时可无明显的症状。在化脓性乳突炎或中耳炎患者中发生败血症就需考虑乙状窦血栓形成的可能。其主要症状为颅内压增高综合征，出现头痛、呕吐、视神经盘水肿、不同程度的意识障碍。如上、下岩窦受到影响，出现患侧三叉神经眼支、外展神经麻痹症状；血栓扩展至颈静脉，出现舌咽神经、迷走神经、副神经同时受累；极为罕见可出现血栓经窦汇或颞交通静脉扩张到上矢状窦后出现偏瘫、癫痫发作。

（4）脑静脉血栓形成：单独的皮层静脉受累罕见。多数由静脉窦血栓扩展而来。可发生在高热或严重传染病患者中。常突然起病，出现头痛、呕吐，局灶性癫痫、肢体瘫痪、感觉障碍。由于脑静脉血栓形成常为多发性，分布于脑的不同部位，临床表现错综复杂，主要表现为局灶性功能缺失，可不伴颅内压增高症。深静脉如大脑大静脉血栓形成，可导致双侧丘脑对称性梗死，可表现为淡漠、痴呆的症状，病情严重时出现高热、痫样发作、昏迷、去大脑强直，即使患者存活，多遗留有不同程度的并发症。

五、实验室检查及特殊检查

除进行生化常规检查外，对怀疑颅内静脉窦及静脉血栓形成的患者特别要进行血常规检查，了解有无外周血白细胞增高，以明确有无感染因素；血电解质测定，了解有无高钠血症；凝血功能检查，了解有无凝血机制障碍；必要时可进行蛋白S、蛋白C、抗凝血酶Ⅲ，Ⅷ因子，抗心磷脂抗体，以及因子G1691A基因突变，凝血因子G20210A基因突变检测。在急性发病疑似静脉血栓形成的患者还可检测血D_2聚体浓度，如在急性期浓度>500ng/mL，有可疑病史，需高度怀疑该病的可能，必须予以影像学检查。

　　腰穿检查可明确患者是否存在颅内感染，排除脑膜炎。在颅内压增高的患者中进行腰穿可测定颅内压、适量放出脑脊液后将降低颅内压力，起到治疗的作用。但腰穿易诱发脑疝，在严重颅高压时，需充分评估检查的危险性。

　　脑影像学检查是目前诊断颅内静脉窦及静脉血栓形成最常用的方法，也是明确诊断首选的方法，主要包括头颅 CT、MRI、MRV 和 DSA，分述如下。

　　头颅 CT 是急诊室最常用的检查，通常为诊断本病最早采用的影像学方法。颅内静脉窦及静脉血栓形成的患者可出现具有诊断意义的"束带征"、"高密度三角征"和"空 delta 征"，但阳性率不高。"束带征"是指在 CT 平扫上，可见致密血栓形成后显示出增粗的血管条索状影，如显示出静脉窦影称"高密度三角征"。"空 delta 征"是指发病 1 个月内的 CT 增强中，由于血栓形成可显示出造影剂的充盈缺损，多见于上矢状窦血栓形成。上述特异性直接征象仅见于约 1/3 的患者，其他一些非特异性的间接征象较为常见，包括不同程度的脑水肿、多灶性常伴出血的静脉性梗死、小脑室、大脑镰和幕强化。由于头颅 CT 特异性征象出现率低，没有经验的医生难以识别，约 30% 的患者 CT 检查可以完全正常，通常不能用以确诊静脉血栓形成。

　　头颅磁共振（MRI）与磁共振静脉成像（MRV）结合是目前公认诊断和随访颅内静脉窦及静脉血栓形成的首选影像学方法，除非进行磁共振检查有禁忌证。它可以显示血栓形成后继发的脑组织病理改变及其程度，MRV 还可直接显示静脉窦和血栓本身，又能反映血栓的病理基础及演变过程，尚可用于观察治疗效果。静脉窦血栓的 MRI 表现演变可分为四期：急性期（1～5d），T_2WI 低信号，T_1WI 等信号；亚急性期（5～20d），T_1WI、T_2WI 均呈高信号；慢性期为患者出现症状 3 周后，血栓信号于所有序列均下降且信号不均；第四期（后期）特征性表现为血管再通或血栓的长期存留。其中亚急性期的高信号是较为典型的表现，而其他时期则不典型。MRV 检查可见血栓形成的直接征象和间接征象。直接征象指病变初期可见有病变的静脉窦高信号影缺失，而静脉窦血流再通时则表现为边缘欠清晰且不规则的稍低的血流信号。间接征象为梗阻远端侧支循环血管建立或其他引流静脉异常扩张、颈内静脉压升高等。

　　由于脑静脉解剖变异比动脉更大，判读 MRV 时必须注意如下几点，避免出现误读、误判。正常MRV 上矢状窦、直窦、大脑大静脉、横窦、乙状窦、颈内静脉均可 100% 显示，其他小静脉或静脉窦不能完全显示，在诊断较小静脉血栓时要注意；横窦以右侧优势为多见，左右等势的仅占 16%，在诊断横窦血栓形成时要注意；上矢状窦横断面呈三角形，前端逐渐变细、消失，由皮层静脉代替，这需要与血栓形成相鉴别；血流间隙易与血栓形成和肿瘤侵蚀相混淆，优势侧横窦、上矢状窦、直窦和 Galen静脉很少发现流动间隙。当在这些部位发现流动间隙时，应高度怀疑是由于病理状态引起的。

　　DSA 可显示静脉窦血栓形成的部位、范围，以及静脉异常回流和代偿循环的情况，具有目前 CT 和MRI 甚至 MRA 所不能替代的作用。对 MRV 显示较少的下矢状窦、大脑大静脉及大脑内静脉等较小静脉窦及静脉血栓的诊断还是存在一定的优势。但是 DSA 不能显示血栓本身，亦不能显示静脉窦血栓形成继发的脑组织的病理改变及其程度。操作具有创伤性并可能加重患者的颅内高压的危险性影响了其应用。多用于不能进行磁共振检查的患者，或准备进行血管内溶栓时。

六、诊断和鉴别诊断

　　颅内静脉窦及静脉血栓形成中除海绵窦血栓形成的临床表现比较特殊，可依据临床表现、原发病灶的存在而明确诊断。其他部位的血栓形成如影响多支静脉和静脉窦诊断易，单独的小静脉受累诊断困难，不能仅从临床表现诊断，必须结合神经影像学检查，明确诊断。

　　急性起病伴局灶神经系统症状的需与动脉系统卒中鉴别，慢性者需与脓肿或肿瘤鉴别。

　　急性突发头痛为主要表现时需要与特发性颅内压增高症、蛛网膜下隙出血鉴别。

　　意识改变为主要表现者需与脑炎、代谢性疾病鉴别。

　　海绵窦血栓形成需与导致一侧眼球突出和眼球运动受限的一些其他情况相鉴别。如眼眶内球后蜂窝组织炎、骨膜下脓肿、球后占位性病变、视神经孔处胶质瘤。双侧眼球突出需与甲状腺功能亢进鉴别。

七、治疗

颅内静脉窦及静脉血栓形成是多种病因引起的，临床表现不同的疾病。因其少见，大宗病例临床治疗研究报道不多，治疗时需坚持个体化的综合治疗原则。

1. 病因治疗　如下所述。

（1）感染性血栓形成：应积极控制感染及处理原发病灶，如面部疖肿、乳突炎、副鼻窦炎，抗生素的应用应遵循尽早、合理、足量、长疗程原则。抗生素的选择可依据细菌培养、血培养、脑脊液检查的结果，如病原菌不清，可选用广谱抗生素或两药联用。在抗生素应用的基础上，应彻底清除原发病灶，如疖肿切开排脓、乳突根治术等。

（2）非感染性血栓形成：也应在针对原发疾患治疗的基础上，尽力纠正脱水，增加血容量，降低血黏度，改善脑循环。

2. 对症治疗　如下所述。

（1）脑水肿颅内高压者应积极行脱水降颅压治疗，使用甘露醇降低颅内压；颅内压较高的患者应在大剂量抗生素使用的同时短期加用激素；使用乙酰唑胺抑制脑脊液分泌；可行腰椎穿刺适当放出脑脊液，颅高压危及生命时可行颞肌下减压术。

（2）癫痫发作者采用抗痫治疗，高热者物理降温，意识障碍者加强基础护理、支持治疗、预防并发症。

3. 抗凝治疗　目前尚没有标准化治疗方案。国内外倾向肝素抗凝治疗是安全、有效的，可列为脑静脉系统血栓形成的一线治疗方法。肝素可限制血栓发展，促进其溶解。及时给予抗凝治疗，可解除静脉闭塞，恢复血流再通，为获取最佳疗效、改善预后的最有效措施。静脉给予普通肝素与皮下注射低分子肝素最为常用，至今尚缺乏两者疗效比较的大规模临床试验研究资料。既往由于担心肝素使用可能导致继发性出血，其使用受到限制，近期的研究显示肝素治疗不良反应较少，相对安全，即使发生出血性梗死，也可谨慎应用。急性期后，如患者存在凝血障碍，尚需口服抗凝药物 3～6 个月，或更长，保持 INR 在 2～3。

4. 局部溶栓　目前不主张全身性溶栓，主要采用导管经股静脉、颈静脉到达血栓形成处释放溶栓剂，同时通过机械力破坏血栓。t－PA 溶解纤维蛋白性血栓以及促进血管再通的效果均优于尿激酶，局部药物溶栓一般用于起病即为昏迷的患者，或使用足量抗凝药物病情仍在进展的患者。不良反应包括肺栓塞、再栓塞，目前尚没有大规模的临床试验结果和明确的治疗规范。

八、预防及预后

颅内静脉窦及静脉血栓形成死亡率在 5.5%～30%。大面积出血性梗死、难治性癫痫、败血症、肺动脉栓塞、恶病质是主要致死的原因。感染性血栓形成的死亡率较非感染性高。妊娠和产后患者如能早期诊断治疗，预后较好。颅内静脉窦及静脉血栓形成后遗症如肢体乏力、感觉障碍、精神异常、视觉丧失等占 15%～25%；约 50% 的患者可没有明显的后遗症。由于其预后个体差别很大，有人称其为"全或无"的疾病。年龄（过大或过小）；昏迷；严重颅高压；小脑静脉、深静脉受累；病因为严重感染或恶性疾病；难控制癫痫；肺动脉栓塞；CT 显示出血性梗死的患者预后不良。长期随访显示癫痫为最常见的并发症。颅内静脉窦及静脉血栓形成复发率 12%；出现颅内静脉窦及静脉血栓形成的产妇可以再次妊娠，除自然流产外，少见其他并发症。

（刘迎梅）

第七章

中枢神经系统感染性疾病

第一节　脑炎

脑炎系指由病毒、细菌及其他生物病原体感染脑实质所引起的弥漫性炎症性疾病，主要临床特点为发热、抽搐、不同程度的意识障碍，重则昏迷或死亡。

按照不同生物病原体所引起的脑部炎症，可将脑炎分为下列各类，表7-1。

表7-1　脑炎分类表

（一）病毒性脑炎

1. 虫媒病毒脑炎：森林脑炎，日本乙型脑炎，马型脑炎，圣路易脑炎等

2. 疱疹病毒脑炎：单纯疱疹病毒脑炎，带状疱疹病毒脑炎，巨细胞病毒脑炎，EB病毒脑炎，单纯疱疹-6病毒脑炎

3. 肠道病毒脑炎：ECHO病毒脑炎，Coxsackies病毒脑炎，灰质炎脑炎

4. 其他病毒脑炎：流行性腮腺病毒脑炎，麻疹病毒脑炎，登革热脑炎，黄热病脑炎

5. 慢病毒脑炎：风疹脑炎，亚急性硬化性全脑炎，进行性多灶性脑白质脑病

6. 艾滋病（AIDS）脑病

7. 边缘叶脑炎及其他自身免疫性脑炎

（二）细菌性脑炎

1. 细菌直接感染的脑炎：化脓性脑炎（脑脓肿），结核性脑炎（结核病），布氏杆菌性脑炎

2. 细菌毒素或代谢产物所引起的脓毒性脑炎：伤寒，百日咳，细菌性痢疾，鼠疫，霍乱，风湿热，土拉伦斯菌病等

（三）真菌性脑炎：新型隐球菌，曲霉菌，组织胞质菌，毛霉菌，放线菌，酵母菌，芽生菌，孢子丝菌，球孢子菌，念珠球菌病等

（四）螺旋体性脑炎：神经梅毒，中枢钩端螺旋体病，莱姆病等

（五）寄生虫病性脑炎

1. 原虫性脑炎：弓形体虫病，恶性疟疾，脑锥虫病，脑阿米巴病，黑热病

2. 蠕虫性脑炎：脑血吸虫病，肺吸虫病，园口线虫病，旋线毛虫病等

一、虫媒病毒脑炎

虫媒病毒脑炎系指通过节肢动物传递的中枢神经病毒感染，最常见的病毒脑炎有森林脑炎和流行性乙型脑炎。

（一）森林脑炎

森林脑炎，又称蜱传染脑炎、春夏脑炎、壁虱脑炎、远东脑炎等，主要分布于俄罗斯的西伯利亚，我国的黑龙江、吉林、新疆等地的森林地区。好发季节为5~7月，以青壮年的森林工作者多见，森林旅游者也有发生。

森林脑炎病毒属被盖病毒科的B组，嗜神经质性，寄生于森林的蜱虫。当森林工作人员或旅游者被感染的蜱虱叮咬后，即可产生病毒血症而不发生临床症状。抵抗力降低者，病毒可经血脑屏障薄弱部位（如嗅神经）进入中枢神经引起各脑部位的实质性病变而出现脑炎的临床症状。

1. 临床表现　多数感染患者在蜱虫叮咬后1~4周后出现上呼吸道样感染症状，多数发病较急，突然高热，体温可达39~40℃，呈稽留热或弛张热，少数还可出现每日双峰或三峰热，持续5~10d。患

者精神萎靡，可伴出血性皮疹，部分可出现心肌损害和心律不齐，重者可出现血压下降。神经精神症状一般在发病的 2~5 天后出现，半数以上的患者出现不同程度的意识障碍，如嗜睡、谵妄、昏沉乃至昏迷；亦可出现胡言乱语、狂躁不安和惊厥、抽搐发作等。这种神经精神症状，往往随体温下降而逐步减轻。剧烈头痛、恶心、呕吐、颈项强直是多数患者的神经症状和体征。这些症状可与发热同时存在，持续 7~10d。此后可出现肩颈无力，抬头困难，两上肢近端无力和瘫痪。少数病者出现偏瘫和下肢瘫痪。所有瘫痪均属软瘫，肌张力降低，腱反射降低。多数患者出现上述症状和体征后持续 10~20d，此后逐步恢复。部分患者残留颈肌肩胛肌萎缩和垂头现象。极少数患者发病时出现震颤和不自主运动、眼球震颤和构音障碍等。

多数病程转归良好，极少数发展到慢性瘫痪，精神失常，继发癫痫、震颤麻痹等症状，迁延数年。极个别者因过度高热而救治不及，在 1~2d 内死亡。重症患者死亡率在 20% 以上。

实验室检查可见周围血白细胞的增高，可达（$10 \times 10^9 \sim 20 \times 10^9$）/L，以中性粒细胞为主。脑脊液检查，压力升高，白细胞增多，达（$50 \times 10^6 \sim 500 \times 10^6$）/L，以淋巴细胞为主。糖、蛋白质、氯化物含量正常。血清免疫学双份血清前后对照比较，抗体滴度增高 4 倍以上可供诊断参考。

2. 诊断与鉴别诊断　根据发病季节、职业、疫区活动史等流行病学资料，结合发热、头痛、项强、神经精神症状，特别是出现肩颈肌无力、肢体软瘫等临床表现，脑脊液蛋白、糖、氯化物正常和以淋巴细胞为主的白细胞增多等可做诊断。但临床上仍需与流行性乙型脑炎、肠道病毒中枢神经系统感染等相鉴别。

3. 治疗　本病无特殊治疗。急性高热期的物理降温，脑肿胀、脑水肿的积极降颅压以及镇静药的应用均十分必要。急性期后的恢复阶段，应康复治疗。

预防本病的发生是关键。春夏进入森林的工作者应作病毒疫苗的主动免疫接种。

（二）流行性乙型脑炎

流行性乙型脑炎（epidemic encephalitis - B）亦称为日本乙型脑炎（Japanese type B encephalitis），简称乙型脑炎，是由乙型脑炎病毒直接感染所引起的，以蚊子为主要传播的自然疫源性疾病。流行于夏秋季节。主要分布于亚洲日本、中国、东南亚各国、俄罗斯远东地区以及太平洋一些岛屿国家。我国以每年的 7~9 月为主要流行季节，每隔若干年出现一次较大的流行。其流行状况与人群的免疫水平、蚊子密度、季节消长以及牲畜、家禽乙型脑炎病毒血症出现的情况等因素有关。人群感染中，60% 以上见于 10 岁以下的儿童。

1. 病因和病理　乙型脑炎属黄病毒科，是我国流行的主要虫媒病毒，是一种核糖核酸（RNA）病毒，直径为 20~40nm。电镜下见有核心、包膜和表面突起三部分。病毒寄生于蚊子体内，经卵传代，并在蚊子体内过冬。待气温高达 25℃ 以上时，病毒在蚊内繁殖活跃，并开始传染给人及动物。该病毒在 100℃ 环境中 2min、56℃ 30min 可以灭活，但在 4℃ 冰箱中可以存活数年之久。最适宜温度为 25~30℃。

当人体被带病毒的蚊虫叮咬后，病毒即侵入血液循环。多数患者只形成短暂的病毒血症，而不侵入中枢神经系统，称为隐性感染。部分患者由于病毒量多，毒力大，或机体免疫力低下，血 - 脑屏障功能受损，病毒侵入中枢神经系统，引起广泛性病变，发生脑炎，称为显性感染。流行地区健康人群隐性感染及轻微感染可获中和抗体。一般在感染后 1~2 周出现，可持续数年或终身，但 10 岁以下儿童的抗体滴度极低，故特别易发病，约占全部发生率的 80% 以上，尤以 3~6 岁儿童发病率最高。1 岁以下婴儿极少发病。

病理上，肉眼可见脑膜紧张充血，脑肿胀，脑回扁平，脑切面见皮质和深部灰质散在分布的软化灶，如针尖大小。若病变严重，软化灶可融合而成带状坏死，尤以脑干底部为多见。由于充血、水肿而有颅内压增高，可出现颞叶钩回或小脑扁桃体疝。慢性病例则有许多空隙可见。镜检可见小血管扩张，内皮细胞肿胀，脑膜和血管周围有少量淋巴细胞和单核细胞浸润。神经细胞呈不同程度的变性和坏死，坏死的神经细胞吸引大量单核细胞或小胶质细胞，形成胶质结节和小的软化灶，软化灶融合而成片状坏死，随后可形成钙化或空腔。

2. 临床表现　如下所述。

(1) 分期：乙脑病毒侵入人体经 4~21d 潜伏期后出现神经症状。按病程可分为下列四期。

1) 初热期：病初 3d 为病毒血症期，起病急，无明显前驱症状。有发热、精神萎靡、食欲缺乏或轻度嗜睡。儿童可诉有头痛，婴幼儿可出现腹泻。体温一般在 39℃ 左右，持续不退。此时神经系统症状及体征不明显而误诊为上呼吸道感染。少数患者出现神志淡漠、激惹或颈项轻度抵抗感。

2) 极期：病程 3~10d，此期除全身毒血症状之外，常伴严重脑部损害的症状。主要表现为：①高热：体温表可高达 40℃ 以上，并持续不退，直至极期结束。轻者 3~5d，重者 3~4 周以上。发热越高，病程越长，症状越重。②严重的神经系统症状和体征：50%~94% 的患者意识障碍加重，由嗜睡转入昏迷。昏迷出现越早、越深，病情越重。一般患者此期持续 1 周左右，重者可达 1 个月以上。40%~60% 的患者可出现抽搐发作，呈强直 - 阵挛发作，发作后意识障碍加重，浅反射减弱或消失，腱反射亢进或消失，病理锥体束征阳性。部分患者可有脑膜刺激征阳性。随弥漫性脑损害加重，出现不同程度的脑水肿。随脑水肿加重，抽搐发作可以增多，昏迷加重，严重者出现天幕裂孔疝（颞叶疝），或出现枕大孔疝等极为严重的症状。

重症乙型脑炎患者由于受累水平的不同可以出现不同的神经系统体征，根据受累部位可分为以下几型。①大脑型：病变累及大脑及间脑，不累及脑干，此型患者临床表现为昏睡或昏迷，压眶反应存在，患者眼球运动正常，瞳孔光反射良好，呼吸正常，但可有颞叶的精神症状或枕叶的皮质盲。若累及间脑则可有脸色潮红和血压波动。②脑干型：当病变累及中脑时患者呈深昏迷，四肢肌强直，瞳孔散大、强直，光反应消失。两侧中脑受累常出现去脑僵直，两下肢挺直，两上肢旋后、伸直。鉴于同时伴皮质损害，往往伴发强直 - 阵挛痫性发作。当病变累及脑桥和延髓时，除出现深昏迷和相应脑神经（第Ⅸ、Ⅻ对脑神经）损害外，突出的表现为吞咽困难，喉部分泌物积贮和严重的呼吸障碍。以脑桥损害为主时出现潮式呼吸，延髓受累时出现鱼嘴状呼吸，叹息样呼吸等。重症乙型脑炎中，发生呼吸障碍者占 30%~40%。凡有脑干损害者往往提示患者预后不佳。

3) 恢复期：继极期之体温下降后，意识状况逐步恢复，由呆滞、淡漠而逐步转为清醒。重症患者，一般需 1~6 个月的恢复期。恢复期中亦可出现许多神经和全身症状和体征。例如，持续性中枢性低热不退；多汗、面色潮红、失眠等自主神经症状；反应堆迟钝、精神异常、行为紊乱或痴呆等弥漫性脑损害症状；失语或构音障碍，吞咽困难；癫痫发作以及肢体强直性瘫痪或不自主运动等。上述症状在半年内逐步消失者为恢复期，若在急性期后 6 个月内症状不能消除者为后遗症。

4) 后遗症期：在半年恢复期后仍残留神经精神症状的患者，占总病例的 5%~20%。后遗症的多少和轻重直接与疾病的严重程度有关。主要的后遗症表现有：意识障碍、认知行为障碍（痴呆）、失语、不自主运动和肢体瘫痪等。少数长期意识不能恢复者可因继发全身感染而死亡。多数患者残留不同程度的神经系统体征而终身残疾。

(2) 分型：根据临床症状严重度，一般又可将乙型脑炎分为下列四种临床类型。

1) 轻型：患者意识清醒，或有嗜睡，体温在 38~39℃，可伴脑膜刺激征，脑脊液检查可有白细胞数增加。此型患者一般在 7~10d 后症状消失。除流行季节外，极易误诊为病毒性脑膜炎。往往需作乙型脑炎病毒抗体检测才能诊断。

2) 中型：患者嗜睡或昏迷，高热 39~40℃ 持续 4~5d，可有短暂抽搐，并有明显的脑膜刺激征。可有浅反射消失，脑神经麻痹或肢体运动障碍。多数患者在 2 周内恢复。

3) 重型：昏迷，持续高热 40℃ 以上，伴频繁抽搐。脑膜刺激征明显，病理锥体束征阳性，脑干受累者可出现呼吸障碍，部分患者亦可出现脑疝症状。此型患者病程较长，若能度过脑水肿期，多数患者可在 2~4 周后恢复，但多数在恢复期中出现精神、行为障碍和一定的神经系统体征。

4) 极重型：少见，占脑炎的 5% 左右。往往起病骤然，频繁抽搐，体温在 40℃ 或 41℃ 以上。患者昏迷，严重脑水肿和脑肿胀，抽搐极难控制，患者往往在发病后 1~2d 内因为呼吸衰竭或因脑疝而死亡。除上述四种典型类型之外，尚有少数表现脑干脑炎、脑膜脑炎或脊髓炎等不典型性临床症状者。

3. 实验室检查　周围血白细胞增多，一般在 $(10 \times 10^9 \sim 20 \times 10^9)$ /L 间，偶亦可高达 30×10^9/L

之多，以中性白细胞为主。脑脊液检查可见压力升高，白细胞数增多，达（$50 \times 10^6 \sim 500 \times 10^6$）/L，早期以中性粒细胞为主，4～5d 后转为淋巴细胞增多为主。脑脊液蛋白质、糖、氯化物含量正常或有轻度升高。

血清免疫学检测有诊断价值，IgM 型乙脑病毒抗体可于病毒感染后 5～7d 内出现阳性，并速达高峰，对乙脑的早期诊断有一定价值。

4. 诊断和鉴别诊断　根据典型的临床表现：急性起病的发热、头痛、恶心、呕吐、嗜睡、昏迷和抽搐等症状，伴脑神经麻痹和肢体瘫痪等体征，在 7～9 月季节发病及蚊子（特别是库蚊）好发地区发病者，应当首先考虑乙型脑炎之可能。应做脑脊液和血清学抗体检测予以确诊。但同时亦应考虑其他病毒脑炎，特别是单纯疱疹病毒脑炎、肠道病毒脑膜脑炎、恶性疟疾等可能。暑天尚应与中暑相鉴别。

5. 治疗　乙型脑炎患者的治疗可归纳为：降温、止惊、脱水和防止呼吸衰竭四个方面。

（1）降温：凡高热者应尽一切措施，包括化学、物理和药物等综合措施，将体温降至 38℃ 以下。反复抽搐发作者可考虑亚冬眠疗法，降低体温和降低脑细胞代谢。

（2）止惊：凡抽搐发作者应按癫痫发作治疗，可静脉推注地西泮 10～20mg，每分钟 2mg。若连续发作者可用地西泮 100mg 加于生理盐水 250mL 中静脉滴注。必要时，可加用苯妥英钠 250mg 加生理盐水 10～20mL 做静脉推注。亦可用 10% 水合氯醛 10～30mL 鼻饲或保留灌肠。

（3）脱水：颅内压增高的处理与一般相同，以 20% 甘露醇 250mL 静滴，短期内，每日可用 3～4 个剂量。急性脑肿胀和脑水肿期，在应用甘露醇同时，可加用地塞米松 10～20mg/d，分次静脉滴入。

（4）防止呼吸衰竭：凡有呼吸衰竭者，激素可加大剂量，亦可合用人体清蛋白等其他脱水剂。凡有严重呼吸道感染者除积极应用抗生素药物外，应尽早气管切开，加强引流。凡有呼吸麻痹和呼吸衰竭者应尽早应用人工辅助呼吸，保持呼吸道通畅。

中药板蓝根、大蒜和大小青龙汤，以及紫雪丹、安宫牛黄丸等均在脑炎治疗中具有特殊效果，可以酌情使用。

6. 预后　若能度过急性期的病者，多数预后良好。5%～20% 的病者残留不同程度的后遗症，肢体瘫痪、言语障碍和认知障碍为最主要表现。韩国和南亚资料显示，上述残留神经精神症状在发病后十年至数十年仍未完全康复。

二、疱疹病毒脑炎

过去的 50 年中，从各种动物身上分离出疱疹病毒 50 余种，与人类有关的是单纯疱疹病毒、水痘-带状疱疹病毒、巨细胞病毒和 EB 病毒，都属于 DNA 病毒。此组病毒的共同特点是：①通过接触黏膜表面传染，也可通过胎盘屏障或器官移植传播，巨细胞病毒及 EB 病毒亦可通过输血感染；②引起多种临床表现不明显或轻型感染，但严重者可致死；③感染后病毒终身寄生，在机体抵抗力降低、免疫抑制等情况下，寄生病毒可被再次激活，并导致各种疾病；④与肿瘤和脱髓鞘性疾病有一定关系。

（一）单纯疱疹病毒脑炎

自 1941 年从脑炎患者的脑中分离出单纯疱疹病毒以来，确立了本病的致病原。本病呈散发性，见于世界各地，无季节性倾向。可能是非流行性脑炎中最常见的病原。据统计占病毒性脑炎的 2%～19%，散发性坏死性脑炎的 20%～75%，且发病率有逐渐增高趋势。

1. 病因和病理　单纯疱疹病毒脑炎又称急性坏死性脑炎，由 DNA 疱疹病毒感染引起，该病毒可分为两个抗原亚型，即Ⅰ型和Ⅱ型。Ⅰ型病毒主要通过嗅神经和三叉神经侵入并寄生于半月神经节，发病时常选择性地损害额叶基底部和颞叶，以成人及少年儿童感染为多。Ⅱ型病毒主要见于新生儿，与生殖道的感染有关。

病理改变主要是脑组织水肿、软化、出血性坏死。这种改变呈不对称分布，以颞叶、边缘系统和额叶最明显，亦可累及枕叶。镜下见脑膜和血管周围有大量淋巴细胞形成袖套状，小胶质细胞增生，神经细胞广泛性坏死。神经细胞和胶质细胞核内有嗜酸性包涵体，包涵体内含有疱疹病毒的颗粒和抗原。

2. 临床表现　本病可发生于任何年龄。10 岁以下和 20～30 岁有两个发病高峰。本病临床变化很大，常急性起病。前驱期可有呼吸道感染、发热、乏力、头痛、呕吐等非特殊性症状以及轻度行为、精神或性格改变，症状持续1到数天，继之，出现神经精神症状。

单纯疱疹病毒脑炎的临床表现轻重差异很大，形式亦有不同。其主要临床表现有：①症状性癫痫，局灶性或全面发作。临床上可见突然跌倒后抽搐发作，继之意识丧失，数次抽搐发作后逐步意识转清，或连续多次发作，持续意识不清，昏迷。重症病者，癫痫发作呈持续状态，并因继发颅内压增高，出现脑疝而致死。癫痫发作频度随病情严重程度和积极治疗而异，一般可持续抽搐，昏迷一周至数周，重则可持续1个月至数个月，并残留严重后遗症。②精神症状，表现形式无固定模式，幻觉丰富、如幻嗅、幻视，呼喊别人名字、无目的的对话、大吵大闹、打人、骂人均很常见。多数精神症状丰富的患者不伴肢体瘫痪。③自动症和口周不自主运动，单纯疱疹病毒脑炎患者除丰富的精神症状、癫痫发作外，常可见摸索行为，口周掣动、咀嚼等不自主运动，有的患者还可出现吸吮等幼稚行为。除癫痫发作，精神异常和自动症等神经精神症状外，临床神经体征还可有颈项强直、失语、眼球同向凝视、瞳孔不等、偏盲、偏瘫、肌张力增高、反射亢进和病理征出现。32%的患者出现脑神经功能障碍，如眼球联合运动障碍、展神经麻痹等。部分患者在疾病早期即呈去大脑强直姿势，最后由于脑实质坏死、水肿，脑疝而死亡。有极少数病例经治疗后1~3个月又复发。约半数患者可残留癫痫、精神异常或认知障碍等后遗症。

新生儿单纯疱疹病毒感染，约80%由单纯疱疹Ⅱ型病毒所致。从分娩过程中经产道感染或胎儿期经产道上行性感染。分娩过程中感染的潜伏期为4~21d。常见受损部位是皮肤、肝脏、肺、脑等。神经方面表现为难喂养、激惹、嗜睡、局限性或全身性癫痫发作、囟门隆起、角弓反张、瘫痪、去大脑强直、昏迷。病死率高。胎儿早期的感染常造成畸形，如小头畸形、小眼球、颅内钙化等。Ⅱ型疱疹病毒寄生于骶神经节，主要的临床表现为神经根痛、腰背痛。近年来，有认为与复发性上皮细胞性脑膜炎有关。

3. 实验室检查　周围白细胞数增高，可达 10×10^9/L 以上。早期出现轻度中性粒细胞增多。脑脊液检查可见压力升高，白细胞数正常或增多。一般在 $(10 \times 10^6 \sim 100 \times 10^6)$ /L，以淋巴细胞为主，亦可以多形核增多为主者。部分患者可以见到较多的红细胞，$(50 \times 10^6 \sim 500 \times 10^6)$ /L。脑脊液糖含量正常。蛋白质正常或轻度升高，一般均低于 1.0g/L。脑脊液单纯疱疹病毒抗体检测可以阳性。当脑脊液中单纯疱疹病毒抗体滴度与血清该抗体滴度相近或大于血清抗体滴度时，有诊断意义。

脑电图检查可见 α 波节律消失，额、颞部出现高波幅的周期性棘波和慢波，偶可出现局灶性的三相波。头颅 CT 可见局灶性脑肿胀。头颅 MRI 在 T_1W 可见额叶或颞叶低信号，T_2W 则见高密度异常信号。部分患者头颅 MRI 不能发现异常信号。放射性核素检查，可见颞部受累区核素摄入增加，这种改变较 CT 异常为早。

脑组织活检，可应用抗病毒抗体与活检脑组织标本进行免疫荧光检测脑组织中单纯疱疹病毒抗原，还可用免疫酶点术检测脑组织中的特异抗原，为最终肯定诊断提供依据。

4. 诊断和鉴别诊断　根据急性起病，发热，意识障碍，伴或不伴抽搐，脑电图异常和头颅 CT 或 MRI 见到额、颞叶的炎症性异常信号，可做出临床诊断。脑脊液细胞数增多和抗单纯疱疹病毒抗体阳性，脑脊液细胞单纯疱疹病毒抗体分泌细胞检测阳性（HSV – IgG sereating cells），脑组织活检，单纯疱疹病毒抗原检测阳性为肯定诊断。然而，鉴于肯定病因诊断的检测方法限制，临床上仍为拟似诊断，必须与流行性乙型脑炎、肠道病毒脑炎、其他疱疹病毒脑炎和中枢神经其他炎性疾病相鉴别。

近年来，关于自身免疫性边缘叶脑炎、脑血管炎、炎性假瘤、弓形体虫病及淋巴瘤等的不断报告，特别是在过去诊断为单纯疱疹病毒脑炎患者血清中检测到抗 NMDA 受体、AMPA 受体、GABAα 受体等抗体阳性，这些结果为疱疹病毒脑炎致病的免疫病理机制提供了新思路。

5. 治疗　如下所述。

（1）抗病毒治疗：单纯疱疹病毒脑炎诊断一旦拟定，应立即进行抗病毒治疗。常用的抗病毒药物应用如下。

1）阿昔洛韦：亦称无环鸟苷（aciclovir）。按 5mg/kg 静脉滴注，1h 内滴入，每日 2 次；或 250mg 静脉滴注，每日 3~4 次，连续 10d 后改为口服，剂量为 0.2g，每日 5 次，5~10d 后改为 2~3 次每日。

用药时间不少于 4 周。

2）更昔洛韦（ganciclovir）：粉针剂，按 5mg/kg 静脉滴注，每日 2 次，每次滴注 1h，连续应用 2~3 周。

抗病毒药物有轻度肾功能损害和血小板减少的不良反应。用药中应当随访肝、肾功能和全血改变。

（2）脱水治疗：弥漫性脑肿胀和脑水肿者可应用地塞米松 10~20mg/d，或甲泼尼龙 1 000mg/d 冲击治疗，疗程为 7~10 天。同时应用 20% 甘露醇 125~250mL 静脉滴注，每日 3~4 次。严重者可应用人清蛋白和 IgG 静脉治疗，剂量为 0.4g/kg，每日 1 次，连续 5d 为 1 个疗程。

（3）中医中药：按中医学辨证论治的方法予以清热祛惊治则服用汤药。或服用安宫牛黄丸、紫雪丹等，每日 1 丸，不少患者有效。

6. 预后　单纯疱疹病毒脑炎，急性和暴发型者危险性大，病死率高，但轻型和中等严重者尤其自应用抗病毒药物以来，预后已大大改观，但仍有 1/3~1/2 患者遗留不同程度的后遗症（癫痫、偏瘫、痴呆等），需长期药物治疗和护理。

（二）带状疱疹病毒脑炎

带状疱疹病毒脑炎属 DNA 疱疹病毒，与水痘病毒一致，又称水痘—带状疱疹病毒。初次感染常见于儿童。病毒感染后以一种潜伏的形式长期存在于脊神经背根神经节或三叉神经节细胞内，当机体免疫功能低下时，如老年人，恶性肿瘤特别是淋巴瘤、白血病患者，较长期接受肾上腺皮质激素、免疫抑制剂治疗的患者，放射治疗的患者，艾滋病患者，潜伏的病毒可被激活并复制，沿感觉神经离心传到相应皮肤引起皮疹，或沿神经上行，进入神经系统引起脑炎或脑膜炎。

1. 临床表现　脑部症状一般在皮疹出现后 3~5 周出现，此时疱疹已消退，皮肤留有色素斑；少数患者脑损害可先于皮疹或与皮疹同时发生。常突然发生头痛、呕吐、发热、抽搐、偏瘫、失语以及精神异常、意识障碍。少数由烦躁不安、谵妄转为昏睡、昏迷甚至死亡。伴发脑干受累者可有脑神经麻痹、共济失调、病理征等。有报道，在眼部带状疱疹后发生迟发性同侧小脑症状或对侧渐进型偏瘫，CT 扫描提示在带状疱疹同侧的内囊部位有椭圆形、边界清楚的低密度区，大脑中动脉分布区有多灶性密度减低区。颈动脉造影显示大脑中动脉近端呈节段性串珠状狭窄，可能由于眼眶带状疱疹发展至颈内动脉虹吸部动脉炎造成大脑半球梗死所致。带状疱疹脑炎患者一般症状较轻，可以完全恢复，但老年人或三叉神经眼支感染侵犯眼球时可有严重并发症。

2. 实验室检查　脑脊液白细胞轻至中度增高，可达 $500 \times 10^6/L$，以淋巴细胞为主，蛋白质略升高，糖及氯化物正常。部分患者脑脊液中存在水痘-带状疱疹病毒抗体。

3. 治疗　带状疱疹病毒脑炎的治疗可参考单纯疱疹病毒脑炎的处理。阿昔洛韦（无环鸟苷）、阿糖腺苷以及转移因子和人血白细胞干扰素的应用可使症状减轻，病程缩短。

（三）巨细胞病毒脑炎

巨细胞病毒（CMV）感染普遍存在于世界各地，成人抗体的阳性率为 40%~100% 不等，多数是隐性感染。巨细胞病毒为叶片神经病毒，它对神经系统有直接破坏和间接破坏作用。直接破坏作用系指巨细胞病毒感染后直接进入细胞内，形成包涵体，并利用细胞内物质进行繁殖，直接导致宿主细胞的死亡。间接作用是指巨细胞病毒感染后通过细胞介导的免疫反应而引起神经细胞死亡，如巨细胞病毒的感染，激活 TNF-α 和 IL-6 分泌，IL-8 的分泌可以增加巨细胞病毒的复制，并刺激白细胞数的增加。巨细胞病毒的直接感染引起脑内血管内皮细胞，通过血-脑屏障并感染星形细胞，因此，感染巨细胞病毒后，颅内血管内皮细胞中常发现包涵体，或伴发血管壁炎性反应和血栓形成，脑实质中有不同程度的胶质细胞增生，特别是在包涵体周边的胶质细胞增生更为明显。巨细胞病毒的间接侵入是由于病毒感染脉络膜上皮细胞后，引起脉络膜的炎性反应，继发地植入到脑室周边和向内扩散，引起脑室周围的脑白质坏死，称为坏死性脑室炎。病理上可见室管膜表面有大量的巨噬细胞，炎性渗出，细胞坏死，偶可伴出血。

临床表现以发热及呼吸道、神经系统及血液系统的症状为主。急性感染者常可累及脑血管而发生闭

— 161 —

塞性脑膜血管病。体温可从低热到40℃，神经症状为嗜睡、昏迷、惊厥、运动障碍、脑性瘫痪，有时有脑积水、智能减退、视网膜脉络膜炎等。

脑脊液检查中单核细胞增多。尿沉渣中找到特征性含核内包涵体的巨细胞有助于诊断。应用荧光抗体可检测组织或脱落细胞中的抗原。由于IgM不能通过胎盘，因此新生儿脐带血抗体阳性即可诊断先天性感染。

抗病毒药更昔洛韦对巨细胞病毒效果较好。剂量为5mg/kg，静脉滴注，2~3周为1个疗程，急性感染者疗效较好。颅内感染者治疗效果较差，但伴血管炎者效果较好。

（四）Epstein－Barr 病毒脑炎

Epstein－Barr 病毒属疱疹病毒科γ疱疹病毒亚科，人们较早认识它是因为它与单核细胞增多症及鼻咽癌的发病有关。近年来，该病毒与神经系统疾病的关系备受人们注意，特别是中枢神经系统脱髓鞘性疾病及脑炎等的关系深感关切。E－B病毒感染通过软脑膜血管深入感染脑实质或经血管引起血管周围性脱髓鞘的机制不尽清楚。

临床上，急性EBV感染可出现癫痫发作、昏迷、人格改变、知觉异常、小脑共济失调和局灶性的脑干及大脑病变。这些并发症常在传染性单核细胞增多症临床起病后1~3周内发生，但也可出现在病程之前或病程中，或者有可能是急性EBV感染的唯一症状。发展为脑炎的患者在数天内常有发热和头痛。大多数患者为年轻人和大龄儿童。癫痫、昏迷以及其他弥散性脑部病变的表现可以不出现局部神经系统症状。但多数患者出现不同程度的局灶性神经症状和体征，如局灶性癫痫、轻度偏瘫、单瘫、锥体束征阳性等。E－B病毒脑炎可累及脑的任何部位，其中小脑最易受累，大多以步态异常起病，严重者亦可因小脑肿胀、颅内压增高和脑疝而致死。多数病者可出现精神症状、视物变形、体像改变和知觉异常；部分患者可有锥体外系的症状和体征，如齿轮状强直、手足徐动和舞蹈症等。E－B病毒脑炎是儿童和青年急性病偏瘫的常见原因，急性精神症状和短暂性遗忘症亦可能是E－B病毒脑炎的唯一神经系统表现。

E－B病毒的特殊并发症有急性导水管阻塞、抗利尿激素分泌异常综合征、Reye综合征等。

三、腮腺病毒脑炎

腮腺病毒脑炎系由流行性腮腺病毒感染所引起，该病毒属副黏病毒，主要感染腮腺，亦可感染附睾和中枢神经系统，产生腮腺病毒脑膜炎、脑炎。腮腺病毒的中枢神经感染，以脑膜炎最多见，亦有暴发性致死性脑炎。

腮腺病毒脑炎的发病机制尚不完全清楚。有的认为由病毒直接感染所致，有的认为系由病毒感染诱发脱髓鞘改变所致。

腮腺病毒脑炎多数在腮腺炎表现明显的时间发生，常表现为低热、厌食、乏力、头痛、耳痛和腮腺肿大。头痛和腮腺肿大往往同时出现，伴发脑膜炎者出现项强、恶心、呕吐，严重者意识不清、抽搐。体温可以高达39~40℃，持续3~4d。头痛、呕吐剧烈，持续48~72h。多数患者在体温降低后症状减轻。体温降低后症状不见减轻，又出现嗜睡、意识不清或抽搐，或有局灶性神经体征者，拟为腮腺病毒脑膜炎脑炎。腮腺病毒感染的临床病程为7~14d，伴发中枢神经感染时，病程延长至3~4周。

腮腺病毒脑炎的诊断依赖于有典型的流行性腮腺炎临床表现和头痛、呕吐、昏迷等神经症状，脑脊液细胞增多，有糖、蛋白、氯化物正常的实验室检查特点可予诊断，但应与其他肠道病毒脑炎、脑膜炎等相鉴别。

腮腺病毒脑炎的治疗以对症治疗为主。应用退热药，注意水电解质平衡，多饮水，保证足够的营养为主要治疗措施。中药牛黄解毒制剂可以试用。

腮腺病毒脑炎预后良好，病程自限，不留后遗症。死亡率在1.5%以下，罕见永久性后遗症。最多见的后遗症状为抽搐、人格改变、慢性头痛、听力减退，偶有脑神经麻痹、肢体无力、偏瘫等局灶性神经体征。偶有继发性阻塞性脑积水的报道。

四、狂犬病毒脑炎

狂犬病毒脑炎又称恐水病，是狂犬病毒所引起的传染病，因被病犬咬伤而感染。病毒经狂犬的唾液从伤口进入人体，沿脊神经背根进入中枢神经系统。若未经适当处理，经数月至数年的潜伏期后出现典型的狂犬病症状。近年来，国内大中城市中居民家养宠物非常普遍，我国已成为全世界狂犬病患者最多的国家，应引起广大医务人员的重视。

（一）病理

病毒沿周围神经的轴索向心性扩散，到达背根神经节后，即大量繁殖，然后侵入脊髓和整个中枢神经系统。病变最明显的部位是颞叶海马回、延髓、脑桥、小脑和伤口相应的脊髓节段和背根神经节。脑实质充血、水肿及微小出血。镜下可见脑及脊髓弥漫性充血、水肿，炎症细胞浸润和血管周围脱髓鞘变，神经细胞空泡形成、透明变性和染色质分解。80%的患者神经细胞质中有嗜酸性包涵体。电镜证明包涵体内含有杆状病毒颗粒。

（二）临床表现

本病潜伏期一般在 3 个月之内。半数在 1 ~ 2 个月，文献报道最长为数十年。典型发病可分三期。

1. 前驱期　在已愈合的伤口周围出现麻木、刺痛、痒及蚁走感，并有低热、食欲缺乏、头痛、周身不适等症状，持续 2 ~ 3d。

2. 兴奋激动期　高度兴奋、暴躁，出现反射性咽喉痉挛，饮水时明显加重，呼吸困难，极度惊恐，出现恐水、怕风、畏光，在看到水或听到水声、风声亦能引起咽喉痉挛发作。神志清楚，口涎增多，体温升高，脉搏加快，瞳孔散大，持续 1 ~ 2d。

3. 麻痹期　根据病毒侵入的途径，神经麻痹的临床表现可有两种形式。一种表现为肢体上升性瘫痪，酷似上升性运动性麻痹，表现为下肢远端，逐步累及躯干、上肢的肌无力，张力降低，腱反射消失，但感觉存在，病理征阴性，因此，又称为吉兰－巴雷型样上升性瘫痪。然而，肢体肌肉的麻痹仍会上升，累及呼吸肌、延髓肌而引起呼吸困难。另一种为脑干型，此时虽然没有痉挛或很轻痉挛发作，多数患者将出现昏迷、呼吸循环衰竭而死亡。

本病一旦出现神经症状，病程均无逆转可能，并且迅速发展，多数在一周内死亡，偶可达 10d 以上。

（三）实验室检查

血液中白细胞增加，可达 $(20 \times 10^9 ~ 30 \times 10^9)$ /L，以中性粒细胞为主。脑脊液细胞数增多，一般不超过 200×10^6/L，主要为淋巴细胞。蛋白质增加，糖和氯化物正常。

（四）诊断

根据有被病犬、病猫咬伤史，明确患者的典型恐水、畏光、流涎等症状，诊断并不困难。

（五）治疗

被狂犬咬伤后应及早接种狂犬病毒疫苗。目前国际上通用的狂犬疫苗有两种，即 Semple 疫苗和鸭胚疫苗（DEV）。目前国内采用 Semple 疫苗，在腹壁或肩胛下缘做皮下注射，严禁肌内或静脉注射。剂量为 1 ~ 6 岁 1mL，6 岁以上 2mL，每日 1 次。连续 14d 为 1 个疗程。伤口在颈部以上或伤势严重者可给 2mL，每日 2 次，7d 后改为每日 1 次。若能联合应用狂犬病毒血清则效果更好，一般剂量为 0.5mL/kg 肌内注射，伤情严重者可用 1 ~ 2mL/kg，此外，应积极处理伤口，做清创术。

五、慢病毒脑炎

慢病毒脑炎（slow viral encephalitis）系指由病毒直接感染后所引起的慢性弥漫性脑病，是中枢神经系统的一组难治性疾病，主要有进行性风疹病毒脑炎、亚急性硬化性全脑炎、进行性多灶性白质脑病等。

（一）进行性风疹病毒脑炎

进行性风疹病毒脑炎是一种非常罕见的缓慢进行性致死性疾病。自1974—1984年仅报道12例。

1. 病理　病理改变主要表现为脑膜和血管周围间隙的炎症以及脑组织的弥漫性萎缩，小脑萎缩严重。在大脑、小脑的实质内和小血管的壁上有广泛无定形嗜碱性沉积物，有时伴钙化。在脑组织中可发现风疹病毒。因此病理学上可根据无包涵体、有嗜碱性沉积物和严重的小脑萎缩与麻疹病毒引起的亚急性硬化性全脑类（SSPE）相鉴别。

2. 临床表现　隐袭起病，发病年龄在8～19岁，开始报道的9例均为男性。出现行为异常，学习成绩下降，智力进行性减退，动作笨拙。步态、躯体和四肢共济失调为本病突出的表现，癫痫发作常见，晚期发生痉挛性四肢瘫。其他有构音障碍、面肌无力和眼球运动障碍，尚可有视神经萎缩。病情进行性加重，经8～10年呈完全性痴呆和进行性痉挛状态。

实验室检查可见脑脊液中单核细胞增多，蛋白质增高，IgG明显升高，有寡克隆IgG带，提示中枢神经系统内有抗风疹病毒抗体。血清及脑脊液中抗风疹病毒抗体滴度明显增高。脑电图示背景活动为慢节律，无局灶性表现。CT检查示脑室扩大，特别是第四脑室，并有小脑皮质萎缩。

3. 诊断　根据母亲怀孕期有风疹病毒接触或感染史，或患者有明确的风疹感染史，以及以上临床表现和实验室检查，可做出诊断。

4. 治疗　主要是对症治疗，和SSPE相同。无特殊治疗方法可以中止疾病的进展。

（二）亚急性硬化性全脑炎

亚急性硬化性全脑炎（subacute sclerosing panencephalitis，SSPE）又称亚急性硬化性白质脑炎、亚急性包涵体脑炎。1933年由Dawson首先报道。本病见于世界各地，主要发生在儿童和青年，农村儿童较城市儿童发病率高，50%以上病例在2岁前曾有麻疹感染。虽亦可发生在接种过疫苗的儿童，但其发生率只及自然麻疹感染后的1/50～1/5。自患者麻疹感染到SSPE发病的潜伏期平均5～8年。

1. 病因和病理　本病与麻疹病毒的持续感染有关。患者血清和脑脊液中抗麻疹病毒抗体滴定度升高，用荧光抗体技术证明在神经细胞内存在麻疹病毒抗原。偶可从死者脑组织中分离出麻疹病毒。近年来用对麻疹病毒易感的指示细胞进行协同培养，已使病毒分离成功。神经细胞核中有特殊形态的包涵体。电镜检查见脑内包涵体呈管状结构，大小与麻疹病毒的核衣壳相当。用患者脑组织接种于动物，可使动物成功地感染。以上资料支持本病与麻疹病毒感染有关。

关于SSPE的发病机制曾有多种学说，但至今仍有不明确之处。有作者认为麻疹病毒初次感染时，病毒在机体内增殖而偶然发生变异株，或认为SSPE是由于机体对麻疹病毒发生不正常免疫反应所致。用电镜检查患者的脑组织发现麻疹病毒外，尚存在乳头状瘤病毒，因此提出两种病毒混合感染所致。麻疹病毒可使免疫细胞遭受破坏，影响了T细胞依赖性细胞的免疫功能，因而对麻疹病毒发生了细胞免疫的耐受性，致使病毒能够在脑内存活，造成对神经系统的进行性损害。综上多种学说，SSPE的发病可能与病毒的特点及宿主的免疫状态有关。

病理检查可见亚急性炎症变化，灰质和白质均受累。脑血管周围的淋巴细胞、巨噬细胞和浆细胞浸润，呈袖套状。灰质的炎性改变是非特异性的，神经元有严重丧失，伴明显的反应性胶质增生。在白质有星形细胞增多及神经胶质增生，并伴不同程度的髓鞘脱失。特征性的变化为电镜下可见神经节细胞、星形细胞及少突神经胶质细胞中有核内和胞质内包涵体存在，免疫荧光染色显示存在麻疹病毒抗原。一般认为，较慢性、病程较长的病例，有较多的白质髓鞘脱失，亚急性或病程较短者则包涵体显著。

2. 临床表现　起病年龄为2～20岁，平均7～8岁，以学龄儿童为最多见。男性略多于女性，为2.5：1～3.3：1。起病多呈隐袭进行性，偶有暂时缓解期。无全身性或中枢神经系统感染的临床表现。根据病程演变的特点，一般可分为四期。

（1）第一期：行为及精神障碍期，患者有性格和行为改变，情感不稳，记忆力减退，学习成绩下降，淡漠，嗜睡，幻觉。尚可有脉络膜视网膜炎，甚至失明。此期历时约数周至数个月。

（2）第二期：运动障碍期，一般为1～3个月。最重要的特征是肌阵挛抽动，每分钟4～12次，通常是头、躯干和四肢的突然屈曲运动，接着 1～2s 的缓慢放松期。发生在清醒时，尚可发生舞蹈样和手足徐动样姿态、震颤、半身狂跃运动或肌紧张不全、癫痫发作、共济失调。此外，由于脉络膜视网膜炎、视神经萎缩或皮质盲而致视力障碍。偶尔发生视盘水肿。

（3）第三期：昏迷、角弓反张期，表现为去大脑强直，阵发性角弓反张，伴不规则呼吸及自主神经功能紊乱症状，如体温波动、出汗异常、高热等，最终进入昏迷。

（4）第四期：终末期，大脑皮质功能几乎完全丧失并出现眼球浮动，肌张力低下，肌阵挛消失。

多数患者病情进行性加重，整个病程 9 个月至 3 年，最终因继发性感染、循环衰竭或营养不良、恶病质而死亡。亦有报道在病后 6 周就死亡或病程长达 10 年以上。长期存活者，约 5% 的患者有自发性的症状缓解。

脑脊液检查正常或轻微细胞、蛋白质升高，可见浆细胞和激活的淋巴细胞。大多数病例免疫球蛋白增高，主要是 IgG、IgM 增高，有寡克隆 IgG 带。血清、脑脊液中有高滴度的麻疹抗体。脑电图示特在低平的背景上间隔 4～8s，周期性地出现 2～3Hz 的高幅慢波，持续时间 0.5～2s。双侧对称，以枕顶部最为显著。该波在疾病第二期最显著，至第四期消失。早期脑 CT 及 MRI 正常，随着病情进展，可显示进行性皮质萎缩，脑室扩大和多灶性低密度白质病损。

3. 诊断　根据典型的临床病程，特殊的脑电图改变，脑脊液的细胞学检查，免疫球蛋白增高以及血清和脑脊液中抗病毒抗体的水平异常增高，可做出临床诊断。为进一步确诊可做脑活检，从脑组织中发现典型的包涵体、麻疹病毒抗原或分离出麻疹病毒。

4. 治疗和预防　主要是对症治疗，减轻肌阵挛及癫痫发作，加强护理，防止并发症。对疾病本身尚无特殊的治疗方法。曾用各种抗病毒药物、免疫抑制药或干扰素及转移因子，均不能肯定可影响疾病的自然过程。近年来有报道用肌苷治疗本病，特别对缓慢进展的患者似可延长生命，但确实的疗效尚待进一步研究。

预防本病最有效的方法是接种麻疹疫苗。

（三）进行性多灶性白质脑病

进行性多灶性白质脑病（PML）为一种少见的亚急性脱髓鞘疾病，1958 年首次报道至今已有许多报道，世界各地都有病例发生。

1. 病因和病理　本病为乳头多瘤空泡病毒（JC 病毒）感染引起，常在全身性严重疾病的基础上发生，特别是亚急性淋巴细胞增生性疾病，如慢性淋巴细胞性白血病、霍奇金病、淋巴肉瘤，单核 - 巨噬细胞系统良性疾病，如结核和结节病，以及癌症等。近来有报道发生于器官移植、长期使用免疫抑制剂者和获得性免疫缺陷综合征病例。电镜检查发现少突胶质细胞中有包涵体，直径为 33～45nm 的二十面体，与乳头多瘤空泡病毒颗粒相似，现已证实属多瘤病毒亚型，称为 JC 病毒。少数病例脑部已分离出此类病毒，并证明病毒直接作用于少突胶质细胞，破坏其所支撑的髓鞘，形成严重的脱髓鞘病变。因而认为本病系由于机体免疫功能低下，中枢神经系统慢病毒感染所致。

病理检查可见脑白质内有广泛性多灶脱髓鞘病变，以大脑半球为主，脑干及小脑亦可累及，轴突相对而言保持完整。病灶区少突胶质细胞及髓鞘脱失。病灶周围少突胶质细胞肥大，可见核内包涵体，系由大量乳头多瘤空泡病毒颗粒组成。

2. 临床表现　多见于成年男性，起病年龄 20～80 岁，多在 50 岁以上：起病无发热。大多数患者在原发疾病确诊后 2～4 年出现神经症状，进行性脑损害的症状有精神症状、偏瘫、四肢瘫、偏盲、皮质盲、共济失调、构音障碍、智能减退，最后成为痴呆。少数有癫痫发作、意识模糊，严重者昏迷。一旦出现神经症状后，病程迅速进展，平均 3～6 个月死亡，个别报道可有缓解。

脑脊液检查多数正常，偶可有轻度蛋白质增高或少量单核细胞。脑电图呈弥散性异常伴局灶性改变。CT 检查示白质内有多灶性低密度区，注射造影剂后无增强现象，无肿块效应；MRI 对特征性白质病损的发现更为敏感。

3. 诊断　根据在原有疾病基础上，经数年后迅速出现神经系统症状，结合实验室检查，可考虑本病诊断，然而只有脑组织活检才能做出肯定的诊断。

4. 治疗 以支持及对症治疗为主。加强护理，预防并发症的发生。

六、其他病毒的中枢神经感染

本节介绍了常见的一些中枢神经病毒感染，还有一些非常重要的或是随国际交流增多而传播或新变异型病毒引起的神经系统疾病，亦应引起重视。

（一）沙粒 RNA 病毒感染

沙粒 RNA 病毒可引起许多神经系统疾病，除众所周知的单孢病毒脑炎、HIV 等外，世界范围还有许多沙粒 RNA 病毒，例如流行于南美洲阿根廷、玻利维亚的流行性阿根廷出血热；在西非洲流行的拉萨热（Lassa fever）病毒每年致 5 000 多人的死亡。在美国则以淋巴细胞性脉络膜炎病毒（LCMV）最多见。

LCMV 是人、鼠共感染病毒，传染给人的主要宿主是仓鼠（pet hamster）。在动物中该病毒感染后引起一系列的细胞免疫反应，引起脑、视网膜、肝脏等病变。胚胎感染后则影响神经系统发育，产生一系列先天性发育异常。实验鼠的研究证明，该病毒感染引发的由 T 细胞介导的免疫反应和结构破坏是 LCMV 感染后的主要发病机制。

LCMV 急性感染的早期，特别是成年人的感染，可以没有症状，或出现轻度的一般症状，如头痛、发热、肌痛、咳嗽、项强等，少数儿童可有抽搐。少数可伴咽峡炎、附睾炎等。多数病者病程自限，持续发热数天至数周，脑脊液细胞数增多，超过 $1.0 \times 10^9/L$，持续 1 个月以上。慢性病者何时发病不清楚。儿童感染，特别是婴儿感染，常影响中枢神经发育，出现一系列发育异常，如小头畸形、脑积水、脑室扩大、脑室周边钙化、囊肿、小脑发育不全、视网膜变性等。临床表现为智能减退、抽搐、惊跳、共济失调、运动障碍和失明等。

LCMV 的诊断依赖于：①发热的病史，有脑膜炎表现；②脑脊液中淋巴细胞数的增多，细胞数在 $1.0 \times 10^9/L$ 以上，并持续大于 1 个月者；③脑脊液寡克隆区带（OB）阳性；④可除外腮腺病毒感染；⑤血清学检查示 LCMV 抗体滴度升高。

本病毒的成人感染预后良好。宫内病毒感染，特别是孕期和新生儿感染往往是神经先天性疾病的主要原因，预后差。

（二）新宿主、新病毒的中枢神经感染

（1）虫媒病毒脑炎：西尼罗病毒近年来在欧洲和美洲流行。该病毒抗体亦在我国脑炎患者中查到阳性结果。此外，切昆贡尼病毒、辛德毕斯病毒、东西方马脑炎病毒，均有在国内报道。Banna 病毒和我国的云南环状病毒等均已分离。有多种不明原因的脑炎，特别是在夏秋季节流行的脑炎均提示我国有多种新的虫媒病毒脑炎的存在与流行。

（2）尼帕病毒脑炎：1998 年和 1999 年在马来西亚和新加坡报道的发生于养猪场及其附近居民中的脑炎，共有 300 多例，死亡率高达 40%。2001—2004 年南亚有一次暴发流行，病死率高达 75%。该组病例表现为发热、意识障碍、偏瘫及抽搐发作，3 ~ 4d 后出现肌阵挛、腱反射减退、项强及小脑体征。头颅 MRI 检查可见皮质下和深部白质多发散在病灶，可以增强，皮质、丘脑、小脑亦可异常。脑脊液示无菌性脑膜炎样变。血清抗尼帕病毒 IgM 和 IgG 抗体滴度升高。该病毒的天然宿主是狐蝠和果蝠，它们与猪可互相传播，感染的猪可传播给人而致病。

（3）禽流感病毒与蝙蝠狂犬病毒：在欧洲和澳大利亚已报道了由蝙蝠狂犬病毒引起的病例。临床表现为脑干神经症状、共济失调和进行性瘫痪。头颅 MRI 显示脑干和小脑局灶性异常信号。血清狂犬病毒中和抗体阳性。

2010 年和 2011 年，国际神经病学联盟（WFN）发表全球简报，共有 1 000 多例感染禽流感病毒的神经并发症者，亦有少数死亡病例，但未有病理报道。

随全球化进展的加速，认识更多中枢神经病毒感染将有利神经病学的发展。

（戴　杰）

第二节 脑膜炎

一、病毒性脑膜炎

病毒性脑膜炎又名无菌性脑膜炎、虚性脑膜炎，系由多种病毒引起的一种脑膜感染，具有急性脑膜感染的临床表现，多无并发症。脑脊液白细胞增多，以淋巴细胞为主。病毒侵犯脑膜常同时侵犯脑实质者为病毒性脑膜脑炎。本病见于世界各地，约有2/3的患者已可确认为某种病毒引起。目前所知能引起脑膜炎的病毒包括：肠道病毒，柯萨奇 A、B 组病毒，ECHO 病毒，灰髓炎病毒，腮腺炎病毒，单纯疱疹病毒，水痘－带状疱疹病毒，虫媒病毒，传染性单核细胞增多症（EB）病毒，淋巴细胞脉络膜脑膜炎病毒，脑、心肌炎病毒，肝炎病毒，腺病毒。

以上诸病毒中以柯萨奇和 ECHO 病毒最常见。约50%的患者由该两组病毒所引起。

由肠道病毒引起的病毒性脑膜炎，发病高峰主要在夏季和早秋。腮腺炎病毒脑膜炎一般多见于冬、春季节，与腮腺炎同时流行。淋巴细胞脉络膜脑膜炎则以冬季较常见，而单纯疱疹脑膜炎无明显季节性。

（一）临床表现

不论何种病毒所引起的脑膜炎，其临床表现大致相同。通常急骤起病，有剧烈头痛、发热、颈项强直，并有全身不适、咽痛、恶心、呕吐、嗜睡、眩晕、畏光、项背部疼痛、感觉异常、肌痛、腹痛及寒战等。症状的严重程度随患者年龄的增长而加重，体温很少超过40℃，除颈强直等脑膜刺激征外，多无其他阳性体征。某些肠道病毒感染可出现皮疹，大多与发热同时出现，持续 4～10d。柯萨奇和 ECHO 感染，典型的皮肤损害为斑丘疹，皮疹可局限于面部、躯干或涉及四肢，包括手掌和足底部。ECHO 感染的皮疹为斑点状，易与脑膜炎球菌感染混淆。柯萨奇 B 组病毒感染可有流行性肌痛（胸壁肌）和心肌炎。

（二）实验室检查

血液中白细胞数大多正常，部分减少或中度增多。EB 病毒感染者的周围血液中可见大量不典型单核细胞。腮腺炎病毒感染，血清淀粉酶增高。脑脊液检查压力正常或轻度升高，色清，白细胞数增加，$(10 \times 10^5 \sim 1\,000 \times 10^5)$ /L；早期以中性粒细胞为主，数小时后主要为淋巴细胞；蛋白质含量增高，糖含量一般正常。但在腮腺炎和淋巴细胞脉络膜脑病毒感染时，糖含量可减少。

（三）诊断和鉴别诊断

根据发热、头痛、恶心、呕吐、肌痛、脑膜刺激征、血液和脑脊液的特征性改变，诊断一般并不困难，但病原学的诊断往往需从脑脊液中分离出病毒才可确诊。诊断时应与各种邻近脑膜的化脓性感染引起的脑膜反应，细菌性、结核性、真菌性脑膜炎，钩端螺旋体病脑膜炎，癌性脑膜病，单核细胞增多症等相鉴别。

（四）治疗

主要为对症及支持治疗。发热可用退热镇痛药。有明显颅内压增高者用甘露醇等脱水药。抗病毒药物，可参见本章疱疹性脑炎。中药大蒜注射液、银翘解毒片曾用于临床。急性期患者适当应用激素可能有缓解症状之功效。

本病为自限性疾病，多数预后良好，不留后遗症。若两周不能缓解者，需考虑其他疾病或病毒侵及脑实质之可能，应予以注意。

二、化脓性脑膜炎

化脓性脑膜炎是神经系统最常见的中枢细菌性感染。按照致病菌的种类，临床表现各有不同，其中最常见的致病菌是脑膜炎双球菌、肺炎双球菌及流行性感冒嗜血杆菌 B 型，其次是金黄色葡萄球菌、链球菌、大肠埃希菌、变形杆菌、厌氧杆菌、沙门菌、铜绿假单胞菌（绿脓杆菌）等。脑膜炎双球菌最常侵犯儿童，称为流行性脑膜炎，是儿童最常见的脑膜炎，但成人亦可发病。流感杆菌脑膜炎好发于6岁以下幼儿。肺炎双球菌脑膜炎好发于老年人及婴幼儿。大肠杆菌是新生儿脑膜炎最常见的致病菌。金黄色葡萄球菌和铜绿假单胞菌脑膜炎往往继发于腰椎穿刺、颅脑外科手术或开放性损伤之后。近年来，由于抗生素的广泛应用，典型的细菌性脑膜炎已经十分少见，治疗不彻底或不典型性化脓性脑膜炎渐为多见，应引起广大临床医师注意。特别应当指出的是，随着医疗技术的进步，抗菌药物的发展，院内医源性感染和混合感染已是细菌性脑膜炎的重要原因。

院内感染所致的细菌性脑膜炎常与开颅手术、导管引流及颅脑损伤有关。经流行病学研究结果显示：①开颅手术发生细菌性脑膜炎者为0.8%～1.5%。开颅手术后发生细菌感染者1/3发生于术后一周内，1/3发生在第三周，仅1/3发生于手术2周后。②脑室内引流，常用于颅内压增高、交通性脑积水的患者。脑室内引流患者中约有4%～17%的患者发生继发性细菌性脑膜炎，多数发生于内引流术后1个月之内。③脑室外引流，用于急性颅内压增高的抢救治疗。引流后发生细菌性脑膜炎的发生率约为8%，引流超过5d者感染率将进一步增高，因此脑室外引流的时间应当不超过一周为宜。④腰椎穿刺亦可引起继发性颅内感染，但发生率极低，约为数万分之一。腰椎穿刺留置引流，用于蛛网膜下隙出血的病者，引起继发颅内感染的比例较高，约为5%，多数发生在5d之内，因此建议腰椎穿刺的留置引流最长不要超过5d。⑤颅脑外伤，特别是伴有颅底骨折的闭合性颅脑损伤者，继发性细菌性脑膜炎为1%～4%。伴有鼻旁窦，特别是蝶窦的损伤并发颅内细菌感染的机会更大，可达颅脑损伤的1/4。开放性颅脑损伤继发细菌感染者为2%～11%。总之，颅脑损伤是继发颅内细菌感染的最重要感染途径。

医源性颅内细菌感染的病原学以葡萄球菌或革兰阴性的厌氧菌为最多见。颅底骨折者由鼻腔而入，以肺炎双球菌感染为多。

（一）病理

各种致病菌引起的急性化脓性脑膜炎的病理变化基本相同。早期软脑膜及大脑浅表血管充血、扩张，炎症沿蛛网膜下隙扩展，大量脓性渗出物覆盖于脑表面，常沉积于脑沟及脑基底部脑池等处，亦可见于脑室内。脓液颜色与致病菌种有关，脑膜炎双球菌及金黄色葡萄球菌脓液为灰或黄色，流感杆菌为灰色，大肠杆菌及变形杆菌呈灰黄色，铜绿假单胞菌（绿脓杆菌）则为草绿色。随着炎症的扩展，浅表软脑膜和室管膜均因纤维蛋白渗出物覆盖而呈颗粒状。病程后期则因脑膜粘连引起脑脊液吸收及循环障碍，导致交通性或非交通性脑积水。儿童病例常出现硬膜下积液、积脓，偶可见静脉窦血栓形成、脑脓肿或因脑动脉内膜炎而致脑梗死、脑软化。

显微镜检下可见脑膜有炎性细胞浸润，早期以中性粒细胞为主，后期则以淋巴细胞和浆细胞为主。常可发现病原菌。血管充血，有血栓形成，室管膜及脉络膜亦有炎性细胞浸润。脑实质中偶有小脓肿存在。

（二）临床表现

化脓性脑膜炎者大多为暴发性或急性起病。急性期出现全身症状，有畏寒、发热、全身不适及上呼吸道感染症状。头痛为突出的症状，并伴呕吐、颈项强直、项背痛或畏光等；精神症状常见，表现为激动、混乱、谵妄；以后发展为意识模糊、昏睡以至昏迷。然而，不同类型的细菌感染，其临床表现各不相同。

1. 双球菌脑膜炎　该类脑膜炎多见于儿童，特别是幼儿。其临床表现轻重不一，临床过程可分为3种类型，即普通型、暴发型和慢性败血症型。普通型约占全部病例的90%左右，但也有不典型病例。

（1）普通型：临床过程可分为上呼吸道感染期、败血症期和脑膜炎期。①上呼吸道感染期，除部分患者有咽喉疼痛、鼻塞、流涕等症状外，多数患者没有任何症状。②败血症期，30%～50%的病者没有脑膜炎症状，表现为头痛、发热、寒战、呕吐、全身乏力、肌肉酸痛、食欲缺乏、神志淡漠等毒血症状。约70%的患者在高热不久即出现大小不等的皮肤、黏膜瘀点、瘀斑，1～2mm，大的可达到1cm。

瘀点分布于口腔黏膜、胸腹壁皮肤，严重者瘀斑可扩大成大片，皮肤坏死。少数患者在出现皮肤瘀点前出现全身玫瑰色斑丘疹。部分患者还可出现唇周单纯疱疹，伴有严重中毒症状的此期患者可继发脾大。多数患者在1~2d内出现脑膜刺激症状而进入脑膜炎期。③脑膜炎期，多数患者急性起病，高热，全身或局部出现皮下瘀点，同时出现刺激症状。此期患者头痛剧烈，伴有频繁恶心、呕吐、血压升高、烦躁、重则抽搐、意识到不清。体格检查可见颈项强直，凯尔尼格征阳性，重则角弓反张。严重者昏迷或因颅内压增高出现脑疝而呼吸衰竭。若能有效积极治疗者，本期病者多数可在2~5d内逐步开始恢复，体温下降，瘀斑逐步消退，延迟诊断和治疗者，预后严重。

（2）暴发型：见于少数病例，以儿童为多。主要临床特征为突起高热、寒战、头痛、呕吐并迅速出现精神萎靡、意识混浊或抽搐。体检可见皮肤瘀点、瘀斑或皮片融合。此种典型症状被称为华－弗综合征（Waterhouse－Friderichsen's syndrome），是急性暴发性脑膜炎双球菌性脑膜炎的极严重综合征，除高热和皮疹外，多数患者无脑膜刺激征。脑脊液检查压力升高，但细胞数正常或轻度增多。血培养可以阳性，瘀点涂片可见革兰阴性双球菌。若不能及时诊断和治疗，此组病例常因并发中毒性休克而死亡

（3）慢性脑膜炎双球菌脑膜炎：表现极不典型。病程可连续数个月，反复发作，表现为间歇性畏寒、发热，每次发作持续12h后缓解，间隔1~4d后又可再次发作。发作时皮肤可以出现皮疹，以红色斑丘疹为多见，亦可出现瘀斑、脓疱疹、结节红斑样皮疹以及腕、膝等关节酸痛。体温曲线酷似疟疾。发热期血培养可能阳性。少数患者可继发其他细菌的化脓性脑膜炎和心内膜炎。

2. 肺炎球菌性脑膜炎（pneumococcus meningitis）　该类脑膜炎呈散发性，多见于婴儿及老年患者。50%以上的患者继发于肺炎球菌性肺炎之后，绝大多数于肺炎后7~10d内逐步出现脑膜症状。本病起病急，常有高热、头痛、呕吐和不同程度的意识障碍，胡言乱语，谵妄昏睡或昏迷。半数以上患者可有脑神经受累症状，最常见的依次为展神经，面神经，动眼神经和滑车神经麻痹。有明显的颅内压增高和脑膜刺激症状。婴儿患者常表现为抽搐、嗜睡、烦躁、厌食和呕吐，反应特别敏感，突然尖叫，两眼发呆，重则角弓反张。老年患者则深睡，精神紊乱或抽搐发作。

反复多次发作（数次至数十次）的复发性脑膜炎是本病特征之一，绝大多数由肺炎球菌引起，发作期间为数个月或数年。反复发作的原因为：①脑脊液鼻漏；②先天性缺陷（如先天性筛板裂、先天性皮样窦道、脑膜或脊髓膜膨出）或后天性颅骨损伤；③脑膜旁感染病灶如慢性乳突炎或鼻窦炎的存在；④儿童脾切除术后；⑤宿主免疫功能缺陷（如先天性免疫球蛋白缺乏症），应用免疫抑制剂等；⑥脑脊液极度黏稠，易形成粘连及脓性包裹，影响药物疗效。

由于炎症渗出和渗出物中的纤维蛋白含量升高，慢性患者常可出现脑膜粘连。粘连既可引起多脑神经损害，亦可继发硬脑膜下积液、积脓、阻塞性脑积水，可继发脑血管闭塞、偏瘫、失语乃至共济失调等症状。

3. 葡萄球菌性脑膜炎　该病以金黄色葡萄球菌性脑膜炎最为多见，偶见表皮葡萄球菌，是严重的化脓性脑的主要原因之一。多见于新生儿和成年糖尿病患者的继发感染。主要临床表现为：急性起病，除有或无局部葡萄球菌感染灶之外，一般均有明显的全身中毒症状，如高热在39℃以上，呈弛张热，伴或不伴畏寒、关节痛，肝、脾大，严重者伴感染性休克。神经系统表现为头痛、呕吐、畏光、眩晕、精神异常、激惹不安或精神淡漠、嗜睡，重则昏迷。神经系统体格检查可见项强、凯尔尼格征阳性等。未作积极有效治疗者，常可早期继发颅底粘连，出现多脑神经麻痹和颅内压增高，或继发脑内感染、脑脓肿或脑病而长期意识不清，重则继发脑疝而死亡。鉴于金黄色葡萄球菌脑膜炎常有全身或局部葡萄球菌感染的征兆，因此，脑膜炎的症状常为继发于全身败血症或脓毒血症之后。此组病者若不及时积极治疗常可继发脓毒症性脑病（septic encephalopathy），残留严重后遗症。

4. 流感杆菌性脑膜炎　多见于3岁以下的儿童，成人极为少见。亦见于免疫力降低的头颅外伤、中耳炎、鼻房窦炎的成年人患者。主要临床表现为，前驱症状较轻，以上呼吸道感染症状为多。成年患者常为突然头痛发热，在7~10d后出现项强、嗜睡或伴恶心呕吐，或伴抽搐。在追问病史和体格检查中可发现中耳炎或副鼻窦炎，或有头颅外伤或颅脑手术史。暴发病例中前驱症状不明显，可迅速出现高热、抽搐和昏迷，在数天内死亡。流感杆菌性脑膜炎患者常留后遗症，50%的患者残留不同程度的并发

症，其中30%的患者可并发硬膜下积液、脑积水、脑脓肿等，其中以硬膜下积液占多数。临床过程中有下列情况者应考虑并发硬膜下积液可能：①积极而合理治疗4~7d后，脑脊液中细胞数已经好转而体温不退或退而复升者；②一般临床好转后，患者出现不明原因的呕吐、抽搐等神经症状者；③婴儿患者的脑脊液检查已经正常，但囟门却明显隆起，并有呕吐、厌食者。此型细菌感染的脑膜炎常留较多的神经后遗症，如共济失调、失明，耳聋、智能减退甚至瘫痪。

5. 铜绿假单胞菌性脑膜炎 铜绿假单胞菌是一种条件致病菌，仅当机体免疫功能降低或颅脑、脊柱手术或腰椎穿刺等检查时，污染手术野和创口后才能进入中枢神经系统而致病。近年来，由于免疫抑制剂的广泛应用，抗肿瘤药物以及 HIV 的感染等因素，条件性致病菌的中枢神经感染亦渐有增多。铜绿假单胞菌、变形杆菌等条件致病菌性脑膜炎尤为多见。主要临床表现与其他脑膜炎的表现没有区别，均以发热、头痛、呕吐和脑膜刺激症状等为表现，但是铜绿假单胞菌常继发于：①耳、乳突、鼻旁窦感染的扩散；②头颅外伤，颅脑手术后；③脊柱手术，椎管内手术，腰椎穿刺；④脑室引流；⑤肺部感染，心内膜炎，尿路感染；⑥褥疮等其他部位的铜绿假单胞菌感染。铜绿假单胞菌性脑膜炎患者较少急性发病，常表现缓慢起病，病程迁延，38~39℃高热。晚期病者逐步出现意识丧失或弥漫性脑病。有时起病隐匿，缺乏系统的症状和体征，造成诊断和治疗的延误。铜绿假单胞菌性脑膜炎患者预后差，死亡率在60%以上。

6. 肠杆菌脑膜炎 系指由大肠杆菌、变形杆菌、克雷白杆菌等肠道杆菌引起的脑膜炎。2岁以下的儿童以大肠杆菌最为多见。成年人常发生于基础疾病的晚期；妇女患者常由产前、产时的感染，产生产褥热或大肠杆菌败血症及脑膜炎；中耳炎、胆脂瘤性中耳炎和乳突炎者最易继发大肠杆菌、变形杆菌的继发感染而发生脑膜炎。大肠杆菌脑膜炎早期和轻型的病例，炎症主要表现为脑及脑膜表面的炎性渗出，随病程的发展逐步漫及大脑表面、基底部及脊髓，并累及脑血管和脑神经，引起颅内压增高和多脑神经麻痹。由于大肠杆菌性脑膜炎极易并发脑室炎，引起严重后遗症，因此，脑室穿刺往往是治疗本病的重要手段。凡具下列体征时，可考虑脑室穿刺：①头颅 CT 或 MRI 提示脑室扩大；②常规抗菌药物治疗后，临床效果不佳，并有严重脑组织受压证据，如呼吸困难、意识不清；③脑脊液培养阳性；④伴发中枢神经先天畸形。大肠杆菌脑膜炎临床过程虽不凶险，但并发症多，后遗症多，往往预后较差。

细菌性脑膜炎的临床表现虽然随不同病原菌的发病年龄和转归有些差异，但其共同特点为发热、头痛、恶心、呕吐、颈项强直和抽搐。若不能及时治疗均可并发颅底粘连，产生颅内压增高和多脑神经麻痹，继之产生脓毒血症性脑病而长期意识障碍，或残留严重神经精神症状。

（三）实验室检查

周围血检查均可见白细胞总数增高，达（10×10^8 ~ 20×10^8）/L。以中性粒细胞增高为主，恢复期的白细胞数可以降低。脑脊液检查可见白细胞增多，数千只至万只均可能。大肠杆菌脑膜炎可见脑脊液混浊，呈米汤样；铜绿假单胞菌性脑膜炎可呈草绿色。脑脊液压力增高，色浑浊或呈脓性，细胞数增多，在（10×10^6 ~ 100×10^6）/L，甚至更高，以多形核细胞为主，有时脓细胞聚集呈块状物，此时细胞培养、涂片阳性率高。蛋白质含量增高可达 1.0g/L；糖含量降低，可低至 0.5mmol/L 以下，甚至为"零"。氯化物含量亦下降。50%的病例可在脑脊液中找到致病菌。脑脊液中 pH 降低，乳酸、乳酸脱氢酶、溶菌酶的含量以及免疫球蛋白 IgG 和 IgM 明显增高。乳酸的增高亦是细菌感染的重要证据之一。

头颅平片检查是寻找化脓性脑膜炎感染原的重要途径，常可见副鼻窦炎、中耳炎等影像学证据。头颅 CT 是早期发现交通性脑积水、脑室扩大以及发现继发性颅内脓肿的重要手段。脑膜炎病者的脑电图检查没有临床意义。

（四）诊断与鉴别诊断

根据发热、头痛、脑膜刺激征，脑脊液中以多形核白细胞增多为主的炎症变化，可予诊断。但需与病毒性、结核性及真菌性脑膜炎、脑炎、脑病、脑肿瘤、蛛网膜下隙出血以及其他疾病引起的昏迷相鉴别。脑脊液中糖含量降低，乳酸、乳酸脱氢酶、溶菌酶的含量增高和 pH 降低，可与病毒性脑膜炎鉴别。细胞数增多，以多形核细胞为主，对鉴别结核性与真菌性脑膜炎有帮助。但在疾病的早期，婴幼儿或老年，以及经过部分治疗的化脓性脑膜炎患者，其脑脊液的改变不典型，往往给诊断带来困难，常需反复多次脑脊液检查以明确诊断。具有下列标准，可作为急性化脓性脑膜炎的诊断：①脑脊液的革兰染色细菌涂片，细菌培养阳性或乳胶颗粒凝集试验检测抗原阳性；②脑脊液细胞数增高，达 $1 \times 10^9/L$ 以上，其中 60% 为多形核白细胞；蛋白质升高在 1 200mg/L 以上和糖浓度降低，脑脊液/血液的糖浓度小于 0.3 为异常。70% ~80% 的细菌性脑膜炎患者脑脊液中可以查到细菌，细菌培养的阳性率在 80% ~90%，但是慢性化脓性脑膜炎者常常培养阴性。近年来，根据血浆中原降钙素（procalcitonin）水平的升高可为细菌性与病毒性脑膜炎提供鉴别诊断。

（五）治疗

化脓性脑膜炎的治疗包括病因治疗和并发症的治疗两大方面。

1. 病因治疗　凡化脓性脑膜炎诊断一旦成立，均应积极地选择有效的抗生素进行病因治疗，治疗的积极性与准确性直接与患者的预后相关。因此，诊断一经确立，按病原菌选用抗生素。如病原菌未明确者，应选用广谱抗生素，并按一般发病规律选用药物。首先经静脉给药，使其血浓度短期内明显升高，脑脊液中相应达到较高的药物浓度。某些抗生素经静脉给药不能通过血－脑屏障，可作鞘内注射或脑室内给药，但应注意药物剂量、稀释浓度、注射速度及间隔时间。然而，临床实践中，常常不能立即明确病原菌，因此，治疗中必须分为病原菌明确前和明确后的两种治疗方案。

（1）常规的抗生素选择原则：①新生儿：选用头孢噻肟钠（cefotaxime sodium）、氨苄西林（ampicillin）；②婴儿和儿童：选用第三代头孢菌素；③成人：原来健康和社区获得性感染者，选用第三代头孢菌素，加用氨苄西林；外伤后或颅脑手术后感染者，选用万古霉素（vancomycin）加用头孢类抗生素或美罗培南（meropenem）；④老年，免疫能力差者，选用氨苄西林加用头孢拉啶；脑膜炎并发短路引流者，选用万古霉素加头孢菌素或美罗培南。

（2）已知病原菌者的药物治疗

1）脑膜炎球菌性脑膜炎：鉴于我国所流行的 A 群菌株，大多对磺胺药敏感，仍为首选药物。磺胺嘧啶的脑脊液浓度为血浓度的 40% ~80%。首次剂量 50 ~100mg/kg，静脉缓慢注入；以后每日 80 ~160mg/kg，分 4 次口服或静脉内注入，同时给予等量碳酸氢钠和足够水分。如治疗后 48h 症状无减轻，体温不下降，则需及时改药。国外由于大多为耐磺胺的 B 群及 C 群菌株流行，故以青霉素为首选药物。对暴发型流脑，宜用大剂量青霉素 G（20 万 ~30 万 U/kg，儿童 10 万 ~25 万 U/kg）或（和）氯霉素联合应用。氯霉素易透过血－脑屏障，其脑脊液浓度为血浓度的 30% ~50%；成人每日 50mg/kg，分次静脉滴注，应密切注意对骨髓的抑制作用。亦可用氨苄西林，剂量为 150mg/kg，分次静滴。

2）肺炎双球菌脑膜炎：50% 发生在急性大叶性肺炎恢复期。若青霉素敏感者首选青霉素 G，用量为 2 000 万 U/d，分次静脉滴注，2 周为 1 个疗程。青霉素耐药（MIC 为 0.1 ~1.0μg/mL）者，选用头孢曲松（ceftriaxone），2.0 ~4.0g/d，分 2 次静滴；或头孢噻肟钠（cefotaxime）2.0g，每日 2 ~3 次；或头孢吡肟 4.0g/d，分 2 次肌内注射。当青霉素 MIC >1μg/mL 时，选用头孢曲松或头孢噻肟或头孢吡肟加万古霉素或利福平。

3）金黄色葡萄球菌脑膜炎：目前认为 90% 以上的金黄色葡萄球菌对青霉素 G 耐药。甲氧苯青霉素的蛋白质结合率低于其他半合成青霉素，所以较易透入脑脊液，可作为首先药物，剂量为 12g/d，分次肌内注射或静脉滴注，4 周为 1 个疗程。青霉素过敏者可用万古霉素，剂量为 5g/d。杆菌肽对葡萄球菌有高度活性，使用时耐受性好，成人常用量为 5 000U，鞘内注射，每周 2 ~3 次。

4）流感杆菌脑膜炎：以氨苄西林或氯霉素作为首选药物，剂量同前。近年来，国外建议首选头孢噻肟或头孢曲松，剂量如肺炎球菌。

5）肠道革兰阴性杆菌脑膜炎：该组脑膜炎在成人中占 22%，以大肠杆菌多见，其次为肺炎杆菌、铜绿假单胞菌。治疗方案见表 7－2。

表7-2 革兰阴性杆菌脑膜炎抗生素的选择

菌种	常用方案
大肠杆菌	氨苄西林＋庆大霉素（或卡那霉素）或妥布霉素
肺炎杆菌	头孢噻啶＋庆大霉素（或卡那霉素、阿米卡星、妥布霉素）
铜绿假单胞菌	羧苄西林＋庆大霉素（或阿米卡星）、多黏菌素B
变形杆菌	氨苄（或羧苄）西林＋卡那（或庆大）霉素
产气杆菌	头孢噻啶＋庆大霉素
沙门菌属	氨苄西林或氯霉素
沙雷菌	氨苄西林（或氯霉素）＋庆大霉素（或卡那霉素）
粪产碱杆菌	氯霉素（或多黏菌素B、E）

2. 对症治疗 如下所述。

（1）肾上腺皮质激素：在应用大剂量抗生素的同时，静脉滴注5mg/d的地塞米松，对减少颅内粘连，减少脑积水和脑膜增厚等均有远期效果。

（2）20%甘露醇：400～600mL/d，分次静脉滴注，对急性颅内压增高者有改善症状之作用。

3. 脑室引流 脑膜炎后期，继发交通性脑积水或阻塞性脑积水者，均可选择脑室外引流或脑室体内引流。

（七）预后

化脓性脑膜炎的预后依赖于诊断的早期确定和及时、足量以及合理的抗生素应用。若能早期合理和足量地应用抗生素，多数患者预后良好；抗生素选择不当，疗程不足等易使病程转化为慢性化脓性脑膜炎，并继发脑神经麻痹、交通性脑积水、偏瘫、共济失调、癫痫等后遗症。急性病期未作积极治疗者亦可继发化脓性脑炎和脑脓肿等。

三、结核性脑膜炎

结核性脑膜炎（tuberculous menigitis）是由结核杆菌感染所引起的非化脓性细菌性脑膜炎。近年来，由于广谱抗生素的应用和公共环境及社会竞争激烈等综合因素，结核病包括结核性脑膜炎的发病似有增加趋势。结核性脑膜炎可伴或不伴全身结核如粟粒性肺结核、淋巴结核、骨关节结核等。据WHO的统计，全球约有1/3的人已经感染了结核菌，每年约有800万新结核患者发生，约有300万结核患者死亡，2000年，因结核病死亡至少350万人。在发达国家大部分感染人口是老年人，是以前形成的感染，而发展中国家的感染人口以青壮年为多，因此今后的发病将集中在生产能力最强的青壮年。总的来看，结核疫情以非洲最严重，其次是东南亚和西太平洋地区，再次为中南美洲国家和东地中海地区，而欧洲和其他发达国家为最低。

我国的结核疫情不容乐观，1990年抽样调查，肺结核患病率为523/10万，估算全国患者约600万人，痰液涂片阳性患病率134/10万，全国感染性患者约150万，结核死亡率21/10万，每年结核患者死亡约23万。其中结核性脑膜炎病死率为20%～30%。

（一）病因和发病机制

结核菌在分类上属于放线菌目、分枝杆菌科、分枝杆菌属。包括人型、牛型、非洲型和鼠型4类，过去的鸟形结核菌现划为非结核性菌第3组。实际上中枢神经系统的结核感染几乎都是由人型结核菌引起的，牛型结核很少见，其他分枝杆菌引起的感染也很少见。

结核菌细长而稍弯，约0.4μm×0.4μm，两端微钝，不能运动，无荚膜、鞭毛或芽孢，属需氧菌，天然寄生于人类。结核菌不易染色，但经品红加热染色后不能被酸性乙醇脱色，故称抗酸杆菌。电镜下结核菌细胞壁厚约20nm，其表层粗糙，伴有横式排列的绳索状皱褶物。胞壁上有不同的噬菌体受体，据此人型结核菌可分为4型。胞质外紧包一层质膜。胞质内分布大小不等的糖原和多磷酸盐等颗粒，大颗粒常位于两端。颗粒的大小及多少依菌株或培养条件而异。胞质中的间质呈膜样结构，由质腹内陷折叠而成，可能与细胞壁合成、核质分裂、细菌呼吸等功能有关，应用卡那霉素后可见撕裂，甚至缺损。细胞核发为高度盘旋的 DNA 纤维，无核膜和核仁。

结核菌的培养生长缓慢，人型结核菌的体外培养至少需 2~4 周才可见菌落。经抗结核药物作用后，细菌活力显著减弱，需 6~8 周，甚至 20 周才能出现菌落。结核菌培养生长缓慢的原因，长期认为是由结核菌胞壁的疏水性使营养物质不能渗入所致，近年研究认为，主要是由于 DNA 合成所依赖的 RNA 聚合酶在结构上的异常所致。此外，结核菌的生长速度还与氧供有关。

结核菌菌体的化学成分十分复杂。首先，它含有大量的类脂质，占菌体干重的 20%~40%，主要分布于结核菌的胞壁中，它具疏水性，对环境有较强的抵抗能力。类脂的成分有磷脂、脂肪酸和蜡质三种，它们都与蛋白或多糖相结合。磷脂能增强菌体的致敏作用，脂肪酸中的结核菌酸有促进结核结节形成，蜡质中分枝菌酸与抗酸性有关。第二，结核菌中含有多种蛋白，约占菌体干重的 50%，构成菌体和核质。结核蛋白是变态反应的反应原。结核菌素的主要成分为结核蛋白。第三，除类脂蛋白之外，结核菌中尚存在糖原或多糖体，它们多数与脂质一起缩合存在于胞壁中，构成免疫反应的抗原物质。此外，结核菌中也含其他的矿物质和维生素。

自从用抗结核药物治疗结核菌感染以来，很快即发现有耐药结核菌的存在。目前耐药结核菌可分为三型：①原发性耐药，见于从未接受过抗结核药物的结核患者，结核菌株对一种或多种抗结核药物耐药，由耐药结核菌传播引起，耐药菌来自以往未经合适治疗的结核患者；②获得性耐药见于初始对抗结核药物敏感的结核病，在治疗过程中发展为耐药，多数是治疗不足所致；③继发性耐药指以往经过抗结核药物治疗后出现的耐药，包括既有原发又有获得性耐药的患者。多种利药结核菌指在体外至少耐异烟肼及利福平的结核分枝杆菌菌株。

在全世界范围内，结核杆菌的耐药性已越来越普遍。在美国，肺结核中结核杆菌的耐药性已从 20 世纪 60 年代的 2% 增长到 90 年代的 9%。我国各地差异较大，在 10.4%~53.8%，平均 31.9%，且呈上升趋势。

中枢神经系统的结核菌感染与全身其他部位的感染一样，均由呼吸道传入结核杆菌的微粒后，结核杆菌在 2~4 周内播散到全身各大器官，并激活细胞免疫反应，病原体可以被激活的巨噬细胞消灭，形成结核结节。结核结节由大量巨噬细胞、淋巴细胞聚集而成，中心形成干酪样坏死。结核结节的大小和炎症反应的程度与机体的免疫力和遗传因素有关。当机体免疫能力降低时，结节中心形成干酪样坏死，病原体迅速增殖，并导致结核结节破裂，释放结核杆菌及其毒素。当此过程发生于脑膜时，则产生结核性脑膜炎。多数情况下，颅内的结核感染均由血液播散所致；少数颅内结核系由邻近组织，如内耳、乳突或脊柱的感染所继发。中枢神经内结核感染后的症状，依赖于结核感染的部位，感染于脑膜、蛛网膜下隙者为脑膜炎；位于脑实质深部或脊髓膜则可形成结核球或结核性肉芽肿。

（二）病理

结核性脑膜炎病理改变包括脑膜、脑血管、脑实质。最初的病理变化是在蛛网膜下隙产生一层厚的结核性渗出物，有时渗出物靠近破裂的结核结节，在脑底部渗出往往最明显，但并不靠近破裂的结核结节。若渗出物围绕脚间窝，包裹视神经交叉并扩散到脑桥和小脑。渗出物经常进入侧裂，但却很少包绕大脑半球。在侧脑室中，类似的分泌物经常覆盖脉络丛。渗出物为凝胶状且常呈结节样，显微镜下，可见多形核成细胞、红细胞、巨噬细胞和纤维组织，随着病程的发展，淋巴细胞较为突出，病程后期出现成纤维细胞和组织连接成分。渗出物可以形成典型的结核结节或大片的干酪样坏死。渗出物中可找到分枝杆菌，数量不一。

闭塞性血管炎系由结核性脑膜炎的渗出物侵犯和累及血管后所引起，表现为血管内膜增厚，血管闭塞，以中等大小到小动脉最易受累。毛细血管和静脉亦可累及。显微镜下，可见血管外膜有大量的结核渗出物附着类上皮细胞、结核结节、干酪样坏死，有时可见结核杆菌群落。血管内层也可受到类似的影响，或发生纤维蛋白样透明变性，反应性内皮下细胞增生可以堵塞管腔。因此，缺血性脑梗死是结核性动脉炎的常见并发症。脑积水是结核性脑膜炎患者非常常见的病理特征，由炎性渗出物沉积于大脑导水管或孟氏孔，引起脑脊液循环的不通畅，继发脑室扩大和阻塞性脑积水。渗出物在颅底引起粘连，除引起脑脊液循环障碍外，还可引起多脑神经的粘连，特别是展神经、面神经以及后组脑神经的粘连而产生多脑神经麻痹。

渗出物、血管炎和脑积水都会影响脑实质。渗出物附近的组织反应包括脑组织软化、星形细胞、小胶质细胞和弥散的炎症反应。渗出物附近血管血栓形成，脑组织片状出血和梗死。渗出物所引起脑血管的病理改变也可以引起病灶远处的脱髓鞘性改变，或血管源性脑白质病变而致脑病。

（三）临床表现

各年龄段均可发病。往往起病隐匿，轻度到中度发热，主诉头痛、嗜睡或不同程度的意识障碍。继之出现颈强直、克尔尼格征（克氏征）阳性等脑膜刺激症状，此时可出现不同程度的脑神经麻痹和肢体运动功能异常。随着疾病进展，可出现抽搐、昏迷以及严重的神经功能障碍。儿童病者，常以恶心、呕吐和行为异常等症状起病。大样本资料分析结果提示：头痛为主诉起病者占35%。3岁以下的儿童则以便秘、食欲缺乏为主诉者多见。抽搐亦是儿童结核性脑膜炎的首发症状，整个病程中约有50%的儿童可有癫痫发作，但因癫痫而入院者仅为10%～20%。儿童患者的既往结核病史常不明确，约有一半以上的儿童找不到明确结核病接触史。有人认为结核性脑膜炎的起病与儿童麻疹、百日咳、预防接种、头颅外伤等因素有关，但尚无法证实。儿童患者结核性脑膜炎的发展迅速，一旦起病，病程发展迅速，常在3周内发展到严重的临床症状。

成年人结核性脑膜炎的临床表现很不典型，症状可在感染后数天、数周、数个月甚至数年后才发病，但多数在感染后数周开始出现临床症状。20%的患者既往有结核病史。成人结核性脑膜炎的症状较儿童多而重。50%～70%的患者主诉头痛，但轻重不一，一般不伴恶心、呕吐。常有情感淡漠、意识模糊和行为异常。第三期的结核性脑膜炎患者常可出现局灶性神经症状和体征，30%以上的患者可出现单侧或双侧的脑神经麻痹，以第Ⅵ对脑神经（展神经）最多见，其次是第Ⅲ、Ⅳ、Ⅶ对脑神经，偶亦可累及第Ⅱ、Ⅷ、Ⅸ、Ⅺ、Ⅻ对脑神经。由于大脑血管病变的存在，可出现大脑中动脉主干或内侧豆纹动脉、丘脑穿支动脉的闭塞而出现肢体偏瘫、抽搐、偏侧投掷动作、舞动等症状，亦可出现肌阵挛和小脑共济失调等症状。这些症状和脑血管并发症，儿童结核性脑膜炎患者较成年人结核性脑膜炎病者更为多见。第三期脑膜炎患者常可出现颅内压升高，眼底检查可见明显眼底视视神经盘水肿，脉络膜层黄色的结核结节，边缘不清，在粟粒性肺结核患者中多见，其他病例较少见，少于10%。

（四）实验室检查

周围血液的常规检查显示，白细胞数正常或有轻度升高。血液生化检查亦无临床意义。若伴严重恶心、呕吐者可能出现低钠、低氯等电解质失衡改变。

1. 脑脊液检查　脑脊液检查是结核性脑膜炎的主要实验室指标。腰椎穿刺可见脑脊液压力升高，50%以上的成年人或70%的儿童结核性脑膜炎病者均有不同程度的压力升高。脑脊液常规检查显示无色，清（晚期病者可黄变），细胞数增多，一般为（10×10^7～20×10^7）/L，最高可达（300×10^7～400×10^7）/L，在早期急性发作阶段，中性粒细胞数增高，随着病程1～2周的发展后，中性粒细胞数逐步减少，而淋巴细胞逐步成为主要细胞。

（1）脑脊液的生化检查：生化检查可见糖的含量降低，平均在2.0mmol/L左右，严重病者可以降低至0.5～1.0mmol/L以下。脑脊液中糖含量的高低与脑膜炎症的活动程度有关，脑脊液中结核杆菌培养阳性的糖含量远比培养阴性者为低。因此，脑脊液中糖含量的变化亦可用作疾病发展过程的重要指标之一。结核性脑膜炎患者脑脊液中的蛋白质含量增高，平均为1.5～20g/L，早期增高可能不明显，随着疾病发展，特别是第三期结核性脑膜炎病者，蛋白可以进一步升高，甚至可达10.0～20.0g/L，此时极易引起椎管阻塞和脑膜粘连。脑脊液中结核杆菌培养阳性与否与脑脊液中蛋白含量的高低没有关系。脑脊液的氯化物含量降低，但在诊断与鉴别诊断中的意义较低。脑脊液中氯化物的降低可见于严重水盐代谢紊乱和结核性脑膜炎的晚期，因此氯化物含量的过分降低亦可作为本病预后的重要指标之一。

（2）免疫学检查：免疫学检查包括皮肤结核菌素试验和脑脊液抗结核免疫学检查。

1）皮肤结核菌素试验：取结核菌素蛋白 1：10 000 或 1：5 000 的浓度，于前臂内侧皮内注射形成皮丘，观察 48h，若皮丘周边发红形成大约 1.0cm 直径的红色皮丘为阳性。结核菌素皮内试验阳性者提示有结核感染，但不提示结核性脑膜炎的诊断。近年来，由于病者常常应用皮质固醇类激素，因此，结核菌素皮内试验常为阴性结果。

2）免疫酶联（ELISA）法检测脑脊液中抗结核抗体：应用结核杆菌蛋白或结核菌素为抗原包被，以免疫酶联技术测定血清和脑脊液中的抗结核杆菌的抗体滴度，当脑脊液中的抗体光密度（OD）值大于血清中的光密度值时，具有诊断意义。

3）免疫酶点（Elispot）：系指应用结核菌蛋白或结核菌包膜蛋白为抗原，包被硝酸纤维膜板，取患者脑脊液，分离脑脊液中的淋巴细胞，1 000 个/mL 以上，在培养基中加于硝酸纤维膜板上培养 24h，洗去淋巴细胞后按免疫酶联方法操作步骤和显色。若见到棕红色的免疫斑点则为阳性。每个斑点提示一个抗结核的抗体分泌细胞，可为结核性脑膜炎提供特异的诊断依据。其特异性在 90％ 以上。值得指出的是所有的免疫学检查均需脑脊液检查才有诊断意义。

（3）聚合酶链反应（PCR）：检测脑脊液中分枝杆菌的 DNA 片段。该方法是灵敏度最高的检测方法。但是，由于灵敏度高、特异性差、污染率高等缺陷，缺乏特异性而没有诊断价值。国内已被叫停。

（4）新检查法：结核病性脑膜炎的新诊断方法很多，包括：①溴化物通过血脑屏障的时间，方法为应用口服或静脉给予溴化胺，1～2d 后，血和脑脊液中浓度相近（γ 分析法），以 ≤1.6 作为结核性脑膜炎的诊断依据，敏感性和特异性约为 90％。假阳性可见于单纯疱疹感染以及其他病毒性脑炎、李司忒菌脑膜脑炎和中枢神经系统淋巴瘤。另外，神经梅毒也可出现溴化物的血/脑脊液比率降低，因此，该试验不能够区别结脑和神经梅毒。②生物化学法，检测脑脊液中腺苷脱氨酶（ADA）评估结脑患者宿主反应的一种新的生物化学方法。这种酶与人的 T 淋巴细胞相关，在全身感染时，可以引起细胞介导的免疫反应，从而使血中 ADA 浓度升高，如果胸水、腹水或滑膜腔液被感染，其中的 ADA 浓度也可升高。

结核病性脑膜炎的实验室检查方法繁多，其中最肯定的方法仍以脑脊液的结核培养最具特征意义。但是由于该方法的阳性率太低，较好的实验中，阳性率亦仅 25％ 左右，而且耗时长，一般需在 3～4 周后方有结果。如此缓慢的实验室检查缺少临床指导意义。结核性脑膜炎的诊所有诊断方法，包括最新的方法都应密切结合临床。

2. 影像学检查　常用的检查有胸部 X 片及头颅 CT 和头颅 MRI 检查。

（1）胸片：X 胸片有无异常与患者的年龄有关。有 25％～50％ 的成人患者可见近期或陈旧性结核病灶。胸片检查不能用于结核性脑膜炎的诊断。

（2）头颅 CT 和 MRI：在病程早期，约 75％ 的 CT 扫描有异常发现，可看到脑实质、脑血管和脑膜病变，随着病程的发展，这一比例逐步增高。在不增强状态下，CT 平扫可以发现脑积水造成的脑室扩张和由于室管膜结核渗出物形成的脑室旁软化灶，低密度缺血性脑梗死。CT 增强后可见脑膜炎增强，最常见于蛛网膜下隙基底池、大脑侧裂及脑干周围。钆增强的 MRI 发现结脑患者的异常要比 CT 扫描更敏感。在 MRI 成像中，可出现脑神经增粗，颅底结核渗出物增强，在渗出物覆盖下可出现大范围的脑实质损害。MRI 检查可以发现血管狭窄和受累动脉的血管瘤形成。或动脉梗死所致的脑内软化灶。

（五）诊断与鉴别诊断

结核性脑膜炎的诊断主要依赖于：①典型的临床表现，如低热、头痛、呕吐、项强、凯尔尼格征阳性等脑膜刺激症状。②特殊的脑脊液检查结果，表现为中度白细胞增高，生化检查提示糖、氯化物降低，蛋白质增高。典型病例诊断不难，但治疗不完全的化脓性脑膜炎、真菌性脑膜炎、癌性脑膜炎等均需予以鉴别。脑脊液的改变常为鉴别诊断的主要依据。

（六）治疗

自从应用链霉素治疗结核性脑膜炎以来，结核性脑膜炎病者的死亡率已有明显降低，虽然最佳的治疗方案尚未统一，用药剂量、疗程和给药途径等仍有各家的独立经验，但在抗结核药物选择等方面，仍然大同小异。

1. 药物的选择　如下所述。

（1）一线药物

1）异烟肼（isoniazld，INH）：自 1952 年，INH 被引入临床后，很快成为治疗各种结核感染的核心药物。它可抑制结核杆菌 DND 合成，破坏菌体内酶活性，干扰分枝菌酸合成，对细胞内外、静止期或生长期的结核菌均有杀菌作用。最低抑菌浓度（MIC）0.025 ~ 0.05μg/mL。儿童患者推荐的口服剂量是每日 10mg/kg，成人可以 0.3 ~ 0.4g/d 顿服。口服经胃肠道迅速吸收，1 ~ 2h 后，血药浓度可达 3 ~ 5μg/mL，广泛分布于组织和体液，易透过血脑屏障，在结核性脑膜炎患者，脑脊液浓度可达血药浓度的 90%。INH 杀菌力与细菌活力成正比，对生长繁殖状态的细菌作用最强。INH 既可口服也可胃肠外给药，半减期限为 0.5 ~ 1.0h，大部分的乙酰异烟肼在 24h 内由尿排泄。单独应用易产生耐药性。不良反应以肝脏毒性最常见，可以表现为无症状性转氨酶升高到急性重型肝炎；在常用剂量下，偶有周围神经炎、精神症状、诱发癫痫甚至昏迷等不良反应。对易发生周围神经炎的患者，如糖尿病、尿毒症、慢性酒精中毒、营养不良等肺结核患者可并用维生素 B_6 100 ~ 200mg/d。对妊娠、癫痫患者也可并用维生素 B_6，剂量酌情选择。INH 与苯妥英钠之间存在互相增加药物血浓度的影响。当两药同服时，须监测苯妥英钠血浓度水平，必要时减少用量。

2）利福平（rifampin，RFP）：它与菌体 RNA 聚合酶结合，干扰 DNA 和蛋白质的合成而灭菌。对细胞内外结核菌有同样的杀菌作用，特别对半休眠状态、偶有突发生长的细菌最为有效。利福平口服吸收较好，也可静脉给药，甚至对重症结核性脑膜炎患者可以通过 Ommaya 留置器给药。儿童剂量为10 ~ 20mg/（kg·d），成人剂量为每日 10mg/kg，最大不超过每日 600mg，晨起饭前 1h 空腹顿服，1.5 ~ 3h 后血药峰浓度可达 7μg/mL，但个体差异较大，有效浓度维持 8 ~ 12h。对中枢神经系统结核患者不需调整剂量。利福平可以广泛分布于组织和体液，部分透过炎症脑膜，脑脊液中的浓度可以超过 0.1mg/mL，但峰浓度很少超过 1μg/mL。随着炎症的消退，脑脊液中的浓度越来越低。半减期为 2.5 ~ 3.0h，代谢产物 60% 由粪便排出，18% ~ 30% 有尿液排泄，泪液、汗液及其他体液中也可排出，尿可呈橘红色。单药治疗易在短期内产生耐药性。耐 RFP 菌致病力可有不同程度的下降。利福平的不良反应较少见，可有肝肾功能损害和血液系统毒性，间歇性用药的患者可出现流感综合征和超敏反应。消化道反应较常见，一般不影响继续用药。

3）吡嗪酰胺（pyrazinamide，PZA）：破坏菌体内酶活性，干扰菌体需氧电子运输系统，在酸性环境下对细胞内结核菌具有杀灭作用，特别对半休眠状态的菌群更有效。口服 1.0g PZA 后，血药浓度可达 45μg/mL。目前推荐剂量为每日 25 ~ 35mg/kg，分 3 次口服。口服在胃肠道内几乎全部被吸收。2h 后达高峰浓度，迅速分布到各组织与体液中，并可自由透过血脑屏障。半减期 9h，主要自尿液排出。单药治疗极易产生耐药性。肝脏毒性较多见，偶尔引起高尿酸血症和关节疼痛。过敏反应较少见。

4）乙胺丁醇（ethambutol，EMB）：乙胺丁醇是一种结核杆菌抑制剂，它可抑制细菌 RNA 合成，阻碍核酸合成，干扰脂类代谢，与其他抗结核药物合用能防止耐药菌产生。在药物敏感试验中，约有 70% 的结核分枝杆菌可被 1μg/mL 的 EMB 抑制，其余的也可被 5μg/mL 的 EMB 抑制。给药 25mg/kg，峰药血浓度可达 1 ~ 8μg/mL，平均为 4μg/mL；给药 15mg/kg，平均血药浓度为 1.8 ~ 1.9μg/mL。经胃肠道吸收良好，其口服剂量为每日 15 ~ 25mg/kg，成人 750 ~ 1 000mg/d 顿服或分次服用，4h 达峰血浓度，半减期 4h。24 h 内大部分以原形由肾排泄。脑膜炎症时，脑脊液浓度可达同期血药浓度的 10% ~ 50%，大多超过 1μg/mL；脑膜正常时，EMB 难以进入脑脊液。忌与利尿剂配伍，碱性药物能降低药效。单药治疗产生耐药速度缓慢。若剂量偏大，约有 5% 的患者出现球后视神经炎，表现为视物不清、辨色力差，或视野狭窄。常用剂量的球后视神经炎的发生率一般 <1%，在肾功能不全者发生率增高，停药后视神经损害可恢复。过敏反应极少见。

5）链霉素（streptomycin，SM）：尽管链霉素在很大程度上已被更有效、毒性更低的药物取代，但它在结核性脑膜炎的治疗中仍占有一定的地位。它可干扰菌体蛋白质合成和需氧电子运输系统而杀灭或抑制结核菌生长，在碱性的条件下为细胞外杀菌药。链霉素经胃肠道不能吸收，必须胃肠外给药。儿童剂量为每日 20～40mg/kg，成人每日 1.0g，1.5h 达高峰血浓度。有效浓度维持 12h，主要分布在细胞外液，易渗入胸腹膜腔，也可透过胎盘进入胎儿循环，不易渗入干酪病灶和脑脊液。在脑膜炎患者，脑脊液浓度可达血药浓度的 25%。半减期 5h，大部分以原形经肾小球滤过排出。主要毒性反应为第Ⅷ对脑神经的不可逆损害，前庭损害比听力下降更多见。总剂量大或血药浓度过高都可引起这些毒性，成人比儿童更常见。肾脏毒性作用在肾功能不全时尤易发生。此外，尚有皮疹、发热、嗜酸细胞增多和关节痛等。在多数抗结核治疗方案中，一般均在治疗的前几周每日给链霉素，以后逐渐减至每周 2～3 次，鞘内应用链霉素亦曾是大多数抗结核治疗方案的一部分，但目前已不再主张。常用抗结核药物透过血脑屏障比较如表 7－3。

表 7－3　抗结核药物对血脑屏障的通透性

药物	每日剂量 [mg/ (kg·d)]	峰浓度 (μg/mL)		
		血清	CSF (正常脑膜)	CSF (炎性脑膜)
异烟肼	5～10	3.0～5.0	0.6～1.6	2.0～3.2
利福平	10～20	0.4～12.0	0	0.4～1.0
乙胺丁醇	15～25	1.0～7.7	0	0.5～2.5
吡嗪酰胺	25～30	35～50	30	30～50
链霉素	15～40	25～50	一过性	2～9

（2）二线药物：1991 年 WHO 制订抗结核的二线药物为环丝氨酸、乙硫异烟胺、卡那霉素、卷曲霉素、对氨基水杨酸、氨硫脲。二线药物为抑菌药，主要用以防止结核菌耐药性的产生。这些药物对血脑屏障的通透性差异较大。对氨基水杨酸（PAS）曾被广泛用于结核性脑膜炎的治疗，但脑膜没有炎症时不能达到有效的脑脊液浓度；乙硫异烟胺在脑膜正常或有炎症时，其脑脊液浓度都可接近血药浓度；环丝氨酸也有较好的通透性，但由于其严重的神经系统毒性，限制了它在中枢神经系统感染中的应用；卡那霉素（KM）和阿米卡星都具有抗分枝杆菌作用，在脑膜正常时，脑脊液中药物浓度很低，当脑膜有炎症时，脑脊液药物浓度可轻度升高。另外，在喹诺酮类药物中，氧氟沙星最易透过血脑屏障，其脑脊液浓度可达血药浓度的 70%，甚至更高。

2. 治疗方案　如下所述。

（1）国外经验：结核性脑膜炎的治疗方案是从其他形式结核的治疗方案演化而来。INH 和 RFP 是治疗方案中的主要药物。INH 和 RFP 联用 9 个月已可有效治疗非中枢神经系统结核病，但对中枢神经系统感染，大多数医师主张应加用其他抗结核药物。由于 PZA 的血脑屏障通透性好，所以结核性脑膜炎治疗方案中多含 PZA。对儿童结脑患者，可先给予 INH、RFP 和 PZA 联用 2 个月，再继用 INH 和 RFP 4 个月，疗效较好。目前，WHO 推荐结核性脑膜炎治疗方案为：联合应用 INH、RFP、PZA 和 EMB 2 个月后，对成人患者继用 INH 和 RFP 4 个月，儿童患者则继用 INH 和 RFP 10 个月，在维持治疗的前 2 个月，可每 2～3 周加用 SM 或 EMB。

（2）国内方案：我国学者主张联合应用 INH、RFP、PZA 和 SM。①INH：以往应用 INH 0.6g/d，但疗效欠佳。由于中国人有 80% 属 INH 快代谢型，而快代谢型的血及脑脊液药物浓度仅为慢代谢型的 20%～50%，因此为提高脑脊液中的药物浓度需增加 INH 量至 1.2g/d［儿童为 20～25mg/ (kg·d)］，在起始的 1～3 个月内静滴，病情稳定后改口服；3 个月后减为 0.9g/d，6 个月后 0.6g/d，1 年后 0.4g/d，直至治疗满 2 年后停药。由于用量较大，可分为每日 2 次给药，并密切随访肝功能。②RFP：0.45g/d 晨起饭前 1h 空腹顿服，应用 9～18 个月，密切随访肝脏功能。③PZA：1.5g/d，分 3 次口服，若有关节酸痛等症状时减量或暂停，疗程 3～4 个月。④SM：0.75/d，肌内注射，1 个月后改为隔日肌内注射，疗程长短依个体差异而定，凡发现眩晕、头晕，快速转动后出现恶心、呕吐时应立即停药。若无以上明显的不良反应，应连续应用，总量达到 60～90g 为止。

（3）耐药性结核性脑膜炎的治疗：由于抗结核治疗的不规范和数十年结核杆菌的变异，结核性脑膜炎的耐药患者日趋常见。广大临床医师数十年来的经验已经有了一个比较一致的共识。目前，对耐药菌所致的结核性脑膜炎的治疗方案是：联合 4 种一线的抗结核杀菌药物，包括 INH、RFP、PZA 和 SM。当药物敏感度报告后，可加用 EMB。至少应用两种敏感药物持续治疗 18～24 个月。在治疗结核性脑膜炎的病程中，常常可发现在刚开始应用抗结核药物时，脑脊液中的生化指标反见恶化，而原来结核杆菌阴性的反而可见阳性，脑脊液蛋白质含量亦可见增高。反之，经积极抗结核治疗，而脑脊液的生化指标没有改变者，往往结核性脑膜炎的诊断值得怀疑。颅内结核瘤的治疗也可见类似的反应，在抗结核治疗过程中，在结核瘤消失之前可有暂时增大的现象。在抗结核治疗过程中，临床症状改善较慢，患者体重增加和一般状况改善常为病情恢复的早期表现，体温降低往往见于持续治疗一个月或更长的时间之后。INH 治疗的结核性脑膜炎患者，脑脊液中糖含量的升高、淋巴细胞数的降低常为最早的治疗反应，蛋白质的降低随其之后。整个治疗过程和恢复，大约需要 6 个月，甚至更长的时间。

3. 辅助治疗　如下所述。

（1）肾上腺皮质激素：尽管皮质固醇类激素的应用与抗结核治疗的基础理论不符，但长期以来仍然主张应用，但它在抗结核性脑膜炎治疗中的地位仍不清楚，结论亦有有效、无效和更坏的说法，但是多数学者仍主张结核性脑膜炎患者应用皮质固醇类激素。目前主张口服泼尼松 1mg/（kg·d），一个月内逐步减量并停药，不主张鞘内注射。推荐指征如下：①病期：结核性脑膜炎第 2、第 3 期，有或部分椎管阻塞的患者。②剂量：成人，泼尼松 1mg/（kg·d），或地塞米松 10～20mg/d 分次给予；儿童，地塞米松 0.3～0.6mg/（kg·d）。③用药时间：持续 3～6 周，此后在 2～4 周内逐步停用。

（2）脱水剂：由于颅内压的增高，常需降压治疗。常用的药物有：①20% 甘露醇 125～250mL 静脉滴注，每日 2～3 次，应注意肾功能改变。②10% 甘油果糖 250mL 静脉滴注，每日 2～3 次。③七叶皂苷钠静脉滴注。

（3）抗癫痫药物：结核性脑膜炎患者常可继发癫痫发作。由于抗结核药物的 INH 的大量应用，抽搐发作颇为多见。服用 INH 者应加用大剂量维生素 B_6，并可选用卡马西平 0.1g，每日 2～3 次；或丙戊酸钠 0.2g，每日 3～4 次。

4. 手术治疗　结核性脑膜炎第 3 期病者，常继发颅底粘连和阻塞性或交通性脑积水，此时应作手术治疗。常用的方法有：①脑室引流：适用于急性颅内压增高，而颅内结核病灶没有很好控制之时，可作脑室引流；②脑室 - 颈静脉或脑室 - 心房引流：适用于脑内病灶稳定，没有活动性病灶，以 Omaya 手术，作脑脊液分流。

5. 后遗症的治疗　结核性脑膜炎的后遗症主要有两大方面，即广泛性脑功能损害而致的精神、认知功能障碍和继发性神经功能损伤。儿童结核性脑膜炎，特别是 2 岁之前发生的结核性脑膜炎患者残留后遗症较重，常表现为认知障碍和精神症状。神经损伤主要表现有：①脑神经麻痹，第 VI 对脑神经损伤最为多见，治愈以后残留内斜视；②偏瘫，常由结核性脑膜炎累及脑血管后产生的脑梗死所致；③脊蛛网膜炎，由结核性脑膜炎累及脊蛛网膜炎，粘连而引起椎管阻塞，脊髓压迫而产生痉挛性截瘫和排尿功能障碍；④癫痫，50% 的结核性脑膜炎患者可以出现癫痫发作。所有结核性脑膜炎的后遗症状均应作相应的症状治疗。

四、真菌性脑膜炎

真菌性脑膜炎是由真菌侵犯脑膜所引起的炎症，常与脑实质感染同时存在，属于深部真菌病。随着抗生素、激素、免疫抑制剂，特别是器官移植后的大剂量和长期应用，艾滋病的发病增加以及家庭饲养动物的增多等因素的影响，中枢神经系统真菌感染的发病率有增加趋势。引起中枢神经系统真菌感染的有致病性真菌和条件致病菌。前者有新型隐球菌、环孢子菌、皮炎芽生菌、副球孢子菌、申克孢子丝菌、荚膜组织胞质菌等；后者有念珠菌、曲霉菌、接合菌、毛孢子菌属等。

（一）病因

真菌是本病的病原，不同的真菌类型，临床特征各有差异：①隐球菌（cryptococcus）：有 17 种和 7 个变异种，其中仅新型隐球菌及其变异型具有致病性。该菌存在于土壤及鸽粪中，鸽子是最重要的传染源。鸽粪进入土壤，干燥后引起尘土飞扬，含有新型隐球菌的泥土颗粒及干燥的真菌颗粒（直径约为1mm的隐球菌），随呼吸进入肺泡，并在体内迅速形成荚膜。有荚膜的新型隐球菌具有致病性和免疫原性，并与机体发生免疫反应，当存在机体抵抗力降低，免疫功能受抑制或头部外伤等条件时，将发生中枢神经系统感染。②念珠菌（candida）：属小圆酵母菌，以出芽繁殖。它广泛存在于自然界，特别是奶制品、水果、蔬菜中，属人类正常菌群之一。念珠菌中的白色念珠菌是中枢神经系统感染中最常见的菌种，约占念珠菌中枢神经系统感染的90%左右。少见的念珠菌还有热带念珠菌、吉利㬎念珠菌和星状念珠菌。念珠菌感染仅发生于长期应用广谱抗生素、恶性肿瘤化疗、长期应用皮质固醇类激素、糖尿病、药物依赖或艾滋病等免疫抑制状态的患者，不发生于正常健康人群。③曲霉（asporgilillosis）：属曲霉属，它广泛分布于自然界、土壤、植物、空气，正常人的面颊、趾间和外耳道，属条件致病菌。曲霉菌有200多种，其中约有9种可引起中枢神经系统感染，它们是烟曲霉、白色曲霉、黄曲霉、米曲霉、灰绿曲霉、杂色曲霉、土曲霉、萨氏曲霉等。其中烟曲霉和黄曲霉是引起人类曲霉菌感染的主要病原体。④球孢子菌（coccidioidomyces immitis）：是具有高度传染的双相型真菌，它可以原发感染，亦可继发感染。原发感染以肺部感染为最多见，其次为皮肤。该病症状一般均较轻，病程短，而且自愈。少数病者由于抵抗力降低，或因吸入大量球孢子菌，则出现较重的肺部症状，而且可以播散到脑膜、皮肤及骨骼。脑膜感染约占球孢子菌病的30%强。⑤荚膜组织胞质菌（histoplasma capsulatum）：该菌种分布于全世界，但以北美洲较多，且为该地区的一种流行病。我国于1955年首先在广州发现。该菌存在于土壤中，人体由吸入含有该真菌的尘土而致病。因此，原发病变为肺部感染，仅10%～25%的患者出现中枢神经系统感染。⑥皮炎芽生菌（blastomyces dermatsdcs）：属双相型真菌，它存在于土壤或腐木之中，经呼吸道吸入肺部或皮肤而致病。主要流行于北美洲、非洲，我国亦有报道。⑦副球孢子菌（paracoccidioides brasiliensis）：属双相型真菌。存在于土壤和植物中。经呼吸道传播。主要流行于南美洲，以巴西和阿根廷为多见。上述所有真菌感染均以免疫功能低下状态下多见，但不同真菌的易感人群亦有所不同。

（二）发病机制

新型隐球菌脑膜炎，致病菌为新型隐球菌及其变异型，极易侵入中枢神经，传染途径为：①呼吸道吸入，导致肺部感染；②消化道途径，经食物摄入，但尚无证据证明；③皮肤感染，系由皮肤性隐球菌病后发生。然而，隐球菌进入人体不一定能发生中枢性隐球菌病。

隐球菌性中枢性感染机制为：干燥的隐球菌颗粒仅为$1\mu m$大小，土壤及鸽粪中的隐球菌随尘被吸入呼吸道，能直接进入肺泡，在体内后很快形成荚膜，并具有致病性。隐球菌的荚膜（多糖物质）是主要的致病因子，它作为一种特异抗原，引起机体的一系列细胞免疫反应和体液免疫反应。当机体抵抗能力降低，特别是艾滋病或抗肿瘤化疗后的细胞免疫反应能力降低时，抗原的反应能力降低，荚膜性隐球菌即可在体内繁殖和增长，并通过血-脑屏障而进入中枢神经系统，发生脑膜炎、脑膜脑炎。

念珠菌为小圆酵母菌，依赖出芽繁殖。它广泛存在于自然界，但致病机制较为复杂。一般说，可归为三方面因素：①机体免疫功能降低，特别是中性粒细胞减少和T细胞（CD_4^+阳性）的降低，如AIDS病或肿瘤化疗后的患者；②菌体的变化，念珠菌在体外是小圆酵母菌，不易致病，但在体内呈丝状生存，丝状菌体易被吞噬而增加致病性；③医源性条件，例如长期抗肿瘤化疗，大剂量长期抗菌或激素应用，长期置入性导管（静脉导管、脑室引流管等）。在上述三种条件下，念珠菌侵入中枢神经系统，侵犯血管，并累及脑组织，引起中枢神经血管炎、血栓形成和脑膜炎、脑膜脑炎等。

曲霉菌的孢子可由呼吸道吸入引起原发性肺部感染。中枢神经曲霉病常为血源感染，经血液循环进入中枢神经系统。在肺曲霉菌中13%～16%并发脑曲霉病。散发性曲霉菌患者40%～60%累及脑部。曲霉侵入中枢神经系统后可引起慢性炎症、实质性脑脓肿、肉芽肿和脑膜炎；侵犯脑血管而产生血管炎和继发性脑梗死。

其他真菌均属少见的真菌神经系统感染。①球孢子菌病具有高度传染性，多数为肺部感染，或由肺部感染基础上继发脑膜炎。在肺外球孢子菌中，1/3的患者出现真菌性脑膜炎。②荚膜组织胞质菌病，经肺部感染后有 10%～25% 的机会出现中枢神经系统感染。③表皮炎症芽生菌一般为皮肤感染，机体抵抗力降低时也可侵入中枢神经系统，其发生率 6%～33%。

（三）临床表现

真菌性中枢神经系统感染属于一种亚急性或慢性的中枢神经系统感染，临床表现以慢性中枢神经系统感染为多见，但亦随真菌感染类型而异。

1. 隐球菌性中枢感染　隐球菌性中枢感染的临床表现可分为脑膜炎、脑膜脑炎、脑脓肿或脑和脑膜肉芽肿等，以脑膜炎表现为最多见。脑膜炎患者起病隐匿，表现为阵发性头痛，此后逐步变为持续性，并日益加重。极少数患者起病不清，表现为突然发作，剧烈头痛，眩晕，呕吐，或抽搐发作。多数病者除头痛、呕吐外，伴有发热，热度不高，在 38℃ 左右，偶可达 40℃，但亦有少数病例不伴发热。体格检查可有颈项强直、凯尔尼格征阳性；眼底检查可见眼底乳头水肿、渗出和出血。晚期患者可因颅底粘连而出现脑神经麻痹（面瘫，眼球运动受限，双侧内斜视）和失明以及交通性脑积水。在脑膜炎基础上，隐球菌感染沿血管进入脑实质后可引起脑内小脓肿，弥漫性脑病而出现意识障碍或癫痫发作。当沿血管发展而出现血管闭塞时可发生脑血栓形成而出现偏瘫的抽搐发作。若隐球菌沿血管进入脑实质，而临床抗真菌治疗比较晚或不彻底则可形成隐球菌性肉芽肿，临床表现为颅内占位病变。其症状依病变所在的解剖部位而出现神经症状，如偏瘫、抽搐、精神症状或共济失调等。

隐球菌性脑膜炎、脑膜脑炎是所有真菌性神经系统感染中最常见的临床类型，若能及时诊断和积极治疗，多数患者可以成活。若不能及时诊断，多数患者可因继发颅底粘连和脑实质感染而致隐球菌性脑炎，导致长期意识障碍或继发脑疝而死亡。

2. 念珠菌性脑膜炎　较少见。见于儿童，免疫功能低下，或长期应用抗菌药物治疗，或长期应用免疫抑制剂而并发。临床表现为低热、头痛、畏光、颈项强直、嗜睡或意识不清。当形成脓肿时，表现为颅内占位病变的症状和体征。当累及血管引起血管炎和脑梗死时产生脑卒中的临床病态和体征。念珠菌的中枢感染者常有颅外多部位的念珠菌感染，如鹅口疮、念珠菌性尿路感染和支气管感染等。严重者可在中枢念珠菌病的同时并发念珠菌性败血症。念珠菌中枢感染者多数预后不良。

3. 中枢神经曲霉菌病　很少见。多数患者均为头面邻近器官曲霉菌病的延续，如耳、鼻、鼻旁窦等部位的曲霉菌感染后直接蔓延，亦可见于肺部曲霉菌感染后，经血行播散侵犯颅内。曲霉菌进入颅内后根据累及的部位出现相应临床症状和体征。脑膜炎、脑膜血管病、慢性颅内肉芽肿均有可能，但共同的特点往往是头痛、恶心、呕吐，但发热不明显。累及脑动脉后可能继发脑血管炎、脑梗死，出现神经系统定位的症状和体征。脑曲霉菌患者常并发颅外的曲霉菌感染，如肺曲霉菌病而出现咳嗽、哮喘、胸痛、咯血和呼吸困难等。脑曲霉菌患者 90% 以上均并发有颅外曲霉菌病的存在。

各种真菌侵入中枢神经系统所产生的临床症状有其共性，亦有其各自的特性。一般说，共同的症状有颈强直等脑膜刺激症状、弥漫性精神症状、癫痫或局灶性症状。

（四）实验室检查

1. 血液检查　中枢神经真菌感染者常规血液检查多数正常，白细胞数正常或有轻度升高。血清学检查特别是隐球菌性脑膜炎患者，血清乳胶试验，其敏感性和特异性均达 90% 以上。但是，类风湿病、红斑狼疮、肿瘤或其他慢性脑膜炎，血清乳胶试验亦可能出现阳性，应当注意。真菌抗原检测，特别是在机体抵抗力降低或肿瘤化疗或患艾滋病等患者，血液中亦可检测到真菌的存在。

2. 脑脊液检查　如下所述。

（1）生化常规：特别是隐球菌感染时，脑脊液压力明显增高，多数人在 200mmH$_2$O 以上或达 300mmH$_2$O 以上。脑脊液外观清，透明或微混，细胞数增多，以单核细胞为主，细胞数（$10 \times 10^7 \sim 15 \times 10^7$）/L。脑脊液蛋白含量轻度增高，为 0.5～1.0g/L，晚期伴颅底粘连时可高达或超过 1.0g/L。脑脊液的糖含量往往降低，其降低程度较结核性脑膜炎、化脓性脑膜炎、癌性脑膜炎为轻，多数人为 2.0～2.5mmol/L，极少降低至 1.0mmol/L 以下。应当注意的是，在长期应用免疫抑制剂或长期应用激素治疗的患者继发隐球菌感染时，脑脊液的细胞数可能很低或正常。亦有少数隐球菌性脑病患者仅表现为慢性脑膜炎，出现中性粒细胞增多。

（2）脑脊液病原学检测：真菌感染的直接证据是在脑脊液中找到病原菌。常用的方法有：①脑脊液墨汁涂片直接找真菌。该方法简便。取脑脊液 3～5mL，离心（1 000rpm）后取沉渣 1 滴加于玻璃片上，即加等量印度墨汁涂色后镜检。此方法可在 70% 的隐球菌性脑膜炎患者中找到阳性结果，其中 90% 的患者可在一次中得到阳性结果。但由于技术原因，人工镜检亦可出现误诊。②脑脊液培养，从脑脊液中直接培养出真菌是中枢神经真菌的金标准。取 2～3mL 脑脊液直接注入培养皿中进行培养，可以提高培养的阳性率。隐球菌性脑膜炎的阳性率为 75% 左右，若将脑脊液离心后再直接倒入培养基中培养其阳性率可以增加。一般的培养周期为 2～10d。③脑或脑膜组织活组织检查。除隐球菌外，念珠菌和曲霉菌等感染，常难在脑膜炎的脑脊液培养中找到病原，因此，脑组织活检和脑膜的活检，从病理切片中找到真菌，或取脑组织、脑膜等组织进行培养予以确诊。

3. 影像学检查　头颅 CT 或 MRI 常无明确病灶，仅表现脑实质水肿，脑室受压等。在脑实质中可见不均匀的低密度病灶，病灶分布于大脑皮质、基底节和丘脑。脑实质中亦可见到等密度或低密度的阴影，病灶在 0.5cm 左右，大则 1.0cm 左右，单发或多发。病灶一般为组织坏死或脓肿形成，若作增强 MRI 检查则可见病灶周围增强。头颅 MRI 检查还可显示局灶性改变：①颅内结节或脓肿形成，见颅内片状低密度区或小结节，环形强化病灶相互融合形成脓肿，形成占位病变压迫邻近组织。②脑室扩大，皮质受压变薄，继发交通性脑积水。慢性病程者还可以有脑膜增厚和蛛网膜囊肿，出现假性占位病变。③脑梗死样改变，见于继发性血管病变、血管炎性闭塞，引起相应血管供应区的低信号。④肉芽肿性改变，MRI 提示炎性占位病变，可有增强改变，但占位效应不明显。

（五）诊断与鉴别诊断

中枢神经系统真菌感染的诊断主要依赖于慢性起病的病史。临床有脑膜刺激症状和脑脊液中中等数量的细胞数增多，蛋白增高和糖降低的特征改变。它的确诊有赖于实验室的病原诊断，包括真菌涂片、培养以及特异性抗原的免疫学检测结果。真菌的神经系统感染，没有特征性，仅表现慢性或亚急性起病的头痛、发热、颈项强硬等一般性慢性脑膜炎的症状和体征，甚至病程长达数年以上。因此，临床上当遇到下列情况时均应特别注意真菌性感染的可能，并做详细的真菌检查：①临床拟诊为结核性脑膜炎，治疗不满意；②临床拟诊为颅内压增高，原因不明，影像学显示有交通性脑积水表现者；③临床或头颅影像学显示有颅内占位病变，并且伴有发热者；④慢性消耗性疾病，恶性肿瘤或长期使用免疫抑制剂、皮质固醇类激素而出现头痛、发热、颈项强直者。

脑脊液的检查和临床表现是中枢神经系统感染中最常见的诊断和鉴别诊断手段，因此必要和重复的腰椎穿刺检查对脑脊液中的细胞、糖、蛋白质和氯化物分析，肿瘤细胞寻找和真菌涂片、培养等均为十分必要。用于临床诊断的脑脊液分析比较可见表 7-4。

表 7-4　隐球菌脑膜炎、结核性脑膜炎、脑膜癌病的鉴别诊断

	隐球菌脑膜炎	结核性脑膜炎	脑膜癌病
病原菌	新型隐球菌	结核杆菌	无
起病	慢性或亚急性	亚急性	慢性
发热	早期不明显，以后多不规则	病程中较早出现发热	多无发热
脑神经受累	视神经受累或视盘水肿	视盘水肿少见，展神经受累多见	以展神经受累多见
脑脊液细胞数	轻、中度升高，$200 \times 10^6/L$ 以下多见	中度升高，$(200～500) \times 10^6/L$ 以下多见	正常或轻度升高
糖	明显减低	多数在（200～400）g/L	一般为正常（脑膜癌中亦可见显著降低）
蛋白	轻、中度升高	明显增高	一般正常
氯化物	减低	减低	正常

	隐球菌脑膜炎	结核性脑膜炎	脑膜癌病
涂片查菌	新型隐球菌	结核杆菌	无
隐球菌抗原检测	阳性	阴性	阴性
脑电图	弥漫型异常	弥漫型异常	多有定位性改变
头颅 CT 与 MRI	无特异性改变	无特异性改变	可有特殊改变

（六）治疗

中枢神经真菌感染的治疗包括病原治疗和对症治疗两方面。

1. 抗真菌治疗　抗真菌治疗是真菌性中枢神经病治疗能否有效与患者预后直接相关的治疗。目前用于临床的主要抗菌药物有下列数种。

（1）两性霉素 B（amphotericin B，AMB）：为深部真菌病首选药物，几乎对所有真菌均有活性，本品的作用机制为药物与敏感真菌细胞上的固醇结合，损伤细胞膜的通透性，导致细胞主要物质如钾离子、核苷酸和氨基酸等外漏，从而影响了细胞的正常代谢而抑制其生长。口服本品后肠道吸收少且不稳定。蛋白结合率为 91% ~95%。本品开始时每日静滴 1 ~5mg，逐渐增至每日 0.65mg/kg 时血药峰浓度为 2 ~4mg/L，半减期 24h。在体内经肾脏缓慢排出，每日有 2% ~5% 以药物原形排出，7d 内自尿中排出给药的 40%，停药后药物自尿中排出至少持续 7d，在碱性尿中药物排出增多。临床应用于新型隐球菌、球孢子菌、荚膜组织胞质菌、芽生菌、孢子丝菌、念珠菌、毛霉菌、曲菌等引起的内脏或全身感染。用法：首次 0.02 ~0.1mg/kg 静滴，以后每日或隔日增加 5mg，当增至每日总剂量为 0.6 ~0.7mg/kg 时，即可暂停增加剂量。每日最大剂量不超过 1mg/kg，为减轻不良反应，应加入 5% 或 10% 葡萄糖液 500mL 避光缓滴，并加用 1 ~5mg 地塞米松。总累计量 1.5 ~3.0g，疗程 1 ~3 个月。鞘内注射：应从小剂量开始，首次为 0.05 ~0.1mg，逐渐增至每次 0.5mg，总量 20mg 左右。鞘内给药时宜与地塞米松或琥珀酸氢化可的松同时应用，并需用脑脊液反复稀释药液，边稀释边缓慢注入以减少反应。

两性霉素 B 脂质体：是两性霉素 B 与脂质体的结合物。其突出优势在于不良反应低于两性霉素 B。两性霉素 B 脂质体较两性霉素 B 增加了对真菌细胞膜内麦角固醇的亲和力，降低了对哺乳动物细胞膜胆固醇的亲和力，从而提高了抗真菌活性，而且对宿主器官的损伤大为降低。与两性霉素 B 相比，该药半衰期长（26 ~38h），在肝脏、脾脏和肺腑中的药物浓度高，在血浆、肾脏、淋巴结、脑组织用心脏中的浓度低，主要经网状内皮细胞系统吸收，然后到达感染灶。两性霉素 B 脂质体通过抑制中性粒细胞、巨噬细胞炎症介质的释放，因而减少高热、寒战、血栓形成等的不良反应，并且因其肾内药物浓度较两性霉素 B 低 3 ~8 倍，肾毒性也大大下降。

两性霉素是一种毒性很大的抗真菌药物，临床应用中应特别注意其安全性。静脉滴注中恶心、呕吐、浑身颤抖常可发生，偶有心动过速、心室颤动等心脏不良反应。应当定期检查肝、肾功能和心电图，一旦发现有重要的器官功能受损时，应当及时停药。由于频繁呕吐，应注意电解质失衡；因长期静脉给药，亦应注意静脉炎和深静脉血栓形成。

（2）氟胞嘧啶（flucytosin，5 – FC）：本品对隐球菌属、念珠菌属和球拟酵母菌等具有较高抗菌活性，对着色真菌、少数曲菌属有一定抗菌活性，但对其他真菌抗菌作用均差。本品为抑菌剂，高浓度时具杀菌作用。其作用机制在于药物通过真菌细胞的渗透酶系统进入细胞内，转换为氟尿嘧啶替代尿嘧啶进入真菌的脱氧核糖核酸中，从而阻断核酸的合成。口服吸收迅速而完全，具有正常肾功能的成人，单剂口服 2g 后血药峰浓度为 30mg/L，隐球菌脑膜炎患者口服相同剂量后血药峰浓度可达 48.5mg/L，口服的生物利用度达 80% 以上。2g 单剂静脉滴注后，其血药峰浓度约为 50mg/L。药品的半减期为 3 ~6h，肾功能不全患者可明显延长，有 80% ~90% 的给药量以原形自尿中排出；约有 10% 的药物不吸收，随粪便排出。

临床主要用于念珠菌病、隐球菌病和其他敏感真菌所致的感染。由于本品单独应用时真菌易对其产生耐药性，故在治疗深部真菌感染或疗程较长时均宜与两性霉素 B 等抗真菌药联合应用。用法为每日

100~150mg/kg 静滴或口服，口服者分 3~4 次给药，静脉滴注者分 2~3 次给药（成人每次 2.5g 溶解于 250mL 生理盐水中）。

（3）吡咯类药物：目前此类药物较多，作用机制是通过与菌体胞膜结合，使胞质外渗，菌体溶解死亡。常用的药物有：①氟康唑，为新型广谱抗真菌药，在治疗隐球菌及念珠菌感染中取得可靠疗效，它在治疗真菌性中枢神经系统感染中的疗效确切而不良反应少。该药血脑屏障的通透性良好，在中枢神经系统中的半衰期长，极少出现的不良反应，包括粒细胞减少、消化道症状以及严重皮损等。氟康唑单独应用易产生耐药性，宜与氟胞嘧啶或两性霉素 B 联用。②伊曲康唑，为亲脂性制剂，在脑脊液中浓度低，但在脑膜与脑组织中浓度高。有研究推测伊曲康唑能以免疫细胞为载体而直接到达感染灶。该药不良反应相对较少，常见有消化道症状、一过性肝损、低钾血症、皮疹等，患者多能耐受。③酮康唑与咪康唑，因不易渗入脑脊液，故不用于脑膜炎患者的治疗。

长期临床实践与临床研究后，目前针对隐球菌性中枢神经系统感染的治疗方案有了一些共识。抗真菌药物治疗主要有两性霉素 B 与氟胞嘧啶或其他抗真菌药物联合治疗。两性霉素的成人剂量开始为 1mg，加入 10% 葡萄糖液 250mL 内静脉缓慢滴注，滴注时间不少于 6~8h，第 2 与第 3 天各为 2mg 与 5mg，加入 500mL 葡萄糖液中静脉滴注，若无严重反应，第 4 天可将剂量增至 10mg，若仍无严重反应，则以后每日递增 5mg，一般每日达 25~40mg（最高剂量 50mg/d）即可，疗程一般需 3~4 个月，总剂量为 3~4g。对于严重隐球菌脑膜炎，经单用静脉滴注无效者或复发患者，可同时由鞘内或小脑延髓池内给药，首次剂量为 0.05~0.1mg，加地塞米松 2~5mg。注入时用脑脊液反复稀释，以免因药物刺激而导致下肢瘫痪等严重后果，以后逐次增加剂量至每次 1mg 为高限，鞘内给药一般可隔日 1 次或每周 2 次，总量以 20mg 为宜。

采用氟胞嘧啶与两性霉素 B 联合治疗隐球菌脑膜炎时具有协同作用，能增强疗效，降低复发率。氟胞嘧啶成人口服或静脉剂量为每日 5~10g，儿童每日 100~200mg/kg，分次给予。病程 3 个月以上者，疗程第 1 个月须每周检查血常规及肝肾功能，以后每月复查 1 次。联合用药时两性霉素 B 的剂量可减少至 20mg/d。

两性霉素 B 尚可与利福平联用，亦具协同作用。

在隐球菌脑膜炎治疗中曾对氟康唑单独用药的疗效与联合治疗（两性霉素 B 加氟胞嘧啶）作对照，发现前者在最初数周内的治疗失败率高于后者。氟康唑剂量初为 400mg/d，后可改为 200mg/d，分 2 次给药，初用静脉滴注，病情稳定后改为口服。目前，氟康唑多在急性期与两性霉素 B 及 5 - 氟胞嘧啶联合用药，病情稳定后撤药，或在患者不能耐受两性霉素 B 时采用氟康唑联用 5 - 氟胞嘧啶或氟康唑单独用药。

抗真菌的治疗，除选择合理方案外，还须对治疗效果进行审慎的评估。一般认为除临床症状、体征完全消失外，还须每周做 1 次脑脊液涂片及培养，连续 4 次阴性，脑脊液糖含量恢复正常，以及脑脊液中抗原转阴方可停药。尽管涂片阳性并非炎症活动的指标，但是如果持续阳性且糖含量偏低或颅内压仍高，宜相应延长疗程直到脑脊液上述指标转为阴性。

中枢神经系统真菌感染的合理药物选择和联合用药的方法学很有讲究，联合应用抗真菌药物可以增强疗效而同时降低每一成分的剂量，减少了不良反应。两性霉素 B 加 5 - 氟胞嘧啶在治疗隐球菌脑膜炎中取得了显著的疗效。该两种药物联用在治疗念珠菌性脑膜炎中亦能取得疗效。

球孢子菌脑膜炎主要治疗药物为两性霉素 B。用法与隐球菌脑膜炎相同，而总剂量为 1g，可采用鞘内注射。氟康唑每日 400mg 口服，绝大多数患者可获得症状改善，而脑脊液检测指标好转则稍滞后。绝大多数球孢子菌脑膜炎不能治愈，只是抑制感染。对该菌有抑制作用的口服药物氟康唑长期治疗是控制这种难治性感染的巨大进步。球孢子菌脑膜炎的疗程难以确定，一般建议至少保持脑脊液细胞数低于 $10 \times 10^6/L$ 及糖含量正常达 1 年。脑脊液内特异性抗体水平降低亦可用于疗效评估。由于该病的复发率高，常须不定期进行抑菌治疗。

芽生菌以及孢子丝菌脑膜炎的治疗目前尚无足够的经验。个别病例以两性霉素 B 治疗后获得痊愈。中枢神经系统曲霉菌感染极难愈。在机体免疫功能好转时采用大剂量两性霉素 B 治疗有时能够获得较理想的疗效。一般建议在感染获得稳定控制后继续长期服用伊曲康唑进行抑菌治疗。

总结各种联合用药的方案，一般推荐如下列用药方案（表7－5）。

表7－5 抗真菌药物治疗方案

病原体	用药方案
皮炎芽生菌	AMB
粗球孢子菌	FLU TT/AMB
荚膜组织胞质菌	AMB
副球孢子菌	AMB/TTZ
申克孢子丝菌	AMB
接合菌纲	AMB
毛球孢子菌	FLU/AMB
曲霉菌	AMB
念珠菌属	AMB/5FC
新型隐球菌	AMB/5FC FLU

注：AMB 为两性霉素 B；5FC 为 5－氟胞嘧啶；FLU 为氟康唑；TTZ 为酮康唑。

2. 症状治疗 如下所述。

（1）降低颅内压：隐球菌脑膜炎者常伴有急性颅内压增高，可在发病后 2 周内因颅内压增高，脑疝而死亡。因此急性颅内压增高的治疗十分重要。降低颅内压的药物治疗有：①20% 甘露醇 250mL 静滴，每日 2～3 次，必要时可加用地塞米松 5～10mg/d；②七叶皂苷钠静脉注射，虽然比较安全，但脱水效果没有甘露醇明显；③10% 人体清蛋白 20～40mL/d 静脉滴注，每日 1～2 次。如药物治疗仍不能改善颅内压增高而出现脑疝前综合征时应考虑脑外引流，但应严格进行头皮及引流装置、导管及手术的无菌操作，防止医院内的医源性继发感染的发生。

（2）支持疗法：由于真菌性中枢感染病者常伴严重的消耗性改变，患者消瘦、营养不良或因严重呕吐、不能进食而出现水和电解质的紊乱。因此，经常了解病者的水盐电解质平衡的维持兼顾而治，切忌强力脱水而不注意水盐平衡。

3. 特殊治疗 如下所述。

（1）手术切除和活组织检查：当真菌病不能证实时，可选择组织或脑膜的活组织检查。特殊类型的真菌感染，如曲霉菌病患者可选择肉芽肿或脓肿的手术切除。一般说，病灶或脓肿大于 3cm 者可作手术切除，但手术中必须完整，彻底切除之。手术前和手术后均应使用抗真菌药物。若为曲霉菌病者，一般均推荐大剂量曲康唑 16mg/（kg·d），联合应用利福平 0.6g/d 或氟胞嘧啶 0.1～0.15g/（kg·d），4 次分服，连续 3 个月为 1 个疗程。每月随访肝肾功能。

（2）脑室外引流和内引流：脑室外引流适用于急性或慢性颅内压增高，有交通性脑积水，并有可能发生脑疝危险的患者。此法属救急不救病，仅适合急性期真菌病原学没有诊断时用，在手术后积极抗真菌药物治疗。外引流的时间以 1 周为宜，最长不应超过 2 周。真菌性脑膜炎晚期，在有效药物治疗的基础上，脑脊液中找不到真菌的前提下可以选择脑室内引流手术治疗。

（七）预后

隐球菌性脑膜炎者，若能早期诊断，积极应用抗真菌药物治疗，多数人预后良好，死亡率约在 10%，但其他中枢神经系统真菌感染的预后总体较差。一般说，凡有下列表现的隐球菌性脑膜炎者往往预后不好：①急性起病；②长期意识障碍；③确诊前的病程长，起病一个半月后才确诊者；④有明显神经定位症状和严重癫痫发作者；⑤颅外病灶，特别是血培养隐球菌阳性者；⑥脑脊液中蛋白持续升高，糖和氯化物持续降低，隐球菌培养持续阳性；⑦伴有免疫功能低下，或接受化疗，长期激素治疗的免疫功能低下者。

五、其他脑膜炎病

（一）硬脑膜炎

硬脑膜炎（pachymeningitis）是一种罕见的硬脑膜炎性病变，主要特征为头痛和头颅 MRI 可见硬脑膜增厚。根据 Kupersmith 报道，其原因可列为：①特发性颅脊硬膜炎；②低颅压综合征：自发性和腰穿后引流性低颅压；③感染性：莱姆病、梅毒、结核、真菌、囊虫病、恶性外耳道性假瘤和 HIV 感染等；④全身性自身免疫性/血管炎性疾病，包括 Wegener 肉芽肿、风湿性关节炎、结节病、Behcet 病、干燥综合征、颞动脉炎等；⑤恶性病变：硬脑膜癌病、颅骨转移、淋巴瘤、脑膜瘤等；⑥外伤。

主要临床特征表现有头痛、脑神经麻痹、共济失调和癫痫发作等，一般没有定位体征。有低颅压综合征表现者，常表现为头痛与体位相关，补液后头痛改善。脑脊液检查可见细胞增多，以淋巴细胞为主，蛋白质增高，但糖和氯化物正常。头颅 MRI 可见均匀或不均匀的硬脑膜增厚。脑膜活检可见浆细胞和上皮细胞增多，但常难找到有关的病因证据。

激素治疗常能改善症状。硫唑嘌呤和甲氨蝶呤亦可应用。

（二）Mollaret 脑膜炎

Mollaret 脑膜炎（Mollaret's meningitis）亦称复发性内皮细胞性脑膜炎，或良性复发性脑膜炎综合征。主要临床特征为突然或发病迅速的剧烈头痛、颈部肌肉痛、发热及颈项强直等。患者可在短期内剧烈头痛、烦躁、焦虑不安，但极少伴有呕吐。头痛后迅速发烧，体温可达 39～40℃，持续 1 至数天。头痛和发热以 1～3d 最明显，多数患者在 3～7d 症状消失。体格检查可有颈项强直，50% 的患者伴发抽搐、复视、脑神经麻痹、锥体束征阳性、幻觉等，偶伴昏迷。脑脊液检查可见巨大的内皮细胞，在发病高热期的 24h 较易见到，此后则难以发现。脑脊液生化检查通常正常，偶有球蛋白含量增高。

Mollaret 脑膜炎为反复发作性，每次发作时间约为 3～7d，发作后完全恢复，间歇期一切正常，不留后遗症。数月或数年后可反复发作。既无明确诱因，亦无先兆。

本病病因不清。曾被认为与头颅外伤有关，但无证据。近年来认为与病毒感染，包括 Epstein - Barr 病毒，Coxsakie 病毒 B_5、B_2，ECHO 病毒 9、7 及单孢病毒 I、II 感染有关，但可能仍不是本病的病因。

Mollaret 脑膜炎的诊断为排除性诊断，特别应除外无菌性脑膜炎、内皮囊肿性脑膜炎等可能。1962年 Byrum 提出下列数条为 Mollaret 脑膜炎的诊断标准：①反复发作的头痛，发热和脑膜炎症状；②脑脊液检查细胞数增多（包括内皮细胞、中性粒细胞和淋巴细胞）；③病程自动缓解；④数周、数月或数年后可复发，发作间歇期完全正常；⑤病因不清。

Mollaret 脑膜炎为自限性疾病，无须特殊治疗可以缓解。近年来认为与病毒感染有关，由此建议使用阿昔洛韦、更昔洛韦等抗病毒治疗。

（三）癌性脑膜病

癌性脑膜病是由恶性细胞在软脑膜多灶种植所引起的，其发生率约占所有癌肿患者的 3%～5%，其中实体瘤性脑膜病占 4%～15%，白血病和淋巴瘤占 5%～15%，原发性脑肿瘤占 1%～2%。按组织类型区分，以腺瘤为最常见，如乳房癌、肺癌等。

癌细胞进入脑膜的途径大致归纳为：①血源性，经 Batson 静脉丛或经动脉而血行播散；②肿瘤直接扩展；③系统性肿瘤向中枢移行，沿血管周围或神经周围腔播散。癌细胞一旦进入蛛网膜下隙，即可经脑脊液转运和播散，引起软脑膜上的播散性和多灶性种植。肿瘤的浸润最主要见于颅底，特别是基底池和脊髓下段（圆锥）。由于肿瘤细胞在软脑膜上的种植、沉积而形成结节，特别是第四脑室和基底池，阻塞脑脊液的正常循环，极易继发交通性脑积水。

1. 临床表现　癌性脑膜病的临床表现可归纳为：大脑半球功能障碍、脑神经损害、脊髓和脊神经根损害三大方面。

（1）大脑半球损害的症状：头痛（32%～75%），意识改变，包括昏睡、意识紊乱、记忆丧失（33%～63%），步行困难（27%～36%），昏迷（4%～9%），构音困难（4%），头昏（4%）。主要体征：智能状态改变（45%～65%），癫性发作（11%～14%），感觉障碍（11%～25%），视盘水肿（11%～21%），糖尿病（4%），偏瘫（2%～3%）。

（2）脑神经损害：39%～41%的患者出现脑神经受累的症状，而其中49%～55%有体征可见。症状以复视最多见，其次是听力丧失、面部麻木、耳鸣、眩晕、构音障碍等。主要体征有运动障碍、面瘫、听神经病、视神经病、三叉神经病、舌下神经麻痹和失明等。

（3）脊髓及脊神经根损伤：主要表现为肢体无力（73%），感觉异常（42%），背及颈部疼痛，神经根痛，膀胱直肠功能障碍等症状，同时出现对称性上下运动神经元瘫痪，感觉缺失，项强及大小便困难等。

除上述大脑半球、脑神经和脊髓损害外，常有一个共同症状和体征，即剧烈头痛、项强和颅内压增高，或圆锥损伤等特殊表现。

2. 实验室检查　脑脊液检查是诊断癌性脑膜病的重要手段。脑脊液检查常见有颅内压升高，蛋白质增高，糖降低，氯化物正常。糖的降低程度随脑脊液细胞数增多而降低。脑脊液中细胞学的检查是癌性脑膜病诊断的必要条件，但首次检查可有45%的为阴性结果，反复多次检查后，其阳性结果为77%～100%。脑脊液细胞学的检查不仅为癌性脑膜病的诊断提供依据，亦是抗肿瘤治疗效果随访的重要参数。

神经影像学检查是评估癌性脑膜病的重要手段。头颅CT检查除证明有无脑室扩大和脑积水之外，对本病的诊断没有什么意义。头颅MRI，特别是应用镉增强MRI，常可见到脑膜增强或软脑膜上结节性增强。近年来，应用放射核素以及PET的应用，为癌性脑膜病的早期诊断提供了极大方便，但总体阳性率仍在70%左右。

3. 诊断　癌性脑膜病的诊断主要依赖于有肿瘤病史，脑脊液检查时蛋白质升高，糖含量降低和氯化物的基本正常，特别是脑脊液中找到癌细胞为诊断依据。在没有肿瘤病史的慢性脑膜病变者中，凡伴剧烈头痛、颈项强直者，在排除蛛网膜下隙出血、后颅凹占位和真菌性脑膜炎后，均应排除癌性脑膜病之可能，并多次寻找脑脊液中的肿瘤细胞，直到证实为止。

4. 治疗　如下所述。

（1）确诊癌性脑膜病者首先化疗，可以首选氨甲蝶呤（methotrexate）、阿糖胞苷（cytarabine）局部注射，或全身大剂量化疗治疗。可选用的药物随肿瘤性质而异。

（2）可根据病变范围进行局部或颅、脊髓放疗。

（3）神经外科引流或脑脊液分流手术，适用于脑脊液循环受阻者。

（戴　杰）

第三节　脑脓肿

一、概述

脑脓肿（cerebral abscess）主要指各种化脓性细菌，通过身体其他部位的感染灶转移或侵入脑内形成的脓肿，破坏脑组织和产生占位效应。近年来，由于神经影像技术如CT和MRI的应用，有效抗生素的使用，脑脓肿的诊断和治疗水平显著提高。脑脓肿可发生于任何年龄，男性多于女性。

二、病因及发病机制

1. 邻近感染病灶扩散所致的脑脓肿　根据原发化脓性病灶可分为耳源性脑脓肿和鼻源性脑脓肿。其中以慢性化脓性中耳炎或乳突炎导致的耳源性脑脓肿为最多，约占全部脑脓肿的一半以上。这种脑脓肿多发生于同侧颞叶或小脑半球，多为单发脓肿，以链球菌或变形杆菌为主的混合感染多见。鼻源性脑脓肿为继发于鼻旁窦炎的化脓性感染，较少见。

2. 血源性脑脓肿　血源性脑脓肿约占脑脓肿的25%。血源性脑脓肿由身体远隔部位化脓性感染造成的菌血症或脓毒血症经血行播散到脑内而形成。根据原发感染部位的不同分为胸源性脑脓肿（即继发于脓胸、肺脓肿、慢性支气管炎伴支气管扩张等）和心源性脑脓肿（即继发于细菌性心内膜炎、先天性心脏病等）。此外，面部三角区的感染、牙周脓肿、化脓性扁桃体炎、化脓性骨髓炎、腹腔盆腔感染都可以导致血源性脑脓肿。血源性脑脓肿通常多发，常位于大脑中动脉供血的脑白质或白质与皮质交界处，故好发于额叶、颞叶、顶叶。致病菌以溶血性金黄色葡萄球菌多见。

3. 创伤性脑脓肿 创伤性脑脓肿开放性颅脑损伤时，化脓性细菌直接由外界侵入脑内所致。清创不彻底、不及时，异物或骨折片进入脑组织是创伤性脑脓肿产生的主要原因。此外，颅脑外伤后颅内积气、脑脊液漏、颅骨骨髓炎也可能引起脑脓肿。此类脓肿多位于外伤部位或异物所在处。病原菌多为金黄色葡萄球菌或混合菌。

4. 医源性脑脓肿 医源性脑脓肿由颅脑手术后感染所引起的脑脓肿。多与无菌操作不严格、经气窦的手术、术后发生脑脊液漏而没有及时处理、患者抵抗力低下、并发糖尿病或使用免疫抑制剂有关。致病菌多为金黄色葡萄球菌。

5. 隐源性脑脓肿 隐源性脑脓肿占脑脓肿的 10% ~ 15%。指病因不明，无法确定其感染源的脓肿。可能因原发感染病灶轻微，已于短期内自愈或经抗生素药物治愈，但细菌已经血行潜伏于脑内，在机体抵抗力下降时形成脑脓肿。

细菌进入脑实质后，其病理变化是一个连续的过程，大致可分为 3 个阶段。

（1）急性脑炎期：病灶中心有坏死，局部出现炎性细胞浸润伴病灶周围血管外膜四周炎症反应。病灶周围脑水肿明显。临床上有全身感染症状（如发热、寒战、头痛等），也可有脑膜刺激症状，并可出现脑脊液的炎性改变等。

（2）化脓期：脑实质内化脓性炎症病灶进一步坏死、液化、融合，同时与脑软化、坏死区汇合逐渐扩大形成脓腔，周围炎症反应带有炎症细胞和吞噬细胞。此期脓肿壁尚未完全形成。因为炎症开始局限，所以全身感染症状趋于好转。

（3）包膜形成期：脓肿周边逐渐形成包膜，炎症进一步局限。显微镜下见包膜内层主要为脓细胞或变性的白细胞，中层为大量纤维结缔组织，外层为增生的神经胶质、水肿的脑组织和浸润的白细胞。脓肿包膜的形成决定于病原菌、感染途径及机体抵抗力的强弱。需氧菌如金黄色葡萄球菌和链球菌性脑脓肿易形成包膜而且包膜较厚，厌氧菌如肠道杆菌引起的脑脓肿包膜形成缓慢，而且常不完善。直接蔓延所致的脑脓肿包膜较血源性者完善。

三、临床表现

（一）症状

（1）全身中毒症状：患者多有近期原发病灶感染史，随后出现脑部症状及全身表现。有发热、畏寒、头痛、全身乏力、肌肉酸痛、精神不振、嗜睡等表现。体检有颈阻阳性，克氏征、布氏征阳性。外周血白细胞增多，中性粒细胞比例升高，血沉加快等。隐源性脑脓肿的中毒症状不明显或缺如。中毒症状可持续 1 ~ 2 周，经抗生素治疗，症状可很快消失。部分患者可痊愈，部分脓肿趋于局限化，即进入潜伏期，时间长短不一，持续时间可从数天到数年。

（2）颅内压增高症状：颅内压增高症状在脑脓肿急性脑炎期即可出现，随着脓肿的形成和逐渐增大，症状更加明显。头痛多为持续性，并有阵发性加重。头痛部位与脓肿位置有关，一般患侧较明显。头痛剧烈时常伴喷射性呕吐。半数有视视神经盘水肿，严重时可有视网膜出血及渗出。患者常常伴有脉搏缓慢、血压升高、呼吸缓慢等表现，严重者甚至出现表情淡漠、反应迟钝、嗜睡、烦躁不安等表现。

（3）局灶性症状：脑脓肿局灶性症状与脑脓肿所在的部位有关。额叶脓肿常有表情淡漠、记忆力减退、个性改变等精神症状，可伴有对侧肢体局灶性癫痫或全身大发作、偏瘫或运动性失语（优势半球）等。颞叶脓肿可出现欣快、感觉性或命名性失语（优势半球）等。

应警惕颞叶或小脑脓肿随着脓肿的不断扩大容易发生脑疝。一旦出现，必须紧急处理。此外，脑脓肿溃破引起化脓性脑炎、脑室炎，患者表现为突然高热、寒战、意识障碍、脑膜刺激征、癫痫等。腰穿脑脊液白细胞明显增多，可呈脓性。应迅速救治，多预后不良。

（二）类型

（1）急性暴发型：起病突然，发展迅速。呈急性化脓性脑炎症状。患者头痛剧烈，全身中毒症状明显。早期即出现昏迷，并可迅速导致死亡。

（2）脑膜炎型：以化脓性脑膜炎表现为主。脑膜刺激症状明显，脑脊液中白细胞和蛋白含量显著增高。

（3）隐匿型：无明显的颅内压增高或神经系统体征。仅有轻度头痛、精神和行为改变、记忆力下降、嗜睡等症状。诊断较困难，脑脓肿常被忽略，多数是开颅手术或尸检时才得以证实。

（4）脑瘤型：脓肿包膜完整，周围水肿消退，病情发展缓慢，临床表现与脑瘤相似，手术证实为慢性脑脓肿。

（5）混合型：临床表现多样，不能简单归于以上任何一类。脓肿形成过程中的各种症状均可出现，较为复杂。

四、诊断及鉴别诊断

（一）诊断

通常脑脓肿的诊断依据有：①患者有原发化脓性感染病灶，如慢性胆脂瘤性中耳炎、鼻窦炎等，并有近期的急性或亚急性发作的病史。②颅内占位性病变表现，患者有高颅压症状或局灶症状和体征。③病程中曾有全身感染症状。

具有以上3项者须首先考虑脑脓肿的诊断，如再结合 CT 或 MRI 扫描可对典型病例做出诊断。

（二）鉴别诊断

（1）化脓性脑膜炎：化脓性脑膜炎起病急，脑膜刺激征和中毒症状较明显。神经系统定位体征不明显，CT 或 MRI 扫描无占位性病灶。

（2）硬膜外和硬膜下脓肿：单纯的硬膜外脓肿颅内压增高和神经系统体征少见。硬膜下脓肿脑膜刺激征严重。两者可与脑脓肿并发存在。通过 CT 或 MRI 扫描可明确诊断。

（3）脑肿瘤：某些脑脓肿患者临床上全身感染症状不明显。CT 扫描显示的"环形强化"征象也不典型，故与脑肿瘤（如胶质瘤）、脑转移性肿瘤不易鉴别，有时甚至需通过手术才能确诊。因此，应仔细分析病史，结合各种辅助检查加以鉴别。

五、辅助检查

1. 实验室检查　如下所述。

（1）外周血常规：急性期白细胞增高，中性粒细胞显著增高。脓肿形成后，外周血常规多正常或轻度增高。大多数脑脓肿患者血沉加快。

（2）脑脊液检查：脑脓肿患者颅内压多增高，因此腰椎穿刺如操作不当可能诱发脑疝。腰穿脑脊液多不能确定病原菌（除非脓肿破入脑室）。脑膜脑炎期脑脊液中白细胞可达数千以上，蛋白含量增高，糖降低。脓肿形成后白细胞可正常或轻度增高，一般在 $(50 \sim 100) \times 10^6$/L，蛋白常升高，糖和氯化物变化不大或稍低。

2. 影像学检查　如下所述。

（1）X 线平片：可见原发感染部位骨质变化。耳源性及鼻源性脑脓肿可见颞骨岩部、乳突、鼻旁窦骨质有炎性破坏。外伤性脑脓肿可见颅骨骨折碎片、金属异物等。

（2）CT 扫描：是目前诊断脑脓肿的首选方法，敏感性为 100%。脓肿壁形成前，CT 平扫病灶表现为边缘模糊的低密度区，有占位效应。增强扫描低密度区不发生强化。脓肿形成后 CT 平扫见低密度边缘密度增高，少数可显示脓肿壁，增强扫描可见完整、厚度均一的环状强化，伴周围不规则脑水肿和占位效应。这种"环状强化影"是脑脓肿的典型征象。

（3）MRI：脑脓肿 MRI 的表现随脓肿形成的时期不同表现也不同。急性脑炎期表现为边界不清的

不规则长 T_1、长 T_2 信号影。包膜形成后病灶中央区在 T_1 加权像表现为明显低信号，周边水肿区为略低信号，两者之间的环状包膜为等或略高信号。T_2 加权像病灶中央脓液为等或略高信号，包膜则为低信号环，周围水肿区信号明显提高。Gd – DTPA 增强后 T_1 加权像包膜信号呈均匀、显著增强。病灶中央脓液及包膜周围水肿区信号不变。

六、治疗

原则上，急性脑炎及化脓阶段以内科治疗为主。一旦脓肿形成，则应以外科手术治疗为主。

1. 治疗原发病灶　临床上常常因为脑脓肿病情较为危急，因此应先处理脑脓肿。术后情况许可，再处理原发病灶。如耳源性脑脓肿可先做脑部手术，术后病情许可时再行耳科根治手术。

2. 内科治疗　主要是抗感染、降颅内压和对症治疗。少数患者经内科治疗可以治愈，多数患者病情可迅速缓解，病灶迅速局限，为进一步手术治疗创造好条件。

内科治疗时抗生素应用原则：①及时、足量使用抗生素。一般静脉给药，必要时可鞘内或脑室内给药。②选用对细菌敏感和容易通过血脑屏障的抗生素。细菌培养和药敏试验结果出来前，可按病情选用易于通过血脑屏障的广谱抗生素，待结果出来之后，及时调整。③用药时间要长。必须在体温正常，脑脊液及血常规检查正常后方可停药。脑脓肿静脉使用抗生素的时间为 6 ~ 8 周。

3. 外科治疗　脑脓肿包膜形成后，应在抗感染、脱水、支持治疗的同时，尽早采用外科治疗。

（戴　杰）

第四节　神经系统寄生虫感染

一、概述

蠕虫（囊虫、肺吸虫、血吸虫、包虫、蛔虫、旋毛虫、丝虫、线虫等）、原虫（阿米巴、疟原虫、弓形虫、锥虫）等病原体侵入人体引起疾病称为人体寄生虫病；侵入神经系统称为神经系统寄生虫病。

（一）病因及发病机制

1. 机械作用　①破坏：虫体直接侵蚀损害周围组织，造成组织坏死变性，丧失其功能，如血吸虫病。②压迫：虫体成堆生长，可形成大团块病灶或大囊性病灶，将周围组织挤压推移，造成类似肿瘤压迫作用，同样影响组织功能，如囊虫、包虫病。③阻塞：虫体好寄生在血液供应丰富的组织内，可阻塞中小动脉、静脉，或引起脉管炎均可影响血管的血液供应功能，影响组织功能，如血吸虫、疟原虫病。④增殖：一些原虫寄生在组织细胞内，以芽植或分裂反复增殖成团块状挤压推移周围组织，使之移位影响组织功能，如弓形虫病。

2. 化学作用及免疫反应　虫体的代谢物及分泌的一些物质和酶对人体的组织均有刺激和损害作用，尤其是脑组织更敏感，主要引起颅内压增高，使患者头痛、恶心、呕吐、视力下降，严重时造成意识障碍甚至昏迷，威胁患者生命。

虫体对人体来说为异体蛋白，可引起变态反应，肉芽组织增生，导致周围组织损害，加重病情。

寄生虫所致周围组织病理改变是寄生虫与宿主相互作用的结果，是宿主对寄生虫的致病因素所表现出的组织学、生理学、免疫学的反应。神经系统寄生虫病有以下共同的病理特点：

（1）组织反应：①包围虫体：寄生虫的蚴虫（或成虫）在组织内寄生，周围组织反应性形成一层膜将其包围在内，称为包囊，由淋巴细胞、嗜酸性粒细胞、组织细胞组成。活的寄生虫的包囊极薄，透明，与周围组织没有粘连，坏死变性的寄生虫的包囊变厚，结构被破坏，有渗出物，常与周围组织粘连，并引起反应性水肿。②细胞浸润：在寄生虫的退变死亡期，或一些寄生虫的生存期由于免疫反应，常有细胞浸润，以淋巴细胞、嗜酸性粒细胞为主。血吸虫及肺吸虫明显。③细胞增生：寄生虫常引起局部周围组织内细胞增生，致使组织肿胀成肉芽组织。溶组织阿米巴在结肠形成的溃疡性病变周围常见肉芽组织。血吸虫虫卵还可引起局部或弥漫性肉芽肿性病变，为血吸虫的主要致病因素。

（2）变态反应：为机体对异体抗原的一种异常反应，常发生在组织受损明显时，寄生虫的致病因素中免疫反应具有重要作用。可分为四种类型：速发型、细胞毒型、免疫复合型、迟发型。各型反应见于不同寄生虫病，一些寄生虫可有多种反应。

（二）临床表现

（1）脑部症状：①一般性脑功能损害，包括头昏、烦躁、失眠、记忆力下降等。②颅内压增高，包括头痛、恶性、呕吐，视力下降，不同程度意识障碍。③局部脑组织损害症状，包括癫痫、偏瘫、失语、眩晕、共济失调等。

（2）脊髓症状：脊髓横断或半横断损害症状，如截瘫，感觉障碍，括约肌障碍，出汗异常等。当神经根受影响时出现根性疼痛。

（3）周围神经症状：单发或多发周围神经损害，肢体无力，麻木，感觉异常，肌肉萎缩，肌张力减低等。

二、囊虫病

（一）概述

囊虫病是链状绦虫（猪肉绦虫）的幼虫，即囊尾蚴（囊虫）侵入人体的组织器官所引起的疾病。以寄生于脑组织内、皮下肌肉内、眼、口腔等处多见，也可见寄生于肺、心脏、骨骼等处，但极罕见。寄生在脑内所引起的疾病称之为脑囊虫病，寄生于脊髓的囊虫称之为脊髓囊虫病。脑和脊髓囊虫统称为中枢神经系统囊虫病。

（二）病因及发病机制

人是猪肉绦虫唯一的终宿主，也是中间宿主。人类囊虫病的感染方式有三种。

（1）内源性自身感染：肠内有猪肉绦虫寄生的患者由于呕吐或肠道逆蠕动，使绦虫成熟妊娠节片逆流到胃内。虫卵在十二指肠内孵化成六钩蚴，钻进肠壁进入血液被送至全身，多数进入脑组织内。六钩蚴进入人脑组织后约 10 周发育成囊尾蚴，在这个过程中宿主反应性的形成一层膜将其包围在内，这层由宿主产生的膜即为囊尾蚴壁。

（2）外源性自身感染：患有猪肉绦虫的患者大便后手被虫卵污染，在进食时虫卵经口而进入消化道感染囊虫病。

（3）外来感染：患者没有猪肉绦虫寄生在肠内，因食入了污染绦虫卵的未煮熟食物，未洗净的蔬菜和水果等而感染。

根据囊尾蚴的生活状态可将其相应的病理变化分为三期：

（1）生存期：此期从囊尾蚴到达所寄生的部位开始，一直到因某种原因被破坏走向死亡为止。在此时期内，当囊尾蚴进入脑组织后，由于宿主对异体组织反应性进行包绕，产生轻度免疫反应，患者一般没有明显的临床症状。如果一次寄生的虫体较多，或寄生在较重要组织部位，如脑组织，也可出现颅内压增高（头痛、呕吐、视力下降等），癫痫发作等临床症状。

（2）退变死亡期：此期从囊尾蚴被破坏开始，直到完全死亡为止。这个过程可以是自然衰老死亡，也可以是药物或其他原因所致的蜕变死亡。虫体自然衰老死亡时宿主的免疫反应一般不明显，一是因为虫体死亡过程较缓慢，二是虫体多分批死亡，通常不会引起强烈的免疫反应。

（3）钙化期（静止期）：虫体被破坏死亡后，虫体或被溶解吸收，或钙化，周围脑组织免疫反应消失，患者恢复正常或症状体征减轻，或留有一些后遗症（癫痫、智能减退等）。

（三）临床表现

1. 脑囊虫临床表现　脑囊虫病任何年龄均可患病，但青壮年期多见。国内报道发病最大年龄 69 岁，最小 3 岁。14 岁以上，50 岁以下者约占 80%。

脑囊虫病的临床表现复杂多变，主要取决于虫体寄生的部位、数量及囊尾蚴的生存状态、周围脑组织炎性免疫反应程度、脑脊液循环受阻情况等因素。将本病主要临床表现分述如下：

（1）头痛：是比较常见的症状之一，但疼痛的程度可有很大差别。脑囊虫引起头痛的机制一是刺激脑膜或颅内疼痛敏感组织（血管、神经根等）；二是使脑组织受挤压移位。头痛的程度轻重不一，随病情而变化，无特异性。

（2）癫痫发作：大脑半球的皮层灰质和皮层下灰白质交界处是囊尾蚴好寄生的部位，而且多在皮质运动区。因此本病临床多表现为刺激症状——癫痫发作。脑囊虫病的癫痫发作占60%～70%，这与囊虫的寄生部位有直接的关系。

脑囊虫病患者的癫痫发作形式也是多种多样，与囊虫在颅内多部位寄生有关。由于大脑皮质运动区是囊虫好寄生部位，全身强直阵挛发作最多见；囊虫寄生在颞叶、顶叶部位则可引起简单部分性或复杂部分性发作及失神小发作。

癫痫发作的多样性和易变性为脑囊虫病的特征。

（3）颅内压力增高和脑积水：颅内压力增高也是脑囊虫病的常见症状之一，据报道约占脑囊虫病的47.4%。主要表现为剧烈头痛、恶心、呕吐，视物不清，视力下降以致失明。

（4）精神症状和智能减退：脑囊虫病可引起患者精神症状和智能减退。脑囊虫病的智能减退常和精神症状同时出现，也可有单纯智能障碍。进行性智能减退多见于颅内压增高及频繁癫痫发作患者，因为颅内压增高及频繁癫痫发作使皮层神经细胞受损。

（5）脑部局灶功能损害症状：囊尾蚴可寄生于脑组织内任何部位，一般都是多部位寄生，寄生在不同的部位可表现出不同的临床症状。如寄生于第四脑室可出现Brun's征；寄生在桥小脑角部位可出现类似听神经瘤的症状；寄生在小脑可出现共济失调，语言障碍等。

（6）颅内炎性免疫反应症状：囊虫寄生于蛛网膜下隙，皮层表浅部位，或囊虫的退变死亡期，脑组织反应严重时都可以表现为非特异性免疫反应性脑膜炎及脑炎样改变。患者可有发热，头痛，呕吐，意识障碍等症状。脑脊液的炎性反应可以持续时间较长，为1～2年，甚至达3～4年，时好时坏，患者的临床症状常与脑脊液变化不相符合，这是脑囊虫病的又一特点。

（7）血管炎性反应：由于宿主对囊虫异体蛋白免疫反应，可引起脑血管内皮非特异性炎性改变，使管壁变厚，管腔变窄，影响血流速度，造成动脉供血障碍或血栓形成。临床上表现出缺血性脑血管病的症状，如偏瘫、失语、眩晕等，头颅CT或MRI可显示出梗死病灶。

（8）脑神经症状：①视神经受损最常见，可表现为急性的损害，视力在几天内急剧下降，以致失明。但脑囊虫病患者的视神经受损多为慢性过程，先有阵发性视物不清，继而视力逐渐减退，视力下降程度和颅内压力增高的情况有直接关系，颅内压力越高视力下降越明显。②第Ⅲ、Ⅳ、Ⅵ脑神经即动眼神经，滑车神经，展神经也常受到损害，或单独出现，或联合出现。

2. 脊髓囊虫临床表现　如下所述。

（1）脑脊髓膜炎的临床表现：表现为头痛、发热和脊髓神经根受刺激症状。腰穿压力有不同程度增高，脑脊液白细胞增高，以淋巴细胞为主。

（2）脊髓压迫症的临床表现：可仅有神经根受刺激症状，也可出现截瘫表现（包括感觉障碍、括约肌障碍等）。

（3）脊髓痨表现：共济失调、步态异常、下肢闪电样疼痛等症状。以上三个综合征不是脊髓囊虫特有的症状，仅是较常见的临床表现。脊髓囊虫还可表现为两种形式：髓内型和髓外形，据报道髓内型多于髓外形。

3. 其他部位囊虫　如下所述。

（1）皮下肌肉内囊虫：皮下和肌肉也是囊虫好发部位，占囊虫病的70%。皮下肌肉内囊虫经常与脑囊虫同时并存。由于它凸出皮肤表面，不压迫重要脏器，患者无特殊不适。皮下肌肉内囊虫死亡后大部分被吸收，消失，少数钙化。这个部位的囊虫易被触及，常成为临床上确诊囊虫病的重要依据。

（2）眼囊虫病：脑囊虫伴发眼内囊虫病约占脑囊虫病的0.5%，单纯眼囊虫病占囊虫病的12%。眼内囊虫多为单眼寄生，双眼均有囊虫者极为罕见。

（四）辅助检查

1. 免疫学检验　血和脑脊液中的各种免疫学检验是必不可少的检查手段，是诊断囊虫的重要依据。

2. 补体结合试验（Complement Fixation test，CF）　本实验是以囊虫抗原与其特异性抗体结合成抗原–抗体复合物。实验操作复杂，影响因素颇多，结果欠稳定，在20世纪70年代应用比较广泛。

3. 乳胶凝集试验　此实验是将苯乙烯等具有双链的单体聚合而成高分子乳胶颗粒，作用于囊虫抗原（猪囊虫的囊液经离心沉淀后吸取上清液为抗原原液）的载体，囊虫抗原与乳胶颗粒结合后成为致敏乳胶颗粒。

4. 间接血凝试验（Indirect hemagglutination test，IHA）　红细胞经鞣酸或其他偶联剂处理后，能在红细胞表面吸附囊虫抗原，这种被抗原致敏化的红细胞遇到相应抗体时，由于抗原抗体相结合而间接引起红细胞凝集，这一反应称为间接血凝试验或被动血凝试验（PHA）。

5. 酶联免疫吸附试验（Enzyme–linked immunosor–bent assay，Elisa）　将囊虫抗原吸附于固定载体，经温育后洗除未吸附抗原，加入待测稀释抗体，经温育后洗除未反应物质，再加入酶标记抗同种球蛋白经温育后洗清，再加入底物。

6. 囊虫循环抗原　采用双抗体夹心方法，将单克隆抗体分别作用在包被和酶标记抗体上，检测囊虫病患者血清或脑脊液中的循环抗原（CA）。

7. 脑脊液常规与生化检验　如下所述。

（1）脑脊液压力：约47%的脑实质囊虫患者压力高于正常，多为慢性颅内压升高过程，使一些患者能适应颅内压力增高，一般没有明显不适。

（2）细胞数：囊虫数量少，或位于脑实质内，脑脊液白细胞多数正常。囊虫位于大脑皮质表浅部位，脑膜或脑室系统引起了局部炎症性免疫反应，白细胞增加，一般不超过100×10^6/L，淋巴细胞占优势。脑脊液中白细胞增多在囊虫的退变死亡期明显，由于宿主的免疫反应所致。钙化期消失。

（3）生化：脑囊虫病患者脑脊液中蛋白基本正常，脑膜炎和蛛网膜炎型患者有不同程度升高，一般在100mg/L以下，个别达1g/L。脑脊液中蛋白以球蛋白为主。

8. 影像学检查　按囊虫的生活状态可分为共存期、退变死亡期、钙化期（静止期）。

（1）共存期：囊尾蚴存活着，周围脑组织没有明显的免疫反应，囊虫与所寄生的脑组处于共存状态，CT和MRI显示为①脑实质囊虫：头颅CT为多个散在或单个的圆形低密度病灶，不强化，头节为偏在一侧小点状高密度灶。囊虫直径一般为0.5~1.5cm，少数患者有大囊病灶，直径可达4~10cm，CT值为4~10Hu，与脑脊液相似。②脑室囊虫：CT显示脑室扩大、变形，可见单个或多个圆形、卵圆形囊性病灶，CT值脑脊液相似，病灶显示不清楚。70%患者伴有交通性或梗阻性脑积水。③蛛网膜下隙、脑池及脑底部囊虫：CT显示分叶葡萄状或大囊性低密度病灶，脑池、脑裂增宽，部分患者有交通性或梗阻性脑积水。

（2）退变死亡期：CT显示虫体周围脑组织水肿明显，可连成片，呈类似脑炎改变。虫体增大呈不规则形状，囊壁环状强化或呈结节状强化，不少情况与肿瘤及转移瘤难以区别。在退变死亡期中可看到囊虫特异性改变——壁结节：CT显示头节变大偏在一侧，呈高密度；MRI的T_1加权像呈高信号，T_2加权像显示呈低信号，壁结节为囊虫死亡的标志。

（3）钙化期（静止期）：此期囊虫已死亡，头颅CT显示：多发的或单发点状高密度或钙化灶，CT值近似颅骨的CT值。直径为0.2~0.3cm，周围没有水肿，脑室和中线结构无移位，无增强。

（五）诊断

确诊标准：具备下列三项中两项可确诊为脑囊虫病。

（1）有局灶或弥散性脑部损害症状和体征，如头痛、癫痫发作、颅内压增高等症状并排除了其他病因所造成的脑组织损害。

（2）脑脊液囊虫免疫学检验阳性。

（3）头颅CT/MRI检查显示有典型囊虫寄生改变。

拟诊标准：不具备确诊标准中第2、3项，但具备下列三项中两项可拟诊本病。

（4）病理活检证实皮下、肌肉内有囊虫寄生或手术证实眼内有囊虫。血清囊虫免疫学检验阳性。

（5）脑脊液中白细胞增多，蛋白增高，糖降低或找到嗜酸细胞。

（6）颅骨及肢体平片发现多个点状钙化。

（六）治疗

1. 驱虫治疗　驱绦虫药物种类较多，经治疗大多数患者可迅速排虫而治愈。

（1）槟榔和南瓜子：槟榔对绦虫头部及前段有麻痹作用，南瓜子对绦虫中、后段有麻痹作用，两药合用可使整个虫体变软，借小肠蠕动作用将绦虫随粪便排出体外。用药方法：南瓜子120g炒熟带皮早晨空腹服用，2h后服槟榔水150mL（槟榔120g煮水），2.5h后服50%硫酸镁50mL，3～4h后可排出绦虫。

（2）氯硝柳胺：氯硝柳胺对绦虫有杀死作用，疗效优于槟榔水南瓜子，本药主要抑制绦虫的线粒体氧化磷酸化作用而杀死绦虫头部。用药方法：早晨空腹服用1g（咬碎药片），1h后再服1g，氯硝柳胺不良反应少，驱虫作用强。对心脏、肝、肾功能损害较少，孕妇也可服用。

（3）米帕林：对绦虫整体有麻痹作用。早晨成人空腹服用0.8g（4～6岁0.4g，6～13岁0.6g），同时服用碳酸氢钠1g，2h后服50%硫酸镁50mL，也可和槟榔水150mL（槟榔120g煮水）合用。

（4）二氯甲双酚：对绦虫整体有破坏性致死作用，早晨成人空腹服用6g（4～13岁4g），连服2d。

2. 杀囊虫治疗　如下所述。

（1）吡喹酮（praziquantel embay）：系异喹啉吡嗪衍生物，为一种广谱抗寄生虫药，吡喹酮因能增加细胞膜对Ca^{2+}的通透性而导致虫体挛缩，并破坏头节结构使虫体死亡。

用量：总量为180～200mg/kg。皮下肌肉内囊虫可1g/d，分2～3次服用，直至达到总量为止。脑囊虫病为避免治疗过程中强烈免疫反应，须先从小剂量开始，100～200mg/d，如没有头痛、呕吐等颅压增高反应，可逐渐增加剂量，但每日不得超过1g，达总量为止。3～4个月后再服用第二个疗程，一般2～3个疗程可痊愈。

（2）丙硫咪唑（albendazole，阿苯哒唑）：丙硫咪唑是一种广谱高效、安全抗蠕虫药，对肠道线虫作用明显，还可用于治疗绦虫病、囊虫病、包虫病、肝吸虫病、肺吸虫病。

丙硫咪唑对脑实质、眼部及脑室囊尾蚴均有效，ALBSO较吡喹酮更能透过蛛网膜下隙，这一特性使丙硫咪唑对蛛网膜下隙的大囊型囊尾蚴和脊髓囊尾蚴有较好的治疗效果。

用量：治疗囊尾蚴的总剂量为180～200mg/kg。皮下肌肉内囊虫1g/d，分2～3次服用，直至达到总量为止。为避免治疗过程中强烈免疫反应，须先从小剂量开始，100～200mg/d，如没有头痛、呕吐等颅内压力增高反应，可逐渐增加剂量，但每日不得超过1g，达总量为止。3～4个月后再服用第二个疗程，一般2～3个疗程可痊愈。

3. 对症治疗　如下所述。

（1）抗癫痫治疗：癫痫发作是脑囊虫患者的主要临床症状，甚至是一些患者的唯一症状。因此抗癫痫治疗是脑囊虫病治疗的主要措施之一，甚至是贯彻始终的。有癫痫发作的患者，应及时服用抗癫痫药物。

（2）保护脑细胞治疗：囊尾蚴在脑组织中寄生所引起的炎性免疫反应、癫痫发作、颅内压增高均可影响脑细胞功能，造成患者智力下降，在脑囊虫病的治疗过程中保护脑细胞药物应注意配合使用，以保护脑细胞功能。目前较常用的药物有：钙离子拮抗剂、茄拉西坦类、赖氨酸等药物。

（3）降低颅内压及抗感染治疗：宿主的免疫反应是神经系统囊尾蚴病颅内压力增高的主要原因，降低颅内压力及抗炎（免疫反应）是脑囊虫病治疗的重要部分，皮质类固醇是抗感染治疗的关键，使用皮质类固醇（主要应用泼尼松）及口服降低颅内压力药物（50%甘油盐水150mL/d，呋塞米20～60mg/d等），可使颅内压力维持在正常范围，并能预防继发性脑神经、血管、脑膜和脑组织持续炎症性反应。颅内压高于$300mmH_2O$时需静脉给脱水药物（甘露醇250mL，每天3～4次）。

4. 外科手术治疗　脑室内囊虫适合于手术取虫治疗。

三、阿米巴脑脓肿

（一）概述

本病系由组织内阿米巴感染所致。溶组织阿米巴生活史的基本过程是：包囊→小滋养体→包囊。在一定条件下，小滋养体→大滋养体并大量繁殖，破坏组织。四个核的包囊为感染期，人经口食入了四个核的包囊，在小肠内经消化液作用使囊壁变薄，出现小孔，随之脱囊分裂成四个小滋养体，小滋养体定居在结肠黏膜皱褶或肠腺窝间，以宿主的黏膜、细菌及消化食物为营养，以二分裂法增殖。部分小滋养体在肠内随内容物向下移动，由于内环境的改变，使之停止活动，排出体内未消化的食物，缩小并分泌出一层膜将自己包围起来成为包囊，包囊随粪便排到体外，污染食物和水源，再重新感染宿主。未形成包囊的小滋养体排出体外后很快死亡。小滋养体寄生于大肠内，对宿主没有损害，当宿主因感染、中毒等情况使机体的免疫力下降，肠壁受损，小滋养体可借伪足的机械作用和酶的化学作用侵入肠壁组织，吞噬红细胞和组织细胞转变为大滋养体，并在组织内以二分裂法大量增殖，破坏组织形成溃疡，引起阿米巴痢疾。大滋养体还可以在某种情况下经血液蔓延至肝、脾、脑等肠外组织，产生各脏器阿米巴病。神经系统阿米巴感染途径为：自肠壁进入血液循环也可至脑膜；自椎旁静脉丛至脑膜，再进入脑实质内；由肺毛细血管入血液循环进入颈内动脉。

以大滋养体形式寄生，可寄生在脑部任何部位，易形成脓肿。幕上多于幕下，额叶最多，颞叶次之。多为单个寄生，少数多个寄生；直径一般为 2～3cm，个别可达 10cm。多个脓肿可互相融合，分界不清，易破入脑室内。阿米巴性脓肿的病灶内多无细菌，因此发病机制可能是由大滋养体栓塞脑部血管，然后通过虫体本身的溶组织作用，促使脓肿形成。

（二）临床表现

与脑脓肿相似，以癫痫、神经系统局灶体征（复视、偏瘫、失语等）、颅内压增高、意识障碍、脑膜炎为主要表现。严重者病情发展迅速，数日内死亡。单独发生脑阿米巴脓肿者少见，多继发于肠、肝及脑阿米巴病，常在患阿米巴肠病多年后发生脑阿米巴病。

（三）辅助检查

（1）腰穿脑脊液压力增高，粒细胞浸润，涂片偶可见阿米巴滋养体；粪便中能找到原虫。

（2）影像学头颅 CT、MRI 显示多发脓肿，以额、颞、顶叶多见，小脑少见；常为单发，也可见多个存在，有时融合成大片，直径可达 10cm，周围组织界限清楚；还可见慢性肉芽肿；灶内可有出血，可破入脑室。

（四）诊断及鉴别诊断

（1）有阿米巴病史，粪便中找到病原体。

（2）有脑部局灶体征，脑脊液中找到滋养体，本病应与脑脓肿、转移瘤相鉴别，但结合病史，脑脊液中找到阿米巴滋养体可鉴别。

（五）治疗

1. 杀阿米巴药物　如下所述。

（1）吐根碱类：依米丁：通过直接阻断滋养体的分裂而杀灭阿米巴，为目前最有效的抗阿米巴药物，作用快、杀伤力强。经肾脏缓慢排泄。本药毒性较大，对心肌心血管系统有损害，对注射的局部组织有刺激，主要用于肠外重病者。用量：1mg/（kg·d），分两次深部肌内注射，连续 6d；重症者可半量再连续 6d。

碘化铋吐根碱：为 25% 吐根碱和 20% 铋，不易被吸收，主要用于肠阿米巴。用量 0.2g，每晚一次，连服 12d。

去氢吐根碱：不良反应小，主要用于肠道阿米巴，50mg/d，皮下注射，共 3～10d。

（2）喹啉类：氯喹：作用不如吐根碱，但口服后在小肠高位处全部被吸收，排泄缓慢，不良反应小，主要作用于肠外阿米巴和体弱者。每日 0.6g，服用两天后每日 0.3g，2~3 周为一个疗程。

喹碘仿：本品含 28% 的碘，口服不易吸收，有直接杀阿米巴滋养体作用，毒性小，偶可引起胃肠道症状和肝脏损害，主要用于慢性肠阿米巴。用量 0.5~1.0g，每日 3 次，8~10d 为一个疗程，必要时一周后可再服一个疗程。小儿用量酌减。

双碘喹啉：作用和不良反应与喹碘仿相似，成人用量 0.6g，连服 15~20d，必要时可在两周以后再服一个疗程。

氯碘喹啉：作用和不良反应均与喹碘仿相似，成人用量 0.25g，每日 3 次，10d 为一个疗程。小儿用量酌减。

（3）有机砷剂：卡巴砷在肠内浓度高，不易吸收，其作用不如吐根碱，毒性较低，偶有胃肠道症状和皮疹，主要用于慢性肠阿米巴和带虫者。成人用量为 0.25g，每日 3 次，10d 为一个疗程，必要时可在两周以后再服一个疗程。小儿用量酌减。

（4）新合成药物：二氯散糠酸酯：不易吸收，用于轻型肠内阿米巴和带虫者，不良反应小，偶见胃肠道症状。成人用量为 500mg，每日 3 次，10d 为一个疗程。小儿用量酌减。

安痢平：对肠内滋养体及带虫者有效，能杀死肠内其他寄生虫，不良反应小，轻度胃肠反应。0.1g，每日 4 次，10d 为一个疗程。

对二甲苯肼脒：主要对慢性肠阿米巴痢疾，无明显不良反应，成人用量为 0.1g，每日 3 次，5d 为一个疗程。小儿用量酌减。

（5）硝基咪唑类：甲硝唑（灭滴灵）：口服后可迅速吸收，广泛分布于体内各脏器及体液，对各部位的阿米巴均有效，有直接杀阿米巴滋养体的作用，有轻度不良反应，如恶心、腹泻、头昏、头痛等。本品为近年来抗阿米巴首选药物。成人用量为口服每次 0.4~0.8g，每日 3 次，5~10d 为一个疗程。小儿用量酌减。

甲硝磺唑：与甲硝唑相似，吸收快，可广泛分布于全身各个脏器，不良反应小，偶有食欲缺乏、恶心、腹泻或便秘，皮肤瘙痒。每日 2g，一次服用，连服 3~5d。

氯甲硝哒唑：与甲硝唑相似，偶有下肢麻木和感觉异常不良反应，0.5mg/kg，每日 3 次，10d 为一个疗程。

2. 对症治疗　对症治疗包括降低颅内压、抗癫痫、改善脑功能等药物。

3. 手术治疗　如果脑内阿米巴脓肿较大，药物治疗差，那么外科手术抽脓将能取得较理想的效果。

本病预后差，如不及时治疗 6~8d 内死亡，极少超过 2 周。

（戴　杰）

第五节　神经梅毒

神经梅毒（neurosyphilis）是由梅毒螺旋体感染人体后引起的大脑、脑膜或脊髓损害的一组临床综合征，通常是晚期梅毒全身性损害的重要表现之一。神经梅毒的临床表现十分复杂，导致临床诊断时误诊的概率较大。

一、流行病学

在抗生素广泛应用以前，西方国家成人梅毒感染率为 8%~10%，其中超过 40% 的病例出现神经系统受累。随着青霉素等抗生素的应用，梅毒的感染率曾一度保持相对稳定，但近年来由于艾滋病的流行和毒品的泛滥，梅毒感染率急剧回升。1999 年联合国卫生组织估计全世界成年人中梅毒新发病例为 1 200 万。西欧梅毒发病率较低，在英国人群中约为 0.3/10 万，而俄罗斯 1996 年 20~29 岁人群中梅毒发病率为 900/10 万。20 世纪 50 年代以后梅毒曾经在我国几乎绝迹，但 70 年代以后发病又有上升趋势。据文献报道，1989—1998 年，我国梅毒的发病增加了近 20 倍。

二、病因和发病机制

神经梅毒的病原体是苍白密螺旋体，可直接经过皮肤和黏膜破损部位感染人体，进入人体后引起螺旋体血症，并可通过血液循环进入子宫导致母婴感染或因共用注射器而引起血源性传播。通常在侵入机体 3~18 个月以后，梅毒螺旋体逐步侵入中枢神经系统。神经梅毒的主要病理改变是脑（脊）膜的炎症和小动脉的血管内膜炎。

三、临床表现

神经梅毒是全身梅毒的一部分，多发生于梅毒晚期，未经治疗的梅毒患者中 4%~9% 可以发展成为有症状的神经梅毒。按发病过程和临床表现，神经梅毒分为以下类型。

1. 无症状性神经梅毒　临床无神经系统症状和体征，诊断完全依赖于血清学和脑脊液检查。

2. 脑（脊）膜血管型梅毒　广泛的脑（脊）膜炎症和小动脉血管内膜炎是脑（脊）膜血管型梅毒的共同发病基础。临床以慢性脑膜炎为主，常见间歇性头痛、头晕以及记忆力下降等；少数患者可以出现急性脑膜炎或脑膜脑炎的表现，表现为发热、头痛、意识障碍、癫痫发作等，体征主要表现为颈项强直，Kernig 征阳性。影响脑脊液循环时可出现颅内压增高的症状和体征。

脑膜血管和大脑表面血管内膜炎时可以阻塞血管而出现相应供血区的脑梗死症状。临床上往往突然发病，局灶性神经系统症状和体征与脑卒中没有明显差别，主要是偏瘫、偏身感觉障碍、偏盲、失语、吞咽困难和前庭功能障碍等。

脊膜血管型梅毒相对少见，主要表现为脊髓脊膜炎或者横贯性脊髓炎。

3. 脑（脊髓）实质型梅毒　自抗生素应用以来已罕见，是由梅毒螺旋体直接侵袭神经组织并破坏组织结构引起的，常在感染后数年或数十年后出现，主要包括麻痹性痴呆和脊髓痨两种类型。

（1）麻痹性痴呆：记忆力减退、判断力丧失和情绪不稳是最常见的症状，也可出现人格改变、虚构和夸大妄想等精神症状。体格检查可见瞳孔对光反应迟钝，最终可进展成阿-罗瞳孔。疾病后期痴呆和肢体瘫痪症状加重，也可出现癫痫发作。

（2）脊髓痨：一般在梅毒感染后 15~20 年出现，其特征性的临床表现为"闪电样疼痛"，常发生在肢体远端，表现为剧烈的刺痛、放射痛，历时短暂，可反复发作。因主要累及脊髓后索，可出现进行性共济失调症状，因此也称为进行性运动性共济失调。腰骶神经根受累时尚可出现括约肌功能障碍，主要表现为膀胱功能失调和男性性功能损害等。主要体征包括膝反射和踝反射消失，下肢震动觉和位置觉减退以及闭目难立征等。

4. 先天性梅毒　梅毒未经彻底治疗的母亲生出的新生儿中，可出现类似于成人梅毒的临床表现，可以为无症状性梅毒，也可以表现为其他任何一种类型。部分患儿可以出现脑积水和哈钦森三联征（间质性角膜炎、畸形齿和听力减退）。

四、实验室检查及特殊检查

脑脊液检查表现为淋巴细胞轻度增高，蛋白质含量增高，糖含量正常或减低。

从脑、脑膜或者脑脊液中分离出梅毒螺旋体才能确诊神经梅毒，但因为实行难度大，难以用于临床梅毒的诊断。

目前梅毒的血清学和脑脊液检查是诊断的主要方法。疑诊患者可先应用 RPR（rapid plasma reagin）或高效价 VDRL（venereal disease research laboratory）筛查，阳性者可采用 TPHA（treponema pallidum haemagglutination assay）或 FTA-abs（fluorescent treponemal antibodies）进行确诊。筛查试验敏感度高，假阳性可见于自身免疫性疾病、结核、疫苗接种和其他类型的螺旋体感染等。其中 VDRL 能进行浓度测定，可用于随访治疗的效果。确诊试验的特异性更强，有文献报道 TPHA 的灵敏度和特异度分别为 98.3% 和 100%。艾滋病患者的梅毒筛查和确诊试验都可出现假阴性。

五、诊断和鉴别诊断

活动期神经梅毒的诊断需要满足 3 个标准，即相关的临床病史（不洁性接触史、皮肤梅毒症状史等）、脑脊液表现和梅毒血清学检查阳性，同时还要排除其他可引起同样神经功能缺失和脑脊液异常的神经系统疾病。

无症状梅毒的诊断必须依据血清学和脑脊液检查。

本病需要与其他各种原因引起的脑膜炎、脑血管病、痴呆和脊髓病相鉴别，梅毒血清学和脑脊液检查具有重要的鉴别价值。

六、治疗

神经梅毒应早期治疗。

（1）青霉素为首选药物，高剂量的青霉素能在脑脊液中达到杀灭梅毒螺旋体的药物浓度。青霉素 G 可安全有效地治疗有或无症状的梅毒患者，剂量为每天 1 800 万 ~ 2 400 万 U，每 4h1 次静脉滴注或连续滴注，10 ~ 14 天为 1 个疗程。普鲁卡因青霉素每天 240 万 U，肌内注射，并发丙磺舒每次 500mg，每日 4 次，10 ~ 14 天为 1 个疗程。

（2）青霉素过敏者可以改用头孢曲松 2g 肌内注射或静滴，每日 1 次，连用 14 天；或用四环素 500mg 口服，每日 4 次，连用 14 天。

治疗过程中应密切注意有无 Jarisch – Herxheimer 反应出现。这是抗生素应用后导致大量的病原体死亡，释放毒素入血而导致的发热反应。临床表现为突然发热、寒战、颜面潮红、呼吸急促和血压下降等。据报道 50% 以上的患者在治疗时可出现该反应，通常发生在首剂抗生素治疗后 2 ~ 6h，可持续 24h。该反应发生时情况危重，应立即使用氢化可的松 200 ~ 300mg，或地塞米松 5 ~ 10mg，静脉滴注，同时予以饮水、镇静、退热和抗休克治疗。

神经梅毒治疗后应在第 3、6、12 个月以及第 2、3 年年底进行临床检查和血清学与脑脊液检查，如果第 6 个月脑脊液细胞数仍不正常或脑脊液 VDRL 滴度仍未降低者，可认为治疗不彻底，仍可重复应用大剂量青霉素治疗。

闪电样疼痛可应用卡马西平进行治疗。

七、预后

麻痹性痴呆患者难以独立生活，未经治疗者可在 3 ~ 4 年内死亡；脊髓梅毒预后不定，多数患者可以获得改善；其他类型的梅毒经正规积极治疗后，一般预后较好。

（张晓燕）

第六节　中枢神经系统真菌感染

常表现为慢性脑膜炎，但脑实质真菌感染的临床表现与细菌性脑脓肿相似。中枢神经系统真菌感染可以发生在免疫功能健全的个体上，但更好发于免疫功能缺陷的患者，如肿瘤、淋巴瘤、接受免疫抑制治疗的患者或艾滋病患者。常见致病菌有：新型隐球菌、粗球孢子菌和白色念珠菌，而曲霉菌属、夹膜组织胞质菌和芽生菌很少累及中枢神经系统，毛霉菌可导致典型的 Rhinocerebral 综合征，可以伴发脑膜炎。表 7 – 6 列举相应治疗的方案。

表 7 – 6　抗真菌治疗

致病菌	首选治疗	联合治疗
隐球菌	两性霉素 B0.5mg/（kg·d），iv	蛛网膜下隙应用两性霉素 B
	5 – 氟胞嘧啶 150mg/（kg·d），po	

致病菌	首选治疗	联合治疗
粗球孢子菌	两性霉素 B1.5mg/（kg·d），iv	脑室内应用两性霉素 B
	两性霉素 B0.5mg 鞘内注射，biw	
念珠菌	两性霉素 B1.5mg/（kg·d），iv	5-氟胞嘧啶 150mg/（kg·d），po
		蛛网膜下隙应用两性霉素 B
曲霉菌	两性霉素 B1.5mg/（kg·d），iv	5-氟胞嘧啶 150mg/（kg·d），po
		蛛网膜下隙应用两性霉素 B
夹膜组织胞质菌	两性霉素 B1.5mg/（kg·d），iv	蛛网膜下隙应用两性霉素 B
芽生菌	两性霉素 B1.5mg/（kg·d），iv	蛛网膜下隙应用两性霉素 B
毛霉菌	两性霉素 B1.5mg/（kg·d），iv	蛛网膜下隙应用两性霉素 B

一、两性霉素 B

两性霉素 B 几乎可以对抗目前所知的所有真菌，但也有抗药性的报道，且有较多严重的不良反应，尽管如此，仍作为中枢神经系统所有真菌感染的一线药物。

（一）给药方式和方法

1. 静脉给药　给药常从小剂量开始，在 5～10 天内加到足量：一般开始剂量 1mg/d，之后每日剂量加倍，到 16mg/d 后，每日增加 10mg/d，直到足量 50mg/d。血清肌酐大于 3.5mg/dl 时要减少药量。若治疗中断 10 天以上，要重新开始，仍需重复该加量过程。药物应避光经中心静脉输注，速度要慢（4～6h）。治疗过程中要监测全血细胞计数、网织红细胞计数、尿素氮或肌酐、血清电解质、肝功能和尿常规等。

2. 鞘内给药　鞘内给药的指征有：①静脉给药治疗无效或足量治疗后复发；②病情危重，濒临死亡；③严重免疫抑制的患者；④粗球孢子菌脑膜炎患者。

给药方法有：①脑室内给药：通过 Ommaya 储液囊可以建立可靠的脑室内给药途径，是目前大多数医疗机构首选的方法；②脑池内给药：某些医疗中心选用的方法，由于需要专门的训练和丰富的经验，故不推荐；③腰椎穿刺给药：到基底池的药量很少，几乎不能到达脑室，当有蛛网膜粘连时（真菌性脑膜炎的常见并发症），不应选用该法。

首次剂量为 0.025mg，用 5mL 的脑脊液稀释，并加入 5～15mg 的氢化可的松减少不良反应。隔天给药，每次剂量增加 0.025mg，直到最大剂量 0.5mg/d，然后给药频率减至每周 2 次。

3. 不良反应　不良反应主要是肾毒性，总剂量达 4g 时，50% 的患者有永久性肾功能不全；总剂量达 5g 时，肾功能不全的患者达 85%。

（1）与剂量相关的不良反应：①短期的全身反应：发热、寒战、恶心、呕吐、食欲下降、乏力、头痛等。②肾毒性：肾小球滤过率和肌酐清除率下降，可导致少尿；肾小管毒性，可致远曲小管酸中毒和严重低钾血症。③抑制骨髓造血功能导致贫血。④给药处毒性反应：静脉注射可致静脉炎；腰椎穿刺给药可致感觉异常、神经麻痹、背痛、截瘫、化学性脑膜炎、蛛网膜炎和脑积水；脑池穿刺给药可致脑积水；脑室内给药可致室管膜炎、脑病、惊厥发作和死亡。

（2）特异性药物效应：休克、血小板减少、急性肝功能衰竭、惊厥、心博骤停和心室颤动。

二、5-氟胞嘧啶

5-氟胞嘧啶有效对抗隐球菌、念珠菌、曲霉菌和球拟酵母菌，但不是听有菌株都敏感，而且原来敏感的菌株在治疗过程中可产生耐药，因此在 5-氟胞嘧啶使用前和治疗过程中均应监测敏感性。另外不能单独应用 5-氟胞嘧啶治疗致命性的真菌感染。

5-氟胞嘧啶最常用于治疗隐球菌感染，与两性霉素 B 合用有协同作用，并可抑制耐药菌株出现。

5 - 氟胞嘧啶口服吸收好，脑脊液浓度可达血清浓度的 80% ~ 100%，常用剂量 75 ~ 150mg/（kg·d），分 4 次口服。

氟胞嘧啶经肾脏排泄，在肾功能不全时，每次给药剂量不变（25 ~ 40mg/kg），而增加给药间隔时间，如表 7 - 7 所示。

表 7 - 7　氟胞嘧啶经肾排泄给药间隔时间

肌苷清除率（mL/min）	给药间隔
100	每 6h1 次
40 ~ 25	每 12h1 次
25 ~ 12	每 24h1 次
12	每 48h1 次

不良反应有：①胃肠道不良反应：恶心、呕吐、食欲下降和腹泻；②肝毒性：引起谷草转氨酶和碱性磷酸酶增高，可能与肝细胞坏死有关，故应每周监测肝功能；③血液系统不良反应：贫血、白细胞减少或血小板减少，与剂量有关且好发于氮质血症患者，故应每周 2 次检查血细胞计数。

三、酮康唑

有效对抗球孢子菌、组织胞质菌和念珠菌感染，只有口服制剂，难以透过血脑屏障，增加剂量对部分球孢子菌脑膜炎患者有效，主要不良反应是恶心和肝功能损害。

四、氟康唑

对于轻症隐球菌脑膜炎，氟康唑可作为首选，剂量为 400mg/d，治疗 10 ~ 12 周；艾滋病患者并发隐球菌脑膜炎，可选用氟康唑 200 ~ 400mg/d 作为维持治疗；有报道氟康唑治疗球孢子菌脑膜炎有效率达 70%。不良反应较少，以胃肠道不良反应为主，罕见药物性肝炎和过敏。

中枢神经系统真菌感染的疗程尚无统一标准，一般而言，对治疗反应良好的患者停药指征有如下几点：①至少治疗 6 周；②最后一次脑脊液培养阴性后再治疗 1 个月；③中枢神经系统无活动性感染的表现；神经系统检查稳定或逐步改善；脑脊液检查正常或轻度异常；④中枢神经系统以外无活动性感染的表现；⑤药物不良反应不能耐受。

下列情况需要延长治疗时间：①脑脊液隐球菌培养或墨汁染色持续阳性者应延长疗程，而只有蛋白含量高者，不是延长疗程的指征，艾滋病患者并发隐球菌脑膜炎应终生抗真菌治疗；②隐球菌感染患者，在治疗过程中，血清或脑脊液中抗原滴度不降者，提示预后差，应延长疗程；③有学者认为球孢子菌脑膜炎患者应终生接受每周一次的经蛛网膜下隙给药的两性霉素 B 治疗；④由于肾脏毒性的原因而停用静脉两性霉素 B，改用蛛网膜下隙给药，应延长疗程。

五、激素的应用

与其他微生物感染中枢神经系统一样，真菌性脑膜炎患者由于脑肿胀或脑实质感染灶导致颅内压增高者，可用大剂量激素，但应事先排除脑积水所致的颅内压增高；另外在鞘内注射两性霉素 B 的时候应合用氢化可的松以减少局部刺激反应。

六、脑实质内真菌感染

真菌可侵犯脑实质导致脑脓肿或肉芽肿，尤以曲霉菌最多见，预后较单纯脑膜累及差。对于手术路径可以到达的病灶应予以手术摘除，术前 48h 开始用最大可耐受剂量的抗真菌治疗；对于有多个脑实质病灶或手术路径不能到达的病灶，只能以药物治疗，应给予最大剂量的两性霉素 B，并加用 5 - 氟胞嘧啶（如果敏感）。

七、放线菌和诺卡放线菌中枢神经系统感染

不是真正的真菌，特性介于细菌和真菌之间，当累及中枢神经系统时，常导致脑脓肿，也可表现为脊髓脓肿或脑膜炎，罕见的有硬膜外脓肿并发颅骨骨髓炎。抗细菌药物治疗有效，单个可切除脓肿应手术摘除。

放线菌的治疗可选用青霉素G，成年人剂量为2 400万U/d，儿童剂量为20万U/（kg·d），分次静脉注射，至少应用8周，根据病情，最长可用至5个月。青霉素过敏患者可选用红霉素，成年人4g/d，儿童50mg/（kg·d），分4次静注。

诺卡放线菌可选用复方新诺明15~20mg/（kg·d），分4次静注，至少需要5%葡萄糖水75mL来溶解药物，1~1.5h缓慢注入；如果肾功能不全，肌酐清除率15~30mL/min，剂量减半，如果肌酐清除率小于15mL/min，禁用该药。对于病情严重、多发颅内脓肿或单用复方新诺明治疗无效者，可加用环丝氨酸（氧霉素）15mg/（kg·d），分4次口服。

（张晓燕）

第七节　获得性免疫缺陷综合征

获得性免疫缺陷综合征（AIDS）是人类免疫缺陷病毒 - 1（HIV - 1）所致的多系统感染，1/2~2/3的患者神经系统受累，可在感染的任何时期发病，但多于晚期出现。HIV感染直接产生的神经系统损害的机制是多因素的，包括病毒产物和免疫反应对神经的毒性作用（如肿瘤坏死因子对大脑、脊髓和周围神经均有损害作用），另外还与宿主和不同病毒株的神经毒性差异有关；继发的神经损害与机会菌感染、肿瘤和治疗药物的不良反应有关。

一、中枢神经系统HIV感染

HIV属于反转录病毒科慢病毒属，具有亲神经和亲淋巴细胞的特性，宿主感染后其神经系统均受侵犯。伴有各种神经系统综合征的艾滋病患者的脑脊液和脑组织中都能分离出HIV，即使只有血清学阳性而无症状的患者，其脑脊液中也可分离出病毒。

（一）急性感染

尽管大多数患者在HIV早期侵犯中枢神经系统时无任何症状，但部分患者以神经系统病变为首发症状，甚至可早在免疫指标正常的血清转化期发病。①急性可逆性脑病：表现为意识模糊、记忆力下降和情感障碍等。②急性无菌性脑膜炎：表现为头痛、颈强、畏光、关节痛和斑丘疹等。③还可表现为单颅神经炎（特别是面神经炎）、急性上升性或横贯性脊髓炎和类似于吉兰 - 巴雷综合征的炎症性多神经病。

（二）慢性感染

1. 人类免疫缺陷病毒伴发认知运动障碍综合征或艾滋病痴呆综合征　约20%艾滋病患者发生，尤以严重免疫抑制的患者好发。表现为进展性皮层下痴呆，可伴有平衡障碍和下肢无力。疾病早期表现为注意力不集中、记忆力下降、感情淡漠和精神运动迟滞，因此常误诊为抑郁症。还可伴发躁狂症、器质性精神病；由于神经元细胞受到HIV感染，可产生惊厥。其他常见症状和体征有：握持反射和其他额叶释放症状、震颤、齿轮样强直、锥体束征（巴氏征阳性）、精细运动笨拙和肌阵挛。脑影像学检查常无特殊异常表现，因此艾滋病痴呆是一种临床诊断而不是影像学诊断。还有一种影像学检查异常的HIV脑炎，CT特征性地表现为弥散的皮层萎缩和脑室扩大；T_2加权MRI提示多灶或弥散的白质信号增高，但患者认知功能正常。病理学检查可发现HIV脑炎特异性的多核巨细胞（即受感染的巨噬细胞的合胞体），血管周围单核细胞袖套是常见而非特异性表现。

2. 人类免疫缺陷病毒伴发的脊髓病　也称空泡性脊髓病，临床表现和病理表现都与维生素B_{12}缺乏

的亚急性联合变性相似，表现为无痛性痉挛性截瘫和脊髓后索损害的深感觉异常，有时伴尿失禁。若同时有人类免疫缺陷病毒伴发的周围神经病变，可使神经系统检查变得复杂。应与维生素 B_{12} 缺乏、神经梅毒、人嗜 T 淋巴细胞病毒性脊髓病和脊髓肿瘤相鉴别。

3. 周围神经病变 是常见的并发症，发病机制是多因素的，如免疫介导损伤、继发感染所致（特别是进展性腰骶神经根病）和治疗药物的不良反应。临床类型、临床表现、电生理学检查和治疗见表 7-8。

4. 腰骶神经根病 除少数是 HIV 感染的自限性并发症，大多数是巨细胞病毒（机会致病菌）感染的并发症，可以治疗，但有潜在致死性。表现为亚急性起病的双下肢无力，可伴或不伴背痛和神经根痛，早期出现大小便障碍，肛周感觉异常和双下肢腱反射下降或消失。肌电图和神经传导速度检查有助诊断；脑脊液检查有一定特异性，白细胞数常大于 $500/\mu l$，以多形核细胞增高为主，蛋白含量增高，糖可正常或稍低。脑脊液必须送巨细胞病毒培养，$1/2 \sim 2/3$ 患者培养阳性，但治疗必须在培养结果前即经验性地应用更昔洛韦，因为只有早期治疗才能改善症状。鉴别诊断包括淋巴瘤性脑膜炎、水痘带状疱疹病毒感染和神经梅毒，另外还应行影像学检查排除马尾和圆锥肿瘤。

表 7-8 HIV 感染相关的周围神经病变

神经病变类型	肌力下降	感觉障碍	尿潴留	肌电图/神经传导速度提示	治疗
远端对称性	+	+ + +	-	小纤维轴索病变	叠氮胸苷
感觉性共济失调	-	+ + +	-	大纤维神经节细胞炎	未明
吉兰-巴雷	+ + +	+	-	脱髓鞘+轴索病变（重症）	血浆置换
CIDP	+ + +	+	-	脱髓鞘+轴索病变	血浆置换
多发性单神经炎	+ +	+ +	-	多灶性轴索病变	血浆置换
进展性多神经根神经病（马尾综合征）	+ + +	+ +	+	轴索病变±脱髓鞘	更昔洛韦

注：CIDP：慢性炎症性脱髓鞘性多神经病。

（三）HIV 感染的脑脊液改变

HIV 血清学阳性的患者，即使无神经系统症状和体征，脑脊液中也有所变化：轻中度的单核细胞增多、蛋白含量增高和轻度糖浓度降低（不低于 35mg/dl）。脑脊液中细胞数多少和能否培养出 HIV 无关，脑脊液中能否培养出 HIV 与是否并发神经系统并发症无关。尽管脑脊液性状改变比较常见，但都缺少特异性改变。

（四）抗 HIV 治疗

1. 叠氮胸苷（齐多夫定，AZT） 是第一个批准用于治疗 HIV 感染的抗反转录病毒的药物，特异性地抑制反转录酶，常与至少一个核苷类似物和一种蛋白酶抑制剂合用。剂量为 200mg，每日 6 次口服，或 1.5mg/kg 每 4~8h 静注，若有骨髓抑制应适当调整剂量。药物在肝脏代谢，葡萄苷酸化的代谢产物经肾脏排出，血浆半衰期约 1h，血脑屏障透过良好；常见的不良反应是骨髓抑制，是剂量相关的和可逆的；在维生素 B_{12} 或叶酸缺乏、合用其他细胞毒性药物时，有潜在的骨髓毒性；头痛和轻良行为异常也可发生；肌病少见，停药或减少剂量可缓解。丙磺舒、西咪替丁、劳拉西泮和吲哚美辛克干扰药物排泄导致不良反应增加。

2. 2',3'-双脱氧肌苷（ddI）和扎西他宾（ddC） 也是通过抑制反转录酶来抗 HIV，与核苷类似物和蛋白酶抑制剂合用。双脱氧肌苷剂量随患者体重不同而改变：75kg 以上，300mg 每日 2 次；50~75kg，200mg 每日 2 次；35~49kg，125mg 每日 2 次。扎西他宾剂量 0.75mg 每日 3 次。两个药均可引起胰腺炎（双脱氧肌苷可致暴发性胰腺炎），大剂量、长疗程或二者合用可致痛性周围神经病，停药后2~6周缓解。

二、中枢神经系统机会致病菌感染

艾滋病患者易感弓形体、隐球菌、结核、进行性多灶性白质脑病、巨细胞病毒和带状疱疹；有时也可见中枢神经系统曲霉菌、念珠菌和诺卡菌感染；神经梅毒易感性是否增加尚有争议；急性细菌性脑膜炎和脑脓肿的危险性并不增加。治疗上与非艾滋病患者的药物选择完全一致，不同的是应延长疗程，有的甚至终生治疗。

三、脑局灶性病变

艾滋病患者经常出现脑弥漫性或局灶性的神经症状和体征，当 CT 扫描发现脑内有单个或多个低密度环状强化的病灶时，应与下列疾病作鉴别诊断：弓形体病、淋巴瘤、结核球、真菌性脓肿、脑卒中、细菌性脓肿和转移性肿瘤。卡博肉瘤和杆菌性血管瘤病极少累及大脑。虽然确诊依靠病理，但由于每个患者都做脑组织活检是不现实的，所以根据影像学的特性（如强化特性，水肿情况等）作出经验性治疗是必要的。

一般而言，不强化的脑白质病灶且不伴有水肿或占位效应，提示进行性多灶性白质脑病或 HIV 脑炎；多个强化的病灶应经验性抗弓形体治疗，若临床和影像学均未改善，考虑脑组织活检；手术径路可到达的单个病灶可行脑组织活检，除非该病灶高度提示弓形体感染（皮层或灰质深部环状强化病灶，25％的弓形体性脓肿表现为单个病灶）；有些学者推荐，所有有局灶神经系统病变的艾滋病患者，不管病灶的数量和强化特性，只要弓形体血清学检查阳性就给予抗弓形体治疗，治疗无效者再考虑行病理检查。

四、肿瘤

艾滋病患者易患原发性中枢神经系统淋巴瘤、淋巴瘤性脑膜炎和较罕见的卡博肉瘤。

（张晓燕）

第八章

中枢神经系统脱髓鞘疾病

第一节 多发性硬化

一、概述

多发性硬化（MS）是临床最常见的炎性脱髓鞘疾病，CNS白质出现多灶性和反复发作的炎性脱髓鞘病灶，病理和神经免疫组化显示带有明显的自身免疫反应的特征，临床上则表现出多发性神经功能障碍，并且有反复发作与缓解的病程。

二、病因及发病机制

MS的病因尚未完全清楚，疾病发作期，细胞免疫和体液免疫明显异常，出现了针对CNS髓鞘抗原组分的异常的免疫攻击。病灶内小血管周围淋巴细胞浸润，存在多种针对不同髓鞘抗原组分的抗体分泌细胞（如针对MBP、MOG、MAG的抗体），也可见多种活化的T细胞，分泌IFN-γ、IL-2、TNF-α等促炎性细胞因子。此外，主要组织相容性抗原-II（MHC-II）分子对抗原的提呈作用、黏附分子对活化T细胞进入病灶区的促进作用也都是自身免疫炎症的促发因素。MS的炎症病灶是多种细胞免疫、体液免疫因素共同作用导致的结果，而这种异常免疫反应的诱导因素和过程尚不清楚，可能与下列因素有关：

（1）病毒感染：麻疹、腮腺炎、风疹、单疱病毒、EB病毒等，可能与MS病有关。

（2）遗传：部分MS发病有家族聚集倾向，纯合子双生子发病率大大高于杂合子双生子和一般人群。

（3）环境：高纬度地区发病明显增多，其他如环境毒素、饮食等因素也可能有影响。

常见的受累部位为：大脑半球白质（脑室周围）、脑干、视神经、胼胝体、小脑、脊髓，可出现萎缩，切面上的白质散在大小不一的灰色病灶；镜下病灶表现为：白质脱髓鞘、血管周围淋巴细胞浸润，慢性病灶髓鞘脱失程度不一，轴索肿胀，可有断裂等少量轴索病变，伴星形细胞增生。

三、临床表现

发病年龄在15~50岁，偶可见小于10岁或超过60岁者。症状、体征因病变部位和病程演变的差异而呈多样性表现。

（一）发作方式

多为急性、亚急性起病，前者数日内、后者在数周至1~2个月内达到高峰。

（二）临床病程与分型

70%为复发-缓解病程，其余表现为进展性，部分复发-缓解病例可逐步转化为进展性病程，分型如下。

1. 复发-缓解型 有明确的缓解、复发病史，每次发作不少于24h，缓解期则长短不一。

2. 原发进展型 首次发病后无明显缓解，呈缓慢进行性单相病程。

3. 继发进展型　由复发 – 缓解型 MS 逐步演变为进展性病程。

4. 进展复发型　总病程表现为逐步进展，间或有不同程度的复发。

个别表现为急性发作，迅速进展，在数月内严重致残或死亡。有作者称之为急性（恶性）型（属原发进展型）。

（三）神经功能障碍

大脑半球、脑干和脊髓的单发或多发病灶累及锥体束，产生肢体无力、瘫痪、肌张力增高、腱反射亢进、病理征阳性，可产生单肢瘫、偏瘫、截瘫、交叉瘫，常伴有因病灶刺激和高肌张力导致痉挛性疼痛。累及脊髓丘脑束产生感觉障碍，传导束型痛、温、触觉减退或缺失，轻者麻木、束带感、烧灼、针刺样异常，后索病变出现深感觉障碍，部分患者屈颈时出现背部触电样异常感觉，称 Lhermitte 征，为颈段后索及神经根受损所致。

脑干功能障碍，出现复视、眼球活动受限、眼震、核间性眼肌麻痹；也可表现为眩晕、构音不清、听力障碍、面神经麻痹、面部感觉异常，双侧皮质脑干束受累出现假性延髓性麻痹、强哭强笑。

视神经损害常见，可表现为急性视神经炎和球后视神经炎（单或双眼视力迅速下降），轻者可表现为视野缺损。

小脑功能障碍，出现吟诗样语言、共济失调、意向性震颤及眼震，有时不对称。

自主神经功能障碍，脊髓病变常出现尿急、尿频、尿失禁等排尿异常。大便干燥、费力，偶见大便失禁者。性功能减退常见，以男性阳痿，女性性欲减退多见，颈脊髓侧角病变可导致同侧 Horner 征，脊髓病灶水平以下常有少汗、无汗，有时伴直立性低血压和阵发性心律失常。

认知功能损害，记忆力、注意力、空间感知能力缺损，急性期可有较重的精神症状，但一般表现为欣快或抑郁，缓解期伴发焦虑、抑郁或二者并存。多数患者出现疲劳现象，表现为肌肉的易疲劳性。

发作性症状常见肢体的强直性抽搐，一般伴疼痛；发作性眩晕和面部疼痛，为病灶刺激所致，个别病例可有癫痫发作。

四、辅助检查

1. 脑脊液　压力一般正常，白细胞、蛋白有轻度增高，IgG 可有增高，急性期多出现 IgG 鞘内合成增高（IgG 指数或 IgG 合成率），80% 以上患者寡克隆区带（OB）阳性。

2. 免疫指标异常　急性期或活动期，血及 CSF 中免疫炎性活性因子增加，如 IFN – γ、TNF – α、IL – 2 和 IL – 2R，IL – 6R 等。外周血 CD_4^+ 细胞增加，CD_8^+ 细胞下降，CD_4^+/CD_8^+ 比值增加；急性期 MBP 抗体增多。

3. 视、听、体感诱发电位　常用于发现无症状体征的亚临床病灶。视觉诱发电位（VEP）：潜伏期延长，波形异常者可达 80%。

听觉诱发电位（BAEP）：约三分之一患者可出现 BAEP 异常（以潜伏期延长为主）。

体感诱发电位（SEP）：表现为传导阻滞、潜伏期延长，见于 60% 的患者。

4. CT　多发白质低密度病灶，急性期可出现强化。

5. MRI　对于发现大脑半球、脑干、小脑、脊髓病灶有决定性意义，可用以确定病灶部位、大小、数量、形态和活动性，为长 T_1、长 T_2 信号，有的为等 T_1，长 T_2，活动性病灶强化明显。

五、诊断与鉴别诊断

（一）诊断

诊断基于临床症状、体征和多种实验室检查，明确在时间与空间上存在多发性。一般应考虑：10 ～ 50 岁发病，CNS 内同时存在两个或两个以上病灶，有缓解复发病史（每次发作持续 24h 以上），缓慢进展半年以上。同时应排除其他性质病变造成的神经系统症状、体征的可能（Schumacher 诊断标准）。

近年广泛采用 Poser 诊断标准，将 MS 分为临床确诊 MS、实验室支持确诊 MS、临床可能 MS 和实验室可能 MS 四种诊断，具体标准如下：

1. 临床确诊 MS（CDMS）　　如下所述。

（1）有两次发作，临床具备两个部位病灶（或一个临床病灶，并有两个或两个以上亚临床病灶）。

（2）一次发作史，一个临床提示病灶，两个亚临床病灶。

2. 实验室支持确诊 MS　　如下所述。

（1）有两次发作史，一个临床病灶，一个或一个以上的亚临床病灶，OB（＋）。

（2）有一次发作，两个临床提示病灶，CSF 有异常。

（3）一次发作，一个临床病灶，一个或一个以上的亚临床病灶，脑脊液异常。

3. 临床可能 MS　　如下所述。

（1）两次发作，伴一个临床病灶。

（2）一次发作，两个临床病灶。

（3）一次发作，一个临床病灶，一个亚临床病灶。

4. 实验室可能 MS　　两次发作，伴脑脊液 OB（＋）。

（二）鉴别诊断

MS 的鉴别诊断需要考虑的疾病有：脑血管病，如中、青年起病的多发性脑梗死（如 MELAS）以及颅内血管炎等多灶性血管病变，其他如进行性多灶性白质脑病、系统性红斑狼疮性脑病等。此外，尚需与脊髓血管病、运动神经元病和寰枕畸形等鉴别，脑干、小脑的脱鞘病变要注意与肿瘤（淋巴瘤、胶质瘤）相鉴别。

六、治疗

MS 的治疗分为免疫治疗与一般治疗，前者主要应用皮质类固醇激素、β－干扰素及其他免疫抑制剂，是主要针对 CNS 急性免疫性炎症采用的治疗措施。目的是抑制炎症、减轻水肿、减少脱鞘、减慢疾病进展。一般治疗主要是对症，减少症状发作，减轻痛苦，提高生存质量。

（一）免疫治疗

1. 皮质类固醇　　具有抑制免疫炎症过程，减轻水肿，减少毛细血管通透性的作用，对急性期、活动期有效，明显缓解神经症状，但对部分患者效果欠佳或无效（对慢性进展性病例疗效差）。

甲泼尼龙：多采用冲击治疗，500～1 000mg/d，3～7d 为一个疗程，静点，儿童酌减，后接口服泼尼松 60～90mg/d［0.5～1mg/（kg·d）］2 周，渐减量，共 6～8 周，症状控制欠佳可适当延长疗程和降低减药速度。

地塞米松：20mg/d，静点 7～14d 后渐减量为 10～15mg，1～2 周后以泼尼松口服替代，并按前述方式渐减量至停服。

泼尼松（强的松）：60～80mg/d，晨顿服，7～10d 后渐减量，减量速度视症状缓解程度而定（一般 5～10mg/周），4～8 周为一个疗程。

激素治疗中应注意其各种不良反应，应定期查电解质，常规补钾，水潴留或高血压可加用利尿剂，口服西咪替丁、雷尼替丁等保护胃黏膜；注意患者伴发糖尿病和血压增高情况，必要时激素减量或停用并控制血糖；注意患者继发感染及伴发结核病，必要时应予以抗生素及抗结核治疗；长期反复治疗应注意出现库欣反应；骨质疏松及股骨头坏死并发症也可见到，应适当补钙并权衡利弊调整治疗。

2. 免疫抑制剂　　主要针对进展型 MS，如果 RR－MS 疗效不佳，也可加用或单用此类治疗。

硫唑嘌呤：用于多种自身免疫疾病，对 MS 可减少复发，一般持续口服 1～2 年，2mg/（kg·d），常与激素合用，但应注意不良反应；骨髓抑制作用，白细胞降低及贫血，胃肠道不良反应有：恶心，呕吐，腹泻等。个别可出现脱发。

环磷酰胺：可抑制细胞免疫，用于慢性进展病例，常与激素合用。冲击治疗：200～400mg/d 静点，20d 为一个疗程；也有试用 50mg，口服，bid，持续 1 年，可减少不良反应。不良反应：出血性膀胱炎，白细胞及血小板减少。

甲氨蝶呤：小剂量 7.5mg/周，持续 2 年以上，有可能减缓疾病进展，同时不良反应也较小。

克拉立平（Cladribine）：剂量 0.2mg/（kg·d），静点，7d 为一个疗程，可减少 MRI 活动性病灶。不良反应：骨髓抑制等。

3. β - 干扰素（β - IFN） 为治疗 MS 新型免疫调节剂，可明显抑制促炎性细胞因子，抑制细胞免疫，在减少复发、缓解病灶活动性和减慢病程进展几方面均有效，是 R - R - MS 可供选择的治疗方法之一，对进展性 MS，也可试用，有效率 30% ~40%（在减少复发和控制 MRI 病灶方面）。常用种类为 β - 1b 与 β - 1a，一般采用每周 1 ~3 次皮下注射或肌内注射，持续 2 年以上，剂量视不同药物剂型要求而定，不良反应较少。

4. Copaxone 为多肽共聚物，结构与 MBP 有相似，可竞争性抑制 MBP 与 TCR（T 细胞受体）结合，具有缓解发作，减少复发，减慢病程，降低致残性等作用。用法与 β - IFN 类似，副反应则少于 β - IFN。

（二）一般治疗

1. 痉挛 一般为 MS 病灶引起，治疗首选巴氯芬（Baclofen），为 GABA 类似物，抑制兴奋性神经递质释放，为作用于脊髓部位的骨骼肌松弛剂，剂量以 5mg，tid 起始，可渐增至 30 ~40mg/d，注意出现肌无力和肌疲劳时应酌减，其他副反应可有头晕，恶心、嗜睡等。硝苯呋海因（Dantrolene Sodium，丹曲林钠）也可选用，25mg，tid，但应注意以用于无明显瘫痪者为宜，并注意其肝毒性。其他可选用苯二氮䓬类，如安定，氯硝西泮等，局部痉挛突出者也可采用 A 型肉毒毒素局部注射治疗。

2. 疼痛 骨盆带，肩部和面部的疼为 MS 导致神经损害所致，首选卡马西平，也可选用 Baclofen，其他药物如苯妥英钠、氯硝西泮也可试用，对难治性烧灼样神经痛可加用丙咪嗪。

3. 发作性症状 发作性头面疼痛、感觉异常、共济失调和构音障碍，首选用卡马西平；其他可选用溴隐亭；癫痫发作可口服卡马西平或丙戊酸钠，一般不需长年服药，数月后可缓解。

4. 震颤 可选用 Artane 或氯硝西泮，也可试用美多巴、普萘洛尔。

5. 疲劳 金刚烷胺 0.1g，tid；也可选用苯异妥因（Pemoline，匹莫林）。

6. 括约肌障碍 尿失禁因逼尿肌抑制丧失而致其兴奋性增高者，可口服普鲁苯辛 7.5 ~15mg，tid；尿潴留可选用拟胆碱药卡巴胆碱。

7. 认知与情绪障碍 焦虑、抑郁，可将心理疏导与药物治疗结合应用，可酌情应用改善记忆药物；控制和改善抑郁及焦虑，可选用氟西汀、舍曲林等。

8. 康复治疗 注意瘫肢保持功能位，适当做主动对抗运动，配合体育疗法、理疗、针灸、按摩，防止肌挛缩畸形和失用性萎缩。

9. 预防复发 确切的复发因素尚不十分肯定，应注意避免病毒感染，精神和情绪剧烈波动，疾病活动期和复发频繁者不宜接受疫苗接种。

（赵德喜）

第二节 弥漫性硬化

一、概述

弥漫性硬化又称弥漫性轴周性脑炎、Schilder 病，为大脑半球多发性或单个大片脱髓鞘病变。本病多见于少年儿童或幼儿。1912 年 Schilder 首先报道，为 1 例 14 岁女孩表现为进行性意识障碍和颅内压增高，尸检病理为双侧大脑半球白质大片脱髓鞘病灶和一些小脱髓鞘病灶。由于病理变化以炎症反应明显，而轴索相对保留，称之为轴周性脑炎。

二、病因及发病机制

本病的病因为免疫诱导的中枢神经脱髓鞘。

病理主要为大脑半球白质的广泛脱髓鞘病变，病变常不对称，多以一侧枕卧为主，也有以额叶或放射冠为主。皮质下的弓状纤维受累较轻或保留完整，偶见脑干和脊髓受累。通常脱髓鞘区轴索相对保留，但病灶中央区，轴索可显著破坏，甚至形成空洞。病灶内血管周围可有淋巴细胞、巨噬细胞浸润，格子细胞内可见髓鞘分解颗粒，星形胶质细胞增生。急性病例的炎症反应明显，脑组织可见充血、水肿。本病的病理改变很难与多发性硬化症鉴别，一些学者认为本病为发生在儿童期和少年的多发性硬化。

三、临床表现

本病多在儿童或幼儿起病，常常呈亚急性发病。多以视力障碍、癫痫发作或精神行为异常起病，少数以头痛、呕吐起病。视力障碍多表现为偏盲或象限盲，严重者可有皮质盲，多为视放射或视皮层病变所致。典型的病例眼底正常，瞳孔光反射正常，极少数伴有视神经炎的病例在急性期出现视盘水肿，晚期可出现视盘萎缩。随病程进展可出现行走困难、肢体瘫痪、肌张力增高、共济失调及假性球麻痹等。可有眼震、复视、皮质聋、皮质形感觉障碍。严重者智能衰退明显，言语功能丧失。少数患者因急性广泛脱髓鞘病变脑水肿明显而出现高颅压症状。

四、辅助检查

实验室检查脑脊液常规检查多正常，蛋白可略升高，有时有 IgG 升高或有寡克隆区带。脑电图可见与脱髓鞘病灶相对称的慢波。CT 示脑白质区大片低密度灶，常为多发性，多不对称；典型病灶其周边可增强。MRI 对脱髓鞘病灶敏感，先是病灶为长 T_1、T_2 信号。

五、治疗

可用肾上腺皮质激素治疗，方法同多发性硬化。本病预后不佳，多数病例在 1~2 年内死亡，严重者可在 1~2 个月内死亡。少数患者可暂时缓解，或病情进展数年后停止发展，处于相对稳定阶段。

（赵德喜）

第三节 同心圆性硬化

一、概述

同心圆硬化（Balo 氏病）是一种大脑白质脱髓鞘病，因其在病理上有特征性改变而被作为独立疾病命名。

二、病因及发病机制

病理改变主要为同心圆病灶，即病灶内髓鞘脱失带与相对正常带呈同心圆性层状交替排列。病灶位于白质，呈大团块状，位于额、顶叶和半卵圆中心。镜下可见：脱髓鞘区髓鞘崩解、脱失，吞噬细胞和星形细胞存在，小血管周围淋巴细胞浸润。而髓鞘相对正常区大致正常，不过电镜下该区域也见到髓鞘有轻度异常。脑干和小脑可伴发有均质性病灶。

出现这种同心圆性病理改变原因尚不清楚，有学者认为属 MS 的变异型。

三、临床表现

本病青壮年多见，急性、亚急性起病，多以精神症状、行为异常起病，出现人格障碍、情感淡漠，可有偏瘫、吞咽障碍、失语、癫痫发作，重者可有去皮层状态。

本病病程短，多为几周至数月，神经症状进行性加重，后期多死于脑水肿、脑疝及肺炎、败血症等并发症。

四、辅助检查

1. 实验室检查　脑脊液一般正常，EEG 可出现中度以上弥漫性慢活动。

2. 影像学检查　CT、MRI 所见为本病的特征性改变。可见多个、散在的类圆形低密度灶，脑室外周、半卵圆中心多见，CT 尚不能区分洋葱头样或年轮样改变，MRI 则可清楚显示黑白相间的同心圆样病灶结构，T_1 像为低信号与等信号交替，T_2 像为高信号与等信号交替排列，增强时，在 T_1、T_2 像等密度病灶部位可出现强化，质子密度加权像表现与 T_2 相类似，MRI 是生前诊断本病最有力的手段。

五、诊断与治疗

本病的神经症状并无特异性，有时需和脑炎及其他脱髓鞘脑病相鉴别，MRI 对确诊有极大帮助。本病罕见，治疗上基本与 ADEM、MS 相同，可给予激素、免疫抑制及对症治疗等。

（赵德喜）

第四节　视神经脊髓炎

视神经脊髓炎的主要特点是合并有视神经与脊髓的脱髓鞘病变。多数人认为它是多发性硬化症的亚型，是国内较常见的脱髓鞘疾病。但也有人把它归于单独一种疾病。

一、病因

与多发性硬化相同，确切病因不详。约 1/3 病例起病前有非特异性感染史，少数女患者在病前 1 个月有分娩史，曾见于并发疟疾或系统性红斑狼疮，也有单卵双生发病的报道。全年均发病，但以 6～10 月为多发病季节。女性相对多见，年龄分布以 21～40 岁多见。

二、病理改变

典型病例的病变部位在视神经和脊髓，病变性质主要为轻重不等的脱髓鞘改变、血管周围炎性细胞浸润以及坏死空洞形成。

1. 视神经损害　病损在视神经与视交叉处最多见，有时涉及视束。病变性质与急性视神经炎的各个过程基本相同，包括血管周围淋巴细胞、浆细胞与多形核白细胞浸润，并有轻重不一的脱髓鞘变化。严重时，急性炎性改变导致组织坏死。有时仅见累及视神经中心部分的小型病损。

2. 脊髓损害　病变好发部位在上胸段和颈段，少数累及腰段脊髓，大多成弥散性，一个或多个病灶侵及数个脊髓节段。病变部位肿胀、充血、软化，甚至空洞形成。镜检显示脱髓鞘性变，病灶内血管增多，血管周围淋巴细胞、浆细胞与多形核细胞浸润，伴有格子细胞形成。脱髓鞘病变轻重不一，有的病灶较小，有的融合成片。严重时导致坏死与空洞形成，甚至可能侵及脊髓的灰质，致使病损区内灰、白质界限不清。胶质增生通常不明显。在脊髓和视交叉周围都可能合并蛛网膜炎。少数病例可见神经根脱髓鞘性变与血管周围淋巴细胞浸润。

三、临床表现

1. 前驱症状　少数患者在病前数日到数周可有低热、咽痛、头痛、眩晕、全身不适、恶心、呕吐、腹痛、腹泻等症状。

2. 起病　大多数呈急性或亚急性起病，少数呈慢性进行性，也有部分患者其视神经和脊髓症状非同步起病，先后出现视神经与脊髓症状，但也有同时起病。在视神经方面，可单眼起病，在病程中累及另一只眼。少数病例一种症状反复多次后再出现他处神经征象。也有以下顺序发展：一侧视神经征→脊髓征→另一侧视神经征。视神经与脊髓症状不同时出现时，其间隔期多在 2 个月以内，但也有长达 3 ~ 4 年，更有甚者长达 10 年。

3. 眼部症状　常为双眼性，可先后或同时出现。整个病程中仅有单眼受累者很少见。患者主要诉说视力模糊、眼球胀痛，特别是在眼球活动时更为明显或有前额疼痛。病程进展快者，病眼在数小时或数天内完全失明。偶见数年内缓慢进行性视力减退的。视野改变以中央暗点、生理盲点扩大或视野向心性缩小为常见，偏盲和象限盲少见。颜色视野改变常较敏感。眼底改变为以下两种情况：①早期为视神经乳头炎，后期显示视神经萎缩。②早期眼底正常，提示为球后视神经炎，后期呈现原发性视神经乳头萎缩。后者常见。

4. 脊髓症状　脊髓病灶分散，而其临床表现多呈横贯性损害病征。病变部位以胸段为多见，颈段次之，腰段较少见。也有临床表现为播散性、不完全横贯性、半横断或上升性脊髓炎病征的。除出现相应的感觉、运动与括约肌功能障碍外，可有阵发性剧烈抽痛或有烧灼样的局部痛性强直性痉挛性发作。颈髓病变时可能合并 Horner 征。

四、实验室检查

脑脊液检查压力与外观一般正常，脊髓病变发作时，约有半数病例可有脑脊液细胞增多，以淋巴细胞为主，通常不超过 $1.0 \times 10^8/L$，偶可见多达 $3.0 \times 10^8/L$ 以上者。脑脊液蛋白质含量正常或轻度增高，大多在 $1g/L$ 以下；γ 球蛋白轻度增高，部分出现寡克隆 IgG 带。糖含量正常或轻度降低。当脊髓肿胀明显或伴发蛛网膜炎时，可出现椎管不完全梗阻，此时脑脊液蛋白含量也可能较为明显升高，每升可达数克。急性发作时，周围血象中白细胞可能增高，以多形核白细胞为主，血沉加快或见血清总补体升高。MRI 检查可见脊髓的斑点状不规则斑块，呈长 T_1、长 T_2 信号。

五、诊断

典型病例诊断不难，即急性或亚急性起病，症状涉及视神经和脊髓，脑脊液中细胞和蛋白质正常或轻度增高。病损段脊髓 MRI 检查可见斑点状不规则斑块，呈长 T_1、长 T_2 信号。若合并中枢神经系统其他病征或 MRI 发现其他部位也存在脱髓鞘病灶，则以诊断多发性硬化症更为合适。

六、鉴别诊断

视神经脊髓炎需要与急性播散性脑脊髓炎和弥漫性轴周性脑炎等相鉴别。急性播散性脑脊髓炎多发生在某些感染或疫苗接种后，病势严重，常有发热、头痛、呕吐、脑膜刺激征、昏迷、抽搐和共济失调等广泛的脑和脊髓受累征象，病程多自限，少有复发。弥漫性轴周性脑炎多发生在儿童期，病程进展很少缓解，脊髓症状也少见。

七、治疗

同多发性硬化。

（赵德喜）

第五节　脑白质营养不良

一、概述

脑白质营养不良是一组因遗传代谢异常所引起的脑白质髓鞘形成障碍的疾病。目前分类尚不一致，一般根据组织甲苯胺蓝染色的不同分为异染性脑白质营养不良和正染性脑白质营养不良，肾上腺脑白质营养不良属于氧化体病。正染性脑白质营养不良是一组疾病有几十种，临床较少见且无有效治疗方法，本文不再提及。

二、异染性脑白质营养不良

异染性脑白质营养不良又称异染性脑白质脑病、硫酯沉积症（sulfatide lipidosis）、硫脑苷脂沉积症（cerebroside sulftidosis），1910 年由 Alzheimer 首先报道。本病系芳基硫酯酶 – A（arylsulfatase – A）缺乏所引起的常染色体隐性遗传疾病。发病率 1/4 万 ~ 1/13 万。

（一）病因及发病机制

硫脑苷脂（shlfatides）分布于神经组织髓鞘、肾小管上皮细胞等细胞膜中。当机体芳基硫酯酶 – A 缺乏时，不能催化硫脑苷脂水解，引起硫脑苷脂在体内沉积。主要病理改变为中枢神经系统髓鞘脱失，周围神经受累较轻。病理切片甲苯胺蓝染色时，可见神经细胞、胶质细胞和巨噬细胞中有红黄色的异染物质沉积。肝、肾组织亦可同时受累。

（二）临床表现

本病为少见病，有家族性发病史，国内散发病例较多。本病在儿童期多见，男性多于女性，成人少见。不同年龄组临床表现各不相同。先天性异染性脑白质营养不良的新生儿在出生后数天或数周即死亡，但这个年龄发病罕见。

（1）幼儿型：1 ~ 2 岁前发育正常，1 ~ 2 岁后出现双下肢无力，行走易跌到，少数以眼和面部症状开始，先有眼球震颤、眼睑下垂、斜视，以后缓慢加重，出现站立和行走困难。严重者出现构音障碍、共济失调、小便淋漓、行为障碍，甚至痴呆，声响刺激或推动其可出现肢体发作性痉挛强直，似去大脑强直样。体检时可发现由于周围神经损伤出现的肢体肌张力降低、腱反射消失。如果周围神经损害不严重，则肢体肌张力增高、双侧锥体束征阳性。晚期可见视盘苍白萎缩；偶尔在眼底视网膜可见樱桃红点。

（2）少年型和成人型：常以精神障碍、行为异常、记忆力减退为首发症状，这些早期症状与痴呆性疾病的前期鉴别困难，如 Pick 病、Alzheimer 病等。晚期出现构音障碍、四肢活动不灵和锥体束损害的体征、抽搐、共济失调、眼肌麻痹以及周围神经病的表现等。

本病预后差，先天性患者在出生后数天或数周即死亡，婴儿或少年患者发病后存活数年，成人病例存活较长。

（三）辅助检查

脑 CT 可见脑室旁较对称的低密度影，MRI 表现为长 T_1、长 T_2 信号。肌电图显示周围神经传导速度减慢。脑电图为非特异性的弥漫性异常。尿中芳香硫酸脂酶 A 活性消失、硫苷脂阳性支持本病诊断。脑脊液常规检查可以正常或蛋白质含量略增高。在脑脊液的氨基酸测定中发现多种氨基酸含量增高，如脯氨酸、丙氨酸、天冬氨酸、苯丙氨酸等。在血和尿中也有上述多种氨基酸增高。

（四）诊断及鉴别诊断

异染性脑白质营养不良和正染性脑白质营养不良临床上鉴别十分困难。本病没有骨骼异常，可与 Gargolism、Pelizaeus – Merzbacher 病等区别。眼底樱桃红点须与家族性黑蒙性白痴等鉴别。

在临床上疑有本病患者可做周围神经的传导速度测定，如神经传导速度减慢，再做该周围神经检查或组织检查，用特殊染色后可发现在周围神经中有颗粒状异染性红棕色物质，有助于本病诊断。在尿中测定芳基硫酸脂酶 A 活性消失有助于本病诊断，而且此方法在患儿神经症状出现前 6 个月就有诊断价值。在 1 岁以上的儿童中测定尿中的硫苷脂，若发现明显增多有助于异染性脑白质营养不良的诊断，但疾病晚期硫苷脂排泄不增多。

（五）治疗

本病尚无有效治疗方法，曾有用芳香基硫酸酯 A 治疗，但未显出明显的疗效。骨髓移植疗法被认为能改变其自然病程及减轻某些症状，但尚不能达到完全有效的目的。近年来有研究试用腺病毒的载体将芳基硫酸酯酶 A 基因转染于患者骨髓进行基因治疗，尚处于探索阶段。目前仍以支持和对症治疗为主。

三、肾上腺脑白质营养不良

肾上腺脑白质营养不良又称嗜苏丹色脑白质营养不良伴肾上腺萎缩、黑皮病型脑白质营养不良。

（一）病因和发病机制

本病属于过氧化体病，呈 X 性连锁隐性遗传，基因定位在 Xq28。本病是由于过氧化物酶（peroxisomal enzyme）缺乏、长链脂肪酸代谢障碍造成的代谢性脱髓鞘性病。肾上腺脑白质营养不良症患者的脑内和肾上腺发现含有大量的 $C_{22\sim26}$ 长链脂肪酸，患者血清和皮肤成纤维细胞中长链脂肪酸也显著增多。

本病的主要损害在大脑白质。大脑各部位均可损害，其中以枕叶、顶叶损害最明显，额叶轻微，脑干、视神经也可受累，偶尔也可累及脊髓，但不影响周围神经。在上述区域内可发现髓鞘的大量退行性变。本病于多发性硬化病理不同的是本病血管周围炎性细胞浸润在脱髓鞘病灶的中央，而多发性硬化在脱髓鞘病灶的周围。

（二）临床表现

主要发病于儿童，平均年龄为（8.6±2.7）岁。均为男性，可有家族史。脑部损害症状和肾上腺皮质功能减退均可成为首发症状。约有一半以上的患者有肾上腺皮质功能不足的表现，并可早于神经系统症状，甚至可早 4 年之久。本病也可没有肾上腺损害的症状。病程总是呈缓慢进展状态。

肾上腺病变的临床表现为肾上腺功能不足（Addison 病），皮肤色素广泛沉着，尤其在口周黏膜、乳晕、肘和膝关节、会阴和阴囊处。在用激素替代治疗后色素沉着可减少。个别患者并无皮肤色素沉着。肾上腺皮质功能不全的其他表现为无力、间歇性恶心、血压偏低、血清中低钠、低氯、高血钾的表现。ACTH 激发试验后血清皮质激素分泌减少、血清皮质类固醇水平下降，尿中 17 - 羟类固醇减少。

神经系统表现中首先出现的是学龄儿童的学习成绩下降、视力减退，也有易哭、傻笑等情感障碍和人格改变。早期智能测定可无异常，以后视力减退明显，以皮质盲为主，瞳孔光反应存在。步态不稳，上肢有意向性震颤。检查时可发现共济失调、无症状的双侧锥体束损害。疾病严重后期可有构音不清、吞咽困难、耳聋、痴呆、抽搐发作、四肢瘫、去大脑强直等。

（三）辅助检查

实验室检查部分患者血清皮质醇水平降低。部分患者 ACTH 试验后，17 - 羟类固醇增高，17 - 酮类固醇正常或降低，ACTH 刺激试验阴性，少数患者血清钠低、氯低和血钾增高。血和尿中盐皮质激素分泌减少。血清中极长链脂肪酸（$C_{22\sim26}$）含量增高，特别是 C_{26} 增高较 C_{22} 增高更明显。脑脊液蛋白含量正常或增高。脑电图示双侧大脑半球后部电活动变慢。CT 示脑白质有可增强的低密度灶，MRI 示大脑白质、胼胝体、皮质脊髓束、视束等两侧对称分布的异常信号，无占位效应，边缘可增强，以双侧脑室后部白质病变为主，成蝶形分布。

（四）诊断及鉴别诊断

在男性儿童中出现步态和行为异常或有偏瘫、视力障碍、耳聋等中枢神经系统白质损害症状且缓慢进行性加重应考虑本病，如有肾上腺皮质功能减退的表现，尤其是 ACTH 试验异常更应该考虑本病。在血清和培养的皮肤成纤维细胞中发现极长链脂肪酸高于正常浓度，则有诊断价值。

（五）治疗

用肾上腺皮质激素替代治疗可延长生命。替代治疗可使色素沉着减少，偶尔可缓解部分患者的神经症状。但在部分患者肾上腺皮质激素的替代不能阻止髓鞘的破坏，肾上腺皮质激素的剂量高低也不影响疾病的发展，大剂量皮质激素治疗反而出现不良反应。

避免含长链脂肪酸的食物。Lorezo 油（三芥酸甘油酯与三酸甘油酯按 4∶1 比例混合）服用 1 年后发现65%患者血浆极长链脂肪酸水平可大幅度下降，甚至正常。服用38个月后死亡和严重伤残率为11%，比对照组少。但一般认为不能改变病程的基本规律，对已发生的神经系统征候无效，只能作为辅助剂。要注意对症治疗，有癫痫发作者给予抗癫痫治疗。骨髓移植疗法可能有效，但对重症患者无任何疗效。免疫抑制疗法和反转录病毒介导的基因治疗的方法和疗效正在研究中。

（赵德喜）

第六节　急性播散性脑脊髓炎

一、概述

急性播散性脑脊髓炎（ADEM）为一种广泛累及脑、脊髓的急性脱髓鞘病，有多种命名，如：急性播散性血管髓鞘病、过敏性脑脊髓炎、疫苗接种后脑脊髓炎、感染后脑脊髓炎等。多见于青壮年，一年四季散发，常发生于病毒感染后，如麻疹、疱疹、风疹、EB病毒等。

本病确切的病因尚不清楚，因一般多发生于病毒感染（有报道也发生于支原体感染后），故认为可能系感染造成人体髓鞘的破坏，触发了免疫系统对髓鞘碱性蛋白等髓鞘成分的免疫反应。前提条件是仅发生于特异的人体（可能与遗传易感性有关）。也可能是感染或疫苗接种触发了过强的免疫反应。实验动物研究中，外源性给予MBP，经过一定的潜伏期后，可发生实验性变态反应性脑脊髓炎（EAE），与临床ADEM的发病过程和病理改变均十分相似。

二、临床表现

单相病程，没有缓解期，一般无复发。出现神经症状前1~3周，常有感染史如麻疹、水痘、风疹感染，也可是腮腺炎、流感等感染，其他如上感、腹泻、病前受凉史，疫苗接种史和各种手术史也可见到。

神经症状以脑、脊髓的弥散性损害为主，有抽搐、精神症状、意识障碍，头痛、呕吐、脑膜刺激征。患者神情呆滞、注意力下降，定向力、计算力障碍，行为障碍，可有欣快、躁动，也可有高热、谵妄、木僵，直至昏迷。此过程常在2~3d至1~2周内达高峰，因病灶累及脑干、小脑、脊髓，可出现多脑神经麻痹，交叉瘫，颈项强直，脊髓受累可突发四肢弛缓性瘫伴尿便障碍，可有自主神经受累，多汗，下丘脑病变出现中枢性高热、消化道出血。患者脑水肿明显，常有颅压高，有时出现去脑强直发作。

根据临床症状特点，本症又分为脑型、脊髓型和脑脊髓型。

三、辅助检查

1. 腰穿　压力可有增高，脑脊液中白细胞轻度至中度增高（淋巴细胞为主），脑脊液蛋白增高，鞘内合成IgG增多，糖、氯化物正常，OB（+），部分患者脑脊液可正常。

2. EEG　80%病例出现弥散性慢波，呈中度以上异常，有时有棘波，棘慢综合波。

3. 影像学　CT为双额、顶叶脑室旁低密度病灶，偶可见于丘脑、基底节区，但不具特异性，可呈结节状或有环状增强。MRI多为大脑半球白质多发长T_1、长T_2信号，也可见于丘脑、底节和脑干，病灶可有强化，MRI敏感性高于CT。

四、诊断及鉴别诊断

主要依据病史，临床表现做出诊断。

好发于儿童，青壮年，一年四季散发，病前往往有感染史或疫苗接种史，1~3周后出现神经症状（脑和脊髓为主），病灶弥漫、多灶性，病情较重，精神症状、意识障碍等全脑症状明显，EEG、MRI有助于确诊，但应注意与单纯疱疹脑炎、乙脑、急性MS相鉴别。

五、治疗

（一）皮质类固醇

在抗炎、抗过敏、抑制免疫炎症、减轻水肿方面起重要作用，目前主张早期、足量、疗程也要足够，可选用下列治疗：

1. 甲泼尼龙（大剂量）　750～1 000mg/d（成人），静点，儿童15～20mg/（kg·d），3h滴完，连续3～7d。后继以地塞米松15～20mg/d，静点，1～2周，渐减量；或甲强龙停用后，直接继以口服泼尼松60～80mg/d，每日顿服。

2. 地塞米松　20mg/d，静点，1～2周后渐减量，后接口服泼尼松60mg/d，渐减量至停药。

3. 促肾上腺皮质激素　ACTH 40U，Bid，肌内注射或静点，7日后减为20U，bid，后渐减量。

（二）其他免疫抑制（调节）治疗

1. 静注免疫球蛋白　对不宜使用激素者（如水痘感染后脑炎、严重消化道出血和伴发严重糖尿病），可试用大剂量静点免疫球蛋白（IVIg），常用方法为：0.4g/（kg·d），连续5d，疗程剂量达2g/kg。

2. 血浆置换　此方法需要血浆分离装置，每次交换血浆2～4L，隔日一次或每周2次，达9～12L为一个疗程，有条件可酌情试用。

3. 其他免疫抑制剂　病程进展严重，可在激素治疗同时，选用环磷酰胺，硫唑嘌呤，或环孢素A，但疗效尚不肯定。试用时则要注意骨髓抑制、出血性膀胱炎和肾功损害等副反应。

（三）对症及支持治疗

（1）加强脑功能状态和生命体征的观察。

（2）脱水降颅压及抗脑水肿治疗。

（3）控制癫痫发作。

（4）控制和治疗精神症状。

（5）预防和控制继发感染。

（6）加强营养支持治疗和护理。

（赵德喜）

第七节　脑桥中央髓鞘溶解症

一、概述

脑桥中央髓鞘溶解为代谢急性脱髓鞘病，由Adams于1959年首先报道，其基本特征为脑桥基底部脱髓鞘，而神经元和轴索相对保留。

二、病因及发病机制

本病为继发性代谢性脱髓鞘病，绝大多数患者伴有严重的疾病，如水电解质代谢紊乱、慢性酒精中毒、营养不良、尿毒症、慢性腹泻、肝硬化、大面积烧伤、败血症等。本病的病因目前仍不十分清楚，许多患者在过快纠正低血钠时发生。动物实验也证实，用高渗氯化钠迅速纠正动物的低钠血症也可导致此病，但不纠正低钠血症不出现此病。因此纠正低钠血症的速度比低血钠本身对导致脑桥中央髓鞘溶解症更重要。

三、临床表现

临床表现因受损程度和部位不同而有所差异，典型者常有四肢瘫和假性球麻痹，大部分病例可出现完全或不完全闭锁综合征。四肢瘫初期多为弛缓性，后期多表现为痉挛性，腱反射亢进和病理反射阳性。由于支配上肢的神经纤维较支配下肢的更靠近脑桥中央，因此上肢无力常重于下肢。当脑桥损害从前向后扩展时，可出现一侧或双侧外展神经麻痹。若病变累及上行网状结构时而出现昏迷。病情严重者，症状出现数天至数周内患者死亡；一些患者的四肢瘫和昏迷一直持续到死亡；部分患者虽然肢体瘫痪恢复满意但遗留严重的语言功能障碍。

四、诊断

以往本病的诊断比较困难，需要尸检才能证实，近年来随着MRI、CT、脑干诱发电位等现代技术的发展，生前即可确诊。脑CT显示脑桥基底部对称的低密度病灶，无占位效应。MRI对本病的诊断较敏感和准确，脑桥基底部对称的长T_1、T_2信号，无占位效应，病灶的对称性和不呈血管分布可与脑梗死鉴别。脑干诱发电位可表现Ⅰ～Ⅴ波或Ⅲ～Ⅳ波间潜伏期延长。

五、治疗

目前主张用生理盐水缓慢纠正低钠血症，同时限制液体入量，积极治疗并发症和早期进行康复治疗。疾病初期应用皮质类固醇可能对抑制本病的发展有一定的效果，但尚需进一步证实。

纠正低钠血症一定要慎重和缓慢，不能急于求成。动物实验已经证实，24h内血钠升高15mmol/L或48h内升高20mmol/L将导致脑桥中央髓鞘溶解症。临床研究也表明，每日纠正低血钠超过12mmol/L也有导致本病的危险。若患者低钠性脑病不重，无抽搐发作，可采用保守治疗，如采用限制水和间断应用利尿剂。当患者低钠性脑病较严重时，如有明显的焦躁不安或有抽搐发作，则采用静脉补钠治疗，一般使用生理盐水，如需使用3%高渗盐水最好不超过100mL。急性低钠血症较慢性低钠血症相对不宜出现本病，对于急性低钠血症的纠正速度可适当快一点。在纠正低钠血症的过程中应经常监测血钠水平，以防过快纠正而发生本病。

（赵德喜）

第九章

周围神经疾病

第一节　脑神经疾病

一、三叉神经痛

三叉神经痛是一种病因和发病机制尚不完全清楚的三叉神经分布区内的短暂、突发和反复发作的剧烈疼痛，又可称为原发性三叉神经痛。

（一）解剖学基础

三叉神经也称为第Ⅴ对脑神经，是混合神经。感觉纤维来自位于颞骨岩尖三叉神经压迹处、颈内动脉外侧、海绵窦的后方的三叉、神经半月节（trigeminal ganglion）。其周围支随眼支、上颌支、下颌支分布于头皮前部和面部皮肤以及眼、鼻、口腔内黏膜；中枢支进入脑桥后，触觉纤维终止于感觉主核，痛觉和温度觉纤维循三叉神经脊束下降，终止于三叉神经脊束核，然后分别由感觉主核及脊束核的二级神经元发出纤维交叉至对侧成三叉丘系上升，与脊髓丘脑束一起止于丘脑外侧核群中的腹后内侧核，换神经元后发出纤维经内囊后肢，最后终止于大脑皮质中央后回的下 1/3 区。眼支支配颅顶前部头皮、前额、鼻背、上睑、眼球、鼻腔上部的黏膜以及额窦。还支配小脑幕以上的硬脑膜，所以许多脑内病变累及硬脑膜和静脉窦时，可产生额部疼痛。上颌支（maxillary nerve）通过海绵窦外侧壁后，经圆孔出颅腔，穿过翼腭窝，经眶下孔（裂）至面部，支配上颌部的皮肤、上唇、上部牙齿和牙龈、硬腭和软腭、扁桃体窝之前部、鼻腔下部、上颌窦以及鼻咽部黏膜等。下颌支（mandibular nerve）与运动支并行，经卵圆孔出颅后，分布于下颌、舌前 2/3、口腔底部、下部牙齿和牙龈以及外耳道和耳鼓膜等处之皮肤及黏膜。

（二）病因和发病机制

目前尚不完全清楚。以往认为原发性三叉神经痛通常无明确的原因和特殊的病理改变。有学者认为三叉神经痛是一种感觉性癫痫发作，发放部位可能在丘脑 - 皮质和三叉神经脊束核。近年来在感觉根切除术活检时发现部分神经纤维有脱髓鞘或髓鞘增厚、轴索变细或消失等改变，推测发作性疼痛可能与三叉神经脱髓鞘后产生的异位冲动发放或伪突触传递有关。部分患者影像学或手术发现后颅窝有小的异常血管团或动脉硬化斑块压迫三叉神经根或延髓外侧面，后者手术治疗效果，较好。部分患者手术后症状可复发，因此，以上原因难以解释。

（三）临床表现

1. 发病年龄　以中老年人多见，70% ~80% 在 40 岁以上。女性略多于男性，男：女为（2：3）~（1：2）。发病率为 4.3/10 万。

2. 疼痛的分布　大多数为单侧 1 支或 2 支，以第三支受累最多见，其次是第二支，第一支受累最少见。3 支同时受累者极为罕见。

3. 疼痛的性质　三叉神经分布区内突发的剧烈的放射样、电击样、撕裂样或刀割样疼痛而无任何先兆，突然出现突然停止，每次持续数秒至 1~2min。口角、鼻翼、上下颌以及舌等部位最明显。轻触即可诱发，故称为"触发点"或"扳机点"。严重者洗脸、刷牙、说话、咀嚼和哈欠等均可诱发，以至于不敢做以上动作，导致面部不洁和疼痛侧皮肤粗糙。每日可发作数次，持续数日、数周或数月不等。疼痛可引起反射性面肌抽搐，称为"痛性抽搐"。严重者伴有面部肌肉的反射性抽搐，口角牵向患侧，并可伴有面部发红、皮温增高、结膜充血和流泪等，可昼夜发作，夜不成眠或睡后痛醒。部分患者可伴有抑郁和情绪低落。

4. 病程　每次发作期可为数日、数周或数月不等；缓解期也可数日至数年不等。病程越长，发作越频繁、越重；很少自愈。

5. 体征　神经系统检查一般无阳性体征。

（四）辅助检查

影像学检查和脑脊液检查等并非三叉神经痛诊断的必须手段，检查的目的是除外多发性硬化、延髓空洞症、脑桥小脑角肿瘤及转移瘤等原因引起的继发性三叉神经痛。

（五）诊断和鉴别诊断

1. 诊断　主要根据疼痛的部位、性质、发作特点及伴有"扳机点"等，而神经系统检查无客观的阳性体征即可确诊。

2. 鉴别诊断　如下所述。

（1）继发性三叉神经痛：多表现为持续性疼痛，神经系统检查可发现面部感觉减退、角膜反射迟钝、咀嚼肌无力萎缩以及张口下颌偏斜等三叉神经麻痹的体征，常并发其他颅神经受累的症状和体征。常见的原因有多发性硬化、延髓空洞症、脑桥小脑角肿瘤及转移瘤等。脑脊液、颅底X线平片、头部CT或MRI检查可有相关疾病的发现。

（2）舌咽神经痛：是局限在舌咽神经分布区内的发作性剧烈疼痛，主要部位在咽喉部、舌根和扁桃体窝，有时可累及外耳道。讲话和吞咽等动作可诱发疼痛的发作。疼痛性质和发作持续时间与三叉神经痛相似。两者在临床上难以鉴别时可用1%的丁卡因喷涂于咽喉壁，对鉴别诊断有帮助，舌咽神经痛可获得暂时缓解。

（3）牙痛：临床上极易误诊为三叉神经痛，部分患者因拔牙后仍然疼痛不止而确诊。牙痛多为持续性钝痛，局限在牙龈部，对冷热食水和食物刺激较敏感，局部X线检查有助于诊断。

（4）不典型面痛：又称Sluder病。疼痛位于颜面的深部，表现为持续性钝痛，程度较三叉神经痛轻；疼痛的范围明显超出三叉神经分布的区域，可集中于面部的中央区、眼眶和头后部，甚至影响背部。发作时可以伴有鼻塞和流涕。通常伴有精神因素。服用三叉神经痛的药物治疗通常无效，甚至可以加重。用棉签蘸以1%丁卡因或4%可卡因填塞于鼻中甲后部，可获得止痛效果，有助于诊断和鉴别诊断。

（六）治疗

治疗原则以止痛为目的。首先选用药物治疗，无效时可用神经阻滞疗法或手术治疗。

1. 药物治疗　如下所述。

（1）抗痫药物

1）卡马西平（carbamazepine）和奥卡西平（oxcarbazepine）：卡马西平是临床常用的抗惊厥药之一，作用于网状结构－丘脑系统，可抑制三叉神经系统（脊核－丘脑）的病理性多神经元放电或反射。服用方法：首服0.1g，每日2次；以后可每日增加0.1g，直至疼痛停止后逐渐减量，并采用最小有效量维持。一般为每日0.6～0.8g，最大量可达每日1.0～1.2g。70%～80%有效。不良反应有头晕、嗜睡、口干、恶心、皮疹、消化道障碍和血白细胞数减少等，停药后可恢复正常。如出现眩晕、走路不稳、再生障碍性贫血、肝功能障碍等严重不良反应则需立即停药。孕妇忌用。奥卡西平是卡马西平的替代药，前者的一片剂量相当于后者的1/3多，首次服用可从300mg起始，隔日增加0.3g直到疼痛减退或消失。服用期间应注意低钠血症等不良反应。

2）苯妥英钠（phenytoin）：是最早用于治疗三叉神经痛的抗癫痫药物。单独用药的有效率为25%～

50%。每日 0.1g，每天 3 次，如果无效可加大剂量，每日增加 0.1g，最大量不超过每日 0.6g，疼痛消失 1 周后逐渐减量。不良反应有头晕、嗜睡、齿龈增生及共济失调等。

3）氯硝西泮（clonazepam）：上述两药影响睡眠时可选用该药。每次 2mg，每日 4～6mg，或 2mg 睡前服用。40%～60% 病例有效，症状可以完全控制，25% 显著减轻。主要不良反应（特别是老年人）应注意嗜睡、共济失调及短暂性精神错乱等，停药后可消失。

（2）巴氯芬（baclofen）：是临床较常用的抗痉挛或痛性痉挛的药物，可能通过抑制三叉神经核的兴奋性递质而发挥抗三叉神经痛的作用。一般起始剂量 5～10mg 口服，每日 3 次。隔日增加 10g，直到疼痛消失或不良反应出现。通常的维持量是每日 5～60mg。由于它的半衰期相对较短，对难以控制的疼痛患者，可每隔 4h 服药 1 次。巴氯芬与卡马西平或苯妥英钠合用比单独应用更有效，主要用于单药治疗无效的患者。最常见的不良反应是嗜睡、头晕和胃肠道不适。约 10% 的病例因不能耐受不良反应而停药。长期服药后突然停药可偶尔出现幻觉和癫痫样发作，应在 10～14d 的时间里逐渐减量至停药。

（3）其他治疗用药：扶他捷、阿司匹林及泰诺等。

（4）大剂量维生素 B_{12}：国外文献曾报告大剂量维生素 B_{12} 肌内注射，可以使多数患者疼痛明显减轻和缓解。近年国内文献也有类似的报道，但机制尚不清楚。肌内注射的剂量为每次 1 000～3 000μg，每周 2～3 次，连用 4～8 周为 1 个疗程。如果复发可重复使用，剂量和疗程与以往的用法相同。

2. 神经阻滞疗法　将药物注射到三叉神经的分支、半月节、三叉节后感觉根，以达到阻断其传导作用。并非治疗的首选或常规的方法。适应证为药物治疗无效或不能耐受其不良反应者；拒绝手术治疗或身体健康情况不适合手术者；作为过渡治疗为手术创造条件等。注射的药物有无水乙醇、酚、甘油、维生素 B_{12} 等。目前因甘油疗效持久，故都推荐甘油。方法为将注射药物直接注射到三叉神经分支或半月神经节内，使之凝固性坏死，阻断神经传导，使注射区面部感觉缺失而获得止痛效果。但疗效并不持久，仍不能解决疼痛的复发。

3. 经皮半月神经节射频热凝疗法　在 X 线监视下或在 CT 导向下将射频针经皮插入三叉神经半月节处，用射频发生器加热，使针头处加热至 65～75℃，维持 1min。可选择性破坏半月节后无髓鞘的 Aδ 及 C 细纤维（传导痛温觉），保留有鞘的 Aα 及 β 粗纤维（传导触觉），疗效可达 90% 以上。适于年老健康状况差不能耐受药物治疗和手术的患者。部分患者治疗后可出现面部感觉异常、角膜炎、咀嚼肌无力、复视和带状疱疹等并发症。长期随访复发率为 21%～28%，但重复应用仍然有效。

4. 手术治疗　早年采用的经典手术是三叉神经节后感觉根部分切断术，止痛效果肯定。近年来三叉神经微血管减压术因其创伤小、止痛效果好而逐渐在临床得到推广。手术暴露脑桥入口处的三叉神经感觉根及压迫该处神经的异常走行或扭曲的血管，将此血管分开，并用涤纶薄片、涤纶棉、不吸收海绵或纤维等将两者隔开，即可达到良好的止痛效果。近期疗效可达 80% 以上，长期随访复发率约为 5%。并发症有听力减退或消失、气栓、眼球活动障碍（暂时性）、面部感觉减退和带状疱疹等。

5. 立体定向放射治疗　近年来国内外开展 γ 刀照射治疗三叉神经痛，适于药物和神经阻滞治疗无效、手术治疗失败或复发、身体情况不适合手术者，能较有效地缓解疼痛发作，远期疗效有待于大样本的研究和追踪。

二、特发性面神经麻痹

特发性面神经麻痹（idiopathic facial palsy）又称为面神经炎或贝尔麻痹（Bell palsy），是茎乳孔内面神经急性非特异性炎症所致的面神经麻痹。

（一）解剖学基础

面神经（facial nerve）即第 Ⅶ 对脑神经，为混合性神经。其中包括：①特殊内脏运动纤维，自脑桥尾端被盖腹外侧的面神经核发出，向后近中线绕过展神经核（内膝），向前下行，于脑桥下缘近听神经处穿出，在听神经上方进入内耳孔，再经面神经管下行，横过膝状神经节，最后出茎乳孔。面神经支配除咀嚼肌和上睑提肌以外的面肌以及耳部肌、枕肌、颈阔肌、镫骨肌等。支配面上部肌肉的神经元接受双侧皮质延髓束的控制，支配面下部肌肉的神经元单独接受对侧皮质延髓束的控制。②一般内脏运动纤维，发自脑桥上涎核，属副交感节前纤维，经中间神经、舌神经，至下颌神经节，节后纤维支配舌下腺、颌下腺和泪腺。③特殊内脏感觉纤维即味觉纤维，其胞体位于面神经管内膝状神经节（geniculate ganglion），周围支沿面神经下行，在面神经管内，离开面神经向前形成鼓索支，加入舌神经，中止于舌前2/3味蕾。中枢支形成面神经的中间支进入脑桥，与舌咽神经之味觉纤维一起，终止于孤束核。

（二）病因及病理

尚不完全清楚。部分患者通常在风吹或受凉以及病毒（带状疱疹病毒）感染后发病。可能与局部营养神经的血管痉挛，导致面神经缺血、水肿及在面神经管内受压等有关。早期病理改变主要为面神经水肿和不同程度的髓鞘脱失，在茎乳孔内和面神经管内最明显，严重者可有轴索变性。

（三）临床表现

（1）通常急性或亚急性起病，数小时内可达高峰。任何年龄均可发病，以中年人多见；男性略多于女性。大多数患者表现为单侧受累，双侧通常是 Guillain – Barre 综合征的表现。

（2）症状和体征：大部分患者在起病前几日或病初有同侧耳后、耳内和乳突区疼痛或不适感。患侧面神经受累表现：额纹消失，皱额蹙眉困难；眼裂闭合不全或闭合不能，闭眼时患侧眼球向上外方转动，显露角膜下缘的白色巩膜，称为 Bell 征；患侧鼻唇沟变浅或消失，口角低，示齿时口角偏向健侧；口轮匝肌瘫痪时鼓气和吹口哨不能或漏气；颊肌受累可导致食物残渣滞留于患侧的齿颊之间。面神经在发出鼓索神经支前受累可出现舌前2/3味觉丧失；如在发出镫骨支以上受累可出现味觉障碍和听觉过敏。病变在膝状神经节时，还可有患侧乳突疼痛、耳郭和外耳道感觉减退或异常外耳道或鼓膜出现疱疹。称为 Hunt 综合征。

（四）辅助检查

1. 神经电生理检查　如下所述。

（1）肌电图：病变早期在面神经支配的肌肉可见自发电位，继之可出现运动单位时限增宽、波幅增高以及募集电位明显的失神经等神经源性损害的表现。

（2）运动末端潜伏期的测定：主要异常表现为运动末端潜伏期延长、复合肌肉动作电位波幅降低或消失，该检查除了有助于诊断外，还可帮助判断预后。波幅明显降低或消失者预后较差。

2. 影像学检查　头颅 CT 或 MRI 检查的目的是除外其他原因导致的继发性面神经麻痹。乳突的 X线检查有助于判断是否同时伴有乳突炎。

（五）诊断和鉴别诊断

根据起病的特点、周围性面瘫的症状和体征即可确诊。但应与以下几种主要的疾病鉴别：

1. 急性 Guillain – Barre 综合征　面瘫多为双侧性，同时伴有肢体对称性下运动神经元损害的症状和体征，EMG 和 NCV 可提示周围神经传导速度减慢伴有或不伴有波幅降低、F 波出现率降低、潜伏期延长或消失等异常表现；脑脊液常规检查可见蛋白 - 细胞分离现象。

2. 耳源性面神经麻痹　通常由局部的炎症所致，通常包括中耳炎、乳突炎、迷路炎、腮腺炎或腮腺肿瘤、下颌化脓性淋巴结炎等。详细的询问病史和原发病相应的症状和体征有助于诊断。影像学检查特别是头颅 MRI 可为原发病的诊断提供客观依据。

3. 后颅窝病变　脑桥小脑角肿瘤、转移瘤、颅底脑膜炎等均可引起周围性面瘫，影像学检查和脑脊液的结果有助于诊断。

（六）治疗

治疗原则是减轻水肿、抑制炎症反应和促进神经功能恢复。

1. 药物治疗　如下所述。

（1）泼尼松：急性期可用1~2周；剂量20~40mg 口服，每日1次或每次10mg 每日2~3次，逐渐减量至停药。

（2）阿昔洛韦（acyclovir）：急性期可连续服用 3~7d，5mg/kg，每日 3 次，适用于带状疱疹感染引起的 Hunt 综合征。

（3）维生素 B₁ 100mg、维生素 B₁₂ 500μg，每日 1 次，肌内注射或按常规剂量口服。

2. 理疗 急性期在茎乳孔附近可行超短波透热疗法、热敷和红外线照射等，有助于水肿减轻和炎症的消退。恢复期做碘离子透入疗法、针灸和电针治疗等。

3. 康复治疗 康复师指导下，或自我功能训练，可面对镜子练习皱眉、闭眼、鼓腮、吹口哨和皱额等动作，还可自我面部肌肉按摩，每日数次，每次 5～10min。

4. 手术治疗 严重面瘫患者，经 2 年或两年半以上治疗仍未恢复者，可行面部整容手术。

5. 眼部并发症的预防 如患者不能闭目和瞬目，可采用眼罩、点眼药水或涂眼药膏等方法预防并发症。

（七）预后

大多数面神经麻痹患者的预后良好，通常与以下因素有关：①不完全性面瘫者起病后 1～3 周开始恢复，1～2 个月内逐渐恢复正常。②轻度面瘫和年轻患者预后好。③有受凉史，面瘫 1 周后镫骨肌反射仍存在者预后较好。④老年人伴有糖尿病、高血压及动脉硬化者预后较差。⑤完全性面瘫不恢复或不完全恢复时，可产生面肌痉挛和连带运动等并发症，而且通常遗留不同程度的后遗症。

三、偏侧面肌痉挛

偏侧面肌痉挛指仅限于一侧面部的阵发性、不自主的阵挛性抽搐。通常无神经系统其他阳性体征。偏侧面肌痉挛也可以是特发性面神经麻痹的暂时性或永久性后遗症。

（一）病因和发病机制

病因和发病机制目前尚不清楚。可能与面神经的异位兴奋点传导所致有关。部分患者是由于面神经进入脑干处被异常微血管袢、动脉硬化斑块压迫所致，减压手术可收到明显的疗效。少数患者可由椎 - 基底动脉系统的动脉瘤或脑桥小脑角肿瘤压迫所致。

（二）临床表现

起病隐袭，大多数中年以后发病，女性较男性多见。大多数为单侧受累。早期多从眼轮匝肌开始，表现为间歇性轻度抽搐，发作逐渐频繁，程度逐渐加重，而且缓慢地扩散到一侧面肌，口角肌肉最易受累，口角抽搐最易引起注意。严重者可累及同侧的颈阔肌。抽搐的程度轻重不等，精神紧张、情绪激动、劳累和自主运动均可使抽搐加重，入睡后症状消失。神经系统检查除面部肌肉不自主抽搐外，通常无其他阳性体征。

（三）辅助检查

1. 影像学检查 头颅 CT 或 MRI 检查的目的是除外其他原因导致的继发性面肌痉挛，如脑干异常微血管袢和动脉硬化斑块、椎 - 基底动脉系统的动脉瘤或脑桥小脑角肿瘤等，为减压手术提供客观依据。

2. 神经电生理检查 常规肌电图和神经传导速度除可见运动单位不自主发放外，其余正常。瞬目反射个波潜伏期正常，但可见波幅增高。

（四）诊断和鉴别诊断

根据本病发作的特点、面肌痉挛的表现和神经系统检查无其他阳性体征即可确诊。但需与以下疾病鉴别：

1. 继发性面肌痉挛 各种原因所致的脑干病变、脑桥小脑角肿瘤、延髓空洞症和颅脑外伤等均可出现面肌抽搐。局限性面肌抽搐也可是部分性运动性癫痫的表现。详细的神经系统检查、头颅 CT 和 MRI 及脑电图检查有助于鉴别。

2. Meige 综合征 Meige 综合征也称眼睑痉挛 - 口下颌肌张力障碍综合征。好发于老年女性，通常伴有双侧眼睑痉挛、口舌和喉肌张力障碍。

3. 功能性眼睑痉挛 功能性眼睑痉挛好发于老年女性，通常仅累及双侧眼睑，而颜面下部通常不受累。

4. 习惯性面肌抽搐 习惯性面肌抽搐常见于儿童和青壮年。与精神因素有关，通常表现为双侧短暂的面部肌肉收缩。

5. 药物所致的面肌运动障碍 奋乃静、三氟拉嗪等三环类抗精神病类药物及甲氧氯普胺等可导致面肌不自主运动。服药史是确诊的依据。

（五）治疗

1. 药物治疗 治疗原则是对症治疗，试以最小的剂量取得最佳的效果。

（1）氯硝西泮：最常用的治疗肌张力障碍药物之一，口服 0.5mg，每日 2~3 次，逐渐增加剂量至发作控制或出现不良反应，国外成人最大剂量可达 20mg。

（2）卡马西平：口服 0.1g，每日 3 次，剂量逐渐增加至每日 0.8~1.2g，70% 左右的患者有效（不良反应见三叉神经痛的治疗）。

（3）苯妥英钠：口服 0.1~0.2g，每日 3 次（不良反应见三叉神经痛的治疗）。

（4）巴氯芬（Baclofen）：小剂量开始服用，可逐渐加至每日 30~40mg。

2. A 型肉毒毒素（botulinum toxin type A，BTX） 局部注射。在选择的肌肉终板处根据病变的程度选择小剂量 BTX。平均疗效可维持 3~6 个月。常见的并发症是暂时性眼睑下垂、口角下垂；偶尔可见一过性吞咽困难。

3. 手术治疗 以上治疗无效者可行手术治疗，主要的术式有：①面神经主干或分支切断术，其目的是破坏面神经的传导功能，使其支配的肌肉瘫痪，而达到疗效，但也有复发的病例报告。②微血管减压手术，治愈率可达 60%。

四、舌咽神经痛

舌咽神经痛是一种局限于舌咽神经分布区的短暂的、反复发作的剧烈疼痛。本病首先由 Weisenburg 于 1910 年报道，1927 年 Dandy 采用舌咽神经根切断术治疗本病获得了成功，因而开始被视为一个独立疾病。

（一）解剖学基础

舌咽神经为混合神经，感觉神经元在颈静脉孔内的岩神经节和上神经节，周围支传外耳道、鼓膜后侧的痛、温觉，咽壁、软腭、悬雍垂、扁桃体、鼓室、耳咽管、乳突气室、舌后部、颈动脉窦、颈动脉体的感觉及舌后 1/3 的味觉，除外耳道的痛、温觉纤维进入三叉神经的延髓脊髓束核外，其他纤维都进入孤束核。副交感纤维起自延髓的下泌涎核，节前支通过岩小浅神经核耳神经到达耳节，节后支支配腮腺。舌咽神经与迷走神经的运动支配有些交错，无绝对界限。孤束核的核上纤维交叉到对侧的内侧丘系上行，经丘脑至大脑感觉皮质区，味觉的核上纤维与面神经的味觉纤维上行通路相同。

（二）病因和发病机制

舌咽神经痛分为原发和继发两种。部分原发性舌咽神经痛的病因可能为椎动脉或小脑后下动脉压迫于舌咽神经及迷走神经上，解除压迫后症状可缓解。而部分病例并无明确的原因，可能与局部无菌性炎症或其他理化刺激有关。舌咽及迷走神经的脱髓鞘性变引起舌咽神经的传入冲动与迷走神经之间发生"短路"，引起舌咽神经痛，受损的神经膜对去甲肾上腺素变得敏感，诱发伤害性冲动，引起发作性疼痛。继发性舌咽神经痛指在舌咽神经通路上由任何刺激性因素所造成的舌咽神经痛，占舌咽神经痛的 15%~25%。可继发于外伤、局部感染、肿瘤、过长的茎突或骨化的茎骨舌骨韧带。

（三）临床表现

1. 原发性舌咽神经痛 起病年龄多在 35 岁以后，男性较女性为多见，多数仅累及单侧。疼痛的性质与三叉神经痛相似。疼痛位于扁桃体、舌根、咽、耳道深部，可因吞咽、谈话、哈欠、咳嗽而发作，伴有喉部痉挛感，心律失常如心动过缓甚至短暂停搏等症状，少数患者在发作时或发作后短暂时间内出现晕厥。间歇发作，每次持续数秒至数分钟。间歇期相对较长，多数间歇期在0.5~9年间。神经系统检查，舌咽神经的运动、感觉功能均属正常。在同侧咽喉、舌根、扁桃体窝等部位可有痛的触发点，吞咽、与食物或液体接触均可触发。将表面麻醉药可卡因涂于患侧的扁桃体及咽部，可暂时阻止疼痛的发作。间歇期检查无异常。

2. 继发性舌咽神经痛　除有以上特点外，还有疼痛时间长和无明显间歇期等特点。可卡因涂于患侧的扁桃体及咽部不能减轻疼痛或阻止疼痛发作。仔细查体可发现其他脑神经如迷走神经、舌下神经等损害的体征。影像学检查常可发现舌咽神经附近病灶。

（四）诊断和鉴别诊断

根据本病的临床特点诊断并不困难。确定诊断后应进一步确定是原发性还是继发性舌咽神经痛。若疼痛持续，则需与鼻咽癌侵及颅底以及耳咽管肿瘤、扁桃体肿瘤相鉴别。此时，除仔细查体外，可进行颅底摄片、颈静脉孔像、CT及MRI检查，必要时行脑脊液检查及鼻咽部活检。

1. 三叉神经痛　两者的疼痛部位及触发因素不同。三叉神经痛多发生在第Ⅱ，Ⅲ支分布区，舌咽神经痛多发生在咽喉部、舌根部、扁桃体区、耳深部、下颌角下方。三叉神经痛患者面部特别是口周区轻度触觉刺激可以诱发疼痛发作，说话、咀嚼、刷牙、洗脸均可诱发三叉神经痛；舌咽神经痛多由吞咽和与食物及液体接触而诱发。有时讲话、哈欠、咳嗽、喷嚏亦可诱发，故患者多不敢咽下口水。但有少数舌咽神经痛患者并发三叉神经痛。三叉神经痛发病以老年为主，舌咽神经痛发病以中年为主。

2. 颞下颌关节痛　20~40岁女性常见，临床表现为颞下颌关节咬合运动时出现疼痛、运动异常、弹响或杂音等3大主症。关节处可有压痛，X线检查可见颞下颌关节间隙变窄或增宽、髁状突畸形增生、骨质破坏和运动受限或过大等。

3. 非典型面痛　多见于青壮年，疼痛的部位多由颜面开始，向颞部、顶部、枕部和颈肩部扩散。疼痛较深在、弥散和不易定位，讲话、咀嚼和吞咽等并不诱发，无扳机点。疼痛发作缓慢，持续时间较长，轻重不一，多为钝痛，也可为刺痛或烧灼痛。发作时常伴有同侧自主神经症状，如流泪、颜面潮红、鼻塞等。

（五）治疗

治疗原发性三叉神经痛的药物亦可应用于本病，卡马西平每次100mg，每日2~3次口服，可使疼痛发作次数减少，疼痛减轻或消失。最有效及彻底的治疗方法为经颅内切断病侧的舌咽神经根及迷走神经的最上端的1~2根丝。有人主张，如在术中发现有血管压迫舌咽神经，做微血管减压术以解除压迫，亦可有效。

（王丽丽）

第二节　脊神经疾病

一、单神经病及神经痛

单神经病（mononeuropathy）是单一神经病损产生与该神经分布一致的临床症状。神经痛（neuralgia）是受损神经分布区疼痛，分为特发性与症状性两类。特发性神经痛是受损神经分布区的特发性疼痛，通常神经传导功能正常，无病理形态学改变；症状性神经痛是多种病因所致神经病的早期症状，可以无明显感觉及运动功能缺失，需要仔细查找脊椎或神经通路上邻近组织的病变。

（一）病因

单神经病主要由于创伤、缺血、物理性损伤和肿瘤浸润等局部病因所致，也可由全身代谢性或中毒性疾病引起。

（1）创伤：是单神经病最常见的原因。外伤过程中的骨折、脱位、穿通伤及压迫性麻痹均可引起单神经病。急性创伤多为机械性，根据临床表现和病理所见可分为：①神经失用（neurapraxia）：是神经外伤导致的暂时性神经传导阻滞，可分为2种，一种为神经短暂缺血而无解剖改变，引起轻度短暂传导阻滞；另一种为节段性脱髓鞘，轴索正常，症状可在2~3周内恢复。②轴索断伤（axonotmesis）：轴索断离使远端发生沃勒变性，围绕轴索的Schwann细胞和基底层、神经内膜结缔组织正常，轴索可再生恢复功能。③神经断伤（neurotmesis）：轴索和周围结缔组织支架均断离，仅少部分轴索可再生达到原靶器官，大多数轴索芽支因迷走而形成神经瘤，故恢复慢而不完全。

（2）嵌压综合征（entrapment syndrome）：可以引起单神经病。压迫神经病是因为肿瘤、骨痂、滑膜增厚和纤维带等的压迫所致的周围神经损伤。在上下肢的神经通路中可能通过骨性神经纤维间隙，或纤维间隙、肌肉间隙等，这些间隙由于先天、后天的，或绝对的、相对的狭窄，以及某些动力学因素可造成神经的嵌压。轻微压迫引起脱髓鞘，严重者导致轴索变性。神经通过狭窄的解剖通道并经历反复缩窄性压迫可导致脱髓鞘，称为嵌压性神经病（entrapment neuropathy）。这类疾病常见的有腕管综合征，胸腔出口综合征，肘管综合征，前骨间神经、后骨间神经麻痹，腓管、跗管综合征以及梨状肌综合征等。

（3）肿瘤浸润：多指恶性肿瘤侵犯周围神经，如肺尖肿瘤造成的臂丛神经的压迫称为Pancost综合征，卵巢癌造成的坐骨神经痛等。

（4）血管炎：可导致神经的营养血管循环障碍，引起缺血性神经病。如结节性多动脉炎、系统性红斑狼疮等。

（5）炎性致病因子：如细菌、病毒、寄生虫等均可侵犯周围神经。

（6）免疫机制引起的神经脱髓鞘性传导阻滞，如多灶性运动神经病（multifocal motor neuropathy，MMN），伴有神经节苷脂周围神经抗体GM1的存在。

（7）原因不明的单神经病。

（二）治疗

单神经病因病因而异，可根据神经外伤程度和性质选择治疗，神经断伤需进行神经缝合，瘢痕压迫做神经松解术，急性压迫性神经病出现感觉刺激症状，无麻痹体征可保守治疗。神经外伤急性期应用皮质类固醇如泼尼松30mg/d以及B族维生素、神经生长因子等有助于恢复。

1. 桡神经麻痹　桡神经由$C_{5~8}$组成，支配上肢肱三头肌、肘肌、肱桡肌、旋后肌、指伸肌及拇长展肌等，主要功能是伸肘，伸腕和伸指。

（1）病因：桡神经上段紧贴于肱骨中段背侧桡神经沟，由上臂内侧行至外侧，肱骨干骨折时极易损伤，或骨折后骨痂形成压迫受损；睡眠时以手臂代枕、手术时上臂长时间外展、上臂放置止血带不当等均可导致损伤，铅中毒和乙醇中毒也可选择性损害桡神经。

（2）临床表现：运动障碍典型症状是垂腕，损伤部位不同，表现各异。

1）高位损伤：桡神经在腋下发出肱三头肌分支以上受损产生完全性桡神经麻痹症状，上肢各伸肌完全瘫痪，肘、腕和掌指关节均不能伸直，前臂伸直时不能旋后，手掌处于旋前位；肱桡肌瘫痪使前臂在半旋前位不能屈曲肘关节；垂腕时腕关节不能固定使握力减低，伸指和伸拇肌瘫痪。

2）在肱骨中1/3处发出肱三头肌分支以下受损时，肱三头肌功能完好。

3）若损伤肱骨下端或前臂上1/3时，肱桡肌、旋后肌、伸腕肌功能保存。

4）前臂中1/3以下损伤仅伸指瘫痪而无垂腕。

5）接近腕关节的损伤由于各运动支均已经发出，可不产生桡神经麻痹症状。

桡神经感觉支分布于上臂、前臂、手和手指背面，但由于临近神经的重叠，感觉手背拇指和第一、第二掌间隙极小的区域。

桡神经再生功能良好，治疗后可恢复功能，预后良好。

2. 正中神经麻痹　正中神经由$C_6 \sim T_1$组成，支配旋前圆肌、桡侧腕屈肌、各指屈肌、掌长肌、拇对掌肌及拇短展肌。主要功能是前臂旋前和屈腕、屈指。该神经位置较深，一般不易损伤。

（1）病因：正中神经损伤常见的原因是肘前区静脉注射药物外渗，以及腕部被利器割伤，肱骨或前臂骨折及穿通伤，腕管综合征压迫所致。

（2）临床表现：运动障碍表现为握力和前臂旋前功能丧失。

1）上臂受损时，正中神经支配的肌肉完全身麻醉痹，前臂旋前完全不能，屈腕力弱，拇指、食指、中指不能屈曲，握拳无力；拇指、食指也不能过伸，拇指不能对掌和外展，大鱼际肌萎缩，状如猿手；因手指功能受到严重损害，持物困难。手指大部分感觉丧失，表明手的伤残很重。

2）损伤位于前臂中 1/3 或下 1/3 时，旋前圆肌、腕屈肌、指屈肌功能仍可保存，运动障碍仅限于拇指外展、屈曲和对掌。

感觉障碍区主要在桡侧手掌及拇指、食指、中指的掌面，无名指的桡侧一半和食指、中指末节的背面。正中神经富于交感神经纤维，故损伤后易发生灼性神经痛。

腕管综合征（carpal tunnel syndrome）的压迫可致正中神经麻痹，腕管由腕屈肌支持带与腕骨沟围成，正中神经走行其间，受压可发生桡侧三指的感觉障碍及麻木、疼痛和鱼际肌瘫痪。多见于中年女性，右侧多见。劳动后加剧，休息后减轻。治疗应局部制动，掌侧用夹板固定腕关节于中间位，可服用吲哚美辛、布洛芬等非类固醇抗炎剂。严重者可在腕管内注射泼尼松龙 0.5mL 加 2% 普鲁卡因 0.5mL，每周 1 次。2 次以上无效时，并肌电图显示鱼际肌呈失神经支配，宜手术治疗。

3. 尺神经麻痹　尺神经由 C_8 ~ T_1 组成，支配尺侧腕屈肌、指深屈肌尺侧一半、小鱼际肌、拇收肌及骨间肌等；并支配小指和环指尺侧及尺侧一半手背的感觉。

（1）病因：尺神经损害可见于压迫、外伤、麻风等，它在肱骨内上髁后方及尺骨鹰嘴处最表浅，刀伤或骨折易受累；肱骨内上髁发育异常及肘外翻畸形、长期以肘支撑劳动易损伤之。肘管综合征也很常见，在上肢单神经病的发病率仅次于腕管综合征。

（2）临床表现：尺神经损伤的典型表现是手部小肌肉运动功能丧失，影响手指的精细动作。

1）尺侧腕屈肌麻痹而桡侧腕屈肌有拮抗作用，使手向桡侧偏斜。

2）拇收肌麻痹而拇展肌有拮抗作用，使拇指处于外展状态。

3）由于伸肌过度收缩，使手指的基底节过伸，末节屈曲，小鱼际平坦，骨间肌萎缩凹陷，手指分开、合拢受限，小指动作丧失，呈外展位，各指精细动作丧失，第 4 ~ 5 指不能伸直呈屈曲位，状如爪形手。

4）尺神经在前臂中 1/3 和下 1/3 受损时，仅见手部小肌肉麻痹。

感觉障碍在手背尺侧一半、小鱼际、小指和无名指尺侧一半。尺神经、正中神经、肌皮神经和肱动脉的起始段彼此紧密地连在一起，成为一血管神经束，常合并受伤。

（3）治疗：肘管综合征处理包括：肘部用夹板固定，并用非类固醇抗炎剂，如 3 ~ 4 个月后无效，应考虑手术减压。

4. 腓总神经损害　腓总神经由 L_4 ~ S_3 组成，在大腿下 1/3 从坐骨神经分出，在腓骨头处转向前方，分出腓肠外侧皮神经分布于小腿的侧面，然后形成腓浅神经和腓深神经，前者支配腓骨长肌和腓骨短肌，后者支配胫骨前肌、拇长伸肌、拇短伸肌和趾短伸肌。可使足背屈、足外展及内收、伸拇趾等。

（1）病因：腓浅神经和腓深神经可因外伤、牵拉受损。腓总神经绕过腓骨颈部最易受损，可因穿通伤腓骨头骨折、铅中毒、各种原因的压迫（如石膏固定，盘腿坐、跪位和蹲位的时间过久）等引起。

（2）临床表现：腓总神经麻痹（common peroneal nerve palsy）的临床特点是：①足和足趾不能背屈，足下垂，步行时举足高，足尖先落地，呈跨阈步态；不能用足跟行走。②感觉障碍在小腿前外侧和足背。

（3）治疗：腓神经麻痹内翻垂足可行局部封闭，2% 普鲁卡因 5 ~ 10mL，加的士宁 1mg 在腓骨小头前方阳陵泉穴封闭，或用加兰他敏 2.5mg 封闭，促使肌力恢复。针灸、理疗及药物离子透入等也可应用。严重内翻垂足可带小腿矫形器或穿矫形鞋，完全身麻醉痹保守治疗无效者可行手术矫正。

5. 胫神经损害　胫神经由 L_4 ~ S_3 组成，胫神经支配小腿三头肌、腘肌、跖肌、趾长屈肌、胫骨后肌和足底的所有短肌。

（1）临床表现

1）足和足趾不能背屈、足尖行走困难、足内翻力弱。

2）感觉障碍主要在足底。

（2）治疗：腓总神经和胫神经麻痹的治疗包括：

1）急性期可用肾上腺皮质激素，如泼尼松每次 10mg，每日 3 次；地塞米松 5～10mg 静脉滴注或局部封闭，每日 1 次；神经营养药可用 B 族维生素、神经生长因子等。

2）垂足内翻严重者可行局部封闭，用 2% 普鲁卡因 5～10mL，加士的宁 1mg 在腓骨小头前侧阳陵泉穴位封闭；也可用加兰他敏 2.5mg 封闭，以促使肌力恢复；也可采用针灸、理疗及药物离子透入等。

3）腓神经麻痹产生内翻垂足，可带小腿矫形器或穿矫正鞋；完全身麻醉痹保守治疗无效者可行手术矫正。

6. 枕神经痛　枕大神经、枕小神经和耳大神经分别来自 $C_{2\sim3}$ 神经，分布于枕部，该分布区内的神经痛统称枕神经痛（occipital neuralgia）。

（1）病因：可为上段颈椎病、脊柱结核、骨关节炎、脊髓肿瘤、硬脊膜炎、转移性肿瘤等，也可由上呼吸道感染或扁桃体炎引起，或病因不明。

（2）临床表现

1）枕神经痛以一侧较多，起于枕部，可向头顶（枕大神经）、乳突部（枕小神经）或外耳（耳大神经）放射，呈持续性钝痛，可有阵发性加剧，也可呈间歇性发作，头颈部活动、咳嗽、喷嚏时可加剧，在枕外隆凸下常有压痛。

2）枕神经分布区可有感觉过敏或减退。

（3）治疗：除针对病因外，可用止痛剂、局部封闭、理疗等对症治疗。

7. 臂丛神经痛　臂丛由 $C_5 \sim T_1$ 脊神经的前支组成，主要支配上肢的感觉和运动。受损时可产生其支配区的疼痛，称为臂丛神经痛（brachial neuralgia）。

原发性臂丛神经痛或称臂丛神经炎（brachial neuritis），泛指肩胛带及上肢疼痛、肌无力和肌萎缩综合征，又称"神经痛性肌萎缩"。其病因未明，多认为是一种变态反应性疾病，可能与感染和疫苗接种有关。

臂丛神经痛的诊断要点是：

（1）有感染或异种血清、疫苗接种史，多见于成年人。

（2）急性、亚急性起病，病前及发病早期多伴有发热及全身症状。

（3）病初以肩和上肢疼痛为主，继之出现肌无力和肌萎缩。

继发性臂丛神经痛的病因多为臂丛邻近组织病变压迫。神经根压迫可因颈椎病，颈椎间盘突出，颈椎的结核、肿瘤、骨折、脱位，颈髓肿瘤及蛛网膜炎等引起。压迫神经干者有胸腔出口综合征、颈肋及颈部肿瘤、腋窝淋巴结肿大（如转移性癌肿）、锁骨骨折、肺沟瘤等，或因臂丛神经外伤引起。各种原因所致臂丛神经痛的临床表现是：肩部及上肢不同程度的疼痛，呈持续性或阵发性加剧；夜间及活动肢体时疼痛明显。臂丛范围内有感觉障碍、肌萎缩和自主神经障碍，腱反射减低。治疗和预后因病因而异。

颈椎病是由于椎间盘退行性病变和椎体骨质的增生性病变，压迫颈神经根和（或）脊髓引起的临床综合征。其临床表现主要有三，即颈痛和强迫头位、臂神经痛及脊髓压迫症状；3 种症状可单独或先后合并发生，其中尤以臂神经痛为多见，也是臂神经痛最常见的原因。随着年龄的增长，椎间盘髓核逐渐脱水，髓核周围的纤维环变性而弹性减少，椎间盘退行性变最终可致纤维环破裂而髓核脱出，椎间盘内压力减低而椎间隙变窄，引起前和（或）后纵韧带宽松，脱出的髓核使韧带与骨膜分离并嵌入其间，以后逐渐纤维化、钙化而形成骨赘，椎体两侧后外方的 Luschka 关节也可有骨赘形成，最后可影响整个椎体的周围。理论上任何脊椎都可发生骨赘，但与支持重力和活动程度有关，故以下颈及腰椎体后侧最明显。

由于胸椎比较固定，紧接其上的下颈椎（颈椎$_{4,5,6}$）的活动范围及损伤机会最大。除年龄因素外，较长时间的颈部不正确姿位，如颈部过仰或过屈（喜卧高枕或某些职业）、颈部肌肉紧张（某些职业或睡眠不良、精神紧张等）、上呼吸道感染等可为颈椎病的诱因。髓核脱出和骨赘形成的结果，椎间孔及椎管变小、变形，使经过椎间孔的神经根和（或）椎管内脊髓受压，后者参见脊髓压迫症。

由于颈椎病主要影响 $C_{4\sim5}$ 及 $C_{5\sim6}$ 椎间隙，主要表现为压迫 C_5 及 C_6 神经根引起的臂神经痛。压迫感觉神经根时产生根性神经痛，压迫运动神经根产生肌痛性疼痛。根性神经痛为发麻或触电样疼痛，位于上肢远端，大多在前臂桡侧及手指，与神经根支配节段的分布一致，相应区域可有感觉减退。肌痛性疼痛常在上肢近端、肩部和（或）肩胛等区域，表现为持续性钝痛和（或）短暂的深部钻刺样不适感。大部分病例因疼痛而使肩部运动受限，病程较长者可致凝肩。病程较短者常有肩部附近肌腱压痛。肱二头肌、肱三头肌反射可减低。

颈椎病常在 40～50 岁起病，男性较多见，病程较缓慢，常可反复发作。诊断主要依据病史及体征，颈椎 X 线平片对诊断有帮助，但 X 线改变与临床症状可不一致，有时神经症状明显而 X 线检查可正常，也可相反。并需与肩周炎及脊柱转移性肿瘤鉴别。颈椎病引起的臂神经痛以保守治疗为主。头颈部位置应予纠正，平时避免颈部过伸过屈，头位固定在某一位置的时间不宜太久，平卧时枕头不宜过高，其位置应垫及部分肩部，以免颈部过屈。

药物可先试用消炎止痛剂如酮洛芬 50mg，合并肌肉松弛剂如艾司唑仑 1mg，每日 3～4 次。也可用 2% 普鲁卡因及泼尼松龙各 0.5～1mL 痛点局部封闭治疗。颈痛和/或强迫头位和肩部痛可试用理疗。用颈托支架或吊带牵引，以减少颈部活动或有帮助。

8. 肋间神经痛　肋间神经痛（intercostale neuralgia）是指肋间神经支配区内的疼痛综合征。原发性者罕见，多为继发性病变。

（1）病因：有胸腔疾病如胸膜炎、肺炎和主动脉瘤等；胸椎及肋骨外伤继发骨痂形成或骨膜炎，胸椎及肋骨肿瘤或畸形，胸髓肿瘤或炎症等；带状疱疹性肋间神经痛在相应肋间可见疱疹，疼痛可出现在疱疹之前，消退之后仍可存在相当长的时间。

（2）临床表现

1）疼痛位于一个或几个肋间，多呈持续性，可有阵发性加剧。

2）呼吸、咳嗽和喷嚏等可加剧疼痛。

3）可有相应肋间的皮肤感觉过敏和肋骨边缘压痛。

（3）治疗

1）病因治疗：如切除肿瘤、抗感染治疗等；常见为带状疱疹病毒，可选用阿昔洛伟（acyclovir）静脉滴注，或 α－干扰素肌内注射等。

2）对症治疗：可用止痛剂、镇静剂、B 族维生素和血管扩张剂地巴唑、烟酸和 654－2 等。

3）胸椎旁神经根封闭、胸椎旁交感神经节封闭和肋间神经封闭等。

9. 股外侧皮神经病　股外侧皮神经病（lateral femoral cutaneous neuropathy）或感觉异常性股痛（meralgia paresthetica）是最常见的一种皮神经炎。

（1）病因：主要病因是受压或外伤、各种传染病、乙醇及药物中毒、动脉硬化、糖尿病、肥胖、腹部肿瘤和妊娠子宫压迫等，有的病因不明。该神经为单纯感觉神经，由 L_2、L_3 神经组成，通过腹股沟韧带下方，在离髂前上棘以下 5～10cm 处穿出大腿的阔筋膜，分布于股前外侧皮肤。

（2）临床表现

1）男性多于女性，约为 3：1，常发生于一侧，可有家族倾向。

2）主要症状是大腿外侧面感觉异常，如蚁走感、烧灼感、麻木针刺感等，或出现局部感觉过敏、感觉缺失、疼痛；常呈慢性病程，预后良好。

（3）治疗

1）治疗糖尿病、动脉硬化、感染和中毒等全身性疾病，肥胖者减肥后症状可减轻或消失。

2）可用 B 族维生素 100mg 加 654－2 10mg，或 2% 普鲁卡因 5～10mL，在腹股沟下 5～10cm 该神经穿过阔筋膜部位行浸润封闭，可有较好效果。

3）疼痛严重者可给予口服止痛剂、镇静剂及抗痫药苯妥英钠、卡马西平，或神经营养药如 B 族维生素。

4）理疗、针灸、推拿和按摩等可能有效。

5）疼痛严重、保守治疗无效者可考虑手术治疗，切开使该神经受压的阔筋膜或腹股沟韧带。

10. 坐骨神经痛 坐骨神经痛（sciatica）是沿坐骨神经通路及其分布区内的疼痛综合征。坐骨神经是由 $L_4 \sim S_3$ 神经根组成，是全身最长最粗的神经，经臀部分布于整个下肢。

（1）病因及分类：病因可分为原发性和继发性两大类。原发性坐骨神经痛或坐骨神经炎，原因未明，可能因牙齿、鼻窦、扁桃体等感染病灶，经血流而侵犯周围神经引起间质性神经炎；继发性坐骨神经痛是因坐骨神经在其通路上受周围组织或病变的压迫所致。按病变的部位可分为根性和干性坐骨神经痛。

1）根性者主要是椎管内和脊椎病变，远较干性者多见；最常见为腰椎间盘脱出症，其他如腰椎肥大性脊柱炎、腰骶段硬脊膜神经根炎、脊柱骨结核、椎管狭窄、血管畸形、腰骶段椎管内肿瘤或蛛网膜炎等。

2）干性者主要是椎管外病变，常为腰骶丛和神经干邻近病变，如骶髂关节炎、骶髂关节结核或半脱位、腰大肌脓肿、盆腔肿瘤、子宫附件炎、妊娠子宫压迫、臀部肌内注射不当或臀部受伤、感染等。

（2）临床表现

1）常见于成年人，青壮年多见。沿坐骨神经径路的典型放射性疼痛为其特点，病变多为单侧性。疼痛位于下背部、臀部，并向股后部、小腿后外侧、足外侧放射，呈持续性钝痛，并有阵发性加剧，为刀割或烧灼样痛，夜间常加重。

2）行走、活动或牵拉坐骨神经可诱发或加重疼痛，患者常采取减痛姿势，如患肢微屈并卧向健侧；在仰卧起立时病侧膝关节弯曲；坐下时先是健侧臀部着力；站立时脊柱向患侧方凸出。

3）沿坐骨神经的压痛局限于 L_4、L_5 棘突旁、骶髂点、臀点、股后点、腓点、腓肠肌点、踝点等。坐骨神经牵拉试验引发的疼痛为牵引痛，如直腿抬高试验（Lasegue 征）、交叉性直腿抬高试验等；还可发现轻微体征，如患侧臀肌松弛、小腿萎缩、小腿及足背外侧感觉减退、踝反射减弱或消失等。压颈静脉试验（压迫两侧颈静脉至头内感发胀时）亦可激发或加剧下肢疼痛。干性坐骨神经痛的压痛以臀部以下的坐骨神经径路明显，一般无腰椎棘突及横突压痛，压颈静脉及颈胸试验阴性。

（3）诊断和鉴别诊断：根据疼痛的分布、加剧及减轻的诱因、压痛部位、Lasegue 征阳性、感觉和踝反射减退等，诊断不难。临床上需与腰肌劳损、臀部纤维组织炎、髋关节炎等鉴别，因这些病损也可引起下背部、臀及下肢疼痛，但其疼痛和压痛都在局部，无放射、感觉障碍及肌力减退、踝反射减退等。为明确病因应详细询问有关病史，检查时注意脊柱、骶髂关节及骨盆内器官的情况；并区别根性与干性坐骨神经痛。必要时可进行脑脊液、X 线摄片、CT 或 MRI 等检查。

（4）治疗：首先应针对病因。腰椎间盘突出和坐骨神经痛的急性期应卧硬板床休息，使用止痛剂，对严重病例可静脉滴注地塞米松 10 ~ 15mg/d，7 ~ 10d；一般口服泼尼松 10mg，每日 3 ~ 4 次，10 ~ 14d 为 1 个疗程；也可用 1% ~ 2% 普鲁卡因或加泼尼松龙各 1mL 椎旁封闭。可配合针灸及理疗，腰椎间盘突出经保守治疗大多可缓解；疗效不佳时可用骨盆牵引或泼尼松龙硬脊膜外注射；个别无效或慢性复发病例可考虑手术治疗。

11. 股神经痛 股神经由 $L_{2 \sim 4}$ 神经组成，是腰丛中最大的分支，股神经受到刺激可产生股神经痛（femoral neuralgia），又称 Wassermann 征。

（1）病因：股神经及其分支的损伤可见于枪伤、刺割伤、骨盆骨折、股骨骨折、中毒、传染病、骨盆内肿瘤和炎症、静脉曲张和股动脉动脉瘤等。

（2）临床表现

1）股神经损伤时步态特殊，患者尽量避免屈曲膝部，行走时步伐细小，先伸出健脚，然后病脚拖拉到一起，不能奔跑和跳跃。皮支损伤可产生剧烈的神经痛和痛觉过敏现象。

2）令患者俯卧位，检查者向上抬其下肢，则在大腿的前面及腹股沟部出现疼痛；如患者蹲坐在两脚上也可引起疼痛而需伸直，膝腱反射消失；感觉障碍在大腿前面及小腿内侧，可伴有水肿、青紫和挛缩等营养性改变。

（3）治疗

1）去除病因：如神经离断伤需行神经缝合，瘢痕等压迫应行神经松解术，盆腔肿瘤、股动脉瘤应行手术切除，解除对神经的压迫；神经外伤可用肾上腺皮质激素消除局部水肿和粘连，有助于外伤恢复；与止痛剂合用有明显的止痛作用。

2）神经营养药：如维生素（B_1、B_6、B_{12}），ATP、地巴唑和神经生长因子等。

3）镇痛药：如索米痛片、阿司匹林和布洛芬等。

二、多发性神经病

多发性神经病（polyneuropathy）以往称为末梢神经炎，主要表现为四肢远端对称性感觉障碍、下运动神经元瘫痪和（或）自主神经障碍的临床综合征。

（一）病因和发病机制

四肢周围神经的轴突变性、神经元病及节段性脱髓鞘病变都可表现为多发性神经病。其机制以轴突变性最常见也最为典型，通常轴突变性从远端开始，逐渐向近端发展，故称远端轴突病（distalaxonopathy）。引起多发性神经病的原因很多，其共同特点是这些病因都是全身性的。常见病因如下：

1. 各类毒物中毒　如下所述。

（1）药物：如呋喃类、异烟肼、磺胺类、氯霉素、链霉素、两性霉素、乙胺丁醇、呋喃唑酮、甲硝唑、苯妥英钠、长春新碱、顺铂、肼苯达嗪、戒酒硫、保泰松、甲巯咪唑和丙米嗪等，长期服用异烟肼可干扰维生素 B_6 的代谢而致多发性神经病。

（2）化学品：如二硫化碳、三氯乙烯、丙烯酰胺等。

（3）有机磷农药和有机氯杀虫剂。

（4）重金属：如铅、砷、汞等中毒。

（5）白喉毒素等。

2. 营养缺乏和代谢障碍　如 B 族维生素缺乏、慢性乙醇中毒、妊娠、慢性胃肠道疾病或手术后等；代谢障碍性疾病也可继发营养障碍，如糖尿病、尿毒症、血卟啉病、黏液性水肿、肢端肥大症、淀粉样变性和恶病质等所致的代谢障碍。

3. 继发于胶原血管性疾病　如结节性多动脉炎、系统性红斑狼疮（SLE）、硬皮病、肉瘤病、类风湿性关节炎（RA）等，多由于血管炎而致病。

4. 自身免疫性　如吉兰-巴雷综合征、急性过敏性神经病（血清注射或疫苗接种后神经病）等，以及各种结缔组织病并发的多发性神经病，多为血管炎性；炎症性病变如白喉性、麻风性及莱姆病（Lymedisease）引起的多发性神经病。

5. 遗传性　如遗传性运动感觉性神经病（hereditary motor sensory neuropathy，HMSN）、遗传性共济失调性多发性神经病（Refsum 病）、遗传性自主神经障碍（hereditary dysautomonia）等。

6. 其他　如淋巴瘤、肺癌和多发性骨髓瘤等引起的癌性远端轴突病、癌性感觉神经元病、亚急性感觉神经元病、麻风和 POEMS 综合征。

（二）病理

主要病理改变是轴突变性及节段性脱髓鞘，均以周围神经病远端最明显。轴突变性由远端向近端发展，表现为逆死性神经病。

（三）临床表现

其临床表现可因病因而不同，可为急性、亚急性和慢性经过，但多数经过数周至数月的进展过程，病情发展由肢体远端向近端，病情缓解则由近端向远端。也可见复发的病例。

可发生于任何年龄。神经损害的共同特点是肢体远端对称性分布的感觉、运动和（或）自主神经障碍。

1. 感觉障碍　表现为肢体远端对称性各种感觉缺失，呈手套袜子形分布，也可有感觉异常、感觉过度和疼痛等刺激症状。

2. 运动障碍 为肢体远端下运动神经元性瘫痪，表现为肌无力、肌萎缩和肌束颤动等，远端重于近端；下肢肌萎缩以胫前肌、腓骨肌，上肢以骨间肌、蚓状肌、大小鱼际肌为明显；可有手、足下垂和跨阈步态，晚期因肌肉挛缩而出现畸形。

3. 四肢腱反射减弱及消失 为疾病早期的表现，以踝反射明显，并较膝反射减弱出现得早。

4. 自主神经障碍 可有肢体远端皮肤发凉，多汗或无汗，指/趾甲松脆，皮肤菲薄、干燥或脱屑，竖毛障碍，高血压及体位性低血压等，膀胱传入神经病变可出现无张力性膀胱，也可有阳痿、腹泻等。

（四）实验室检查

脑脊液除个别患者可有蛋白含量轻度增高外，一般均为正常；肌电图和神经传导速度测定有助于本病的神经源性损害与肌源性损害的鉴别，也有利于轴突病变与节段性脱髓鞘病变的鉴别，轴突病变表现为波幅降低，而脱髓鞘病变表现为神经传导速度变慢；神经组织活检对确定神经病损的性质和程度可提供较准确的证据。

（五）诊断

多发性神经病的诊断主要依据临床特点，如肢体对称性末梢型感觉障碍、下运动神经元性瘫痪和/或自主神经障碍。神经传导速度测定对亚临床型病例的早期诊断以及鉴别轴突与节段性脱髓鞘变性很有帮助，纯感觉或纯运动性的轴突性多发性神经病提示为神经元病。

本病的病因诊断颇为重要，因其决定患者的病因治疗。可根据病史、病程、特殊症状及有关实验室检查进行综合分析判定。

1. 药物性多发性神经病 以呋喃类药如呋喃妥因以及异烟肼最常见。尿路感染并有肾功能障碍患者应用呋喃类药，易致血药浓度增高而发病，症状常出现于用药后 1~2 周内，为感觉、运动及自主神经功能合并受损，尤以疼痛和自主神经功能障碍最明显。长期服用异烟肼的患者因干扰维生素 B_6 的代谢而致本病，每日剂量 300mg 时本病发生率约 2%，每日剂量 400mg 时为 17%；以双下肢远端感觉异常和感觉减退为主；服异烟肼的同时并用维生素 B_6（剂量为异烟肼的 1/10）可有预防作用。

2. 中毒性多发性神经病 如在一群体或工厂中群集性发病时，应考虑重金属或化学品中毒的可能。砷中毒可从患者尿、头发、指甲等测定砷含量以确诊。

3. 糖尿病多发性神经病 发生率与年龄和病程有关，初诊的糖尿病患者为 8%，25 年病程者可达 50%。可表现为感觉性、运动性、自主神经性或混合性，以混合性最多见，但感觉障碍通常较运动障碍为重。如主要损害小感觉神经纤维则以疼痛为主，夜间尤甚；主要损及大感觉纤维引起感觉性共济失调，并可因反复的轻微外伤、感染和血供不足而发生无痛性溃疡和神经源性骨关节病。也有的病例以自主神经损害表现突出。

4. 尿毒症多发性神经病 尿毒症的毒素或代谢物潴留也可引起多发性神经病，约占透析患者的半数，典型症状与远端性轴突病相同，初期多表现为感觉障碍，下肢较上肢早且严重，透析后可好转。

5. 营养缺乏性多发性神经病 多见于慢性乙醇中毒、慢性胃肠道疾病、妊娠和手术后等。

6. 恶性肿瘤 对周围神经的损害多为局部压迫或浸润，多发性神经病也可见于副肿瘤综合征和 POEMS 综合征（表现为多发性神经病、脏器肿大、内分泌病变、M 蛋白及皮肤损害）。

7. 感染后多发性神经病 如吉兰-巴雷综合征及疫苗接种后多发性神经病可能是一种变态反应。各种结缔组织病并发的多发性神经病多为血管炎引起的多数性单神经病发展而来，病史及全身症状可提供线索，周围神经活检也有帮助。白喉性多发性神经病是因白喉外毒素通过血循环作用于血-神经屏障较差的后根神经节及脊神经根，引起 Schwann 细胞中毒而致脱髓鞘，多为感觉运动性，常起病于白喉病后 8~12 周，多可于数日或数周内恢复。麻风性多发性神经病是麻风杆菌感染引起，潜伏期长，起病缓慢，特点是周围神经增粗而常可触及，肢体营养障碍较明显，可发生大疱、溃烂和指骨坏死，周围神经活检可确诊。

8. 遗传性多发性神经病 特点是起病隐袭，呈慢性进行性发展，并可有家族史。

（六）治疗

1. 病因治疗 如下所述。

（1）中毒性多发性神经病的治疗原则是：积极采取措施阻止毒物继续进入人体，加速排出和使用解毒剂；药物引起者应立即停药，如病情需要继续用异烟肼者可用较大剂量维生素 B_6；重金属和化学品中毒应立即脱离中毒环境，急性中毒应大量补液，促进利尿、排汗和通便，以尽快排出毒物；重金属砷中毒可用二硫基丙醇（BAL）3mg/kg 肌内注射，每 4～6h 1 次，2～3d 后改为每日 2 次，连用 10d；铅中毒用二巯丁二酸钠，每日 1g，多加入 5% 葡萄糖液 500mL 静脉滴注，5～7d 为 1 个疗程，可重复 2～3 个疗程；也可用依地酸钙钠每日 1g，稀释后静脉滴注，3～4d 为 1 个疗程，停 2～4d 后再重复，一般可用 3～4 个疗程。

（2）营养缺乏及代谢障碍性多发性神经病的治疗原则是：积极治疗原发病；糖尿病性应严格控制血糖，尿毒症性可采用血液透析和肾移植治疗，黏液性水肿性用甲状腺素有效，肿瘤并发的行肿瘤切除后可缓解，砜类药物对麻风性神经病有效，胶原血管性疾病如 SLE、硬皮病和 RA 及变态反应如血清注射或疫苗接种后神经病，可用皮质类固醇治疗。

2. 一般治疗 急性期应卧床休息，特别是累及心肌者，如维生素 B_1 缺乏和白喉性多发性神经病；各种原因引起的均可用大剂量维生素（B_1、B_6、B_{12}）等，重症病例可并用辅酶 A、ATP 及神经生长因子等；疼痛明显者可用各种止痛剂，严重者可用卡马西平和苯妥英钠。恢复期可采用针灸、理疗、按摩及康复治疗等。

3. 护理 重症患者应做好护理，四肢瘫痪者应定时翻身，并维持肢体的功能位，有手足下垂者应用夹板和支架以防瘫痪肢体的挛缩和畸形。

三、急性炎症性脱髓鞘性多发性神经病

急性炎症性脱髓鞘性多发性神经病（acute inflammatory demyelinating polyneu rovathies，AIDP）又称吉兰－巴雷综合征（Gnillain－Barre syndrome，GBS），是以周围神经和神经根的脱髓鞘及小血管周围淋巴细胞及巨噬细胞的炎性反应为病理特征的自身免疫性周围神经病。

（一）流行病学

GBS 的年发病率为（0.6～1.9）/10 万人，男性略高于女性，各年龄组均可发病。白种人的发病率高于黑种人。美国的发病高峰在 50～74 岁，发病年龄有双峰现象，即 16～25 岁和 45～60 岁出现 2 个高峰，欧洲国家发病趋势与之相似。我国尚无大规模系统的流行病学资料，以儿童和青壮年多见。国外多无明显的季节倾向，但我国 GBS 的发病似有地区和季节流行趋势，在我国河北与河南交界地带的农村，多在夏、秋季节有数年一次的流行趋势。1974 年在甘肃的张掖、临泽地区，1986 年在河北的清河地区有 GBS 的丛集性发病的报告。国外曾报告过丛集发病的情况，如美国 1977—1978 年的丛集发病与注射流感疫苗有关；约旦的丛集发病主要前驱因素为腹泻，少数为伤寒和肝炎，患者大多为青年。

（二）病因和发病机制

GBS 的病因还不清楚。GBS 患者病前多有非特异性病毒感染或疫苗接种史，最常见为空肠弯曲菌（campylobacter jejuni，CJ），约占 30%，此外还有巨细胞病毒（CMV）、EB 病毒、肺炎支原体、乙型肝炎病毒（HBV）和人类免疫缺陷病毒（HIV）等。以腹泻为前驱感染的 GBS 患者 CJ 感染率可高达 85%，CJ 感染常与急性运动轴索型神经病（AMAN）有关。CJ 是一种革兰阴性微需氧弯曲菌，有多种血清型，GBS 常见的血清型为 2、4 和 19 型，我国以 Penner 19 型最常见；CJ 感染潜伏期为 24～72h，最初为水样便，后变为脓血便，高峰期为 24～48h，1 周左右恢复，GBS 发病常在腹泻停止之后，故分离 CJ 较困难。也有白血病、淋巴瘤和器官移植后应用免疫抑制剂出现 GBS 的报告，系统性红斑狼疮和桥本甲状腺炎等自身免疫病可并发 GBS。

分子模拟（molecular mimicry）机制认为，GBS 的发病是由于病原体某些组分与周围神经组分相似，机体免疫系统发生错误的识别，产生自身免疫性 T 细胞和自身抗体，并针对周围神经组分发生免疫应答，引起周围神经髓鞘脱失。

周围神经髓鞘抗原包括：

1. P_2 蛋白 是分子量 15kD 的碱性蛋白，因其致神经炎的作用最强，常作为诱发实验性自身免疫性神经炎（experimental autoimmune neuritis，EAN）的抗原。

2. P_1 蛋白 是分子量 18.5kD 的碱性蛋白，它相当于 CNS 的髓鞘素碱性蛋白（MBP），用 P_1 免疫动物可同时诱发 EAN 和实验性自身免疫性脑脊髓炎（EAE）。

3. P_0 蛋白 是分子量 30kD 的糖蛋白，是周围神经中含量最多的髓鞘蛋白，致神经炎作用较弱。

4. 髓鞘结合糖蛋白（MAG） 是分子量 110kD 的糖蛋白，CNS 也存在。而神经节苷脂是一组酸性糖脂，由酰基鞘氨醇和寡糖链构成，分布于神经元和轴索的质膜上，尤其在 Ranvier 结及其周围的髓鞘，抗原性较弱。

GBS 的实验动物模型 EAN 可用牛 P_2 蛋白免疫 Lewis 大鼠诱发，病理可见神经根、神经节、周围神经节段性脱髓鞘及炎性反应，严重者可累及轴索；用 EAN 大鼠的 P_2 蛋白抗原特异性 T 细胞被动转移给健康 Lewis 大鼠，经 4～5d 潜伏期也可出现 EAN，与脱髓鞘为主的 AIDP 相似。

（三）临床表现及分型

1. 临床表现 如下所述。

（1）多数患者可追溯到病前 1～4 周有胃肠道或呼吸道感染症状，或有疫苗接种史。

（2）多为急性或亚急性起病，部分患者在 1～2d 内迅速加重，出现四肢完全性瘫痪及呼吸肌麻痹，瘫痪可始于下肢、上肢或四肢同时发生，下肢常较早出现，可自肢体近端或远端开始，多于数日至 2 周达到高峰；肢体呈弛缓性瘫痪，腱反射减低或消失，发病第 1 周可仅有踝反射消失；如对称性肢体无力 10～14d 内从下肢上升到躯干、上肢或累及脑神经，称为 Landry 上升性麻痹。

（3）发病时多有肢体感觉异常如烧灼感、麻木、刺痛和不适感，可先于瘫痪或与之同时出现；感觉缺失较少见，呈手套袜子样分布，震动觉和关节运动觉障碍更少见，约 30% 患者有肌肉痛。也可始终无感觉异常，有的患者出现 Kernig 征和 Lasegue 征等神经根刺激症状。

（4）有的患者以脑神经麻痹为首发症状，双侧周围性面瘫最常见，其次是延髓麻痹，眼肌及舌肌瘫痪较少见，因数日内必然要出现肢体瘫痪，故易于鉴别。

（5）自主神经症状常见皮肤潮红、出汗增多、手足肿胀及营养障碍，严重患者可见窦性心动过速、体位性低血压、高血压和暂时性尿潴留。

（6）所有类型 GBS 均为单相病程（monophasecourse），多于发病 4 周时肌力开始恢复，恢复中可有短暂波动，但无复发 - 缓解。

2. 临床分型 Griffin 等（1996 年）根据 GBS 的临床、病理及电生理表现分成以下类型：

（1）经典吉兰 - 巴雷综合征：即 AIDP。

（2）急性运动轴索型神经病（AMAN）：为纯运动型。主要特点是病情重，多有呼吸肌受累，24～48h 内迅速出现四肢瘫，肌萎缩出现早，病残率高，预后差。国外学者将中国发现的这种急性软瘫称作"中国瘫痪综合征"。

（3）急性运动感觉轴索型神经病（AMSAN）：发病与 AMAN 相似，病情常较其严重，预后差。

（4）Fisher 综合征：被认为是 GBS 的变异型，表现为"眼外肌麻痹、共济失调和腱反射消失（ophthalmopleda - ataxia - areflexia）"三联征。

（5）不能分类的 GBS：包括"全自主神经功能不全"和复发型 GBS 等变异型。

（四）辅助检查

（1）脑脊液蛋白细胞分离，即蛋白含量增高而细胞数正常，是本病的特征之一；起病之初蛋白含量正常，至病后第 3 周蛋白增高最明显，少数病例 CSF 细胞数可达（20～30）×10^6/L。

（2）严重病例可出现心电图异常，以窦性心动过速和 T 波改变最常见，如 T 波低平，QRS 波电压增高，可能是自主神经功能异常所致。

（3）神经传导速度（NCV）和 EMG 检查对 GBS 的诊断及确定原发性脱髓鞘很重要。发病早期可能仅有 F 波或 H 反射延迟或消失，F 波改变常代表神经近端或神经根损害，对 GBS 诊断有重要意义；脱髓鞘电生理特征是 NCV 减慢、远端潜伏期延长、波幅正常或轻度异常；轴索损害以远端波幅减低甚至不能引出为特征，但严重的脱髓鞘病变也可表现波幅异常，几周后可恢复；NCV 减慢可在疾病早期出现，并可持续到疾病恢复之后，远端潜伏期延长有时较 NCV 减慢更多见；由于病变的节段性及斑点状特点，运动 NCV 可能在某一神经正常，而在另一神经异常，因此异常率与检查的神经数目有关，应早期做多根神经检查。

（4）腓肠神经活检发现脱髓鞘及炎性细胞浸润可提示 GBS，但腓肠神经是感觉神经，GBS 以运动神经受累为主，因此活检结果仅可作为诊断参考。

（五）诊断和鉴别诊断

1. 诊断　可根据病前 1~4 周有感染史，急性或亚急性起病，四肢对称性弛缓性瘫，可有感觉异常、末梢型感觉障碍、脑神经受累，常有 CSF 蛋白细胞分离，早期 F 波或 H 反射延迟、NCV 减慢、远端潜伏期延长及波幅正常等神经电生理改变。

2. 鉴别诊断　如下所述。

（1）低血钾型周期性瘫痪：本病为遗传因素引起的骨骼肌钠通道蛋白的 α 亚单位突变所致的钾离子转运异常，表现为四肢肌肉的发作性、弛缓性瘫痪，发作时伴有血清钾的改变及相应的心电图的异常，低钾型最常见，一般发作持续 2~7d，低钾型给以补钾治疗效果好。

（2）脊髓灰质炎：多在发热数日之后，体温尚未完全恢复正常时出现瘫痪，常累及一侧下肢，无感觉障碍及脑神经受累；病后 3 周 CSF 可有蛋白细胞分离现象，应注意鉴别。

（3）急性重症全身型重症肌无力：可呈四肢弛缓性瘫，但起病较慢，无感觉症状，症状有波动，表现晨轻暮重，疲劳试验、依酚氯铵试验阳性，CSF 正常。

（4）中毒性神经炎：包括药物、重金属以及其他化学物品中毒，此类患者常有突出的感觉症状及体征以及明显的植物营养性障碍，运动障碍不如 GBS 重，亦不如感觉障碍明显。

（5）卟啉病：又称血紫质症，是卟啉代谢障碍引起的疾病，为常染色体显性遗传的亚铁血红素生物合成酶的缺陷引起卟啉在体内的聚集。可表现为以运动障碍损害为主的多神经疾病，急性发作，女性多见，常有腹痛。除周围神经病外，患者可有头痛、癫痫发作、精神症状（特别是谵妄）。患者尿液在日晒后呈紫色，血卟啉及尿卟啉阳性。

（六）治疗

治疗方法主要包括辅助呼吸及支持疗法、对症治疗、预防并发症和病因治疗。

1. 辅助呼吸　呼吸肌麻痹是 GBS 的主要危险，抢救呼吸肌麻痹是治疗重症 GBS 的关键。密切观察患者呼吸困难程度，当出现缺氧症状，肺活量降低至 20~25mL/kg 体重以下，血气分析动脉氧分压低于 9.3kPa，应及早使用呼吸器；通常可先行气管内插管，如 1d 以上无好转，则进行气管切开，用外面围有气囊的导管插管，外接呼吸器。

呼吸器的管理非常重要，需根据患者的临床情况及血气分析资料，适当调节呼吸器的通气量和压力，通气量不足或过大均影响气体正常交换，甚至危及患者生命；需加强护理，预防并发症，保持呼吸道通畅，定时翻身拍背、雾化吸入和吸痰，使呼吸道分泌物及时排出，预防肺不张。

对气管阻塞发生肺不张的患者，可用纤维气管镜取出黏稠的痰块，及时发现及处理患者的憋气、烦躁、出汗和发绀等缺氧症状，一旦出现，应及时检查呼吸器及连接处有无漏气或阻塞，呼吸道有无分泌物阻塞；适当应用抗生素预防呼吸道感染。

患者有恢复迹象后可暂时脱离呼吸器，观察是否有心动过速和发绀，如能长时间脱离呼吸器，可阻塞气管插管观察 1~2d，确定是否适合拔管；拔管前需了解患者的咳嗽反射是否恢复，否则拔管后不能咳嗽，则有痰液窒息危险。呼吸器的湿化和吸痰通常是保证辅助呼吸成功的关键。

2. 对症治疗 如下所述。

（1）重症患者入院后即进行持续心电监护，直至开始恢复；窦性心动过速常见，通常不需治疗；心动过缓可能与吸痰有关，可用阿托品或吸痰前给氧预防；严重心脏传导阻滞和窦性停搏少见，如发生需立即植入临时性心内起搏器。

（2）高血压可能与失神经支配后 β 受体上调有关，可用小剂量 β 受体阻滞剂；低血压可补充胶体液或调整患者体位治疗。

3. 预防长时间卧床的并发症 如下所述。

（1）坠积性肺炎和脓毒血症可用广谱抗生素治疗。

（2）保持床单平整和勤翻身以预防压疮。

（3）可穿弹力长袜预防深静脉血栓形成及并发的肺栓塞。

（4）早期进行肢体被动活动防止挛缩，用夹板防止足下垂畸形。

（5）不能吞咽的应尽早鼻饲，进食时和进食后 30min 取坐位，以免误入气管引起窒息。

（6）尿潴留可做下腹部加压按摩，无效时则需留置导尿，便秘者可用番泻叶代茶或肥皂水灌肠；一旦出现肠梗阻迹象应禁食，并给予肠动力药如西沙必利。

（7）疼痛很常见，常用非阿片类镇痛药，或试用卡马西平和阿米替林，有时短期应用大剂量激素有效。

（8）对焦虑和抑郁应及早识别并适当处理，可用百忧解（氟西汀，Fluoxetine）20mg，每日 1 次口服；并应始终对患者进行鼓励。

4. 病因治疗 病因治疗目的是抑制免疫反应，消除致病性因子对神经的损害，并促进神经再生。

（1）血浆交换（plasma exchange，PE）：可去除血浆中致病因子如抗体成分，每次交换血浆量按 40mL/kg 体重或 1～1.5 倍血浆容量计算，血容量复原主要靠 5% 清蛋白，可减少使用血浆的并发症，临床试验表明，接受 PE 的患者获得良好的疗效；轻度、中度和重度患者每周应分别做 2 次、4 次和 6 次 PE；主要禁忌证是严重感染、心律失常、心功能不全及凝血系统疾病。

（2）静脉注射免疫球蛋白（intravenous immunoglobulin，IVIG）：已证实 IVIG 治疗 AIDP 是有效的，应在出现呼吸肌麻痹前尽早施行，成人为 0.4g/（kg·d），连用 5d；近年国外的临床试验比较了 IVIG、PE 及二者联合治疗，疗效无差异，故推荐单一治疗。禁忌证是免疫球蛋白过敏或先天性 IgA 缺乏患者，先天性 IgA 缺乏患者使用后可造成 IgA 致敏，再次应用可发生过敏反应；发热和面红等常见的不良反应，可通过减慢输液速度而减轻。有个别报告发生无菌性脑膜炎、肾衰竭和脑梗死，后者可能与血液黏度增高有关；近来发现 IVIG 可引起肝功能损害，但停用 1 个月后即可恢复。

（3）皮质类固醇（corticosteroids）：研究认为，无论在 GBS 早期或后期用皮质激素治疗均无效，并可产生不良反应。故目前不主张应用皮质类固醇激素治疗。

总之，IVIG 和 PE 是 AIDP 的一线治疗方法，PE 需在有特殊设备和经验的医疗中心进行，而 IVIG 在任何医院都可进行，且适合于各类患者。但 2 种疗法费用都很昂贵。

5. 康复治疗 可进行被动或主动运动，针灸、按摩、理疗及步态训练等应及早开始。

（七）预后

预后取决于自然因素如年龄、病前腹泻史及 CJ 感染，以及人为因素，如治疗方法和时机，应强调早期有效治疗的意义，支持疗法对降低严重病例的死亡率也很重要，及时合理的使用辅助呼吸至关重要。大部分 GBS 患者可完全恢复或遗留轻微的下肢无力，约 10% 患者可出现严重后遗症，多发生在病情严重、进展快、轴索变性和需长期辅助通气的患者。疾病早期的主要死因是心搏骤停、成人呼吸窘迫综合征或辅助通气意外，后期是肺栓塞和感染。条件完备医院的 GBS 死亡率已降至 3%～5%。

四、Guillain - Barre 综合征变异型

Guillain - Barre 综合征变异型（variant form of GBS）包括：①复发型急性炎症性脱髓鞘性多发性神经病。②Miller - Fisher 综合征。③急性运动轴索型神经病。④急性运动感觉轴索型神经病。⑤纯感觉

型 Guillain－Barre 综合征。⑥多数脑神经型 Guillain－Barre 综合征。⑦全自主神经功能不全型 Guillain－Barre 综合征。⑧GBS 伴一过性锥体束征或小脑性共济失调等。

（一）复发型急性炎症性脱髓鞘性多发性神经病

复发型急性炎症性脱髓鞘性多发性神经病（relapsing type of AIDP）是 AIDP 患者发病数周或数年后再次出现 GBS 的临床表现。研究发现有 5%～9% 的患者可能复发，其中 50% 的患者可能复发 2 次以上。病理表现与单相病程的 GBS 不同，同时可见脱髓鞘与再生以及洋葱头样改变。该型的临床表现与第一次发作基本相同，但进展缓慢，对治疗反应较好。仅少数持续进展或不完全缓解，转变成慢性型。

（二）Miller－Fisher 综合征

Miller－Fisher 综合征（MSF）或称 Fisher 综合征，临床少见。本病以男性青壮年发病率较高，急性或亚急性发病，病前常有上呼吸道或消化道感染史，经数日或数周出现神经系统表现。眼外肌麻痹、共济失调及腱反射消失是其典型表现，称为三联征。但需注意的是个别患者可以出现腱反射活跃。该综合征患者均有抗 GQ1b 抗体存在，具有病理生理学意义。CSF 蛋白轻度或中度增高，病后 2 周最明显，可出现寡克隆带，细胞数正常，呈蛋白－细胞分离。电生理检查可见原发性脱髓鞘及轴索损害，四肢周围感觉神经损害及脑运动神经损害为主。腓肠肌神经活检节段性脱髓鞘与轴索损害并存。

MSF 的诊断主要依据眼外肌麻痹、共济失调及腱反射消失三联征表现以及 CSF 蛋白－细胞分离。应该与引起眼外肌麻痹的其他疾病相鉴别。治疗可参考 AIDP 的治疗。MSF 是一种良性病程，纯 Fisher 综合征预后较好，大多数患者可以自愈，病后 2～3 周或数月内完全恢复。

（三）急性运动轴索型神经病

急性运动轴索型神经病（acute motor axonal neuropathy，AMAN）为纯运动性，以肢体瘫痪为主。AMAN 的病因不明，CJ 感染常与此病相关。AMAN 失神经病变主要发生在神经末梢的远端。其临床表现是病前腹泻史，血清学检查证实 CJ 感染，粪便中分离出 CJ。病情重，以肢体瘫痪为主，24～48h 内迅速出现四肢瘫，多并发呼吸肌受累，无感觉症状，可早期出现肌萎缩。预后差。

（四）急性运动感觉轴索型神经病

急性运动感觉轴索型神经病（acute motor sensory axonal neuropathy，AMSAN）也称爆发轴索型 GBS，临床不常见。AMSAN 与 AMAN 的起病方式相似，症状较 AMAN 重，恢复慢，预后差。其电生理表现为运动、感觉神经兴奋性降低及重度失神经改变。诊断主要依据病前 CJ 感染史、临床特征及电生理检查，确诊需病理资料。治疗与 AIDP 相同，研究认为 IVIG 可能要好于 PE。本病预后较差，功能恢复缓慢而不完全。

（五）纯感觉型 Guillain－Barre 综合征

纯感觉型 Guillain－Barre 综合征（pure sensory Guillain－Barre syndrome）主要表现为四肢对称性感觉障碍和疼痛，深感觉障碍较突出。临床特点为起病快，四肢呈对称性感觉障碍，深感觉损害重，可伴有疼痛，无明显瘫痪或仅有轻瘫，腱反射可减弱。CSF 蛋白增高，细胞少或无，呈蛋白－细胞分离，神经电生理检查符合脱髓鞘性周围神经病改变，恢复较完全。本病的治疗主要为去除病因，给予神经营养治疗。

（六）多数脑神经型 Guillain－Barre 综合征

多数脑神经型 Guillain－Barre 综合征（multi－cranial nerve type of Guillain－Barre syndrome）是 GBS 伴有多数脑神经受累。主要累及单侧或双侧的脑运动神经，面神经、舌咽及迷走神经多见，其次为动眼、滑车和展神经，舌下神经也可受累。脊神经受累较轻，可有一过性肢体无力，有的病例表现为颈－臂－咽肌无力变异性型。

（七）全自主神经功能不全型 Guillain－Barre 综合征

全自主神经功能不全型 Guillain－Barre 综合征（pandysautonimia type of Guillain－Barre syndrome）是急性单纯型自主神经功能不全，表现为急性或亚急性发作的全自主神经系统功能失调。本病的临床表现是患者在病前可完全健康，部分有上呼吸道或其他病毒的感染史，病前数日已恢复正常。表现周身无汗，皮肤、鼻腔、口腔干燥，泪腺、唾液腺分泌减少，便秘及排尿困难、直立性低血压、瞳孔不等大、对光反射消失、阳痿、失张力性膀胱。无感觉障碍和瘫痪，腱反射减弱。约 40% 的患者出现 CSF 蛋白－细胞分离现象，肌电图为神经源性损害。腓肠肌活检可见脱髓鞘和部分轴索变性，Schwann 细胞增生和胶原纤维增多，巨噬细胞及单个核细胞浸润等。本病预后良好，呈单相病程，经治疗后数月可完全或基本恢复。

（八）GBS 其他变异型的诊断

GBS 的其他变异型主要表现为临床症状或体征以部分孤立的形式出现、非对称性表现等。如单纯性眼肌麻痹，病变先累及颅神经或上肢后才出现下肢等的受累。目前有学者认为，无论任何 GBS 的变异型均呈急性或亚急性发病的单相病程，常伴 CSF 蛋白－细胞分离，电生理及病理表现符合 GBS 的基本特点为特征。临床需注意与某些特殊病因所致的 GBS 相鉴别，如继发于钩端螺旋体病的 GBS。

五、慢性炎症性脱髓鞘性多发性神经病

慢性炎症性脱髓鞘性多发性神经病（chronic inflammatory demyelinating polyneuropathy，CIDP）是周围神经的慢性复发性疾病，也称慢性吉兰－巴雷综合征。CIDP 主要特点是：①慢性进行性或慢性复发性病程。②起病隐匿，很少发现有前驱因素。③病理上炎症反应不明显，脱髓鞘与髓鞘再生可同时并存，Schwann 细胞再生，出现"洋葱头样"改变。④激素的疗效较肯定。

（一）病因和发病机制

CIDP 发病机制与 AIDP 相似而不同。CIDP 的动物模型是用半乳糖脑苷脂与蛋白酶制成，CIDP 患者目前只发现微管蛋白抗体、髓鞘结合糖蛋白（MAG）抗体，而无髓鞘素蛋白、GMI 及其他神经节苷脂的自身免疫证据，也没有针对 CJ 及巨细胞病毒（CMV）等感染因子反应的证据。

（二）临床表现

（1）CIDP 发病率低，国内报告占 GBS 的 1.4%～4.7%；男女患病比率相似；各年龄均可发病，但儿童很少。

（2）隐匿发病，多无前驱因素，进展期数月至数年，平均 3 个月；其自然病程有阶梯式进展、稳定进展和复发－缓解 3 种形式，最初病情迅速进展可与 AIDP 相似，当进展超过 4 周时，其慢性特征就变得明显了。

（3）常见对称分布的肢体远端及近端无力，自远端向近端发展，腱反射减弱或消失；从上肢发病的罕见，躯干肌、呼吸肌及脑神经受累少见，偶见复视、构音障碍和吞咽困难等；大多数患者同时存在运动和感觉障碍；可有痛觉过敏、深感觉障碍及感觉性共济失调，步态蹒跚，容易踩空；肌萎缩较轻，部分患者可较严重；少数病例可有 Horner 征、原发性震颤、尿失禁和阳痿等。

（三）辅助检查

（1）CSF 可见蛋白细胞分离，但蛋白量波动较大，部分患者寡克隆带阳性。

（2）NCV、远端潜伏期、F 波潜伏期等异常通常均较 AIDP 严重，病程不同时间的电生理检查显示脱髓鞘及继发轴索损害的程度不同。

（3）因感觉神经受累较常见，故腓肠神经活检常可发现炎症性节段性脱髓鞘，典型"洋葱头样"改变高度提示 CIDP；但此改变并非 CIDP 的特异性改变，也可见于 Deierine－Sottas 病、Charcot－Marie－Tooth 病、炎症性局限性肥大性单神经病、神经束膜瘤、创伤性神经瘤和神经纤维瘤等。如怀疑糖尿病性周围神经病并发 CIDP，活检发现炎症性脱髓鞘反应更有确诊意义。

（4）MRI 在病程较长的 CIDP 患者可发现神经增粗，强化扫描有助于发现活动性病变。

（四）诊断和鉴别诊断

1. 诊断　CIDP 是一种比 AIDP 更具异质性的疾病，其慢性特点及不对称型 CIDP 使诊断更困难。

CIDP 的诊断主要根据临床症状和体征、电生理及 CSF 检查，有时需神经活检来确诊。

2. 鉴别诊断　如下所述。

（1）复发型 GBS：与 GBS 相似，多在 1 个月内进展至高峰，并常有面神经及呼吸肌受累；而 CIDP 的进展平均为 3 个月；复发型 GBS 多有前驱感染因素，而 CIDP 少见。

（2）结缔组织病：如系统性红斑狼疮、血管炎和干燥综合征等由于小血管炎影响周围神经血液供应，而造成慢性进行性多发性神经病，结节病可浸润神经根导致慢性多发性神经病。

（3）异常蛋白血症：并发周围神经病是一组异质性神经病，多伴发于意义不明的良性单克隆丙种球蛋白血症（MGUS），少数患者有潜在的恶性浆细胞增生性疾病、Waldenstrom 巨球蛋白血症、POEMS 综合征等。

（4）多灶性运动神经病（multifocal motor neuropathy，MMN）：是仅累及运动神经的脱髓鞘性神经病，表现为不对称性、节段性 NCV 减慢或阻滞，激素疗效不佳，多需用环磷酰胺治疗。

（5）副肿瘤性神经病（paraneoplastic neuropath）：可见于临床发现肿瘤前，多为纯感觉性或感觉运动性，感觉症状明显，可出现感觉性共济失调。部分患者随肿瘤治疗好转，神经病也有好转。

（6）淋巴瘤和白血病可浸润神经根造成慢性多神经病，淋巴瘤以多神经病为首发症状。

（7）遗传性感觉运动性神经病（HSMN）：家族史及手足残缺、色素性视网膜炎、鱼鳞病和弓形足等体征可帮助诊断，确诊需依靠神经活检。

（8）中毒性周围神经病有长期暴露于可引起周围神经病的药物或毒物病史。

（9）CIDP 可继发于代谢性疾病，应检查肝、肾和甲状腺功能；常与糖尿病性神经病同时存在，电生理有助于鉴别；皮肤活检及用刚果红染色标本可发现原发性和继发性淀粉样蛋白沉积所致神经病；维生素缺乏性神经病可见皮肤及黏膜溃疡、消化及 CNS 症状；CIDP 可与这些疾病同时存在。

（五）治疗

泼尼松是治疗 CIDP 最常用的药物，随机对照试验已证实有效。CIDP 患者应长期口服泼尼松 100mg，每日 1 次，连用 2～4 周；后逐渐减量，大多数患者平均在 2 个月时临床出现肌力改善。隔日用药及隔日减量方案可减轻皮质类固醇不良反应。每 2 周减量 15% 及转换隔日用药方案见表 9-1。

表 9-1　泼尼松早期转换为隔日用药方案

剂量（day1/day2）	治疗的周数	用此剂量的周数
60/60	0	4
60/45	4	2
60/30	6	2
60/15	8	2
60/0	10	2
50/0	12	2
45/0	14	2
40/0	16	2
30/0	18	4
25/0	22	2
20/0	24	4
15/0	28	4
10/0	32	4
7.5/0	36	4
5/0	40	6 或更多

注：初始剂量 60mg，每日 1 次，连用 4 周，逐渐减量每 2 周 1 次。早期转换为隔日方案首先是次日减量。

近来采用地塞米松 40mg 静脉滴注，连续冲击 4d；然后用 20mg/d，12d；10mg/d，12d；28d 为 1

个疗程，经 6 个疗程后均有缓解，疗效可保持 15～23 个月。地塞米松抗感染作用强、不良反应轻，易出现激素不良反应的患者可考虑应用；因含氟，故伴有风湿性疾病患者慎用。

血浆交换（PE）取静脉注射免疫球蛋白（IVIG）CIDP 患者可每周接受 2 次 PE，连用 3 周，3 周时疗效最明显，但多数患者的反应是暂时的，可多次或定期进行 PE。随机对照试验已证明 IVIG 有效，0.4g/（kg·d），连续 5d。IVIG 与 PE 短期疗效相近，但 IVIG 疗效维持时间较长，与小剂量激素合用疗效维持时间更长。虽然费用较高，但如条件许可时仍不失为可选择的治疗方法。

免疫抑制剂如环磷酰胺冲击治疗、硫唑嘌呤、环孢素 A 及全淋巴系统照射通常在其他治疗无效时使用。难治性患者的治疗始终具有挑战性，目前尚无指导性的成功方案。

（六）预后

Dyck 等对 52 例 CIDP 进行长期观察，发病后 2～19 年因各种并发症死亡为 11%，3 例死于其他疾病。包括最终死亡病例在内，完全恢复者占 4%；有轻度神经系统症状，能正常工作和生活者占 60%；有中度症状，仍能步行，但不能正常工作和生活者占 8%；卧床不起或需坐轮椅者占 28%。

（王丽丽）

第三节　吉兰－巴雷综合征

一、定义

急性炎症性脱髓鞘性多神经炎（acute inflammatory demyelinating polyneuropathy，AIDP）又称吉兰－巴雷综合征（Guillain－Barre's syndrome，GBS），是一种自身免疫性疾病。其主要病理改变为周围神经系统的广泛性炎性脱髓鞘。临床上以四肢对称性弛缓性瘫痪为其主要表现。

二、病因与发病机制

目前尚未清楚。近年认为与空肠弯曲菌感染后所致的免疫障碍有关。体液免疫在该病的发病和发展中起主要作用。

三、病理

病变部位主要在脊神经根，也可累及脑神经。病理特点为节段性脱髓鞘和炎性细胞浸润（主要是淋巴细胞），轴索损害相对较轻。脊神经前根较后根受损较重，近段较远端重（图 9-1，图 9-2）。

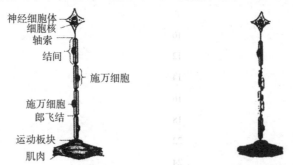

图 9-1　正常周围神经　　　　图 9-2　周围神经节段性脱髓鞘

四、临床表现

（一）发病情况

任何年龄均可发病，但以青壮年男性多见。四季均有发病，夏、秋季多见。多呈急性或亚急性发病。起病前有前驱感染史（腹泻或上感）。

（二）四肢无力

对称性下运动神经源性瘫痪。四肢肌张力低下，腱反射减弱或消失，无病理征。瘫痪一般近段较重。通常在1～2周内发展到高峰，起病2～3周后可有肌萎缩。

（三）呼吸肌麻痹

少数患者可出现呼吸肌麻痹，是GBS的严重状态，处理不及时可危及患者生命，应严密监护，必要时行气管切开、呼吸机辅助呼吸。

（四）脑神经麻痹

约半数患者可有脑神经损害，以两侧面神经、舌咽、迷走神经双侧受累多见，其次是动眼神经、滑车神经和展神经。

（五）感觉障碍

常为首发症状，以主观感觉障碍为主，多为四肢末端的麻木、针刺感。客观检查可有手套、袜套样感觉减退，也可无感觉障碍体征。

（六）自主神经功能障碍

初期或恢复期常有多汗（交感神经受刺激），部分患者可出现血压不稳、心动过速和心电图异常等。

五、临床分型

本病的临床分型如下几种：
（1）急性炎症性脱髓鞘性多神经炎（acute inflammatory demyelinating polyneuropathy，AIDP）。
（2）急性运动轴索神经病（acute motor axon neuropathy，AMAN）。
（3）急性运动感觉轴索神经病（acute motor‐sensory axon neuropathy，AMSAN）。
（4）Fisher综合征（Fisher syndrome）。
（5）不能分类的吉兰‐巴雷综合征。

六、辅助检查

（一）脑脊液

脑脊液检查多表现为蛋白增高而细胞数正常或接近正常的蛋白‐细胞分离现象。蛋白在发病2～3周后达高峰。

（二）血常规及血沉

白细胞总数增多和血沉增快，多提示病情严重或有肺部并发症。

（三）肌电图检查

肌电图检查改变与病情的严重程度及病程有关。典型改变为神经传导速度减慢、F波或H波反射消失、出现率下降或潜伏期延长。

七、诊断与鉴别诊断

（一）诊断要点

（1）急性或亚急性起病。
（2）四肢对称性下运动神经源性瘫痪，感觉障碍较轻或缺如。
（3）脑脊液有蛋白‐细胞分离现象。
（4）电生理检查：神经传导速度减慢，F波或H波反射消失、出现率下降或潜伏期延长。

（二）鉴别诊断

1. 急性脊髓灰质炎　为急性起病的肢体迟缓性瘫痪。但有明显发热，肢体瘫痪为节段性、不对称，无感觉障碍，脑脊液细胞及蛋白均升高。

2. 急性脊髓炎　颈膨大以上损害，早期可有四肢迟缓性瘫痪，但有传导束型感觉障碍、二便障碍。随病情发展，肌张力逐渐增高、腱反射亢进，可引出病理反射，脑脊液蛋白、细胞正常或轻度升高。

3. 全身型重症肌无力　有四肢迟缓性瘫痪，但病情逐渐加重，症状呈波动性，多有晨轻暮重，疲劳试验及新斯的明试验阳性，脑脊液正常。

4. 低血钾型周期性麻痹　多有反复发作史，无感觉和脑神经损害，脑脊液正常，发作时有低血钾和低钾心电图改变，补钾后症状迅速好转见表9-2。

表9-2　GBS与低血钾型周期性麻痹的鉴别

鉴别点	GBS	低血钾型周期性麻痹
病因	多种病前感染史和自身免疫反应	低血钾、甲亢
病程	急性或亚急性起病，进展不超过4周	起病快（数小时至1d）恢复快（2~3d）
肢体瘫痪	四肢瘫常自双下肢开始，近端较明显	四肢迟缓性瘫痪
呼吸肌麻痹	可有	无
脑神经受损	可有	无
感觉障碍	可有（末梢型）、疼痛	无感觉障碍及神经根刺激征
脑脊液	蛋白-细胞分离	正常
电生理检查	早期F波或H波反射延迟，运动NCV减慢	EMG电位幅度降低，电刺激可无反应
血钾	正常	低，补钾有效
既往发作史	无	常有

八、治疗

1. 严密观察呼吸功能　出现呼吸肌麻痹时尽早行气管切开、呼吸机辅助呼吸。
2. 加强护理　保持呼吸道通畅，监测生命体征，翻身拍背，肢体置于功能位，吞咽困难者尽早行鼻饲，预防肺炎、压疮、下肢静脉血栓形成。
3. 免疫治疗　血浆交换或静脉滴注大剂量免疫球蛋白。
4. 应用激素　治疗尚有争议。主要用于急性进展期患者。
5. 促进神经修复　维生素B_1、维生素B_{12}等。
6. 康复治疗　尽早进行康复训练。

九、预后

（1）大多数患者经积极治疗后预后良好，轻者多在1~3个月好转，数月至1年内完全恢复。
（2）部分患者可有不同程度的后遗症，如肢体无力、肌肉萎缩和足下垂等。
（3）重症患者常因呼吸肌麻痹或肺部并发症死亡。

（王丽丽）

第四节　血管炎性神经病

一、概述

血管炎是指血管壁炎症、坏死，导致管腔闭塞，血管支配区缺血的一组疾病。血管炎可损害单一或多个器官系统，常累及周围神经系统。系统性血管炎累及中小动脉，因常累及神经表面的动脉，故常引起神经病；而主要累及微血管或大血管的血管炎不常引起神经病。可影响周围神经系统的中小血管炎分为2大类（表9-3）。

表9-3 损害周围神经系统的血管炎分类

系统性血管炎

结节性多动脉炎

变态反应性血管炎（Churg-Strauss综合征）

韦格纳肉芽肿病

系统性红斑狼疮

风湿性关节炎

干燥综合征

非系统性血管炎

系统性血管炎又可分为两类：①原发性系统性血管炎，是指没有已知原因的系统性血管炎，包括结节性多动脉炎、变态反应性血管炎、韦格纳肉芽肿病。②继发性系统性血管炎，由病毒、药物或结缔组织病所引起的血管壁炎症，结缔组织病包括系统性红斑狼疮、风湿性关节炎及干燥综合征等。系统性血管炎与非系统性血管炎的一个重要区别是非系统性血管炎常常不致命，但二者在早期不易鉴别，有10%的患者在病初似非系统性血管炎，最后为系统性血管炎。

结节性多动脉炎为最常见的血管炎，特征为中小动脉坏死性炎症，累及肾、骨骼肌、肠道、皮肤、周围及中枢神经系统，50%~75%的患者可出现周围神经系统损害。变态反应性血管炎典型表现为哮喘、嗜酸性粒细胞增多及肺受累。播散性中小血管炎，累及周围神经系统的概率也为50%~75%。韦格纳肉芽肿病影响上下呼吸道，伴肾小球肾炎及坏死性血管炎，10%~20%的患者累及周围神经系统，11%的患者有脑神经和眼外肌麻痹。风湿性关节炎是血管炎性神经病的最常见原因。

经活检证实的血管炎性神经病患者中有1/3缺乏系统性疾病或肯定的结缔组织疾病，仅影响周围神经及骨骼肌，为非系统性血管炎性神经病。最常见的临床表现为多数性单神经病，其次为非对称性神经病或远端多神经病。起病隐袭，进展缓慢，症状的轻重存在个体差异。诊断需依靠神经及肌肉活检，病理改变与结节性多动脉炎相同，影响肌肉神经的中小动脉。

系统性血管炎患者除全身症状（发热、不适及体重减轻）外，有多系统症状体征。累及周围神经系统者大多以周围神经病作为首发表现。所有血管炎性周围神经病的表现相同，临床上表现为多数性单神经病及远端对称性神经病，感觉运动均受累。最常受累的神经是腓神经（91%），其次为腓肠神经（47%）、胫神经（44%）、尺神经（43%）、正中神经（30%）、桡神经（19%）。

二、诊断

怀疑为血管炎的患者辅助检查应着重于明确潜在的疾病或寻找血清学异常以确定特定的血管炎综合征。检查内容包括：血沉、全血细胞及嗜酸性粒细胞计数、肾功能、尿液分析、肝酶、风湿因子、抗核抗体、可溶出性核抗原（ENA）、血清补体、抗中性粒细胞胞浆抗体、冷球蛋白、乙肝抗原及抗体、丙肝抗体。抗中性粒细胞胞浆抗体对诊断变态反应性血管炎、韦格纳肉芽肿病及显微镜下多血管炎有帮助（80%以上的患者有增高）。

电生理检查有助于了解神经损害类型及损害的对称性，肌电图可提示失神经损害，传导速度相对正常。

血管炎的肯定性诊断需依靠皮神经活检（有时需结合肌肉活检）证实有血管病变，血管炎表现为穿透血管壁的单核炎性细胞浸润（主要为T淋巴细胞及巨噬细胞）和血管壁的坏死。通过免疫染色方法，80%以上的患者可发现免疫球蛋白、补体及膜攻击复合物沉积于血管。神经表现为轴索变性及神经纤维缺失。

三、发病机制

血管炎的发生与免疫机制有关，但导致血管损害的确切免疫过程尚不完全清楚。免疫复合物沉积于血管壁及 T 淋巴细胞介导的细胞毒性反应是引起血管壁破坏的两个基本免疫机制，也可能涉及抗体介导的免疫机制。产生血管炎性神经病的最终途径都是由 50~300μm 的神经血管广泛闭塞致神经缺血所引起，神经缺血导致轴索变性，可伴轻度继发性节段性脱髓鞘。

四、治疗

（一）系统性血管炎

对系统性血管炎需立即抑制疾病活动，以限制进一步的器官和神经损害。治疗方法为泼尼松（首选），泼尼松剂量为每日 1.0mg/kg，每日早餐后顿服。严重患者可先给予甲泼尼龙（500~1 000mg/d，3~5d），再应用泼尼松口服。临床症状缓解后，泼尼松应在 4~6 周后减为 1mg/kg，隔日 1 次。获得最佳改善后，泼尼松再逐渐减量。对韦格纳肉芽肿病或危及生命的结节性多动脉炎及变态反应性血管炎（累及心、胃肠道或中枢神经系统）患者，应采用泼尼松加细胞增生抑制剂（常用环磷酰胺）。环磷酰胺剂量为每日 2mg/kg（最大剂量为 150mg/d），每日早餐后顿服。环磷酰胺应在疾病活动消失后维持 1 年时间。

通过以上治疗，系统性血管炎及韦格纳肉芽肿病的缓解率可达 80%~90%。神经恢复比较慢，改善率在半年为 60%，在 1 年为 86%。

环磷酰胺的恶心、呕吐不良反应可给予甲氧氯普胺（10mg，qid）或 5-HT₃ 受体拮抗剂（如昂丹司琼 8mg，bid），严重不良反应有骨髓抑制、泌尿系统毒性、性腺毒性、致癌性及致畸性。

在治疗期间应密切监测全血细胞计数，并通过调节环磷酰胺剂量使淋巴细胞绝对计数维持在 $0.75 \times 10^9/L$ 左右，白细胞总数在 $3.0 \times 10^9/L$ 以上，中性粒细胞总数在 $1.5 \times 10^9/L$ 以上。注意血小板及红细胞计数不要过低。

出血性膀胱炎及移行细胞癌是最严重的泌尿系统毒性。约有一半患者因膀胱炎而出现血尿，血尿是环磷酰胺所致膀胱损伤的敏感指标。膀胱损伤是由于环磷酰胺的代谢产物丙烯醛分泌进入尿液的毒性作用所致，多饮水可减少出血性膀胱炎的发生。移行细胞癌几乎总是发生于血尿后，因此应每 3~6 个月进行一次尿检，包括停药后，因移行细胞癌可发生于停药后数十年。

血浆置换对危重患者有益，但并不能改善生存率。其他免疫抑制剂的有效证据不多，有时可选择性应用，剂量为：甲氨蝶呤 10~25mg/周，硫唑嘌呤 100~250mg/d，环孢素 2~5mg/（kg·d），霉酚酸酯 1~3mg/（kg·d），免疫球蛋白 500mg/（kg·d），连用 4d。

（二）非系统性血管炎性神经病

非系统性血管炎性神经病常随时间出现自发恢复，因此，如患者症状较轻或在改善之中则需不治疗。如疾病处于活动期（症状加重或有新症状出现），则需免疫抑制治疗。常采用单一的泼尼松治疗。用法为：40~60mg/d，症状改善后快速减量至低剂量（常为 10mg/d），以后为隔日疗法。

也可应用硫唑嘌呤，常在泼尼松减量中应用。开始剂量为 1mg/（kg·d）（分次餐后服用以减少恶心反应），以后每月增加 50mg 至剂量达到 2~2.5mg/（kg·d）。硫唑嘌呤的起效时间可能长达 8 个月。其不良反应参见重症肌无力章节。

也可应用小剂量泼尼松加小剂量甲氨蝶呤。甲氨蝶呤的开始剂量为每周 7.5mg，逐渐增加至每周 15mg。

主要血管炎性神经病的治疗摘要见表 9-4。

表9-4 主要血管炎性神经病的治疗要点摘要

血管炎类型	一线治疗药物	不敏感者的二线选择
非系统性血管性神经病（NSVN）		
重（进展快，运动缺陷为主）	诱导（标准疗法） 静脉注射 MP 15mg/（kg·d），共3~5d； 口服 CYC 2.0mg/（kg·d） PRD 1.0mg/（kg·d）；2~4周后改为qod； 维持（缓解后） 继续口服 CYC，共6~12个月 PRD 超过6~12个月逐渐减量	①口服或静脉注射，MTX 15~25mg，qw，共18~24个月 ②IVIg，0.5g/（kg·d），共4d，然后每3~4周 0.5g/（kg·d），共6~12个月
轻（进展慢，感觉障碍为主）	PRD 1.0mg/（kg·d），减量同上	
ANCN 相关性血管炎 （WG，MRA）	诱导（标准疗法） 应用 MP、CYC 和 PRD 同 NSVN； 维持（缓解后） ①继续口服 CYC，2.0mg/（kg·d），共12个月，然后每2~3个月减少25mg ②将 CYC 改为 AZA，1.5~2.0mg/（kg·d），共18~24个月 ③将 CYC 改为 MTX，口服或静脉注射，15~25mg/周，共18~24个月	①将口服 CYC 改为脉冲静脉注射 CYC，每3~4周，0.5~1.0g/m²，共12~24个月 ②将 CYC 改为 MTX，口服或静脉注射，15~20mg/周，共24个月 ③IVIg，参见 NSVN ④血浆置换6~12次
结节性多动脉炎和变态反应性血管炎（CSS）	①患者有两个以上预后不良因素（肌酐>1.58mg/dl，蛋白尿>1g/d；中枢神经系统，胃肠或心脏受累）：治疗同 ANCN 相关性血管炎 ②患者少于一个预后不良因素：单用 PRD，同标准疗法	参见 ANCN 相关性血管炎，INF-α 用于不敏感型 CSS

注：ANCN：抗中性粒细胞胞质抗体；AZA：硫唑嘌呤；CYC：环磷酰胺；IVIg：静脉注射免疫球蛋白；MPA：显微镜下多血管炎；MP：甲泼尼龙；MTX：甲氨蝶呤；PRD：泼尼松；WG：韦格肉芽肿病。

（王丽丽）

第五节　药物性周围神经病

药物介导的周围神经病大多以感觉性周围神经病表现为主，多数情况下存在剂量依赖性特点，常见于短期大剂量应用或长期应用某种药剂后。以下几种临床常用药物较易诱发药物性周围神经病：

一、抗肿瘤药物

约半数应用顺铂或卡铂化疗的患者，在化疗开始数周后，即可出现周围神经病的症状。周围神经粗大的纤维成分最易受累，甚至可累及后索而出现 Lhermitte's 征。患者深感觉、触觉受累较痛温觉为著，常常自远端开始，指/趾尖可有麻木、疼痛，而后逐渐向近端发展，有时自主神经也能受累，出现指尖疼痛及颜色改变。病理研究发现，神经纤维发生轴索变性，神经组织中存在铂盐沉积，其中脊神经节的沉积较为明显。可给予神经营养药物治疗，关键在于开始化疗前，医生应对铂剂的周围神经毒性作用予以重视，出现症状后及时减量或减少用药频率。

长春新碱是另一种临床上常用的抗肿瘤药物，应用药物数周后可出现周围神经受损的症状，患者主观感觉异常较重，查体时则客观感觉障碍较少，早期即可出现跟腱反射的减弱或消失。肌无力发生较早，通常累及四肢末端的伸肌肌群，出现不能伸指/趾，严重时肌无力向近端发展，远端症状更为明显，甚至出现足下垂。自主神经可以受累，偶尔也可出现颅神经症状。本病的剂量依赖性较强，通常停药或减量后自行恢复，但恢复较慢。可给予神经营养药物对症治疗。

紫杉萜与紫杉醇常用于卵巢肿瘤及乳腺癌的化疗，长期或过量应用亦可导致周围神经病的发生，其症状与铂剂的症状相近，多以感觉障碍症状为主，病理表现为远端轴索变性，以大纤维为主。本型疾病多为剂量依赖性，停药或减药后多可自行恢复。

二、抗生素类药物

服用异烟肼抗结核治疗时，可诱发周围神经损伤。表现为四肢末端对称性的感觉异常，如麻木、疼痛、烧灼感等。继续发展，可出现感觉减退、四肢远端肌无力等症状，肌无力以下肢为主，同时可伴有四肢腱反射减退。其发病机制为干扰周围神经的吡哆醇的磷酸化代谢，使酶的活性减低。故临床应用异烟肼时给予维生素 B_6 预防其周围神经损害。

呋喃类抗生素也可诱发周围神经损害。病理可见周围神经的轴索变性，感觉神经根尤为明显。患者早期表现为下肢末端的感觉异常，随着病情的发展逐渐波及上肢，严重时出现感觉运动功能的损害。并发肾功能不全时，该药物的周围神经损伤更为明显。

（王丽丽）

第六节　中毒性神经病

一、概述

周围神经病是神经系统对毒性物质最常见的反应之一。可引起中毒性神经病的物质有工业物质、环境物质、生物物质、重金属及药物。在药物中，最常见为抗癌药。神经毒性物质可产生远端轴索变性（轴索病）、神经细胞体变性（神经元病）或原发性脱髓鞘（髓鞘病）。中毒性神经病的生化病理机制尚不清楚。

大多数毒物可产生对称性轴索变性，许多中毒性轴索病还可累及中枢神经系统，出现后索及视神经损害。己烷或有机磷类物质可引起皮质脊髓束变性。毒物引起的第二种神经变性为神经元病或神经节病，常见物质为甲基汞复合物、大剂量维生素 B_6 及阿霉素。因存在神经元变性，其功能恢复差。

原发性脱髓鞘不常见，见于白喉、药鼠李毒素（buckthorn toxin）、哌克昔林（perhexiline）、胺碘酮及苏拉明（suramin）。继发性脱髓鞘见于六碳神经病。脱髓鞘神经病患者的神经传导速度明显减慢。

中毒性神经病的起病速度取决于毒物的内在神经毒性、接触剂量、接触时间、病理反应部位及患者的易感性。

二、诊断

中毒性神经病的诊断必须满足下列临床标准：

（1）有肯定的毒物，有足够的接触剂量和接触时间，并与临床症状的出现存在时间关系。神经病症状常于接触毒物后立即出现或经过数月的潜伏期后出现。

（2）必须有主观症状、神经体征及异常的电生理检查结果。

（3）易感因素（如已有神经病、糖尿病、酗酒）、同时应用其他神经毒性药物或存在干扰药物代谢的代谢障碍或有肾功能损害，可使发生严重中毒性神经病的危险性增加，短时间的低剂量接触也可发生中毒性神经病。

（4）停止接触毒物后疾病不再进展并出现改善。某些轴索病在停止接触毒物后，在开始恢复前有数周的症状加重期。铂类化合物在停止使用后其感觉损害还可进展数月。

中毒性神经病的病史应重点了解职业、环境及药物方面。大多数中毒性神经病患者临床表现为感觉运动性或纯感觉性神经病。自主神经功能障碍很少为突出表现，但丙烯酰胺、顺铂及长春碱引起者自主神经功能障碍较明显。运动为重的中毒性神经病罕见，见于氨苯砜（dapsone）、铅及有机磷引起的迟发性多神经病。六碳神经病的典型病理表现为神经丝轴索肿胀，哌克昔林及胺碘酮出现板层状施万细胞包涵体。

三、治疗

中毒性神经病的治疗首先在于要识别出引起神经损害的物质，然后脱离接触。重金属引起者可给予螯合剂，铅中毒可给予青霉胺或 EDTA，砷中毒可给予青霉胺或巴尔（BAL），铊中毒可给予氯化钾或普鲁士蓝。神经营养因子（包括 NGF、神经营养因子 -3、脑源性神经生长因子及胰岛素样生长因子 - Ⅰ）可能对抗癌药的神经毒性作用有预防效果。

支持方法，如物理治疗和应用夹板在治疗中也有用。

四、药物性神经病

许多药物可引起可逆性周围神经病，主要表现为感觉运动性神经病、纯感觉性神经病或神经节病，因施万细胞及髓鞘对哌克昔林、胺碘酮及苏拉明有选择性易感性可引起原发性脱髓鞘性神经病。另外，有些药物还可引起骨骼肌、中枢神经系统（皮质脊髓束及后索）损害。

可产生周围神经病的部分药物见表9-5。

表9-5 可引起神经病的药物

药物	临床及病理表现	说明
抗肿瘤药		
顺铂	S，DA，N	结合于DNA，可能损害轴索运输
苏拉明	SM，DA，SD	DA：抑制生长因子的结合 SD：免疫反应
紫杉烷（醇，萜）	S，DA	促进微管集合；损害轴索运输
长春新碱	S＞M，M，DA	干扰微管集合；损害轴索运输
依托泊苷（etoposide）	S	
奥沙利铂	DA	
抗生素		
氯喹	SM，DA	肌病：肌纤维和施万细胞板层体包涵体
氨苯砜	M，DA	视神经萎缩
异烟肼	SM，DA	维生素B_6拮抗剂
乙胺丁醇	S，视神经病	
甲硝唑	S，DA	
呋喃妥因	SM，DA	
抗病毒药		
双脱氧核苷（双脱氧胞苷、双脱氧肌苷、斯塔夫定）	S，DA	
心血管药物		
胺碘酮	SM，SD	溶酶体板层体包涵体，肌病

注：DA：远端轴索病；M：运动神经病；N：神经元病；S：感觉神经病；SD：节段性脱髓鞘；SM：感觉运动神经病；MM：多数性单神经病。

1. 停药或减量　药物性神经病的治疗主要在于预防，尽量不用或少用可引起神经病的药物，确需应用者要严格掌握剂量和疗程。在用药过程中，应注意观察，一旦出现神经症状应及时减量或停药。症状严重者应给予对症治疗。

2. 药物治疗　①乙酰基－L－卡尼汀：该药具有神经保护及神经营养作用，抗氧化作用，促线粒体代谢作用。动物实验发现，预防性应用可防止化疗药物所产生的周围神经毒性损害。②钙镁及谷胱甘肽：研究显示静脉内给予钙镁及谷胱甘肽对防止化疗药所产生的周围神经病有潜在效果。③神经营养药物：神经损害较重者可加用神经营养药物。④血浆交换：苏拉明引起的神经病需停药，并进行血浆交换。⑤谷氨酸：非随机安慰剂对照的小样本临床试验研究显示口服谷氨酸对紫杉醇或奥沙利铂所致的周围神经病（感觉及运动损害）有改善作用。⑥对症治疗：疼痛者可应用局部止痛药（如巴氯芬、阿米替林、氯胺酮凝胶）或5-羟色胺和去甲肾上腺素再摄取抑制剂（如文拉法辛或度洛西汀）。

五、中毒性神经病预后

中毒性神经病的预后取决于两个方面：病理损害部位及神经病范围。前角细胞或后根神经节受累者预后差，轴索病如进展严重也恢复差，严重脱髓鞘会伴有明显轴索损害，恢复程度会受限。一般来说，大多数中毒性神经病患者只要停止接触毒物，即使损害程度较重，也不会再加重。

（邱会卿）

第七节　副肿瘤综合征性多发性周围神经病

副肿瘤综合征性多发性周围神经病（Paraneoplastic polyneuropathy）是指由肿瘤的远隔效应所导致的多发性周围神经的损害，又称为癌性周围神经病。本型周围神经病其最终结局多呈感觉运动型周围神经病的表现，单纯感觉型仅占本病的1/5～1/4。相当一部分患者在发现原位肿瘤的数月～1年前首发周围神经的症状，甚至可以是肿瘤早期的唯一症状，而肿瘤晚期患者本病的发生率更高。许多癌症、淋巴瘤、骨髓瘤以及多种恶性疾病导致的异常蛋白血症等均可导致周围神经病，其中以肺癌常见。

癌性周围神经病的发病机制至今尚未完全清楚。病理资料表明，未能发现肿瘤细胞直接浸润周围神经的证据。病变早期可见周围神经组织中少量淋巴细胞的浸润，患者周围神经的变性程度远端重于近端，病情严重时，可累及神经根，甚至脊神经节。周围神经组织中同时存在髓鞘脱失以及轴索变性的病理征象，但二者之间的因果关系尚不明了。纯感觉障碍症状为主的癌性周围神经病，其病理改变主要限于感觉神经，后根神经节的感觉神经元数量减少，同时伴有炎症反应，最终造成脊神经后根甚至脊髓后索的轴索变性。免疫学及组织化学研究表明，癌性脑脊髓炎的患者体内存在Ⅰ型抗神经元抗体（Anti-neuronal antibody，typeⅠ），又称anti-Hu，该抗体主要针对脑、脊髓、脊神经节、自主神经外周神经节中的神经元胞核，可与其内的某些RNA结合蛋白相互作用，此外还发现另一些抗体，如anti-Ma1、anti-Ma2等，它们也有类似作用。此类抗体CSF中的效价远高于血清，提示抗体可能主要产生于神经系统。另外，不同类型的肿瘤其抗体的类型不尽相同，例如anti-Hu常见于小细胞性肺癌；同一种类的癌变不一定都存在抗神经元抗体，例如，无神经系统远隔症状的小细胞性肺癌，其体液中anti-Hu的浓度也较低。总之，上述研究提示，由肿瘤诱导产生的某些抗神经元抗体可能与癌性周围神经病的发生有关。

副肿瘤综合征性多数性周围神经病的临床表现与一般的周围神经病相似，早期可出现手指或足趾的感觉异常，如麻木、疼痛、烧灼感等，症状可局限于某一肢体，通常远端重于近端，以后症状逐渐发展，并扩展到四肢。肌无力在感觉异常出现的同时或以后发生，也呈末梢型分布，常常并发腱反射减低或消失。严重时可出现肌萎缩，也可并发自主神经症状。单纯感觉型癌性神经病其症状以感觉障碍为主，很少累及运动功能，虽然患者可有力弱主诉，但客观检查大多正常。急性发病，进展较快者，很难与GBS鉴别。

实验室检查可见，患者CSF中anti-Hu抗体升高，异常蛋白血症时患者血清中可出现多克隆异常球蛋白。神经电生理检查可见周围神经轴索变性或髓鞘脱失的改变。

恶性肿瘤患者并发周围神经病变的症状体征时，即可考虑本病，故典型病例的诊断并不难，本病的诊断难点在于临床医生有时容易忽视早期恶性肿瘤的周围神经症状，错过肿瘤的早期诊断与治疗的时机，因此，对于中老年患者，出现不明原因的周围神经损害，特别要排除副肿瘤综合征性多数性周围神经病的可能，对于一时难以确诊者，宜进一步追踪观察。以单纯感觉障碍为主的癌性周围神经病，应与GBS相鉴别。本型癌性周围神经损害，虽有肌无力主诉，但客观查体力弱并不明显，而GBS多以肌无力症状为主，客观感觉障碍相对较轻；同时 GBS 的 CSF 中存在蛋白 - 细胞分离现象，而本病亦可见 CSF 蛋白升高，但 anti - Hu 蛋白大多阳性。此外血清中的异种球蛋白升高也有助于本病的诊断。应用化疗药物的癌症患者出现周围神经症状时，应考虑到药物性周围神经病的可能。事实上，恶性肿瘤晚期的化疗患者，其癌性周围神经病与化疗药物引起的周围神经病往往并存。

本病以治疗原发病为主，可同时给予神经营养药物，有报道静点免疫球蛋白或应用血浆置换疗法可以使部分患者的症状减轻。从总体上看，本病的疗效及预后不佳。

（邱会卿）

第八节　糖尿病性周围神经病

糖尿病性周围神经病（Diabetic neuropathy）是糖尿病患者周围神经系统的继发病变。临床上，15% 的糖尿病患者可同时出现周围神经病变的症状与体征，约 50% 的患者可有周围神经的症状或出现神经电生理的异常表现。本病常见于 50 岁以上的糖尿病患者，30 岁以下或儿童患者本病少见。1 型糖尿病患者本病的发生率为 27%，而 2 型患者为 73%。

糖尿病周围神经病的发病机制并不完全清楚。目前认为可能与以下几种情况有关：①代谢异常。患者血糖增高，过剩的糖不能通过三羧酸循环而代谢，从而进入多元醇途径生成山梨醇与果糖，而它们消耗胞内大量肌醇，使得 Na^+/K^+ - ATP 酶活性降低，不能维持神经组织的动作电位而产生传导阻滞，应用醛糖还原酶抑制剂或山梨醇脱氢酶抑制剂可以缓解糖尿病周围病的症状。另一方面，山梨醇可造成细胞高渗，从而导致细胞肿胀，易发生变性坏死。②神经营养血管变性，造成神经缺血而导致其功能发生障碍。③研究表明，糖尿病患者的神经营养因子生成与转运障碍，不能对周围神经的生长与再生形成有效的刺激，特别是对自主神经纤维与细纤维的影响最为明显。④实验发现：层黏蛋白可刺激神经元的轴突延展；糖尿病患者层黏蛋白 & 基因表达减低，造成层黏蛋白合成异常，因此可能阻碍了神经轴突的生长。⑤自身免疫异常。糖尿病患者周围神经活检可见供应神经的小血管周围存在炎性细胞的浸润，静点免疫球蛋白对部分糖尿病周围神经病疗效较好的现象，也支持这一观点。⑥周围神经组织的蛋白糖基化，造成神经功能的障碍。

远端型周围神经病以髓鞘脱失为主要病理特征，此外，节段性脱髓鞘与髓鞘再生合并存在，可有"洋葱球现象"，脊髓后根、后索、交通支、交感神经节也有同样的病理变化。有的还发现神经轴索变性。周围神经内存在小血管内膜增厚及血管透明样变。对糖尿病眼肌麻痹、急性单支周围神经病、亚急性近端型周围神经病的病理检查发现，患者的周围神经干内存在多灶性缺血性微小梗死，提示这些疾病存在血管病变基础。此外，一些病理还发现神经干内小血管周围有免疫细胞浸润的现象。糖尿病性周围神经病的电生理检查可见神经传导速度减低，甚至神经传导阻滞，亦可发现轴索变性的改变，总之，其定性意义不大。

糖尿病性周围神经病患者的临床表现复杂多样，大致归纳以下 7 种：①糖尿病性急性眼肌麻痹，患者可突发第三对脑神经麻痹，出现复视，有时还可并发展神经麻痹。本病恢复较慢。②急性单支周围神经病，常见于 50 岁以上的患者，患者血糖控制差，体重减轻明显。症状多累及某一胸神经或上位腰神经神经根，一般不对称，出现疼痛、麻木、烧灼感等症状，夜间尤著。③痛性胸腹神经神经根病，表现为感觉异常的诸多症状累及多支胸腹部神经。本型临床表现可与②、⑤合并存在。④多发性运动神经病，多累及腰骶神经根，单侧多见，很少累及上肢。常见于 50 岁以上血糖控制不佳的患者，男性多见，以运动功能障碍为主，症状近端重于远端，亦可伴有感觉异常，常见表现为股神经、腰骶神经支配区的运动功能障碍，腱反射减低或消失，晚期多伴有肌萎缩。⑤亚急性近端型周围神经病，以四肢近端无力为主，可有肌束颤动，严重时可出现肌萎缩。病程多为亚急性或慢性过程，有时伴有感觉障碍。⑥远端型周围神经病，是糖尿病所致的最常见周围神经损伤。本病起病隐袭，常为患者忽略，早期一般检查尚难明确体征，一般需借助神经电生理的手段方能确诊。当患者出现症状时，常常最先感到足部及下肢的麻木、痛痒，夜间尤著，严重时伴有情绪烦躁。常有踝反射减弱或消失，膝反射有时亦消失。病情进展可波及上肢。本病的感觉障碍程度重，运动障碍症状相对较轻，但严重者仍可出现四肢远端的肌力减弱、肌萎缩或肌束颤动。本型可与⑤型合并存在。⑦自主神经型周围神经病，表现为汗腺分泌功能、胃肠道功能、膀胱直肠功能、循环功能的自主神经调节障碍。由于本病自主神经功能受损，故血锗浓度的感受功能亦减低，因此不能感受通常情况下的低血糖状态，从而更易发生低血糖反应。本型可与④、⑤型合并存在。

本病的治疗首先在于科学有效地控制血糖浓度，合理应用胰岛素可以有效地减轻患者周围神经感觉异常的症状，如感觉异常影响患者的情绪，可加用三环类药物予以控制。如出现烧灼感、刺痛感等剧烈的感觉异常时，可使用卡马西平对症处理。较大剂量的 E 族维生素具有减低蛋白糖基化的作用，可以试用。应用醛糖还原酶抑制剂可抑制山梨醇的生成，有人应用依帕司他（Epalrestat）治疗本病，据报道疗效较好。此外 C 族维生素也有醛糖还原酶抑制剂的作用，也可用于本病的治疗。有报道静点免疫球蛋白治疗本病有效，目前尚无大宗实验证实。

糖尿病周围神经病的预后取决于对原发病的控制。一般来讲，远端型周围神经病的预后时间长短不等，其他类型者所需恢复时间较长，通常在数月或数年。

（邱会卿）

第十章

运动障碍性疾病

第一节　震颤

一、概述

震颤（tremor）是指肢体某部位（局部或全身）以保持平衡位置为中心而呈现的有节律、不随意、不自主的震动，是在受损部位的机械作用、周围反射、长潜伏期反射和中枢摆动机制之间相互作用下产生的，是主动肌和拮抗肌交替或同步放电，导致沿中轴产生的不自主、机械性、在波幅和频率上可以规则也可以不规则的摆动。简言之，震颤是指至少一个肢体功能区的节律的、机械的摆动。震颤是最常见的运动失调。

二、机制

震颤的病理生理机制颇为复杂，可为中枢性，也可为周围性；包括机械性振动（mechanical oscillations）、反射性振动（oscillations based on reflexes）、中枢神经源性振动（oscillations due to central neuronal pacemakers）、反馈环路异常的振动（oscillations because of disturbed feedforward or feedback loops）等。其可能的机制见图 10 - 1。

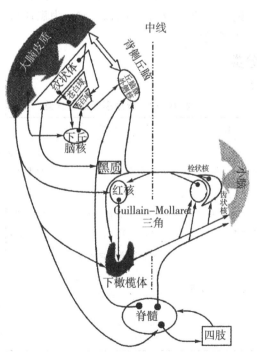

图 10 - 1　震颤发生可能的机制图

特发性震颤（essential tremor，ET）属于一种病因不明的震颤，在病理学上也未找到病变部位。目前对震颤的病理生理研究最多的是中枢神经系统的摆动学说。多认为橄榄、小脑相互协调节律紊乱是ET的病因，震颤起源于下橄榄核，其节律通过纤维到达小脑蒲肯野纤维和小脑核，并通过前庭神经外侧核和网状核输出，再沿小脑丘脑皮质路径激活脊髓运动神经元。引起ET的神经化学异常也未明确，可能与GABA能系统紊乱有关。

三、分类

（一）根据病因分类（表10-1）

表10-1　震颤分类

生理性震颤和强化的生理性震颤（7~12Hz）

特发性震颤

　经典的特发性震颤（4~12Hz）

　原发的直立性震颤（primary orthostatic tremor）（13~18Hz）

　任务执行或位置性特异性震颤（task-and position specific tremor）（4~12Hz）

　不能分类的震颤

肌张力障碍性震颤（dystonic tremor）（4~12Hz）

帕金森病（PD）性震颤（3~10Hz）

小脑性震颤

Holmes震颤（holmes tremor，以前称为红核型或中脑震颤）（2~5Hz）

腭肌震颤（palatal tremor）

周围神经病性震颤（tremor in peripheral neuropathies）（2~12Hz）

中毒性和药物诱发性震颤（2~12Hz）

心因性震颤（psychogenic tremor）（3~10Hz）

静止性震颤被认为是在基底核环路产生，而姿势性和意向性震颤可能是在橄榄-小脑，丘脑-皮质环路或Guillain-Mollaret三角产生［GPe为外侧苍白球，GPi为内侧苍白球，VLa为腹外侧核的前部，VLp为腹外侧核的后部（腹外侧核），STN为下丘脑核，SNc为黑质致密部，RN为红核，GE为小脑栓状核，D为小脑齿状核，IO为下橄榄体］。

（二）根据震颤频率分类

震颤频率分类见表10-2。

表10-2　根据震颤频率分类

震颤类型	频率	幅度	发生部位	常见疾病
生理性震颤	8~10Hz	固定频率，幅度可变	身体某一部位	毒物、毒素和生理或情感状态，如恐惧或焦虑、极度疲劳、运动后、饥饿、低血糖、甲亢、乙醇戒断、代谢紊乱、中毒、发热等可加强
静止性震颤	低到中（3~6Hz）	大，在随意运动中减轻或消失	支撑重力的肢体肌肉并没有激活	PD，药物诱导性PD综合征（神经安定剂、甲氧氯普胺等）
动作性震颤	-	-	任何随意肌肉收缩	
姿势性震颤	中到高（4~12Hz）	小，随意运动时明显	当肢体处于某一对抗地心引力的姿势时	生理性震颤、特发性震颤、代谢紊乱、药物或乙醇戒断
等轴性震颤	中	多变	对抗静止性物体的肌肉收缩	在一只手握持重物时

震颤类型	频率	幅度	发生部位	常见疾病
运动性震颤				
单纯性震颤	变化大（3～10Hz）	当肢体接近某一物体时，其幅度并无明显变化	肢体简单运动，发生于任何运动时	—
意向性震颤	低（<5Hz）	肢体接近某一物体时幅度增加	接近某一物体的肢体	小脑性病变（脑卒中、MS、肿瘤），药物诱导（锂盐、乙醇）
任务执行和位置性特异性震颤	多变（4～10Hz）	多变	发生在特定的动作	书写震颤、音乐家震颤

四、临床特点

震颤可以发生在身体的任何部位。它的出现可以是生理性的，也可以是病理性的。生理性震颤常累及全身，病理性的震颤最常累及双手，也可累及头部、腿部等，与其病因密切相关。

震颤可分为静止性和动作性震颤。前者发生时受累肢体完全能对抗重力，而后者是在受累肢体肌肉随意收缩时发生，其又分为［姿势性震颤、运动性震颤（包括单纯性震颤、意向性震颤）、任务执行和位置性特异性震颤、等轴性震颤］。

震颤主要包括六种综合征：生理性震颤、特发性震颤、PD 震颤、毒物或药物诱导的震颤、小脑性震颤、心因性震颤，见表 10-3。

表 10-3 震颤综合征的临床和诊断特点

震颤综合征	临床特点	诊断实验
生理性震颤	姿势性震颤：无神经系统阳性体征	血糖、肝功能检查，甲状腺功能检查，询问药物史
特发性震颤	姿势性震颤：影响手臂和头，当压力、疲劳、受刺激时增加，饮酒后可减少，β受体阻滞剂、扑痫酮治疗有效	没有特异性实验，需行常规血液检查和甲状腺功能检查排除生理性震颤
PD 震颤	静止性震颤：紧张时增加，肢体随意运动时减轻或消失，对多巴胺能药物治疗有反应，伴有其他症状如运动缓慢、强直等	无特异性实验，MRI 为非特异性表现，必要时可行 PET、SPECT
小脑性震颤	意向性震颤（病变侧肢体）、跟-膝-胫实验、快复轮替运动异常、姿势异常、构音障碍、眼球震颤	CT 或 MRI 扫描，怀疑 MS 时需行 CSF 检查了解 IgG 寡克隆带；乙醇滥用检查（怀疑时）；若怀疑锂盐中毒，需行血锂水平检测
心因性震颤	多变（静止性、姿势性或意向性震颤），在注视时增加，注意力分散时减轻	电生理检查
肝豆状核变性（Wilson 病）	扑翼样震颤：腹水、黄疸、肝疾病的体征，角膜 K-F 环，强直，肌肉阵挛，精神症状	肝功能检查、血浆铜蓝蛋白、尿铜、裂隙灯检查

特发性震颤可累及头、面、下颌、舌、臂及腿部，震颤为唯一的常见运动障碍。在人群中的发病率为 0.31%～5.55% 本病可见于婴儿到老年的任何年龄，大多在青春期发病，无性别或种族差异。约半数有家族史，男女均可患病，属外显率不全的常染色体显性遗传，故又称为家族性震颤。本病常表现为单一的姿势性震颤，通常从一侧手部向前平举或取特定的姿势时出现低频率（3～14Hz，平均 4～8Hz）的细震颤。一般两上肢，特别是双手呈对称性受累。早期震颤呈间歇性，多在精神紧张或疲劳时出现，情绪稳定及休息时消失或减轻，逐渐转为持续性。一般早晨较重，饮茶及咖啡、吸烟、公众场合或高温

环境、性交时可加重；独处、心理弛缓状态等常能暂时减轻。饮酒可使震颤减轻或完全缓解，据 Growden 报道饮酒至血乙醇浓度大于 10mg/dl 时，震颤基本消失。本病患者不少伴有血压波动、多汗、皮肤划痕强阳性等自主神经功能紊乱症状。但大多数没有肌张力改变或运动变慢等帕金森综合征、小脑征或其他神经系统体征。

五、特发性震颤的诊断标准

（一）核心标准

（1）双侧肉眼可见且呈持续性的手或前臂的姿势性震颤或动作性震颤（而不是静止性震颤）。

（2）缺乏其他的神经系统体征，没有齿轮样肌张力增高。

（3）可能有孤立的头震颤而没有异常的姿势。

（二）次要标准

（1）长时程（>3 年）。

（2）家族史。

（3）对乙醇治疗有效。

（三）排除标准

（1）其他异常的神经系统体征（特别是肌张力障碍）。

（2）病因明确的强化的生理性震颤。

（3）有心因性震颤的病史和临床证据。

（4）有确切的证据证实：震颤突然发生或阶梯式恶化。

（5）原发性直立性震颤。

（6）孤立的声音震颤。

（7）孤立的位置性特异性或任务执行特异性震颤。

（8）孤立的舌震颤和下颌震颤。

（9）孤立的腿震颤。

（10）单侧的震颤、局灶震颤、姿势异常、强直、运动迟缓、静止性震颤。

（11）当前的治疗药物可能造成或加重震颤。

（12）孤立的头震颤并伴有异常的姿势（头摆动或旋转）。

六、症状性震颤的实验室检查

（1）TRH（促甲状腺素释放激素）。

（2）Na^+、K^+、Ca^{2+}、Cl^-。

（3）ALT、AST、GGT，胆碱酯酶。

（4）肌酐，尿酸，血糖。

（5）24h 铜排泄 + 血浆铜蓝蛋白。

（6）毒理学试验。

七、治疗

　　震颤综合征主要针对疾病本身治疗，随着疾病本身的好转，震颤也随之好转，本节着重讲述特发性震颤的治疗。

　　1. 药物治疗　特发性震颤的药物治疗效果还不完全令人满意。最常用的两种药物是 β 受体阻滞剂和扑痫酮，而扑痫酮在逐步增量期有多种不良反应。最新研究表明，托吡酯作为单药或辅助治疗特发性震颤较安慰剂对照是安全而且有效的（400mg/d 或最大耐受剂量），托吡酯 400mg/d 可以明显减轻震颤评分。最常见的不良反应是食欲减退或体重减轻，感觉异常。加巴喷丁（gabapentin）对震颤的治疗也有益处，国外研究表明，加巴喷丁可以明显减轻 MS 所致的震颤，并能明显减轻姿势性震颤，但目前的样本量还较少，可以作为其他药物治疗失败的辅助治疗。

非典型的神经镇静药物也被用于治疗特发性震颤。奥氮平单药治疗对缓解特发性震颤有效。详见表 10－4。

表 10－4 特发性震颤药物治疗

药物名	剂量	药物不良反应
β 受体阻滞剂（首选药物）：		
普萘洛尔	最初剂量 20mg，bid，可以增加到 120～320mg/d	血压降低、脉搏减弱、心动过速、心动过缓、阳痿、嗜睡、运动性呼吸困难、神志模糊、头痛、头昏，有心肺疾病及糖尿病等慎用
普萘洛尔控释片	最初剂量 120mg，qd，可以增加到 240mg/d，qd	同上，相对较轻，可出现皮疹、短暂头昏等
美托洛尔	最初剂量 50mg，qd，可以增加到 200mg/d，分次服用	心动过缓、头昏、头痛、恶心等，低血压、显著心动过缓（心率＜45 次/min）、心源性休克、重度或急性心力衰竭、末梢循环灌注不良、二度或三度房室传导阻滞、病态窦房结综合征、严重的周围血管疾病
美托洛尔缓释剂	最初剂量 50mg，qd，可以增加到 200mg/d，qd	同上，相对较轻
阿替洛尔	50～150mg/d	头晕、恶心、咳嗽、口干、思睡
纳多洛尔	120～240mg/d	无
索他洛尔（甲磺胺心定）	75～200mg/d	警觉性降低
苯二氮䓬类（benzodiazepines）：		
氯硝西泮	最初剂量 0.25mg，qd，可以增加到 6mg/d	嗜睡、镇静、依赖、成瘾等，肝功能损害慎用
地西泮	最初剂量 1mg，qd，可以增加到 10mg/d	镇静、疲乏、成瘾、依赖等
劳拉西泮	最初剂量 1mg，qd，可以增加到 10mg/d	镇静、疲乏、成瘾、依赖等
阿普唑仑	0.75～2.75mg/d	镇静、疲乏、药物依赖
抗惊厥药物：		
扑痫酮	最初剂量 12.5mg，睡前服，可以增加到 250mg/d，尤其优先用于 60 岁以上的老人	镇静、嗜睡、疲乏、恶心、眼花、呕吐、共济失调、心神不定、眩晕、急性中毒反应等
加巴喷丁	最初剂量 300mg，tid，可以增加到 1 800mg/d；1 200～1 800mg/d	昏睡、疲乏、性欲下降、头昏、烦躁、呼吸急促
托吡酯	400mg/d 以上	食欲下降、体重减轻、感觉异常、畏食、注意力下降
唑尼沙胺	100～200mg/d	共济失调、头昏、焦虑、神志恍惚、畏食
其他：		
BTXA（手震颤）	多肌内注射，50～100U；每3～4 个月重复注射	手/指无力、握力下降、注射部位疼痛、僵硬、血肿、感觉异常
BTXA（头震颤）	多肌内注射，40～400U；每3～4 个月重复注射	颈部无力、注射后疼痛
BTXA（声音震颤）	多肌内注射，0.6～15U；每3～4 个月重复注射	声音低微、吞咽困难
正辛醇	64mg/kg 以上	味觉异常
尼莫地平	120mg/d	头痛、胃灼热、直立性低血压

2. 手术治疗 药物依赖的特发性震颤可以采用丘脑毁损术或者丘脑腹中间核深部电刺激治疗（deep brain stimulation，DBS）。头和声音震颤（vocal tremor）是特发性震颤中最常见的，采用手术治疗风险大，且效果欠佳，可能并发严重并发症，且很多患者不能耐受，尤其是双侧丘脑毁损术会导致难以忍受的不良反应，而最近的 20 年研究发现丘脑腹中间核深部电刺激对 ET 及 PD 震颤效果良好，但具体机制尚不十分清楚。有报道对一些单纯的头部特发性震颤患者采用这种方法治疗相对安全有效，可以维持 9 个月以上，也有报道其对声音震颤有效。

有散在病例报道，经皮电刺激双侧丘脑对特发性震颤有较好的临床治疗作用。

3. 其他震颤的治疗 PD 静止性震颤药物治疗效果相对较差。一些患者对左旋多巴替代治疗反应较好。经随机双盲多中心的临床药物研究表明抗帕金森病药物多巴胺受体激动剂普拉克索能明显改善 PD 震颤（作为辅助治疗，7 周内逐渐加量，最大量维持 4 周），而且普拉克索对 PD 及药物依赖性震颤都有效。

治疗 PD 药物罗匹尼洛（roplnirole）也能改善静止性震颤、姿势性/动作性震颤，尤其是能明显改善 PD 静止性震颤，这一结果表明罗匹尼洛能有效改善 PD 早期的静止性震颤。

比较不同的多巴胺受体激动剂（普拉克索、培高利特）以及安慰剂对 PD 震颤的剂量效应。0.5mg 的普拉克索或培高利特能减少 PD 静止性震颤评分，疗效相当，但后者的恶心、呕吐不良反应较前者更明显。不过，通常情况下治疗 PD 时多巴胺受体激动剂最初剂量不会给予这么大。

药物源性震颤（如抗抑郁药及抗癫痫药物丙戊酸等）和中毒性震颤的治疗：停止造成震颤的药物或毒物；对于迟发性震颤可以试用安坦或氯氮平。

（王朝阳）

第二节 痉挛

一、临床特征

痉挛（spasticity）是上运动神经元（UMN）综合征的一部分。中枢神经系统损害（如脑卒中、脑外伤、脑性瘫痪、肿瘤术后、脊髓炎及脊髓损伤等疾病）后，患者常出现上运动神经元综合征，包括以肌肉活动过度活跃为特征的阳性体征，即巴宾斯基征、阵挛、张力障碍、反射亢进、手足徐动症和痉挛，以及以功能丧失为特点的阴性体征，即动作灵巧性、力量、协调性和运动控制能力丧失。痉挛指牵张反射兴奋性增高所致的肌张力增高，并伴下列条件：①对外部给予的运动有阻力，且阻力随牵张速度的增加和关节运动方向的改变而增加。②对外部给予的运动产生的阻力超过了一定的速度阈值或关节角度。

上运动神经元综合征是大脑皮质、脑干和脊髓水平的运动通路受损所致。在损伤急性期，痉挛尚未出现，肌张力低下，呈软瘫；此后，受损部位逐渐在数天至数月内出现痉挛。牵张反射兴奋性在痉挛的第一个月逐渐增加，之后保持稳定，一年后下降。痉挛肌肉受到快速牵张后，除正常腱反射外，不出现反射性快速收缩，而是缓慢收缩。除肌张力改变外，痉挛的征象还包括折刀现象、反射亢进、巴宾斯基征阳性及屈肌痉挛。痉挛可影响患者活动，造成不适及护理不便，进一步的肌肉僵硬可使肌肉逐渐挛缩、疼痛，加重患者的功能障碍，有时可成为功能障碍的主要问题。

二、病理生理机制

痉挛性肌张力增高的病理生理机制尚不完全清楚，可能是由于缺乏完整的皮质脊髓系统和脊髓内神经元间环路，以及上下行神经通路之间的平衡受到破坏。在正常情况下，肢体休息位或在其活动范围内被动运动，对该运动产生的任何阻力，都可单独归因于生物力学因素。只要阻力存在，肌肉收缩就不是阻力中的一部分，肌电活动也就不能引出。1924 年 Sher-rington 发现牵张反射产生肌肉收缩，这是产生姿势的基础，Nathan 认为痉挛只是在正常情况下隐伏的牵张反射变得明显的一种状态。Magoun 和

Rhines 则认为痉挛起源于脊神经，是由脊髓的兴奋和抑制作用失衡所致。

目前，关于痉挛的一些机制主要包括肌梭运动活动过度、运动神经元兴奋过度，脊神经节段的异常兴奋，失去脊髓影响（抑制和兴奋）节段中间神经元的异常兴奋及肌肉本身的改变等。

痉挛是一个与神经系统对感觉冲动输入产生运动整体反应有关的感觉运动现象。尽管一般情况下认为痉挛是一个运动问题，但它随感觉刺激的反应而增加，这一特点起始于脊髓水平简单的反射，延伸到涉及脑干和大脑更复杂的反应。感觉信号经由后根进入脊髓，一些分支进入脊髓灰质，而其他的则上行进入脑干和大脑。尽管长期以来认为感觉纤维从后根、运动纤维从前根进入脊髓，但有证据表明，至少在脑瘫痉挛患者中，感觉刺激也会在前根产生电生理信号。这一发现的临床和功能意义尚不清楚，但对 UMN 综合征的肌张力过高的临床表现有一定影响。

前角运动细胞传递给 2 型运动神经元，α 和 γ 运动神经元支配三至几百条肌纤维，运动单位是指由单一神经纤维和其所支配的骨骼肌纤维的集合。α 运动神经元支配大的骨骼肌，相对较小的 γ 运动神经元也位于脊髓前角，它们通过 A 型 γ 纤维（小的、特别的骨骼肌纤维）传递冲动到肌梭内肌纤维。肌梭传递关于肌肉长度和变化速率的信息，肌梭位于每条肌肉的肌腹内，每一肌梭包绕 3 ~ 12 条小的梭内肌纤维附着于肌梭外骨骼肌纤维上，肌梭内肌纤维和高尔基腱器官传递肌肉牵张、张力和改变速率的信息。高尔基腱器官和肌梭一起促进肌肉控制和收缩，因此维持肌肉的张力。当肌梭的长度突然增加时，一级神经末梢受到刺激，引起运动反应，对快速的长度变化速率产生反应。缓慢牵张时，一级和二级神经末梢传递信号。在正常情况下，γ 运动神经元释放一定数量的感觉冲动，牵张肌梭增加释放冲动的速率，肌肉缩短或松弛则减少肌梭释放冲动的速率。高尔基腱器官是防止张力过高的感觉受体。曾经认为高尔基腱器官是痉挛的主要因素，但这未经进一步的研究求得证实。高尔基腱器官对传入有静态或动态反应，正常情况下，高尔基腱器官用来维持肌肉松弛和紧张及主动肌和拮抗肌之间的平衡，来自高尔基腱器官和肌梭的信息通过脊髓运动通路传递到更高级的大脑中枢。

与痉挛有关的抑制系统的另一部分是中间神经元，中间神经元存在于脊髓灰质，与前角运动神经元数量之比为 30：1，它们兴奋性极高，可以自发地释放冲动。许多中间神经元支配前角运动神经元，许多感觉冲动通过中间神经元进入中枢神经系统，并与来自其他地方包括皮质脊髓通路的冲动整合。闰绍细胞是抑制系统的其中一部分，刺激某一运动神经元会抑制到闰绍细胞的有侧支循环的周围运动神经元，这一连接称为折返抑制，这一功能如有障碍会导致越过关节的分离运动发生困难。主要抑制通路是背侧的网状脊髓通路，对脊髓的许多其他抑制影响来自脑干。当考虑到手的运动时，屈肌和伸肌有同等量的冲动传入。然而，中枢神经系统损害后见到的临床变化常反映了这些肌群不平衡。另外，丘脑核调节来自基底神经核和小脑的传入冲动。生理上，由于兴奋性升高、突触输入和抑制性突触冲动减少，运动神经元的兴奋性增加，单纯的网状脊髓通路的损害不产生痉挛。中枢神经系统弥漫性损害，会使下行抑制指令和异常冲动减少，肌肉活动变得活跃，这表现在牵张 - 反射通路的几个区域。下行抑制冲动的减少导致了 α 神经元和 γ 运动神经元兴奋性增加。其他脊髓通路如前庭脊髓和红核脊髓通路变得更活跃。实质上，痉挛可因皮质、基底神经核、丘脑、脑干、小脑、中央白质或脊髓的损伤而引起。

痉挛性肌张力过高，其反射弧是完整的，因此反射仍然存在。肌肉过度活动是由于来自脊髓以上的抑制受损或歪曲。这时可表现为阵挛、巴宾斯基征阳性，或反射亢进。痉挛性肌张力过高表现各异，在同一患者中，取决于其他的刺激或活动。

脊髓反射，尽管不是痉挛纯定义中的一部分，但与 UMN 综合征的临床表现有关，传入到脊髓的冲动由于改变或重组而歪曲。在正常情况下，脊髓反射可能由于感受伤害的本体感受反应而产生。深部腱反射更精确的说是肌伸张反射，性质被认为是本体感受。肌牵张反射如髌腱反射是最常见的肌伸张反射。单突触牵张反射对牵张产生快速的反应，是肌梭突然牵张而引发的，相反，收回的屈肌反射是多突触反射，是阳性支持性反射。屈肌痉挛代表脱抑制屈肌收回反射。张力牵张反射的另一表现是折刀现象，是由于屈肌反射传入神经限制的结果。必须记住的是痉挛不仅具有速度依赖性，而且与肌肉的长度有关。与痉挛有关的另一个反射是丛集反射，脊髓对感受伤害刺激的反应突然活跃，脊髓因而大范围兴奋。临床上，这可能与排便、排尿、出汗和血压升高有关。联合反应可能由于运动活动的异常扩散而引发突然反应，联合反应被认为与痉挛性张力障碍有联系，脑卒中患者移动时典型的姿势，常有马蹄内翻足、膝反射亢进、骨盆控制无力和躯干缩短。上肢表现为屈肘、握拳、肩内旋。用力时患者协同作用模式增加，这些运动模式是伴随不需要的其他动作而发生的运动。协同作用和联合反应是因为随意运动时来自大脑皮质或脊髓的刺激或兴奋过度所引起。联合反应与痉挛综合征有关。

1906年，Sherrington描述了交互神经支配的过程，即一组肌肉（主动肌）必须放松以允许另一组肌肉（拮抗肌）收缩。在正常情况下，主动肌和拮抗肌必须协同收缩以便在活动过程中稳定关节。在这些情况下，协同收缩是适当的。在UMN综合征中，协同收缩变成病理的，干扰了肌肉的运动和功能，皮质和脊髓发生交互抑制允许适当的协同收缩，UMN综合征交互抑制受损，事实上，需要的运动可能被不想要的运动完全掩盖，如踝背屈时足通常情况下出现跖屈位。痉挛肌肉的牵张位加重了偏瘫患者的协同收缩。不适当的协同收缩除肌肉痉挛外还产生其他的作用。

三、痉挛的评定

临床上通过徒手被动运动肢体较容易发现痉挛的存在，并可粗略评定痉挛的程度。目前常用Ashworth量表（Ashworth scale for spasticity，ASS）、改良的Ashworth量表（modified Ashworth scales，MAS）、Tardieu分级、综合痉挛量表/临床痉挛指数（compositespasticity scale，CSS/clinic spasticity index，CSI）对痉挛进行评估。主要是根据被检测肌群的肌张力有无增高来判断是否存在痉挛，并根据肌张力增高的程度将痉挛分为不同程度。

Ashworth量表分级包括Ashworth分级和改良的Ashworth分级，Ashworth分级通过从最大屈曲位到伸展快速运动患肢来评定痉挛的程度。根据肌肉对快速牵张的反应，将痉挛分为0～4级。Ashworth分级被认为是肌肉痉挛的顺序分级，由于经常分组较低的分数，所以对最初的Ashworth分级作了改良，包括了1⁺级，表示张力轻微的增加。改良的Ashworth分级被认为是肌肉痉挛令人满意的分级。如Ashworth分级一样，它也不能区分是中枢性还是外周性原因引起的牵张阻力。Ashworth分级提供了有关肌肉痉挛的临床信息，为内科医生、康复治疗师和护士所熟知。

Tardieu分级则包括运动速度和运动质量，Tardieu分级评定是在3个不同速度下进行的，根据肌肉对牵张的反应进行客观的观察，是否突然出现中止和阵挛而进行分级。Tardieu分级也被认为是肌肉痉挛的顺序分级，除评定速度外，Tardieu分级还提供Ashworth分级的肌张力变异的其他信息和敏感性。Tardieu分级评定应在每日相同的时间进行，患者在相同的特异体位进行，这对张力过高的患者来讲难以采取。不管采取何种评定分级法，应记录有价值的临床信息连同其他有关功能和症状信息，以达到最佳治疗方法，产生最好的治疗效果。定量评定痉挛和运动可进行肌电生理研究，但尚未被大多数临床医生所采用。

CSS/CSI的评定内容包括3个方面：腱反射、肌张力及阵挛。根据其程度进行评分，分别是腱反射0～4分；肌张力0～8分；阵挛1～4分。三者分数相加，结果判断：0～9分为轻度痉挛，10～12分为中度痉挛，13～16分为重度痉挛。痉挛是一种复杂的神经生理变化，不仅表现为肌张力的增高，腱反射的亢进和肌阵挛的产生也是肌痉挛的重要临床表现。ASS和MAS量表都只是对患肢肌张力进行评定而忽略腱反射和肌阵挛。相比而言，CSS/CSI除了对患者肌张力进行评定外，还加入了跟腱反射和踝阵挛的评定，对肌痉挛的评定更全面、更完整。

在神经电生理检查中，可以通过用肌电图检查F波、H反射、T反射等电生理指标来反映脊髓阶段内α运动神经元、γ运动神经元、闰绍细胞及其他中间神经元的活动。此外还可以应用等速装置，通过生物力学方法对痉挛进行更为量化的评定以指导临床治疗。在治疗过程中，也可通过动态评定痉挛程度以评价疗效。

四、治疗

痉挛并非必须治疗，首先应对痉挛的严重程度作出评价，从而考虑治疗指征和预期效果。轻微的肌张力增高有利于患者维持一定的肢体功能，不需要进行治疗。只有当痉挛影响到患者的功能，妨碍将来潜在的功能恢复及造成疼痛时才应进行必要的治疗。抗痉挛治疗必须权衡潜在的治疗益处和药物不良反应，并根据不同患者恢复的具体目标不同（如日常生活自理、改善步态或减轻疼痛等），慎重选择。

抗痉挛治疗应逐步进行，并以改善患者的功能为目的。选择治疗方法时，应从较为简便的、不良反应少的、可逆的疗法开始，逐步到较为复杂的、不良反应较多的、不可逆甚至是毁损性的治疗，并遵循个体化治疗原则，根据不同的治疗目标选择适当的治疗方法。

（一）基本治疗

1. 被动运动　坚持每日牵伸痉挛肢体是非常重要的，应根据患者情况制订规律的、个体化的运动计划。牵伸应力求达到全关节活动范围，有效的被动牵伸可通过脊髓环路上突触的改变使受累肌肉放松数小时。通过有规律地牵伸肢体，部分患者可有效预防肌肉短缩和关节囊挛缩，大部分患者可减轻痉挛程度，维持肢体和关节的活动范围。

2. 避免刺激　外来的刺激可以增加牵张反射传入神经的输入，因此应避免任何可能引起痉挛的刺激，如避免刺激手掌部位的抓握反射引发区等。特别应注意避免某些不易引起注意的刺激，如膀胱和直肠过胀（便秘）、尿路感染、患肢指（趾）甲向内生长、压疮、裤腿口过紧、支撑用具或轮椅不合适等均可能加重痉挛。

（二）物理治疗

1. 抗痉挛姿势和体位　特别适用于早期痉挛尚不明显的患者。可用约束带将患肢固定；还可用支具协助患者站立和活动，避免某些可能加重痉挛的姿势；或者对痉挛肌伸展位负重支持，例如，一侧小腿后旋肌痉挛时，取站立位，保持伸膝、踝关节功能位（90°）负重。功能训练前采用充气压力夹板压迫肢体可缓解痉挛，休息时用石膏或塑型夹板取功能位固定肢体。

也可利用矫形器，通过牵拉肌肉、固定骨骼及关节位置、约束或限制关节异常活动，能在一定程度上缓解肌痉挛及疼痛病情，并可预防和矫正肌痉挛引起的畸形。上肢有肘及腕手矫形器，下肢有膝及踝足矫形器等。

2. 冷疗和热疗　局部的浅部冷疗和热疗可抑制脊髓 α 运动神经元和 γ 运动神经元，降低牵张反射的兴奋性，但整体热疗如热水浴会加重痉挛。

3. 水疗　水疗有全身电动浴缸、Hubbard 浴槽、步行浴、水中运动池和水中步行训练等，利用温度的作用和被动关节活动也有缓解痉挛的作用，能提高患者残存肌力、运动功能和日常生活能力，短时缓解肌肉紧张度和肌痉挛，消减胀痛等症状。

4. 神经肌肉再训练　中枢神经损伤后肌肉的过度兴奋不是均匀分布于躯体的所有肌肉，在痉挛患者成对的主动肌-拮抗肌中，两者都减弱，但其中一个相对于另一个兴奋过度，采用主动肌-拮抗肌交互电刺激进行神经肌肉再训练，可使痉挛缓解8%~10%，同时可以改善肌肉无力，主要用于偏瘫患者的治疗。

5. 按摩　按摩也是缓解疼痛和痉挛的一种物理治疗，分为深部按摩和表面触摸。与轻柔软组织按摩相比，深部按摩能产生中枢抑制。皮肤刺激还有一些特殊效应，如降低某些肌肉肌紧张和提高交感神经兴奋性的作用。

6. 肌电生物反馈疗法　可减少静态时肌痉挛的活动及相关反应，也可抑制被动牵张时痉挛肌的不自主运动。

7. 电刺激　对皮肤、肌肉、神经及脊髓的电刺激均有一定的缓解痉挛的作用。①功能性电刺激（FES）：其原理是通过电流直接刺激痉挛肌肉，使之强烈收缩，引起肌腱上高尔基腱器官兴奋，经 Ih 纤维传入脊髓内，产生反射性抑制主动肌痉挛的作用，或通过刺激拮抗肌收缩来交互抑制主动肌痉挛。②直肠电刺激（RPES）：Halstead 等于1991年首先报道 RPES 可以有效缓解 SCI 患者的痉挛，其作用原理可能是抵消了肌梭变化时产生和传递的电脉冲，从而使痉挛缓解，适用于服用抗痉挛药物无效或不能长期坚持服药的患者。每次直肠电刺激后，平均可缓解痉挛8.5h，所以患者早晨起床后做1次电刺激，可以保证白天日常生活和康复训练的顺利完成；而且直肠电刺激对截瘫患者的神经痛和尿频也有一定治疗作用因此，RPES 不良反应小而效果明显，可能成为治疗严重痉挛的有效方法。③经皮神经电刺激（TENS）：在反射活动增强的运动训练或睡眠之前可用 TENS 作为辅助治疗，从长远效果来看，亦可作为痉挛的辅助治疗手段。

物理治疗多作用于痉挛比较局限、程度较轻（改良 Ashworth 量表 1~3 级）的患者，并且受累肢体有残余随意运动功能。由于物理治疗一般缓解痉挛的维持时间较短，此类治疗应在运动功能训练前进行。

（三）药物治疗

目前的抗痉挛药物多数是通过调节作用于皮质 – 脊髓水平的各种神经递质（包括 GABA、谷氨酸、去甲肾上腺素及 5 – HT 等）发挥作用的。药物治疗有四种途径：口服、经皮注射、鞘内注射及局部组织注射。

1. 口服和经皮注射药物　如下所述。

（1）苯二氮䓬类药物：治疗痉挛的第一代药物，最常用的是地西泮，其他还有氯硝西泮和二甲氯氮䓬（tranxene）。苯二氮䓬类药物具有中枢神经活性，主要作用于脑干网状结构和脊髓水平，增加 GABA 和 GABAA 受体复合体亲和性，增加突触前后抑制，减少单突触和多突触反射，改善痉挛状况。

地西泮口服吸收良好，服药后 1h 达峰值血药浓度，半衰期 20~80h。起始剂量为每次 2.5mg，每日 2 次，或 5mg 睡前服用，以后每次增加 5mg，治疗剂量为每日 20~40mg，最大剂量为每日 60mg。目前已知的不良反应有抑郁、协调性降低、记忆力和注意力减退、无力、共济失调、可能的药物成瘾及药物性意志减退，最严重的不良反应是呼吸抑制和意识障碍。并且，在用药过程中突然停药可导致坐立不安、焦虑、激动、易怒、震颤、恶心、噩梦、高热及精神症状，严重时造成死亡。地西泮可使被动运动范围（range of motion，ROM）、痛性痉挛及腱反射改善，但肢体功能无显著变化。

（2）巴氯芬：巴氯芬作用于脊髓突触前、后膜 GABAB 受本。在突触前膜，它与 GABA 神经元结合，是细胞膜超极化，阻滞钙内流和介质释放；在突触后膜，它结合到 Ia 传入纤维，使细胞膜去极化，抑制天冬氨酸、谷氨酸释放，最后的效应是抑制单突触和多突触脊髓反射。

巴氯芬口服吸收良好，服药后 2h 达峰值血药浓度，半衰期约 3.5h，主要经肾排泄，肾功能不全患者应减量。起始剂量为 5mg，每日 2~3 次，每周增加 5~10mg/d，服药后 5~10d 达到最佳临床效果。常用最大剂量为 80mg/d，但 300mg/d 仍认为是安全有效的。巴氯芬比地西泮更易耐受，但不同患者耐受性差异较大，应注意个体化用药。常见不良反应包括嗜睡、疲劳、无力、头晕、恶心、口干、肝功能异常、感觉异常、幻觉及疾病发作阈值降低。剂量增加速度减慢可减少不良反应，停药后 1~2d 不良反应可消失。突然停药可能出现幻觉或痉挛的反弹增加。

（3）丹曲林（dantrolene）：丹曲林是唯一直接作用于骨骼肌的口服抗痉挛药，其作用机制是在肌肉收缩时抑制钙从肌质网的释放，抑制肌肉兴奋 – 收缩耦联。它有两种作用方式：①直接作用于肌肉本身。②作用于肌梭 γ 运动神经元，降低肌梭的敏感性。丹曲林的活性主要针对快反应纤维，效应包括 ROM 增加和肌张力易控制，对于脑瘫和脑外伤引起的痉挛尤其有效。起始剂量为每日 25mg，分两次服用，每周缓慢增加 25~50mg/d，最大剂量为 400mg/d。药物半衰期为 15h。丹曲林最严重的不良反应为肝脏毒性，0.3% 患者可发生严重的肝功能衰竭，因此有肝病史者禁用。服用雌激素患者慎用。不宜与其他具有肝脏毒性的药物联用。治疗前及治疗过程中必须监测肝功能。其他不良反应有头晕、无力、感觉异常、恶心及腹泻等。

（4）可乐定：可乐定是 α_2 去甲肾上腺素、能激动剂。它的作用方式有：①通过 α_2 活性对蓝斑区起作用，降低肌张力增高的诱发因素。②加强 α_2 介导的突触前抑制作用，减少兴奋性氨基酸释放。口服吸收率为 95%，服后 3~5h 达峰值血药浓度，半衰期为 5~19h，约 50% 在肝脏代谢。62% 经尿液排出。口服剂量为 0.1mg，每日 2 次。不良反应主要为心动过缓和低血压，在治疗中需监测血压和脉搏。其他不良反应有口干、足踝肿胀和抑郁。可乐定也可经皮使用，皮下注射剂量为每日 0.1mg 或 0.2mg，皮丘可将药效维持 7d。经皮使用的常见不良反应是过敏，若皮肤红斑持续存在表示可能发生过敏反应。

（5）替扎尼定（tizanidine）：替扎尼定是咪唑类衍生物，与可乐定类似，也是中枢 α_2 去甲肾上腺素能激动剂，作用于脊髓及脊髓上水平，抑制多突触反射。在脊髓上水平，替扎尼定抑制脊髓反射去甲肾上腺素能下行激活通路，普遍抑制 II 型传入纤维或专门抑制 γ 运动神经元，从而抑制 α 运动神经元活动；在脊髓水平，通过加强突触前抑制减少兴奋性氨基酸释放，并兴奋抑制性中间神经元，释放抑制性神经递质甘氨酸，降低脊髓中运动神经元的紧张性。替扎尼定口服吸收良好，服药后 1h 达峰值血药浓度，半衰期 2.5h；起始剂量 1~4mg，睡前服用，以后每 2~4d 增加 1~4mg，最大剂量为 36mg/d。服用替扎尼定患者耐受性较好。与其他抗痉挛药物比较，替扎尼定最大的优势是不引起肌无力，也不引起血压和脉搏的持久改变，但与降压药联合应用时可能诱发症状性低血压。最常见的不良反应是嗜睡和头晕，其次为镇静、无力、恶心、呕吐及口干。少数患者可出现肝损害，应在开始用药时及用药后 1、3、6 个月时行肝影像学检查。

（6）右美托咪唑（dexmedetomidine，DXM）：DXM 是一种较新、较高选择性的抗痉挛药，为 α_2 - 去甲肾上腺素受体激动剂，作用比可乐定强 8 倍以上，能减少麻醉剂、止痛剂、镇静剂及催眠药的需求。其作用有：①剂量相关的抗伤害效应；②降低 3%~1% 的心排血量；③降低体温。DXM 可静脉用药，半衰期为（1.90 ± 0.62）h，常用于辅助外科麻醉。

（7）盐酸赛庚啶（cyproheptadine）：有报道显示可减轻脊髓损伤和多发性硬化患者的痉挛性肌张力增高，从而改善步态，增加行走速度。盐酸赛庚啶可引起显著的镇静作用，因此宜睡前首次服用 4mg，逐渐增加至 16mg/d，分 4 次服用，最大剂量为 36mg/d。

（8）加巴喷丁：加巴喷丁是一种抗癫痫药，结构类似于 GABA，但不影响 GABA 代谢且不作用于 GABA 受体。它可能影响新皮质和海马，结合到 GABA 神经元相应受体。口服后吸收 50%~60%，服药后 2~3h 达峰值血药浓度，半衰期为 5~8h，原型经尿液排泄。口服剂量为每次 400mg，每日 3 次。常见不良反应为嗜睡、头晕、头痛、疲劳及共济失调。

2. 鞘内及局部注射用药 如下所述。

（1）鞘内注射：鞘内注射药物治疗痉挛是较新的治疗方法，目前多用于治疗脊髓损伤和脑性瘫痪后的痉挛。鞘内注射巴氯芬（intrathecal baclofen，ITB）对获得性脑损伤引起的严重痉挛有效。ITB 在 20 世纪 80 年代开始应用，1996 年美国 FDA 批准应用于脑源性痉挛状态，我国也在 2008 年出台了《鞘内注射巴氯芬治疗卒中后痉挛性肌张力增高的专家共识指南》以指导 ITB 在脑卒中后痉挛的临床应用。临床试验证实 ITB 治疗相比口服巴氯芬治疗有效且比较安全，后者存在脂溶性差、不能有效通过血脑屏障的缺陷。对于严重痉挛、对其他创伤性治疗反映差、对 ITB 巨丸剂反应呈阳性的患者，且患者体格适于安装药泵者，可考虑 ITB 治疗。同时，脑外伤患者病程需达 1 年以上；如患者无须上肢有任何恢复，延迟治疗可能引起下肢挛缩或其他痉挛并发症时，病程不到 1 年也可以考虑。

患者筛选试验：腰穿或脊髓导管注射 50μg/次，0.5~1h 起效，4h 达高峰，效果维持 8h 或更长时间。应注意准备呼吸暂停监测仪或脉冲血氧机及复苏装置，以便在药物过量或严重不良反应时及时抢救。Ashworth 量表或改良 Ashworth 量表降低 1 分或更多者，适于应用 ITB 治疗。

治疗时首次采用大剂量给药，然后置入泵。全身麻醉或局麻下导管经髓腔置于胸髓，远端由皮下引致泵处，泵置于前腹部。24h 剂量一般为筛选时维持 8h 以上的剂量，脑源性痉挛剂量增加应为 5%~15%。24h 只能调整剂量 1 次，若剂量增加疗效仍不好，要注意重新评价泵与导管的功能；脊髓损伤时，维持量一般为 22~1 400μg/d；每 4~12 周，药泵需再次加药。

ITB 的治疗优势在于可以留置巴氯芬，降低药物总剂量及全身反应。伴随的问题是需要外科操作、费用高、存在感染风险、诱发疾病发作、巴氯芬过量、泵失调、脱瘾性症状、插管扭结及断裂等。

本药经肾排泄，有肾病者要特别慎用；确实需要下肢痉挛以维持站立体位与转移平衡和活动者，以及妊娠、哺乳、有自主反射异常及精神不正常者禁用。

（2）局部组织注射：包括神经阻滞和化学性去神经术（chemodenervation）。神经阻滞是用化学方法暂时或永久阻滞神经功能，而化学性去神经术是破坏神经。目前常用的药物为乙醇、石炭酸和肉毒杆菌毒素。

1）乙醇：乙醇是第一批有报道用于局部注射治疗痉挛的药物，能有效治疗脑性瘫痪、脊髓损伤和脑卒中所致的局灶性痉挛。使用方法有神经肌肉阻滞、神经鞘内注射和神经周围注射。药物浓度为45%～100%。效应与使用浓度有关，但浓度过高会导致明显炎症反应。

2）石炭酸：石炭酸是苄基乙醇，是苯的氧化代谢产物。1%～7%的石炭酸可损害传入和传出神经纤维，临床上用于治疗痉挛的浓度大于30%。1次注射剂量为1g，即5%的石炭酸最大注射剂量为20mL。肌内注射和远端运动分支，特别是运动点部位的注射均可，神经周围注射比肌内注射更安全，作用时间更持久。注射后立刻可观察到去神经效应。石炭酸的作用时间平均为6个月，作用影响因素有药物浓度、应用方式、研究人群及注射方法等。石炭酸的主要不良反应有注射时烧灼样或针刺样疼痛，可用冰敷或服用非甾体类抗炎药。更严重的并发症是注射部位不当或石炭酸扩散到相邻组织，尤其是直接渗入动脉或静脉内导致深静脉血栓形成，引起梗死、缺血和组织坏死。石炭酸过量会引起震颤、癫痫发作、中枢神经系统抑制和心血管功能衰退。

3）肉毒素（botulinum toxin，BTX）：BTX是由肉毒杆菌合成的蛋白质，有7种抗原性免疫血清（A～G）。近年来应用BTX行化学性去神经术治疗局灶性痉挛已成为重要的治疗方法。对多发性硬化、脊髓损伤、成人及儿童脑瘫、脑卒中后的痉挛均有明显改善。且不像口服抗痉挛剂那样出现镇静、认知障碍等不良反应，主要注射于肌肉，技术上比石炭酸注射到运动神经容易，特别适用于儿童。其中A型肉毒素（BTXA）已在临床上广泛应用。BTXA能作用机体周围运动神经末梢神经－肌肉接头处，通过阻滞突触前膜释放乙酰胆碱而导致肌肉麻痹，缓解肌肉痉挛，且对中枢神经系统和脑干无阻遏作用。2010年3月美国FDA正式批准Allergan公司生产的保妥适（Botox，一种BTXA）用于治疗成人肘、腕部和手指屈肌群的痉挛，注射BTXA后配合运动疗法、矫形器等康复训练效果更佳。目前应用BTXA后症状改善持续最长时间4个月，结合理疗、手法牵张及支具等辅助治疗，只能辅助改善痉挛程度，不能延长作用时间。作用维持还需依靠反复注射，且价格昂贵，故只有在物理治疗和其他常规疗法无效时才用。

BTXB也已上市，商品名为Myobloco BTX作用于神经肌肉接头，抑制乙酰胆碱的释放。注射BTXA后通常在2～10d（平均3d）后出现临床效应，最大效应出现在注射后第4周，作用时间为6周到6个月，增加剂量可能延长效应持续的时间，反复注射可使大多数患者肌张力降低。

早期对BTX效果的研究，包括了多种诊断或以单个肌群为目标，剂量小而固定，张力的测定主观欠准确。近年来，常结合注射协同肌，剂量较大，采用特定的稀释和定位技术，治疗结果的描述更为精确。靶肌内注射有助于提高疗效和减少不良反应。确定注射点的应用最广泛的3种技术是表面解剖定位触摸、针极肌电图和电刺激。大多数情况下，采用肌电图，将针电极插入活动过多的肌肉，定位后再注射BTX。躯干肌、上肢远端、肢体深部肌和肥胖患者注射时也用肌电图引导。对上肢远端痉挛肌群，尤其是有先前对BTX注射效果不太理想的情况下，针电刺激是一个基本定位技术。

注射剂量受功能目标、肌肉大小、痉挛程度、协同模式、神经恢复阶段、预期反应的量和时间的影响，剂量和注射方法应个体化。仅在初期临床检查的基础上为大多数受累肌群决定理想剂量是困难的。临床经验允许为特殊肌群提供一个简单的剂量范围。推荐使用的最大剂量为400U，儿童为8～11U/kg。可结合其他治疗如支具、物理疗法、步态及体位训练。BTXA注射的不良反应发生率低，全身不良反应非常少见，多数是注射部位疼痛，注射肌肉无力或轻微青紫，可随总剂量增加而发生，若发生亦可恢复。

禁忌证：运动神经元病、脊髓灰质炎后综合征、重症肌无力、Lambert－Eaton综合征；不要与氨基糖苷类抗生素同时使用；孕妇禁用。

3%～10%的患者会对BTXA产生耐受性，可能是其血清中存在相应抗体，换用其他血清型如BTXB可能有效。

3. 治疗药物的选择　如下所述。

（1）脊髓损伤和多发性硬化：首先要注意可能引起肌张力增高的一些并发症，如感染、压疮、深静脉血栓形成或异位骨化。若肌张力亢进是局部性的，宜用化学性去神经术；若为广泛性的，宜用口服抗痉挛药，以替扎尼定和巴氯芬效果最理想，可两者合用。苯二氮䓬类药物可能有效，丹曲林和可乐定属二线药物。如口服药无效，可考虑 ITB 系统。多发性硬化患者对口服抗痉挛药的不良反应常敏感，可用 ITB 治疗或局部注射 BTXA。

（2）获得性脑损伤：一般口服药物效果差。不良反应大，对早期恢复不利。有文献报道可用替扎尼定，但可能引起肝损害和乏力；可用 ITB 系统。治疗方法取决于损伤原因和并发症的发生，若是由于缺氧，可在 3~4 个月后用泵，若是血管和外伤原因，则宁可 4~6 个月后用泵。

（3）脑性瘫痪：因为手足徐动症和肌张力障碍对口服药物效果不好，常考虑 ITB，但应先试用口服药。由于丹曲林的肝毒性作用及苯二氮䓬类药物的镇静作用，口服药多选择替扎尼定；在口服药无效后再用 ITB 系统。对单纯痉挛者考虑神经根切除，而对伴显著手足徐动和肌张力障碍者，由于后根切除可带来难以接受的乏力，则唯一选择为 ITB。

（4）BTX 治疗：BTX 治疗的对象主要有两类，即脑性瘫痪儿和成年脑卒中患者。肌张力增加限制了纵肌的伸展而形成挛缩导致脑瘫患儿需要反复行矫形手术、动物实验证明，BTXA 注射能逆转纵肌伸长的限制，从而可能改善功能位置和步态，避免手术。不同剂量 BTXA 可减轻脑卒中后上肢痉挛，尤其是远端的上肢痉挛在注射后有显著改善，疗效高峰出现在第 4 周。对脑外伤所致局灶性痉挛，注射 BTX 也有效。

（四）中医康复治疗

有文献报道以针刺阳陵泉为主治疗外伤性痉挛状态，其痉挛程度较治疗前有显著降低；督脉电针疗法对脊髓损伤后下肢痉挛确有一定疗效，可以减轻一部分患者痉挛状态，但缺乏大规模的临床数据证实。

（五）机器人辅助训练疗法

机器人辅助训练是近年逐渐新起的一项新兴的康复治疗技术。其治疗机制主要与重复性牵伸和反复运动有关。而且在很大程度上减轻康复治疗师的劳动强度并提高康复训练效率，是非常有前景的康复治疗手段，如德国的 MOTOmed 智能运动训练系统等。随着科技的高速发展以及临床研究的不断深入，机器人辅助训练在康复领域必将发挥更加广泛的作用。

（六）手术治疗

当肌痉挛通过药物、理疗、神经阻滞等方法都不能得到控制时，可以通过手术方法使过高的肌张力得到下降而不损害残余的感觉和运动功能，特别是脊髓损伤后的肌痉挛。常见选择性胫神经切断术、选择性闭孔神经切断术、选择性脊神经后根切断术、脊髓切开术、针刀松解术及其他矫形手术。由于远期效果不理想，又不利于患者功能恢复，目前开展较少。

五、结语

痉挛对中枢神经系统损害患者的预后、功能恢复、生活质量有重要影响。目前物理治疗及抗痉挛药物治疗一直是临床治疗痉挛的主要手段，但其具有疗程长、起效慢及药物不良反应多等不足。神经阻滞疗法其抗痉挛短期疗效较佳，必须配合康复训练方能取得较好疗效。同时应结合传统医学、手术治疗及现代的机器人辅助治疗，一起进行综合治疗，以期获得更理想的治疗效果。

（王朝阳）

第三节　肌阵挛

肌阵挛（myoclonus）是起源于神经系统的突然、短暂、闪电样肌肉收缩或收缩抑制所致的不自主运动：正性肌阵挛起源于某一块或一组肌肉的快速主动性的收缩；当主动肌的肌张力出现短暂的丧失（收缩抑制）而拮抗肌群随之出现代偿性的抽动时，就产生了负性肌阵挛。负性肌阵挛较正性肌阵挛更为少见。肌阵挛的病理生理与脑内的一些神经递质功能异常有关，主要表现在 5-羟色胺（5-HT）

能、γ-氨基丁酸（GABA）能神经递质的代谢异常，与甘氨酸及谷氨酸能系统也有一定关系。肌阵挛的治疗也多通过影响这些神经递质来发挥作用。

一、肌阵挛的分类及临床特点

（一）根据病因分类

1. 生理性肌阵挛　　生理性肌阵挛发生于健康个体，最常见的例子是在睡眠和睡眠转换期的生理性肌阵挛。可见于任何年龄，如新生儿良性睡眠肌阵挛（benign neonatal sleep myoclonus）、婴儿良性睡眠肌阵挛（benign sleep myoclonus in infancy）及成人睡眠肌阵挛。这种肌阵挛本质是一种良性的肌阵挛，其特征有：①在思睡或入睡后出现节律性肌阵挛样抽动，唤醒后发作立即停止；②可为局灶性、多灶性或全身性，发作无规律，间隔时间和动作幅度大小不等，重者全身抖动，甚至惊醒；③体格检查和影像学无异常；④本质属一种睡眠生理现象而无须治疗。该生理现象易被误诊为癫痫性肌阵挛，但该种良性睡眠肌阵挛主要在入睡初期发生，随睡眠加深或唤醒发作消失。新生儿及婴儿睡眠期良性肌阵挛随年龄增长多在1岁内消失。此外，因膈肌肌阵挛而出现的呃逆也是生理性肌阵挛常见的例子，很少需要治疗。

2. 特发性肌阵挛　　包括散发性特发性肌阵挛和遗传性特发性肌阵挛。散发性肌阵挛包括各种病因不清和家族史阴性的肌阵挛。遗传性特发性肌阵挛是一种少见的女性遗传印记的常染色体显性遗传病，与7号染色体上 epsilon - sarcoglycan 基因的突变相关，多在20岁以前发病，呈良性病程，患者的生活及寿命无明显影响，一般无共济失调、痴呆、痉挛性肌张力增高及癫痫发作，2/3患者有肌张力失调（肌阵挛 - 肌张力障碍综合征）。肌阵挛以上肢明显，多数对乙醇敏感，摄入乙醇后出现戏剧性好转，电生理检查提示为皮质下肌阵挛。

3. 癫痫性肌阵挛　　肌阵挛可以发生在潜在的癫痫背景之上，如可出现于青少年肌阵挛癫痫或患有如 Lennox - Gastaut 综合征等严重癫痫综合征的患者中，不在本章讨论内容范围。

4. 症状性肌阵挛（继发性肌阵挛）　　继发于神经系统或非神经系统疾病，常见病因包括缺氧缺血性脑病（心搏骤停后）、代谢性脑病、药物或酒精中毒、神经变性疾病（Huntington 病、Alzheimer 病、帕金森病、路易体痴呆、皮质 - 基底神经节变性、多系统萎缩等）、感染性疾病、克 - 雅病等对大脑造成损害的疾病，常伴有精神症状、共济失调及其他运动障碍表现。

（二）根据肌阵挛的起源分类

依据神经电生理技术，如脑电图和肌电图，尤其是借助与肌阵挛发作有锁时关系的脑电平均技术（jerk - locked back averaging，JLA），按其发作起源的解剖部位分类，是人们认识肌阵挛的一个重要突破。确定肌阵挛是起源于皮质、皮质下、脑干、脊髓还是周围神经是在选择抗肌阵挛治疗中最重要的指导信息。JLA 技术并不能作为常规检查来应用，并且在重症患者中也难以完成测试，临床医生可以通过临床检查，根据经验判断肌阵挛的起源（表10 - 5）。

表10 - 5　Caviness 和 Brown 根据起源对肌阵挛的分类

分类	脑电图	肌电图	JLA	SEP
皮质性肌阵挛	图形多样，可出现癫痫样放电波或慢波	肌阵挛肌电爆发持续时间 <75ms	肌阵挛肌电发放前10 ～ 40ms 存在有锁时关系尖波	常伴有巨大皮质反应电位
皮质 - 皮质下性肌阵挛	全面性棘性发放	肌阵挛相关肌电活动 <100ms	肌电爆发与脑电图有锁时关系	可能有巨大皮质反应电位
皮质下 - 脊髓上性肌阵挛	无恒定异常	肌电爆发时程不定	无锁时关系	正常
脊髓性肌阵挛	正常	相关肌电爆发时程 >100ms	无锁时关系	正常
周围性肌阵挛	正常	相关肌电爆发时程不定	无锁时关系	正常

二、肌阵挛的电生理检查

神经电生理检查是研究肌阵挛最具重要意义的实验室检查，对肌阵挛的临床诊断、分类、病理机制以及治疗均有重要参考价值。

1. 肌电图　借助肌电图记录肌阵挛闪电样肌肉抽动信息，特别有助于与其他不自主运动如震颤、舞蹈病和张力障碍的鉴别，同时还有助于对不同起源肌阵挛部位的分析与确认。

2. 脑电图和肌电图同步检测　肌阵挛往往与特定脑区的一组神经元被过度激活相关，因此脑电图与肌阵挛发作的相关性对研究肌阵挛具重要意义。临床研究中，特别强调同步记录脑电图和肌电图。皮质和皮质下起源的肌阵挛脑电图常显示多灶性或全面性棘慢波或多棘慢发放，可伴有或不伴有同步肌阵挛发作。皮质起源的负性肌阵挛，脑电图也可出现棘波或棘慢复合波。在克－雅病中，周期性肌阵挛常与脑电图中周期性同步性放电相关，这两种现象与躯体皮质定位有不同程度联系。在亚急性硬化性全脑炎中，不自主运动常伴随周期性、高幅、形态恒定的脑电图放电。在其他类型肌阵挛中，其脑电图一般无异常改变。

3. 脑电平均技术（JLA）　JLA 技术是脑电图－肌电图多导记录的延伸与扩展，其原理是利用肌阵挛发生时的肌电图作触发信号，返回性提取相关脑电图进行计算机叠加分析。这项技术可揭示用传统多导记录不能发现的肌阵挛相关脑电图放电，准确测量脑电图放电与各种肌阵挛发作的不同间期。

4. 体感诱发电位（SEP）　在所有肌阵挛患者中，仅有皮质肌阵挛和皮质反射性肌阵挛才能引出巨大 SEP 反应电位，因而可用于这两种肌阵挛的临床诊断。从各个 SEP 成分在头部的解剖分布表明，巨大 SEP 是来源于正常 SEP 生理成分的过度增加，而不是有异常组分的参与。值得注意的是，皮质性肌阵挛也常不伴有巨大 SEP，特别是当病理损害导致感觉皮质或邻近组织大量神经元缺失，就不会出现巨大 SFP，甚至表现为 SEP 波幅降低。

5. 其他　近年来，电生理技术如脑磁图、经颅磁刺激也开始用于皮质兴奋性变化的研究，但它们对皮质性肌阵挛的诊断价值有待进一步探索。

三、治疗

特发性肌阵挛无特异性治疗，药物治疗主要以抗癫痫药和抗精神病药物对症治疗为主。与抗癫痫治疗原则不同，肌阵挛治疗药物通常需联合应用，很少能仅靠一种药物获得肌阵挛的完全控制。一般需根据病因诊断、肌阵挛可能的起源以及抗肌阵挛药物的不良反应等来选择治疗药物。如不能确定肌阵挛的起源，则按照皮质性肌阵挛治疗。对于引起继发性肌阵挛的原发疾病或诱因的控制对治疗更为重要。

（一）肌阵挛常用治疗药物

大部分抗肌阵挛的药物，都通过增加抑制性神经递质 GABA 发挥作用。

1. 左乙拉西坦（levetiracetum）　左乙拉西坦是一种新型抗癫痫药物，通过阻断 GABA 受体的下调达到抗肌阵挛作用，对正性和负性肌阵挛均有效。左乙拉西坦在 2000 年初进入美国，现有 250mg、500mg、750mg 三种剂量的片剂。慢性肌阵挛患者起始剂量为 250～500mg/d，然后以每周 500mg 的速度逐渐加量，一般认为达 2 000～4 000mg/d 时治疗肌阵挛有效，推荐最大剂量为 3 000mg/d。儿童用量为 20～40mg/（kg·d）。左乙拉西坦对治疗皮质性肌阵挛特别是缺氧缺血性脑病后肌阵挛患者有效。与传统抗癫痫药物比较，由于左乙拉西坦的蛋白结合率较低，并经过肾排泄，对其他伴随用药的血药浓度无影响，不存在药物间相互作用，使用较安全。同时，左乙拉西坦有良好的耐受性，最常见的不良反应有抑郁、复视、头晕、嗜睡及无力等，偶见精神症状及共济失调。由于主要经肾排泄，老年患者及肾功能减退患者需慎用。

2. 丙戊酸（valproic acid）　丙戊酸能抑制 GABA 降解，增加 GABA 合成，并减少其转运，从而增加 GABA 的抑制作用。现有每粒 125mg、250mg 和 500mg 三种片剂，也有每粒 125mg 的胶囊。丙戊酸通常以 125mg，每日两次开始给药，再加量直至临床治疗有效。多数患者需要达到 1 200～2 000mg/d 的剂量。丙戊酸常见的不良反应有消化不良、体重增加、疲乏、眩晕、头痛、恶心及镇静作用，动作性震颤、脱发及可逆性帕金森病并不常见。丙戊酸最严重的不良反应为肝功损害和凝血时间延长，不应用于有肝病或严重肝功能异常的患者，也禁用于尿素循环障碍的患者。服用丙戊酸的患者通常在治疗的前6个月中，可ILH现致死性的肝衰竭，这种情况可出现在既往没有肝受损病史的患者中，因此对服用丙戊酸的患者，应经常监测肝功能。丙戊酸在成人和儿童中也可能引发导致有潜在生命危险的胰腺炎。与剂量相关的血小板减少症也有可能发生。丙戊酸可引起神经管发育缺陷、颅面部发育缺陷及心血管畸形，应避免妊娠期间使用。提高肝酶诱导剂水平的药物可降低丙戊酸的血药水平，苯妥英、卡马西平及苯巴比妥可降低丙戊酸的血药水平，丙戊酸可提高华法林、拉莫三嗪、苯巴比妥及苯妥英的血药水平，与其他抗癫痫药物联用时应注意调整剂量。丙戊酸是第一个被明确地用来治疗肌阵挛的药物，已显示它对治疗皮质性和皮质下肌阵挛有效，但部分观点认为，由于丙戊酸存在广泛不良反应以及潜在的危及生命的不良反应，该药应作为二线药物使用。

3. 氯硝西泮　苯二氮䓬类和巴比妥盐类药物能促进GABA的传递。氯硝西泮可用于皮质、皮质下及脊髓性肌阵挛，并可作为脊髓性肌阵挛的首选药物，但常需要较大剂量。现有每片0.5mg、1mg和2mg三种片剂型，通常需每天三次给药。较谨慎的做法是以小剂量开始，通常为0.5mg，再逐渐加量直至症状得到控制或出现了不良反应，最大可达15mg/d。大多数患者需要至少2mg/d的剂量。氯硝西泮最常见的不良反应是嗜睡，部分患者可能出现共济失调或人格改变，缓慢加量能够减少不良反应出现。氯硝西泮对肝功能异常或窄角型青光眼患者应禁用。氯硝西泮与其他药物间的相互作用并不明显，但可增强其他药物的镇静效果。在长期应用后，当需要停止用药时，应逐渐减量以避免出现戒断症状。

4. 吡拉西坦　吡拉西坦是一种促智药物。已显示吡拉西坦对治疗皮质性肌阵挛患者有效。吡拉西坦与左乙拉西坦是S-异构体，具有相似的化学结构。在临床前研究中，吡拉西坦能有效改善学习和记忆，左乙拉西坦对认知的改善效果不如吡拉西坦，但能有效预防癫痫发作。吡拉西坦片剂每片400mg或800mg，一般每日分三次给药，治疗剂量范围为2.4g~21.6g/d，更高剂量（30g~40g/d）可能获得更好的治疗效果，但患者不易坚持，采用小剂量吡拉西坦与小剂量左乙拉西坦联合治疗患者依从性可能更理想。吡拉西坦禁用于肾功能不全或肝功能异常的患者。由于吡拉西坦以原形排出，与蛋白不结合，与其他药物无明显的药物间相互作用，亦无明显的严重不良反应，因此总的耐受性较好，但有发生可逆性血小板减少症及白细胞减少症的个案报道。应避免突然地停用吡拉西坦以免发生戒断症状。

5. γ-羟基丁酸　GABA在某些欧洲国家用来治疗乙醇戒断症以及维持戒酒状态。因为有被滥用作为约会强暴药物的危险，在被美国批准用来治疗发作性睡病患者的猝倒发作之前，GABA曾一度被列为Ⅰ类麻醉药物。GABA应被严格地管理，在美国仅能作为用于上述适应证的处方药物。在一篇报道中，6.125g/d的GABA成功地治疗了乙醇敏感性的肌阵挛—肌张力障碍。对继发于结节性硬化的婴儿痉挛，GABA也有一定作用。但也有报道显示GABA可能加重肌阵挛。GABA在怀孕期为C类药物，孕妇不建议使用。应特别注意的是GABA与其他中枢神经系统镇静剂同时应用时，可引起呼吸抑制。

6. 扑痫酮　扑痫酮有时用于皮质或皮质下肌阵挛患者，但很少作为一线抗肌阵挛药物。

现有50mg、125mg和250mg三种片剂。与癫痫患者不同，肌阵挛患者难以耐受扑痫酮的快速加量。较谨慎的做法是以25mg/d开始治疗，再以每周25~50mg的速度逐渐加量。该药通常需加量至目标为500~750mg/d的耐受量。由于扑痫酮有可能导致镇静、抑郁及思维迟缓的风险，老年患者慎用。最常见的不良反应是嗜睡，虽然对该不良反应通常可以耐受，少数患者仍可以引起严重神经行为及轻度认知方面的不良反应，它可能加重已有的行为障碍并可能引发为易激惹，也可能损害记忆，并对需要长时间注意力的作业任务的完成有影响。扑痫酮禁用于卟啉症患者。扑痫酮经代谢为苯巴比妥和苯乙基丙二酰胺，苯巴比妥可诱导肝酶进而导致那些在肝脏代谢药物的血药水平下降。扑痫酮可降低华法林和类固醇的血药水平，可降低或提高苯妥英的血药水平，丙戊酸可降低苯巴比妥的代谢，与其他抗癫痫药联合用药时应注意调整剂量。

7. 其他　5-羟色胺（5-HT）在动物模型及少数个案研究中报道对缺氧后肌阵挛有效，但由于可能出现嗜酸性粒细胞增多，且治疗效果不肯定，很少用于肌阵挛治疗。苯妥英和卡马西平对少数肌阵挛患者有效，但有报道认为苯妥英在某些情况下会加重肌阵挛。唑尼沙胺一般不用于治疗肌阵挛，偶有报道认为对部分患者有效。

（二）不同类型肌阵挛的治疗

1. 皮质性肌阵挛　以往认为治疗皮质性肌阵挛最有效的药物是丙戊酸和氯硝西泮，但由于左乙拉西坦不良反应更少，一般无镇静作用，现在已逐渐取代丙戊酸和氯硝西泮成为皮质性肌阵挛的首选药物，但尚无研究证明哪种药物效果最理想。吡拉西坦、GABA 及扑痫酮也可用于皮质性肌阵挛。

2. 缺氧后肌阵挛　最初于 1963 年由 James Lance 和 Raymond Adams 进行了描述，缺氧事件的幸存者可能出现一种综合征，表现为严重的动作性和意向性肌阵挛，而认知功能及神经功能状态得以保留。缺氧后肌阵挛根据起源可分为皮质源性和皮质下源性。皮质源性肌阵挛多典型累及上肢、下肢和面部，可由动作和意念触发，并经常表现为非节律性、刺激敏感性和动作诱发性。皮质下源性是起源于皮质下结构、脑干、脊髓的肌阵挛，经常表现为节律性，对刺激非敏感性。有时两者区分比较困难，尤其是缺氧后肌阵挛，就同一患者而言，可能是皮质源性，也可能是皮质下源性，或者两者兼有。缺氧后肌阵挛药物治疗主要分为两类：一类是与 5 - 羟色胺相关的药物如 5 - 羟色胺，另一类是与氨基酸类递质相关的药物如左乙拉西坦、拉莫三嗪、利鲁唑及四氢烟酸、氯硝西泮。根据病例报告及系列研究的报道，缺氧后肌阵挛患者经 1 000 ~ 1 500mg/d 剂量的左乙拉西坦治疗后获得了较好甚至戏剧性的效果。5 - 羟色胺已经在临床上用于治疗 Lance - Adams 综合征，动物模型研究也发现拉莫三嗪可有效减轻肌阵挛的发作，是一种很有潜力的抗缺氧后肌阵挛药物。其他非药物治疗包括物理治疗手段（电刺激）生物反馈及自我放松疗法等。

3. 特发性肌阵挛　尽管乙醇可抑制特发性肌阵挛患者的肌阵挛，但由于有被滥用和产生依赖的风险应避免使用。根据经验，对特发性肌阵挛患者试用反复经颅磁刺激治疗是有效的。一例遗传性特发性肌阵挛在对脑深部的丘脑腹中间核行高频刺激后得到了改善。氯硝西泮、苯扎托品、抗胆碱能药物、丙戊酸及吡拉西坦等均有报道对某些选择性的患者有效。Gassers 等曾报道对 MDS 患者施行立体定向丘脑切开术后，可消除肌阵挛。但一例患者出现构音障碍，另一例患者出现轻偏瘫。近年来有报道显示深部电刺激对少数特发性肌阵挛患者治疗有效，但目前缺乏足够的数据支持。

4. 顽固性呃逆　呃逆只有在经过常规处理无效后才需要治疗。巴氯芬、阿米替林及丙戊酸仍是最常用的药物。由于可能出现迟发性运动障碍，抗精神病药物应避免使用。在过去 2 年中无新的治疗呃逆的方法发表。

5. 腭肌阵挛　腭肌阵挛可引起腭部节律性运动，可能是特发性的或继发性的（因 Guillain - Mollaret 三角处的病变引起）。无症状的腭肌阵挛不需要治疗。目前认为肉毒毒素注射到腭帆提肌和腭帆张肌是有疗效的，甚至可以作为一线治疗。有个案报道显示，拉莫三嗪可改善因腭肌阵挛引起的耳部咔嗒声。部分患者应用卡马西平、5 - 羟色胺、苯妥英、巴比妥、地西泮及安坦等药物有效。腭肌肌腱断裂术可用于终止腭肌阵挛引起的耳部咔嗒声。

6. 斜视性阵挛 - 肌阵挛　这种副肿瘤性或副感染性疾病可自发缓解，特别是当它继发于病毒感染时。对持续性、致人衰弱的斜视性阵挛 - 肌阵挛患者，已应用过各种不同的免疫调节方面的治疗。有报道，静脉用大剂量免疫球蛋白治疗有效（Ⅲb 级证据）；大剂量的甲基泼尼松也有效（Ⅲb 级证据）。一项随机临床试验显示应用吡拉西坦治疗儿童斜视性阵挛，肌阵挛无效。血浆交换也发现有效（Ⅲb 级证据）。有关于应用硫胺素和氯硝西泮治疗有效的数个独立的个案报道。

7. 脊髓性肌阵挛　Keshwani 曾描述了 3 例在应用左乙拉西坦后症状得到改善的脊髓性肌阵挛患者。近来一项报道提到，脊髓性肌阵挛对阿扑吗啡的反应较好。注射肉毒毒素也被应用于治疗刺激敏感性的节段性脊髓肌阵挛。氯硝西泮、卡马西平、巴氯芬、丁苯那嗪、安坦、丙戊酸、苯妥英、拉莫三嗪、舒马普坦、吡拉西坦、5 - 羟色胺等都可用于治疗脊髓性肌阵挛。

8. 不宁腿综合征/睡眠中周期性肢体运动　不宁腿综合征和睡眠中周期性肢体运动均已显示对多巴胺能药物，包括培高利特、氯硝西泮及普拉克索有反应。正如在双盲、安慰剂对照的交叉试验中所证实的那样，加巴喷丁也可用于治疗不宁腿综合征。

肌阵挛可出现在很多情况下，并且常具致残性。根据病史及检查获得的线索以及通过借鉴抗癫痫治疗方法，通常可以选择一个有效的治疗肌阵挛的策略。

（王朝阳）

第四节　帕金森病

一、概述

帕金森病（Parkinson disease，PD）或称震颤麻痹（paralysis agitans），是一种多发于中老年期的中枢神经系统变性疾病。首先由英国医生帕金森（James Parkinson）于 1817 年报道，1960 年，科学家在实验动物中偶然发现利舍平可引起类似帕金森病的一系列症状，受这一事实的启发，他们对震颤麻痹死亡之病例的脑组织进行了单胺类物质的测定，才了解到这种患者纹状体内多巴胺含量较正常人为低。从此，该病的研究大大加速。目前，已知黑质和纹状体中多巴胺能神经元变性是本病的主要病理变化。震颤、肌强直和运动障碍为其主要特征。

本病在欧美国家 60 岁以上人群患病率 0.1%，在我国为 81/10 万，目前我国有帕金森患者 120 万，患病率随年龄增长而增高。患者寿命明显缩短，起病后 10 年内约有 2/3 患者严重残废或死亡，主要死亡原因是支气管肺炎和尿路感染。

二、病理

主要病理改变在黑质、苍白球、纹状体和蓝斑。黑质和蓝斑脱色是其肉眼变化特点。显微镜下最明显的变化是神经细胞变性和减少，黑色素细胞中的黑色素消失，胞体变性，黑质和纹状体中多巴胺含量显著减少，其减少与黑质变性的程度成正比，同时伴有不同程度神经胶质细胞增生。据报道，纹状体多巴胺含量下降到 50% 以上时才出现症状。残留的神经细胞胞内有 Lewy 小体形成，所有这些改变以黑质最明显，且黑质的致密带改变比网状带重。另一病理变化是进行性弥漫性脑萎缩，有脑萎缩者占 90% 以上，并且脑萎缩程度与年龄的大小、疾病的严重程度、类型和病程的长短有明显关系。

免疫细胞化学也揭示黑质多巴胺能神经元减少。帕金森病不仅多巴胺含量减少，而且基底节中多巴胺代谢产物高香草酸（homovanillic acid，HVA）、多巴胺合成的限速酶（酪氨酸羟化酶）和多巴胺脱羧酶也明显减少。脑内多巴胺能神经元大量丧失，多巴胺含量下降，使多巴胺绝对和相对不足而乙酰胆碱的兴奋作用相对增强，引起震颤麻痹。

三、临床表现

1. 震颤　为静止性、姿势性震颤，多从一侧上肢的远端开始，后渐扩展到同侧下肢及对侧上、下肢。早期随意运动时震颤减轻，情绪激动时加重，睡眠时消失。手部可形成搓丸样（pill - rolling）动作。

2. 肌强直　因患肢肌张力增高，关节被动运动时，可感到均匀的阻力，称为"铅管样强直"；若合并有震颤则似齿轮样转动，称为"齿轮样强直"。躯干、颈面部肌肉均可受累，患者出现特殊姿势，头部前倾，躯干俯屈，上肢之肘关节屈曲，腕关节伸直，前臂内收，下肢之髋及膝关节均略为弯曲。手足姿势特殊，指间关节伸直，手指内收，拇指对掌。

3. 运动障碍　平衡反射、姿势反射和翻正反射等障碍以及肌强直导致的一系列运动障碍。运动缓慢和减少，不能完成精细动作，出现"写字过小征（micrographia）"。步态障碍甚为突出，首先下肢拖曳，然后步伐变慢变小，起步困难，一旦迈步则向前冲，且越走越快，出现慌张步态（festination）。

4. 其他　自主神经系统症状可表现为大量出汗和皮脂腺分泌增加，且出汗仅限于震颤一侧。食管、胃以及小肠的运动障碍导致吞咽困难和食管反流，患者可有顽固性便秘。精神异常可表现为忧郁、多疑、智能低下及痴呆等。有时患者也有语言障碍。少数患者可有动眼危象。

四、诊断

（一）诊断要点

原发性帕金森病的诊断主要根据以下几点：①至少具备四个典型症状和体征（静止性震颤、少动、强直和位置性反射障碍）中的二个。②是否存在不支持诊断原发性帕金森病的不典型症状和体征，例如锥体束征、失用性步态障碍、小脑症状、意向性震颤、凝视麻痹、严重的自主物神经功能障碍、明显的痴呆伴有轻度锥体外系症状等。③脑脊液中多巴胺的代谢产物高香草酸减少。

（二）诊断分级

目前分级的方法有多种，如 Hoehn 和 Yahr 修订分级、Schwab 和 England 日常活动修订分级、联合帕金森病评分分级和 Webster 评分。临床常用以评价病情程度和治疗效果较客观全面的是 Webster 评分法，其详细内容如下：

1. 手部动作和书写　0分：无异常。1分：患者自述在拧毛巾、系衣扣、写字时感到困难，检查时手内转外转动作缓慢。2分：明显或中等程度手的轮替动作缓慢，一侧或双侧肢体有中等程度的功能障碍，书写明显困难。3分：严重的轮替动作困难，不能书写，不能系衣扣，应用食具明显困难。

2. 僵硬　0分：未出现。1分：可出现颈肩部僵硬，反复运动后僵硬增加，一侧或双侧上肢有轻度休止状态下的僵硬。2分：颈肩关节中等度僵硬，患者在不服用药物情况下有休止性全身性僵硬。3分：颈肩严重僵硬，全身的休止性僵硬用药后也不能控制。

3. 震颤　0分：未出现。1分：休止状态下手、头部震颤，振幅＜1英寸。2分：振幅＜4英寸，但患者能采取某种姿势控制震颤。3分：振幅＞4英寸，持续不能控制（小脑性意向性震颤除外），不能自己进食。

4. 面部　0分：正常，无惊恐、嘴紧闭、忧郁、焦虑等表情。1分：面部表情障碍，嘴紧闭、忧虑、焦虑。2分：中等程度的面肌运动障碍，情绪变化引起面部表情变化迟钝，中等程度的焦虑、忧郁，有时出现张口流涎的表情。3分：面具脸，张口程度仅能张开1/4英寸。

5. 姿势　0分：正常，头部前倾，离开中线不超过4英寸。1分：驼背，头部前倾，离开中线超过5英寸。2分：开始上肢屈曲，头前屈明显，超过6英寸，一侧或双侧上肢曲线形，但腕关节的水平位置低于肘关节的水平位置。3分：猿猴样步态，手呈屈曲样，指间关节伸直，掌指关节屈曲，膝关节屈曲。

6. 上肢摆动　0分：双上肢摆动正常。1分：一侧上肢摆动不如对侧（行走时）。2分：一侧上肢在行走时无摆动，另一侧摆动变弱。3分：行走时双上肢无摆动。

7. 步态　0分：步幅18～30英寸，转身不费力。1分：步幅12～18英寸，转身缓慢，时间延长，走路有时脚跟碰脚跟。2分：步幅6～12英寸，两脚跟拖地。3分：拖曳步态，步幅＜3英寸，有时走路常停步，转弯时非常慢。

8. 皮脂腺分泌　0分：正常。1分：面部出汗多，无黏性分泌物。2分：面部油光样，为黏性分泌物。3分：头面部皮脂腺分泌明显增多，整个头面部为黏性分泌物。

9. 语言　0分：声音清楚、响亮，别人可以理解。1分：声音开始嘶哑，音量、音调、语调变小，但能理解。2分：中等度嘶哑，声音弱，音量小，语调单调，音调变化迟缓，别人理解困难。3分：明显声音嘶哑，无力。

10. 生活自理能力　0分：正常。1分：能自己单独生活，甚至从事原来的工作，但缓慢。2分：生活自理能力减退（尚能缓慢地完成大多数日常工作），在软床上翻身困难，从矮椅上站起困难等。3分：生活不能自理。

以上各项分为正常（0分）、轻度障碍（1分）、中度障碍（2分）及严重障碍（3分）。临床病情轻重程度按总分值可分为：轻度（1～10分）、中度（11～20分）、重度（21～30分）。治疗效果按下列公式计算：疗效＝治疗前分数－治疗后分数/治疗前分数计算结果100%为痊愈，50%～99%为明显进步，20%～49%为进步，0%～19%为改善，0为无效。

五、治疗

帕金森病治疗的原则是使脑内多巴胺－乙酰胆碱系统重获平衡，或是补充脑内多巴胺的不足，抑或是抑制乙酰胆碱的作用而相对提升多巴胺的效应，或二者兼用，以达到缓解症状的目的。临床医生根据这一原则采用药物治疗和手术治疗。

（一）药物治疗

1. 多巴胺替代疗法　此类药主要是补充多巴胺的不足，使乙酰胆碱－多巴胺系统重新获得平衡，而改善症状。多巴胺本身不能通过血－脑脊液屏障，故选用其能够通过血－脑脊液屏障的前体——左旋多巴，或者应用多巴胺脱羧酶抑制剂。

（1）左旋多巴（Levodopa）：可透过血脑脊液屏障，经多巴胺脱羧酶脱羧转化为多巴胺而发挥作用。开始应用时，125mg/次，每日3次，在一周内渐增至250mg/次，每日4次，以后每日递增125mg，直至治疗量达3～6g/d。不良反应有食欲差、恶心、呕吐、低血压及心律不齐。服药期间禁止与单胺氧化酶抑制剂和麻黄碱同时应用，与维生素B_6或氯丙嗪合用将降低疗效。

（2）卡比多巴（Carbidopa，又称α－甲基多巴肼）：外周多巴胺脱羧酶抑制剂，本身不透过血－脑脊液屏障，从而使低剂量的左旋多巴即可产生有效的多巴胺脑内浓度，并降低外周多巴胺的不良反应。主要与左旋多巴合用（信尼麦 Sinemet，卡比多巴：左旋多巴＝1：4或者1：10）治疗帕金森病。有10/100、25/250和25/100三种片剂，分别含左旋多巴100mg、250mg和100mg，以及卡比多巴10mg、25mg和25mg。开始时用信尼麦10/100半片，每日3次，以后每隔数日增加一片，直至最适剂量为止。苄丝肼（benserazide）也是多巴胺脱羧酶抑制剂，与左旋多巴合用（美多巴 Madopar，苄丝肼：左旋多巴＝1：4）治疗帕金森病，美多巴的用法与信尼麦类似。强直、呕吐、恶心、厌食、失眠、肌痉挛、异常动作为其不良反应。妊娠期间避免使用卡比多巴和左旋多巴。

长期服用左旋多巴可产生开关现象（on－off phenomenon）等不良反应，"开"是指多动，"关"是指本病三主征中的不动，出现开关现象的患者可于原来不动状态中突然变为多动，或于多动中突然变为不动。产生该现象的原因尚不清楚，但多巴胺受体状况的改变是值得注意的。因为多巴胺受体一方面神经超敏，另一方面又失敏。超敏很可能是突触后多巴胺受体（D_2）亚型增多，失敏可能是突触前多巴胺受体（D_3）亚型丧失，失去反馈调控功能，不能调节多巴胺的适度释放。目前对这类患者的有效药物是多巴胺受体激活剂麦角碱类衍生物。其中溴隐亭较常用，其作用机制不同于左旋多巴。溴隐亭作用时程较长，减少开关现象出现机会；它能有效地直接兴奋突触后多巴胺受体，而不涉及突触前多巴胺受体功能；溴隐亭是伴有部分阻滞作用的混合型激动剂，有多巴胺受体激动剂与阻滞剂的双重特性，这种混合型作用可能有助于阻滞多巴胺受体出现低敏反应。

2. 抗胆碱能药物　此类药物抑制乙酰胆碱的作用，相应提升多巴胺的效应。常用的有：安坦（Artane）2mg，每日3次，可酌情适量增加；开马君（Kemadrin）5～10mg，每日3次；东莨菪碱（Scopolamine）0.2mg，每日3～4次；苯甲托品（Benytropine）2～4mg，每日1～3次。苯甲托品通过阻滞纹状体突触对多巴胺的重摄取而起作用，治疗强直的疗效比震颤好，运动不能的疗效最差。此类药有头昏、眩晕、视力模糊、瞳孔散大、口干、恶心和精神症状等不良反应。老年人偶有尿潴留。青光眼和重症肌无力患者忌用。

3. 溴隐亭（Bromocriptine）　激动纹状体的多巴胺受体，其疗效比左旋多巴差，但可用于对左旋多巴失效者。现多与左旋多巴或复方多巴合用，作为它们的加强剂。与左旋多巴合用时可产生幻觉。开始时每日0.625mg，缓慢增加，但每日量不超过30mg。不良反应有恶心、头痛、眩晕、疲倦。肝功能障碍时慎用，禁用于麦角碱过敏者。

各种药物治疗虽然能使患者的症状在一定时间内获得一定程度好转，皆不能阻止本病的自然进展。长期服用药物均存在疗效减退或出现严重不良反应的问题。另外约15%患者药物治疗无效。

（二）外科治疗

对于药物治疗无效的患者，常采用外科治疗。学者们曾进行脊髓外侧束切断术、大脑脚切断术、大脑皮质区域切除术、脉络膜前动脉结扎术、开颅破坏豆状襻和豆状束等手术，终因手术风险大、疗效差而废弃。立体定向手术治疗帕金森病始于 20 世纪 40 年代，丘脑腹外侧核毁损术和苍白球毁损术曾是治疗帕金森病的热门手段，但疗效不能够长期维持，且双侧损毁术并发永久性构音障碍和认知功能障碍的概率较高，逐渐被脑深部电刺激术取代。脑深部电刺激术是 20 世纪 70 年代发展起来的，它最早用于疼痛的治疗，具有可逆性、可调节性、非破坏性、不良反应小和并发症少等优点，可以通过参数调整达到对症状的最佳控制，长期有效，不存在复发问题，并保留新的治疗方法的机会，现已成为帕金森病外科治疗的首选方法。该技术于 1998 年在国内开展并逐渐推广，取得了良好的临床效果。

1. 丘脑毁损术　如下所述。

（1）手术原理：毁损丘脑腹外侧核可阻断与帕金森病发病相关的两个神经通路。一个是苍白球导出系即从苍白球内侧部，经豆状襻、豆状束、丘脑腹外侧核前下部到达大脑皮质（6 区）。阻断此通路，对解除肌强直有效。另一个来自对侧小脑，经结合臂核丘脑腹外侧核后部，到达大脑皮质（4 区）。阻断此通路，对解除震颤有效。根据帕金森病的发病机制，肌强直系因 γ 运动系统受抑制所致，震颤系因 α 运动系统亢进所致。阻断此两通路可恢复 α 和 γ 运动系统的平衡，达到治疗效果。这两个系统均经丘脑下方 Forel 区，然后向上和稍向外，进入丘脑腹外侧核的下部。此区为毁损灶所在。

（2）手术适应证和手术禁忌证

1）手术适应证：①诊断明确的帕金森病，以震颤为主，严重影响生活和工作能力。②躯体一侧或双侧具有临床症状。③一侧曾行 Vim 损毁手术的，另一侧可行电刺激手术。④年龄在 75 岁以下，无重要器官严重功能障碍。⑤无手术禁忌证。

2）手术禁忌证：①严重精神智能障碍、自主神经功能障碍及有假性球麻痹者。②严重动脉硬化、心肾疾病、严重高血压、糖尿病、血液系统疾病及全身情况很差者。③主要表现为僵直、中线症状以及单纯的运动减少或运动不能者。④症状轻微，生活及工作无明显影响者。

（3）术前准备和评价：手术前应注意进行全面的体格检查。在手术过程中需要患者的完全配合，因此，对于言语表达能力困难的患者，术前应进行必要的训练，以便在手术过程医生和患者之间能顺利交流。由于手术在局麻下进行，可不给予术前用药，以保证整个手术过程中观察患者症状。一般在术前 1d 停药，对用药剂量大、对药物有依赖性的患者，可逐渐停药或不完全停药，只要在术中观察到症状即可；如果即使在"开"状态下患者症状仍然非常明显，则没有必要停药。术中应进行监护，保持生命体征平稳。术前应进行 PD 的震颤评分。

（4）手术步骤

1）靶点选择：丘脑腹外侧核包括腹嘴前核（Voa）、腹嘴后核（Vop）和腹内侧中间核（Vim），一般认为毁损 Voa 及 Vop 对僵直有效，毁损 Vop 及 Vim 对震颤有效，靠近内侧对上肢效果好，外侧对下肢效果好。靶点选择一般在 AC－PC 平面，后连合前 5~8mm，中线旁开 11~15mm。

2）靶点定位：①安装立体定向头架：患者取坐位将立体定向头架固定于颅骨上，安装时要使头架不要左右倾斜，用耳锥进行平衡；前后方向与 AC－PC 线平行。②MRI 扫描：安装好定位框后，将患者头部放入 MRI 扫描圈内，调整适配器，使扫描线与头架保持平行。进行轴位 T_1 和 T_2 加权像扫描，扫描平面平行于 AC－PC 平面。扫描层厚为 2mm，无间隔，将数据输入磁带或直接传输到计算机工作站。③靶点坐标计算：各种立体定向仪的靶点计算方法不尽相同，可以用 MRI 或 CT 片直接计算，但较烦琐，可采用先进的手术计划系统（Surgiplan System），这套系统具有准确、直观和快速的特点。④微电极记录和电刺激：微电极技术可以直接记录单个细胞的电活动，可以根据神经元的放电类型，提供良好的丘脑核团生理学分析基础。

一般认为，丘脑内治疗震颤有效的部位是：①聚集着自发放电频率与震颤频率一致的神经元（震颤细胞）。②电极通过时，机械的损伤或小的电流刺激能够抑制震颤。试验性的靶点位置位于生理学资料确定的 Vim 核。由于 Vim 核被认为是运动觉的中继核，Vim 核高频刺激引起对侧肢体的感觉异常。

刺激 Vim 核还可引起对侧肢体的运动幻觉，如果电极针位置太低，也可引起其他特殊感觉，如眩晕、晕厥或恐惧等。判断电极针是否位于正确的另一参数是震颤的反应，在 Vim 核内低频刺激（2Hz）方可引起震颤加重，而高频刺激则可使震颤减轻，如果高频刺激在 1~4V 电压范围内使震颤减轻，则表明电极针位置良好。在 Vim 核内存在由内到外的体表部位代表区，Vim 的最靠内侧为口面部代表区，最外侧即靠近内囊部位是下肢代表区，中部为上肢代表区。靶点位置应与震颤最明显的肢体部位代表区相对应，因此上肢震颤时位置应稍偏内，下肢震颤时偏外，靠近内囊。

3）麻醉、体位和手术入路：患者仰卧位于手术床上，头部的高低以患者舒适为准，固定头架，常规消毒头部皮肤，铺无菌单，头皮切口位于冠状缝前中线旁开 2.5~3cm，直切口长约 3cm，局部 1% 利多卡因浸润麻醉，切开头皮，乳突牵开器牵开。颅骨钻孔、电灼硬脑膜表面后，"十"字剪开，电灼脑表面，形成约 2mm 软膜缺损，用脑穿针试穿，确定无阻力，以使电极探针能顺利通过，将立体定向头架坐标调整至靶点坐标后，安装导向装置。

4）靶点毁损：核对靶点位置后，先对靶点进行可逆性的毁损，射频针直径为 1.1mm 或 1.8mm，长度为 2mm，加热至 45℃，持续 60s，此时要密切观察对侧肢体震颤是否减轻，有无意识、运动、感觉及言语障碍。若患者症状明显改善，而又未出现神经功能障碍，则进行永久性毁损，一般温度为 60~85℃，时间 60~80s，超过上述温度和时间，毁损灶也不会增大。毁损从最下方开始，逐渐退针，根据丘脑的大小，可毁损 4~6 个点，毁损期间仍要密切注意患者肢体活动、感觉及言语情况，一旦出现损害症状，立即终止加热。毁损完毕后，缓慢拔除射频针，冲洗净术野，分层缝合皮肤。

5）术后处理：手术结束后，在手术室内观察约 30min，若无异常情况，将患者直接送回病房。最初 24~72h 内，继续进行心电监护及血压监测，并观察患者瞳孔、神志及肢体活动情况，直至病情稳定为止。应将血压控制在正常范围，以防颅内出血。患者可取侧卧位或仰卧位，无呕吐反应者可取头高位。手术当日即可进食，有呕吐者暂禁食。切口 5~7d 拆线，患者一般术后 7~10d 出院。

6）术后是否服药应根据具体情况，若手术效果满意，患者本人认为不用服药已经可达到满意效果，即使另一侧仍有轻微症状，也可不服药或小剂量服用非多巴胺类制剂。当然，如果另一侧症状仍很明显，严重影响患者生活，则需继续服用抗帕金森病药物，其服药原则是以最小剂量达到最佳效果。

（5）手术疗效：丘脑毁损术能改善对侧肢体震颤，在一定程度上改善肌强直。而对运动迟缓、姿势平衡障碍、同侧肢体震颤无改善作用。各家报道震颤消失的发生率在 45.8%~92.0%，41.0%~92.0% 患者的肌强直得以改善。

（6）手术并发症：①运动障碍运动障碍多为暂时性，但少数可长期存在。偏瘫发生率约 4%，平衡障碍约 13%，异动症发生率 1%~3%。多因定位误差、血管损伤、血栓和水肿等累及邻近结构所致。②言语障碍术后发生率为 8%~13%。言语障碍表现为音量减小、构音障碍和失语症三种形式，多见于双侧手术与主侧半球单侧手术患者。言语功能障碍的发生与否，与术前言语功能无关。它们多为暂时性，常于数周后自行改善或消失。不过不少患者长期遗留有命名困难、持续言语症、言语错乱等。③精神障碍发生率为 7%~8%。④脑内出血可因穿刺时直接损伤血管或损毁灶局部出血，CT 检查可及时确诊得到相应处理。

2. 苍白球毁损术　如下所述。

（1）手术原理：在 PD 患者，由于黑质致密部多巴胺能神经元变性，多巴胺缺乏使壳核神经元所受到的正常抑制减弱，引起壳核投射于外侧苍白球（Gpe）的抑制性冲动过度增强，从而使 Gpe 对丘脑底核（STN）的抑制减弱，引起 STN 及其纤维投射靶点内侧苍白球（Gpi）的过度兴奋。STN 和 Gpi 的过度兴奋被认为是 PD 的重要生理学特征。这已被 MPTP 所致猴 PD 模型上的微电极记录和 2-脱氧葡萄糖摄取等代谢研究所证实。在 PD 患者也发现了类似的生理学和代谢改变。Gpi 过度兴奋的结果是通过其投射纤维使腹外侧丘脑受到过度抑制，从而减弱丘脑大脑皮质通路的活动，引起 PD 症状。一般认为 Gpi 电刺激术同苍白球毁损术（Posteroventral Pallidotomy，PVP）的作用原理一样。也是通过减弱内侧苍白球的过度兴奋或阻断到达腹外侧丘脑的抑制性冲动而实现抗 PD 作用的。

（2）手术适应证和禁忌证

1）手术适应证：①原发性帕金森病至少患有下列四个主要症状中的两个：静止性震颤、运动迟缓、齿轮样肌张力增高和姿势平衡障碍（其中之一必须是静止性震颤或运动迟缓）。没有小脑和锥体系损害体征，并排除继发性帕金森综合征。②患者经过全面和完整的药物治疗，对左旋多巴治疗有明确疗效，但目前疗效明显减退，并出现症状波动（剂末和开关现象）和（或）运动障碍等不良反应。③患者生活独立能力明显减退，病情为中或重度。④无明显痴呆和精神症状，CT 和 MRI 检查没有明显脑萎缩。⑤以运动迟缓和肌强直为主要症状。

2）手术禁忌证：①非典型的帕金森病或帕金森综合征。②有明显的精神和（或）智能障碍。③有明显的直立性低血压或不能控制的高血压。④CT 或 MRI 发现有严重脑萎缩，特别是豆状核萎缩，脑积水或局部性脑病变者。⑤近半年内用过多巴胺受体阻滞剂。⑥伴有帕金森病叠加症状如进行性核上性麻痹及多系统萎缩。⑦进展型帕金森病迅速恶化者。⑧药物能很好控制症状者。

（3）术前准备和评价：患者要进行全面的术前检查，所有患者术前应进行 UPDRS 评分、Schwab 和 England 评分、Hoehn 和 Yahr 分级，还应对患者进行心理学测试、眼科学检查，术前常规进行 MRI 检查，以排除其他异常。术前 12h 停用抗帕金森病药物，以便使患者的症状能在手术中表现出来，至少术前 2 周停用阿司匹林及非激素类抗炎药物。全身体检注意有无心血管疾病，常规行血尿常规、心电图、胸透等检查，长期卧床及行动困难的患者，应扶助下床活动，进行力所能及的训练，以增强心功能。高血压患者应用降压药物使血压降至正常范围。如果患者精神紧张，手术前晚应用适量镇静药物。

（4）手术步骤

1）靶点选择和定位：MRI 检查的方法基本上与丘脑电刺激术相同。由于 Gpi 位于视盘后缘水平、视束外侧的上方，为了精确的计算靶点，MRI 检查要清楚地显示视束。为使 MRI 能够很好地显示基底核的结构，可将 Gpe 和 Gpi 分别开来。在轴位像上，Gpi 通常占据一个矩形的前外侧的三角部分，这个矩形的范围是中线旁开 10～20mm，在前后位像上 Gpi 从前连合一直延伸到前连合后 10mm。Gpi 的靶点坐标是 AC－PC 中点前方 2～3mm，AC－PC 线下方 4～6mm，第三脑室正中线旁开 17～23mm。

2）微电极记录和微刺激：微电极记录和微刺激对于基底核的功能定位是一种重要手段。利用微电极单细胞记录的方法先后在猴和人证实，苍白球内、外侧核团的放电特征不同，并发现 PD 患者通常在苍白球腹内侧核放电活动明显增加。因此，通过记录和分析单细胞放电特征、主被动关节运动和光刺激对细胞放电影响以及电刺激诱发的肢体运动和感觉反应，可以确定电极与苍白球各结构及与其相邻的视束和内囊的关系及其准确部位。微电极记录通常在预定靶点 Gpi 上方 20～25mm 就开始，根据神经元的不同放电形式和频率，可以确定不同的神经核团和结构（如内、外侧苍白球）。根据由外周刺激和自主运动所引起的电活动，可以确定 Gpi 感觉运动区的分布，而且微电极记录可以确定靶点所在区域神经元活动最异常的部位。微电极还可以被用于微刺激以确定视束和内囊的位置。应用微电极和微刺激在不同部位（内、外侧苍白球，视束，内囊）可记录到特征性电活动，通过微刺激所诱发的视觉反应（如闪光、各种色彩的亮点）和所记录到的闪光刺激诱发的电活动，可以确定视束的位置。微刺激所引起的强直性收缩、感觉异常等表现则可用于内囊的定位。

3）体位、麻醉与入路：基本同丘脑毁损术，头皮切口应为中线旁开 3～3.5cm。

4）靶点毁损：基本同丘脑毁损术。

5）术后处理：术后处理同丘脑电刺激术。

（5）手术疗效：苍白球毁损术对帕金森病的主要症状都有明显改善作用，尤其对运动迟缓效果好，它一般对药物无效或"关"期的症状效果明显，它对药物引起的症状波动和运动障碍也有很好的效果，对步态障碍也有作用。苍白球毁损术能够改善帕金森病患者个人生活质量，提高其生命活力和社会功能，而又不引起明显的认知和精神障碍。

（6）手术并发症：最近的许多研究表明，苍白球毁损术是一种死亡率和致残率较低的相对比较安全的手术。苍白球毁损有可能损伤视束及内囊，因为这些结构就在苍白球最佳毁损位点附近，发生率为 3%～6%。苍白球毁损术急性并发症包括出血、癫痫、视觉障碍、术后语言困难或构音障碍、意识模糊、感觉丧失、偏瘫、认知障碍等；远期并发症很难预测，需定期随访和仔细询问。

3. 脑深部电刺激术（deep brain stimulation，DBS）　如下所述。

（1）手术原理：①丘脑腹中间内侧核（Vim）电刺激术：由于 DBS 核毁损术作用于 Vim 都能减轻震颤，因而有人认为 DBS 可能是通过使受刺激部位失活发挥作用，而这种失活可能是通过一种去极化阻滞的机制而发生的。此外，DBS 可能是激活神经元，但这种激活可能通过抑制或改善节律性神经元活动来阻滞震颤性活动。②苍白球内侧部（Gpi）电刺激术：Gpi 电刺激术治疗帕金森病的机制可能与丘脑电刺激术类似。Gpi 电刺激术引起的帕金森病运动症状的改善，很可能是因 Gpi 输出减少引起的。而 Gpi 输出的减少是通过去极化阻滞直接抑制（或阻滞）神经元活动，或者是激活对 Gpi 神经元有抑制作用的其他环路（即逆行激活）而产生的。③丘脑底核（STN）电刺激术：与 Gpi 电刺激术类似，STN 电刺激术对帕金森病的治疗作用也有几种可能的机制，包括：①电刺激直接使 STN 失活。②改变 Gpi 的神经元活动来激活 STN，这种改变可能是降低，也可能是阻滞其传导或使其活动模式趋于正常化。③逆行激动 Gpe，从而抑制 STN 及（或）丘脑的网状神经元，并最终导致丘脑神经元活动的正常化。

（2）电刺激装置与手术方法

1）脑深部电刺激装置的组成：①脉冲发生器（IPG），它是刺激治疗的电源。②刺激电极由 4 根绝缘导线统成一股线圈，有 4 个铝合金的电极点。每个电极长 1.2mm，间隔 0.5mm。③延伸导线连接刺激电极和脉冲发生器。④程控仪和刺激开关（磁铁）。

2）手术方法：①局麻下安装头架。②CT 或 MRI 扫描确定把点坐标。③颅骨钻孔，安装导向装置。④微电极进行电生理记录及试验刺激，进行靶点功能定位。⑤植入刺激电极并测试，然后固定电极。⑥影像学核实电极位置。⑦锁骨下方植入脉冲发生器并连接刺激电极。

3）刺激参数的设置：DBS 的刺激参数包括电极的选择，电压幅度、频率及宽度，常用的刺激参数为：幅度为 1~3V，频率为 135~185Hz，脉宽为 60~90μsec。患者可以根据需要自行调节，以获得最佳治疗效果而无不良反应或不良反应可耐受。可以 24h 连续刺激，也可以夜间关机。

（3）脑深部电刺激术的优点：①高频刺激只引起刺激电极周围和较小范围（2~3mm）内神经结构的失活，创伤性更小。②可以进行双侧手术，而少有严重及永久性并发症。③通过参数调整可以达到最佳治疗效果，并长期有效，即使有不良反应，也可通过调整刺激参数使之最小化。④DBS 手术具有可逆性、非破坏性。⑤为患者保留新的治疗方法的机会。

（4）脑深部电刺激术的并发症：①设备并发症：发生率为 12%，其中较轻微的并发症占了一半以上。感染的发生率仅 1%，而且仅在手术早期出现。设备完好率为 99.8%。②手术本身的并发症：与毁损手术并发症类似，但发生率低于毁损手术。③治疗的不良反应：包括感觉异常、头晕等，多较轻微且能为患者接受。

（5）脑深部电刺激术的应用

1）Vim 电刺激术

a. 患者选择：以震颤为主的帕金森患者是 Vim 慢性电刺激术较好的适应证，双侧或单侧 DBS 手术都有良好的效果，Vim 慢性电刺激术对帕金森综合征患者的运动不能、僵直、姿势和步态障碍等症状是无效的。对一侧行毁损手术的患者，需要进行第二次另一侧手术以控制震颤，也是慢性电刺激术一个较好的适应证。

b. 术前准备：同丘脑毁损术。

c. 手术步骤：丘脑 Vim 慢性电刺激术的靶点选择和定位程序与丘脑毁损术是完全一致的，只是在手术的最后阶段，当靶点已经确定并进行合理验证之后，采用了另外两种不同的技术。丘脑 Vim 慢性电刺激术的手术程序可以分为四个步骤：①影像学解剖定位。②微电极记录和刺激。③电极植入并固定。④脉冲发生器的植入。

d. 靶点选择：同丘脑毁损术一样，进行丘脑刺激术时其刺激电极置于丘脑 Vim，其最初解剖靶点位置为 AC-PC 平面、AC-PC 线中点后方 4~5mm，中线旁开 11~15mm。由于丘脑的解剖位置中存在个体差异，手术过程中还需对靶点进行生理学定位。

e. 靶点定位：同丘脑毁损术。

f. DBS 电极植入：将一个经过特殊设计的 C 形塑料环嵌入骨孔，这个 C 形环上有一个槽，可以卡住 DBS 电极，并可用一个塑料帽将电极固定在原位。将一个带针芯的套管插入到靶点上 10mm 处，套管的内径略大于 DBS 电极针。拔出针芯，将电极针通过套管内插入，经过丘脑的脑实质推进剩余的靶点上 10mm 到达靶点。用一个电极固定装置，用于当拔出套管时将 DBS 电极固定在原位，保证 DBS 电极不移位。去除套管后，电极嵌入骨孔环上的槽内，用塑料帽将电极固定在原位。在这一阶段，电极针通过一个延伸导线连接在一个手持式的脉冲发生器上，并进行刺激，以测试治疗效果和不良反应。在许多情况下，由于植入电极时对靶点的微小的机械性损伤，有时出现微毁损效应，即患者的症状减轻或消失，这说明靶点定位准确。如果在一个很低的阈值出现不良反应，应该将电极重新调整到一个更加适当的位置。当保证电极位于满意的位置时，将 DBS 电极连接在一个经皮导线上，待术后调试，也可直接进行脉冲发生器的植入。

g. 脉冲发生器的植入：常用的脉冲发生器是埋入式的，可程控的，配有锂电池，可以发送信号维持几年。其植入的程序类似于脑室腹腔分流，患者全身麻醉，消毒头皮、颈部及上胸部皮肤，术前给予静脉应用抗生素，患者取仰卧位，头偏向对侧，在锁骨下 3cm 处作一长 6cm 的水平切口。在锁骨下切口与头皮之间做一皮下隧道，将电极线从锁骨下切口经皮下隧道送到皮下切口。电极线用 4 个螺钉与脉冲发生器相连并固定，在头皮切口处将 DBS 电极与电极线相连，缝合切口。

h. 手术并发症：DBS 治疗震颤的并发症主要有三类：①与手术过程有关的并发症。②与 DBS 装置有关的并发症。③与 DBS 刺激有关的并发症。

立体定向手术导致的颅内出血发生率仅为 1% ~2%。与 DBS 装置有关的并发症是机器失灵、电极断裂、皮肤溃烂及感染，这些并发症并不常见，发生率为 1% ~2%。

与 Vim 刺激有关的并发症有感觉异常、头痛、平衡失调、对侧肢体轻瘫、步态障碍、构音不良、音调过低、局部疼痛等。应该注意的是，这些并发症是可逆的，而且症状不重。如果刺激强度能良好地控制震颤，这些并发症也是可以接受的。实际上，Vim 慢性电刺激术的不良反应本质上与丘脑毁损术的并发症相似，二者最大的区别是由 DBS 引起的不良反应是可逆的，而丘脑毁损术的不良反应是不可逆的。

i. 手术效果：与丘脑毁损术相比，DBS 的优点是其作用是可逆性的。治疗震颤所用电刺激引起的任何作用，可以通过减少、改变或停止刺激来控制。DBS 另一个重要特征是可调整性，完全可以通过调整刺激参数使之与患者的症状和体征相适应。因此，DBS 技术的应用为药物难以控制震颤的手术治疗提供了新的手段。

Vim 刺激的效果已得到充分的证实，对帕金森病患者，控制震颤是 Vim 刺激唯一能够明显得到缓解的症状。治疗震颤最佳的刺激频率是 100Hz 以上，抑制震颤的刺激强度为 1 ~3V，在 Grenoble（1996）报道的一大宗病例中，Vim 刺激使 86% 的帕金森病患者震颤在术后 3 个月消失或偶尔出现轻微的震颤；6 个月时帕金森病患者震颤控制为 83%。Benabid 对 80 例 PD 患者行 118 例（侧）电极植入，随访 6 个月至 8 年，震颤的完全和近完全缓解率为 88%。

2）Gpi 电刺激术：靶点选择和定位同苍白球毁损术。Gpi 位于 AC - PC 中点前 2 ~3mm，AC - PC 平面下方 5 ~6mm，中线旁开 17 ~21mm 处。研究发现，STN 活动的增强及其导致的 Gpi 活动增强在帕金森病中起重要的作用。应用苍白球腹后部切开术（PVP）对运动不能及僵直进行的有效治疗中得到证实，一组 117 例患者综合分析显示，UPDRS 运动评分改善率为 29% ~50%。Laitinen 统计苍白球切开术的并发症发生率为 14%，主要有偏瘫、失用、构音困难、偏盲等。双侧苍白球切开术更易致严重不良反应及并发症。而应用微电极记录及刺激术只能使这些并发症的发生率略有下降。尽管如此，用双侧 Gpi 刺激术治疗左旋多巴引起的运动障碍或开关运动症状波动时，所有患者的运动障碍都有改善。因此，Gpi 刺激术为双侧苍白球切开术的一种替代治疗，但 Gpi 刺激术后患者抗帕金森药物用量无明显减少。

3）STN 电刺激术：STN 电刺激术的靶点参数为 AC - PC 中点下方 2 ~7mm，中线旁开 12 ~13mm，但因为 STN 为豆状，体积小（直径约为 8mm），而且周围没有标志性结构，故难以将刺激电极准确植入 STN。

Benabid 及其同事对有严重僵直及运动迟缓的患者进行 STN 刺激术证实，包括步态紊乱的所有 PD 特征性症状均有明显效果。一组 58 例病例综合分析，在双侧刺激下，UPDRS 运动评分改善率为 42% ~ 62%，单侧者为 37% ~44%。双侧 STN 刺激还可缓解 PD 患者书写功能障碍，一般认为 STN 是治疗 PD 的首选靶点。

STN 电刺激术较少有严重的不良反应。年老及晚期的帕金森病患者术后可能有一段意识模糊期，偶尔也伴有幻觉，时间从 3 周到 2 个月不等。近年来，STN 刺激术已被用于临床，与丘脑电刺激术及苍白球电刺激术相比，STN 刺激术似乎能对帕金森病的所有症状都起作用，还可以显著减少抗帕金森病药物的用量，并且其治疗效果比 Gpi 电刺激术更理想，STN 电刺激术主要适应证是开关现象，也能完全控制震颤。

总之，应用 DBS 治疗帕金森病，应根据需治疗的症状选择靶点。DBS 仅仅是在功能上阻滞了某些产生特殊帕金森病症状中发挥重要作用的靶点，但由于它具有疗效好、可逆、永久性创伤轻微、适于个人需要、能改变用药等优点，DBS 正成为立体定向毁损手术的替代治疗方法。

（王朝阳）

参考文献

［1］柯开富，崔世维．神经重症监护管理与实践．北京：科学出版社，2016.

［2］孙永海．神经病理性疼痛分册．北京：人民卫生出版社，2016.

［3］吴江，贾建平．神经病学．北京：人民卫生出版社，2015.

［4］王伟，卜碧涛，朱遂强．神经内科疾病诊疗指南．北京：科学出版社，2015.

［5］董为伟．神经系统与全身性疾病．北京：科学出版社，2015.

［6］胡学强．神经免疫性疾病新进展．广州：中山大学出版社，2016.

［7］周继如．实用临床神经病学．北京：科学出版社，2015.

［8］黄永锋．神经内科危重症及监护监测．南京：东南大学出版社，2014.

［9］张晓曼．脑血管病诊疗与进展．郑州：河南科学技术出版社，2014.

［10］王咏红．常见心脑血管危重疾病的防治．南京：江苏科学技术出版社，2013.

［11］饶明俐，林世和．脑血管疾病．北京：人民卫生出版社，2012.

［12］李建章．脑小血管病诊断与治疗．北京：人民卫生出版社，2016.

［13］刘新峰．脑血管病的防与治．北京：人民卫生出版社，2014.

［14］孙斌．脑血管病基础与临床．北京：金盾出版社，2014.

［15］沈梅芬．神经系统疾病护理实践手册．北京：清华大学出版社，2016.

［16］王刚．痴呆及认知障碍神经心理测评量表手册．北京：科学出版社，2014.

［17］德斯兰．神经病学．北京：北京大学医学出版社，2014.

［18］王陇德．脑卒中健康管理．北京：人民卫生出版社，2016.

［19］高颖．脑血管疾病安全用药手册．北京：科学出版社，2015.

［20］田新英．脑血管疾病．北京：军事医学科学出版社，2015.

［21］贾亭街．缺血性心脑血管病的防治．兰州：兰州大学出版社，2014.

［22］蒲传强，崔丽英，霍勇．脑卒中内科治疗．北京：人民卫生出版社，2016.

［23］王增武，等．脑血管病临床检查与治疗．北京：世界图书出版公司，2014.

［24］黄叶莉．神经系统疾病护理指南．北京：人民军医出版社，2015.